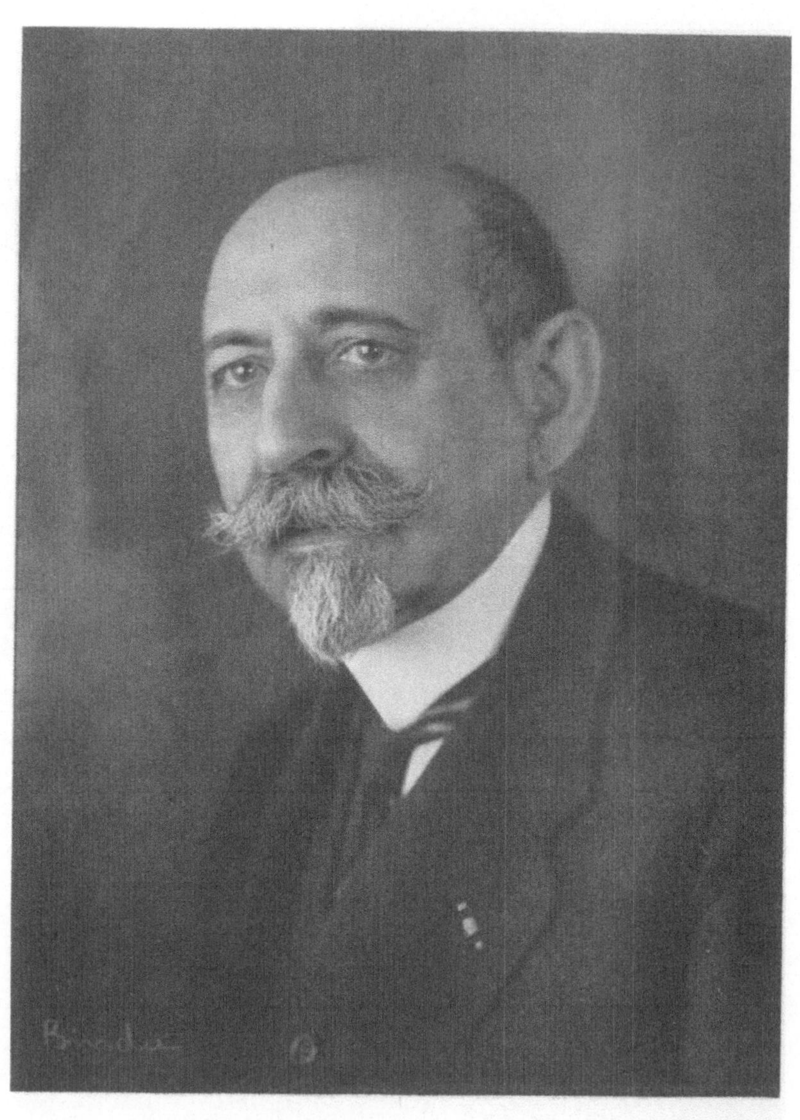

O Lubarsch

Meinem lieben Enkel

Heinz-Jürgen Blanck-Lubarsch

gewidmet

Ein bewegtes Gelehrtenleben

Erinnerungen und Erlebnisse

Kämpfe und Gedanken

von

Otto Lubarsch

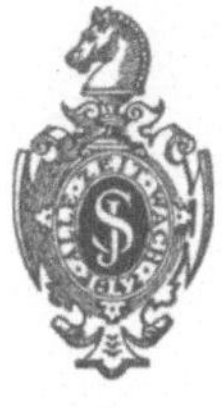

Berlin
Verlag von Julius Springer
1931

Softcover reprint of the hardcover 1st edition 1931

ISBN-13: 978-3-642-94027-9 e-ISBN-13: 978-3-642-94427-7
DOI: 10.1007/978-3-642-94427-7

Vorwort

Wiederholt bin ich von mir befreundeten und weniger freundlich gesinnten Fachgenossen angeregt worden, Erinnerungen und Erlebnisse aus meinem reich bewegten Leben zu veröffentlichen. Es ist ja nach dem großen Kriege eine verbreitete Sitte oder Unsitte geworden, daß nicht nur Staatsmänner und Feldherren, die an den gewaltigen Ereignissen Anteil gehabt haben, sondern auch mehr oder weniger bedeutende Gelehrte ihre Lebenserinnerungen weiten Kreisen zugänglich machen. Die Berechtigung dazu hängt von der Bedeutung des einzelnen und der Eigenart seiner Schicksale ab.

Gerade deswegen habe ich mich bisher immer dagegen gesträubt, den mir ausgesprochenen Wünschen nachzugeben und es zunächst auch abgelehnt, an der Sammlung Grote, in der der Werdegang der ärztlichen Wissenschaft aus der Beteiligung der einzelnen daran zu lebensvoller Darstellung gebracht werden soll, mitzuwirken. Als ich schließlich dem Drängen des Herausgebers nachgab und anfing niederzuschreiben, empfand ich, daß meine Erlebnisse doch vielleicht bei weiteren, als ärztlichen und Gelehrtenkreisen Anteil erwecken könnten. Nicht wegen der Persönlichkeit, die weder in den Gang der einzelnen Wissenschaft noch sonstiger Lebensbetätigungen in Deutschland entscheidend eingegriffen hat, aber wegen der Eigenartigkeit des Werdeganges und der Lebensschicksale eines Zeitgenossen, dessen Jugend mit der Glanzzeit und dessen Alter mit dem furchtbarsten Niedergang Deutschlands zusammenfällt. Mir schien, daß dadurch mein Leben einen über die Bedeutung der Persönlichkeit hinausgehenden Wert für andere Menschen besitzen und einen kleinen Beitrag zur Geschichte des ganzen Zeitalters liefern könnte.

Deswegen habe ich auch, soweit das bei einem derartigen Vorwurf möglich ist, versucht, das Allgemeine, die Umwelt mehr in den Vordergrund zu stellen, als meine Person, mich aber auch bemüht, in den letzten Abschnitten zu zahlreichen Fragen des öffentlichen Lebens — Politik, Hochschulwesen und Weltanschauung — Stellung zu nehmen und auch die geistigen Wandlungen zu schildern, die ich, wie manche meiner Altersgenossen, in den mehr als 60 Jahren, die ich bewußt erlebt, durchgemacht haben. Dabei hat es sich nicht vermeiden lassen, mich mit Gegnern auseinanderzusetzen, in der Öffentlichkeit oft gegen mich erhobene Vorwürfe abzuwehren und sowohl an Personen, wie Einrichtungen und Zuständen scharfe Kritik zu üben. Darum konnte es für mich auch nicht in Betracht kommen, wie es jetzt öfter geschieht, dieses Buch erst nach meinem Tode erscheinen zu lassen.

Ich widme es meinem kleinen siebenjährigen Enkel als einem Vertreter der Jugend, auf der unsere Zukunft und Hoffnung beruht.

Berlin, im Februar 1931

Otto Lubarsch

Inhaltsverzeichnis

Familie, Kindheit, Jugend und Schulzeit

Als ich am 4. Januar 1860 in Berlin irgendwo in der Luisenstraße geboren wurde, war die Hauptstadt des Königreichs Preußen zwar eine große und volkreiche Stadt, aber keine Großstadt. Sie war, so wie Preußen unter den fünf Großmächten die unbedeutendste und am wenigsten einflußreiche war, auch unter den europäischen Hauptstädten die kleinste und unangesehenste. Das war kein Unglück; denn dadurch gehörte Berlin noch wirklich den Berlinern und hatte noch seine märkische Eigenart bewahrt. Die Bevölkerung bildete noch ein verhältnismäßig einheitliches Ganzes, und der Pulsschlag des öffentlichen Lebens war noch ein ruhiger. Man kannte sich noch in Berlin, und an allen Ereignissen der im Mittelpunkt des öffentlichen Lebens stehenden Personen nahmen weite Kreise der Bevölkerung und besonders des gebildeten Mittelstandes persönlich innerlichen Anteil. Mir ist dies noch aus den Kinderspielen der frühesten Jugend im Gedächtnis. Als ich wenige Monate alt war, zogen meine Eltern — der Zug nach dem Westen begann — in das Haus Zietenplatz 3, dort, wo heute der palastartige Kaiserhof steht. Es war ein zwei- oder dreistöckiges Haus, wo wir, wenn ich nicht irre, im ersten Stock wohnten — im Erdgeschoß wohnte ein Hauptmann von Kracht von einem der Gardeinfanterieregimenter, der bei Königgrätz fiel —; unser Kinderzimmer lag nach dem hinteren Hof an einer Galerie, wo sich oft die aus den damals noch vorhandenen Rinnsteinen kommenden Ratten vergnügten. Eins der von meinem $3^1/_4$ Jahr älteren Bruder und $1^3/_4$ Jahr älteren Schwester veranstalteten Lieblingsspiele bestand darin, daß ich, damals gerade 2—3 Jahr alt, aus einer in einer dunklen Zimmerecke stehenden Kiste hervorspringen und rufen mußte: „Ich bin der Kutscher des verstorbenen Königs.“ Solchen Eindruck hatte der am 2. Januar 1861 erfolgte Tod Friedrich Wilhelm IV. auf die Kindergemüter gemacht, offenbar doch nur deswegen, weil das Ereignis nachhaltigen Gesprächsstoff für die Erwachsenen abgegeben hatte, und es beeinträchtigte auch den Reiz dieses Spiels nicht, sondern erhöhte ihn vielleicht noch, daß ich, wie mir später oft vorgehalten wurde, meist ausrief: „Ich bin der verstorbene Kutscher des Königs.“ —

Doch nun zu meinen Eltern. Mein Vater stammte aus Landsberg a. d. W. aus sehr kinderreicher Familie — er hatte noch sieben lebende Geschwister —, war Makler an der Produktenbörse, später Direktor einer Berliner Produkten- und Handelsbank, der durch eigene Arbeit zu erheblichem Wohlstand, später für die damaligen Verhältnisse wohl wirklichem Reichtum gekommen war. Er war von mittlerer, etwas gedrungener Gestalt, sehr kurzsichtig und hatte sich durch eigenes Streben eine gute Bildung angeeignet und eine wertvolle, namentlich viele Geschichtswerke enthaltende Bücherei angeschafft. Seine Eltern waren damals schon tot; er ging seinem Beruf sehr tatkräftig nach, hatte aber immer noch Zeit für geistige und künstlerische, besonders musikalische Genüsse. Er blieb stets ein einfacher, jedem äußerlichen Getue oder gar Protzentum abholder Mann, den ein ausgesprochenes Gerechtigkeitsgefühl auszeichnete. Meine sieben Jahre jüngere Mutter war eine kleine zierliche Person; in vieler Hinsicht das Gegenteil meines Vaters, von unselbständigem, schwachem Charakter, aber doch oft recht eigensinnig. Sie war das fünfte Kind von sechs, — das letzte, ein Mädchen, das bald starb, war erst nach dem Tode des Vaters geboren, so daß sie das einzige Mädchen neben vier Brüdern blieb. Sie war noch nicht ein Jahr alt, als ihr Vater, der praktische Arzt Dr. Collin, an der asiatischen Cholera starb und meine Großmutter, die erst in meinem 13. Lebensjahre starb, in sehr dürftigen Verhältnissen mit den fünf Kindern zurückließ. Diese beim Tode ihres Mannes noch nicht 30jährige Frau war eine äußerst kluge und tatkräftige Persönlichkeit, die es mit großer Willenskraft verstand, sich und ihre Kinder trotz kärglicher Mittel durchs Leben zu bringen und ihren Kindern eine Erziehung zu geben, die es wenigstens der Mehrzahl ermöglichte, in sehr geachtete bürgerliche Stellungen zu gelangen. Aber den Willen hatte sie bei den meisten von ihnen eher geschwächt, ja gebrochen, als gestärkt; sicher am stärksten bei meiner Mutter. Die Zeit des kärglichen Lebens als junges Mädchen, wo sie zum Gesang ausgebildet wurde und gleichzeitig im Haushalt tätig sein mußte, die Gewohnheit, überall zu sparen, hatte tiefe Eindrücke bei ihr hinterlassen, so daß sie selbst als reiche, an sorgloses Leben gewöhnte Frau fast kleinlich sparsam blieb. Aber die Gesangsausbildung, die sie zu dem Zwecke, sich selbständig durchs Leben zu schlagen erhalten hatte, wurde eine Quelle der Freude und des Glückes für meinen Vater und uns alle, besonders mich. Sie hatte eine ungewöhnlich schöne und hohe Sopranstimme und war, wie damals üblich, im bel canto von ausgezeichneten Lehrern ausgebildet worden, die auch Wert darauf legten, eine schöne Stimme nicht durch übertriebene Anforderungen zu schädigen. So blieb ihr die Stimme bis beinahe in das höchste Alter — sie starb im 75. Lebensjahr — erhalten, und da sie durch und durch musikalisch war, so wurde die Musik fast von frühester Jugend an für uns Kinder beinahe der Mittelpunkt des Lebens. Das brachte es auch mit sich, daß hervorragende Mitglieder der königlichen Oper und des königlichen Orchesters in dem elterlichen Hause verkehrten, wovon für mich im Jünglingsalter manche Anregungen ausgingen.

Beide Eltern stammten aus jüdischen Familien, in denen aber nahe Verwandte (Bruder und Neffen meines Vaters, Schwester und Bruder meiner Großmutter mütterlicherseits, Brüder meiner Mutter) zum Christentum übergetreten und sich deutschevangelisch verheiratet hatten. Ich erwähne das hier bereits, weil damit meine Stellung zum Judentum, derentwegen ich öfters in demokratischen und jüdischen Zeitungen angegriffen worden bin, zusammenhängt. Zusammenhängt mit dem ganzen Geist des elterlichen Hauses und besonders meines Vaters, der ganz zielbewußt eine Verschmelzung und Aufsaugung der Juden wünschte und dementsprechend seine Kinder erzog, für meine Schwestern evangelische Erzieherinnen im Hause hatte, durch die ich auch von meinem 5. bis 14. Lebensjahr beeinflußt wurde, und auch durchsetzte, daß seine Kinder — und so auch ich — auf der Schule am evangelischen Religionsunterricht teilnahmen, überhaupt alles spezifisch Jüdische, soweit er es bei seinen Kindern bemerkte, zu unterdrücken suchte.

Das Aufwachsen in der Großstadt war damals noch nicht so schwierig und Geist, Seele und Leib schädigend wie heutzutage. Die Nähe unserer Wohnung zum Tiergarten brachte es mit sich, daß wir regelmäßig dorthin gingen. Als ich vier Jahr alt war, zogen meine Eltern in das Haus Viktoriastraße 1 am Kemperplatz mit großem Garten, wo wir uns, wenn das Wetter es nicht unmöglich machte, nach Herzenslust tummeln konnten, außerdem aber den Tiergarten dicht vor den Fenstern hatten. So wurde der Gesichtskreis noch nicht durch ein Steinmeer eingeengt, und wir Kinder bekamen Himmel und Sonne zu sehen. Es scheint, daß ich von vornherein ein schwieriges und leicht erregtes Kind war; wenigstens fand ich nach dem Tode meiner Mutter im Jahre 1903 einen Brief meiner Großmutter, die, als meine Eltern verreist waren, ihnen über die drei Kinder berichtete und damals — ich war zwei Jahr alt — schrieb: „Otto ist ein kleiner Rebell." Ich bin es, fürchte ich, immer geblieben. Ich weiß auch, daß ich bei unseren Kinderspielen, noch in der Wohnung am Zietenplatz, also im Alter von zwei bis vier Jahren, wenn ich mich namentlich durch meinen älteren Bruder verletzt fühlte, sofort mit den Fäusten auf ihn losstürzte. Überhaupt war ich außerordentlich jähzornig, eine Eigenschaft, die ich später sehr bekämpft und allmählich unterdrückt habe.

Ob hierfür nur Naturanlage oder auch eine Gehirnhautentzündung, die ich als fünfjähriger Knabe, als ich mit Mutter und Großmutter in Schlangenbad war, durchmachte, verantwortlich zu machen sind, mag unentschieden bleiben. Jedenfalls weiß ich, daß ich in Haus und Schule in der Jugendzeit Tage höchster Begeisterung und tiefster Niedergeschlagenheit, ja geradezu Verzweiflung durchgemacht habe. Am nachhaltigsten im Gedächtnis geblieben sind mir die Zeiten der Begeisterung. Sie begannen schon auf der obenerwähnten Reise nach Schlangenbad, wo ich zum erstenmal Berge und den Rhein sah und namentlich ein Gewitter an den Ufern des Rheins bei Biebrich einen unauslöschlichen Eindruck auf mich machte. Dann kamen die Kriegszeiten von 1866 und 1870/71, von denen ich diese doch schon mit vollem Bewußtsein durchlebte, und in denen ich mich in einem fast ständigen Taumel der Begeisterung befand, was sich auch dadurch ausdrückte, daß ich sämtliche Drahtnachrichten vom Kriegsschauplatz zum Staunen meiner Mitschüler und Lehrer auswendig wußte. Nur wer diese Zeiten in Berlin im begeisterungsfähigsten Alter durchgemacht hat, kann sich eine Vorstellung davon machen, wie bei den Höhepunkten (Wörth, Sedan, Übergabe von Straßburg, Metz und Paris) die ganze Bevölkerung von Jubel und reiner Freude ergriffen war und das ohne jeden Mißklang zum Ausdruck brachte. Das hat bei den meisten auch Spuren hinterlassen, die sich das ganze Leben hindurch nicht mehr verwischten. Dann kamen — nicht Augenblicke — sondern Tage künstlerischer Begeisterung: die erste Opernaufführung, „Der Freischütz", durch die mir Carl Maria von Weber für lange Zeit nicht nur Liebling, sondern auch Gegenstand besonderen Studiums wurde, daß ich z. B. aus der „Euryanthe" fast jede Note auswendig kannte; eine Aufführung der Jungfrau von Orleans mit Clara Ziegler, jener mit den wunderbarsten Mitteln ausgestatteten, aber wohl tatsächlich nur mittelmäßigen Schauspielerin. In der Schule die erste Bekanntschaft mit Homer und Plato. Namentlich die

Bekanntschaft mit Homer wurde in einer Weise in der Obertertia vermittelt, daß sie auf jeden einen gewaltigen Eindruck machen mußte, so daß mir noch alle Einzelheiten im Gedächtnis sind. Es war ein zu einer Vertretung eingestellter Oberlehrer Nicolai, ein breitschultriger, äußerlich recht ungepflegter Mann mit meist traurigem Gesichtsausdruck und blondgrauen Bartstoppeln, von dem wir immer den Eindruck hatten, als habe er irgend etwas Schweres erlebt, das ihn dauernd bedrückte, dessen Augen aber leuchteten, als er uns mit Homer bekannt machte. Er begann nicht mit dem berühmten: *„Ανδρα μοι ἔννεπε, Μοῦσα"*, sondern, wenn ich nicht irre, mit dem 19. Vers des 9. Buches. Er schilderte, wie Odysseus unerkannt bei den Phäaken gastlich aufgenommen, nun bei der Festversammlung sich erhebt und dem König mitteilt, wer er ist, und die wunderbaren Verse spricht:

„εἴμ' 'Οδυσεὺς Λαερτιάδης, ὃς πᾶσι δόλοισιν
ἀνθρώποισι μέλω, καί μευ κλέος οὐρανὸν ἵκει".

Nicht nur die wunderbare Musik der volltönenden Verse, sondern auch die Wucht der ganzen Umstände ergriffen mich so, daß ich tagelang nichts anderes denken und fühlen konnte und meine armen Schwestern zwang, diese und die noch folgenden Verse auswendig zu lernen, und nicht recht begreifen konnte, daß sie nicht in dem gleichen Entzücken schwelgten wie ich. — Solchen Erinnerungen der Begeisterung stehen solche starker seelischer Niedergeschlagenheit und Erschütterung gegenüber. Die stärksten immer, wo mein stark entwickeltes Gerechtigkeitsgefühl verletzt war. So weiß ich, daß, als ich in Gustav Schwabs Sagen und Märchen die von Genovefa und der schönen Melusine las, ich stundenlang weinte und so erregt und mitgenommen war, daß mein Vater mir das Buch wegnahm. Noch schlimmer als ich in der deutschen Kaisergeschichte Heinrichs IV. Gang nach Canossa las, wo ich diesen Büßergang als eine dem Kaisertum angetane Schmach persönlich empfand, viele Nächte lang kaum schlafen konnte und von den wirrsten und peinigendsten Träumen verfolgt wurde. Ich glaube, daß Gerechtigkeitsgefühl und Mitempfinden eines anderen angetanen Unrechts ein weitverbreitetes ursprüngliches Gefühl der Jugend ist. Ich entsinne mich, daß, als wir Schüler in der Sexta in den Pausen die Kämpfe zwischen Spartanern und Messeniern spielen wollten, es stets Vorkämpfe gab, weil niemand recht „Spartaner" sein wollte. — Diese Empfänglichkeit und Aufgeregtheit ging zeitweise bis ins Krankhafte. Jahrelang — etwa im Alter von elf bis dreizehn Jahren — wurde ich, sobald ich abends im Bett lag, namentlich, wenn ich noch lange gelesen hatte, von Zuständen schwerster Überempfindlichkeit geplagt. Mein Bett verlängerte und erweiterte sich mit dem Zimmer bis ins Unermeßliche; das Ticken der Uhr, meine eigenen Herzschläge erklangen wie lauteste Hammerschläge, und eine vorüberfliegende Fliege hatte die Größe eines Sperlings. Ich habe eine fast vollständig übereinstimmende Beschreibung in keiner ärztlichen Schilderung, wohl aber in dem Lebensroman „Am Fenster" von Hans Federer gefunden, wo es heißt: „Aus den braunen und weißen Holzplättchen des Bodens formte sich eine nie durchzumarschierende Weltbahn. Vorhang, Lampe und unsere die Stunden aborgelnde Uhr, alles war mir vernebelt und phantastisch verzerrt, so daß die Vorhänge wie Gewölke, die Öllampe wie Feuersbrunst und das Musizieren der Uhr wie ein Geläute von Sturmglocken wirkte. Eine Fliege ward zum großen Vogel."

Herbst 1866 kam ich auf das Kgl. Wilhelmsgymnasium in der Bellevuestraße, zu dem ich kaum drei Minuten Wegs von unserer Wohnung hatte. Später allerdings, von 1873 an, als meine Eltern ein eigenes Haus in der Hohenzollernstraße bezogen hatten, war der Weg weiter, dafür aber um so reizvoller durch die damals noch so schöne und vornehme Tiergartenstraße. Über den Einfluß, den dieses Gymnasium auf die meisten seiner

Besucher ausgeübt hat, habe ich in meiner Einleitung zu Richard Semons nachgelassenem Werk „Bewußtseinsvorgang und Gehirnprozeß" schon einiges geschrieben. Es ist sicher für sehr viele von entscheidender Bedeutung für ihr ganzes geistiges Leben und für mich besonders auch für meine ganze spätere Einstellung zu Politik und Gesellschaft gewesen. Weniger allein durch die dort unterrichtenden Lehrer, unter denen allerdings einige besonders hervorragende waren, und den Anstaltsleiter, Prof. Kübler, der dem Gymnasium eine besondere Prägung gab, als durch die Mitschüler und die Eigenart der Mischung der Gesellschaftskreise, aus denen die Schüler stammten. Berlin war damals und noch bis gegen Ende der siebziger Jahre, wo ich die Reifeprüfung bestand und meine Vaterstadt verließ, um erst nach 38 Jahren für die Dauer dorthin zurückzukehren, eine Stadt, in der führende Männer des öffentlichen Lebens teils persönlich, teils wenigstens den Namen nach in den weitesten Kreisen bekannt waren, von denen in den Familien oft genug gesprochen wurde, und deren Namen auch die heranwachsenden Kinder oft hörten. Das Wilhelmsgymnasium war nun die vielleicht einzige Bildungsanstalt Berlins, in der die Söhne fast aller Gesellschaftsschichten, die irgendeine Bedeutung im öffentlichen Leben nicht nur Berlins, sondern Preußen-Deutschlands besaßen, zusammen Leid und Freud der Schule teilten. Die Söhne von Ministern und Staatsmännern, von Generälen, Admirälen und höheren Offizieren, ausländischen Gesandten und Diplomaten, höheren Staats- und Hofbeamten, Parlamentariern, führenden Männern der Industrie und des Handels, von Künstlern, Verlagsbuchhändlern und Zeitungsleuten, von Ärzten und Anwälten und vor allem von den Berühmtheiten der Universität fanden sich dort zusammen mit den Söhnen solcher Familien, die keine Rolle in der Öffentlichkeit spielten, zum Teil aber doch, wie die der mittleren Beamtenschaft und nicht maßgebenden Vertreter der Kaufmannschaft, ein Rad im Getriebe des Staates und der Wirtschaft bildeten. Stark vertreten war sowohl der Adel wie reiche, wohlhabende und weniger begüterte jüdische Familien. Das führte nur selten und erst in den allerletzten Zeiten meines Schulbesuchs zu erheblichen Spannungen oder Zwischenfällen. Im Gegenteil brachte diese so verschiedenartige Mischung besonders mannigfaltige Anregung und geistigen Gewinn. Man erhielt Einblick in die verschiedensten Kreise und Geistesrichtungen und bekam, wenigstens in den oberen Klassen, einen Begriff davon, daß man Weltgeschichte erlebte. Mannigfache von tüchtigen und hervorragenden Lehrern ausgehende Anregungen bewirkten ein ungemein reges geistiges Leben unter den Schülern, und bei vielen von ihnen trat schon frühzeitig eine ausgesprochene Neigung und fester Willen zu dem Beruf hervor, den sie später ergriffen. Bei manchen begann bereits eine Art Vorbereitung auf den späteren Beruf, und einige von uns haben damals bereits ihre ersten schüchternen literarischen Versuche in Fach- oder Tageszeitschriften in die Öffentlichkeit gebracht. Ich selbst muß eine so ausgesprochene Neigung zum „Dozieren" kundgegeben haben, daß ich von der Obersekunda an den Spitznamen „der Privatdozent" erhielt, freilich mit dem Zusatz eines boshaften Freundes, daß ich zum 50jährigen Privatdozentenjubiläum den Kronenorden 4. Klasse erhalten würde. Alles, was die damalige Zeit bewegte, trat oft unmittelbar an uns heran und erregte unsere Anteilnahme: künstlerische und politische, literarische und wissenschaftliche Gegenwartsfragen. Der Streit um Richard Wagners Gesamtkunstwerk bewegte uns ebenso wie die parlamentarischen Kämpfe, von denen wir, wenn es gerade mit dem Schulbesuch vereinbar war, auf den Reichstagstribünen, zu denen wir durch Minister- und Abgeordnetensöhne leicht Zutritt erhielten, Ohrenzeugen sein und die großen Männer, die den ruhmreichen Aufstieg des Vaterlandes vorbereitet und herbeigeführt, von Angesicht zu Angesicht halb mit scheuer Bewunderung, halb mit jubelnder Begeisterung zu sehen Gelegenheit hatten. Die Gegensätze, die dort aufeinanderprallten, übertrugen sich meist in harmloser Weise auf uns Schüler und führten in den Zwischenpausen zu temperamentvollen Auseinandersetzungen. Der Niederschlag von allen diesen durch Lehrer und Mitschüler gegebenen Anregungen prägte sich auch in dem aus, was wir lasen. Ich hatte durch die Erzieherinnen meiner Schwester frühzeitig, schon im fünften Lebensjahr, lesen gelernt und diese Kunst bald mit Leidenschaft gepflegt; nichts Gedrucktes war vor mir sicher. Noch später wurde ich oft damit geneckt, daß ich frühmorgens beim Aufstehen bereits, wenn ich einen Strumpf angezogen hatte, mit dem Lesen begann und abends beim Zubettgehen, wenn ich nur noch einen Strumpf an hatte, vom Lesen nicht lassen konnte.

Was habe ich in diesen Jahren, von der Tertia bis zur Prima, nicht alles gelesen und mit Begeisterung geradezu verschlungen! Außer unseren Klassikern von den Dichtern der damaligen Zeit Gottfried Keller und Storm, Scheffel und Gustav Freytag, Conrad Ferdinand Meyer und Geibel, später auch Wilhelm Raabe; Schopenhauer und Hartmann, ja selbst Stirners „Der Einzige und sein Eigentum" und des damals noch wenig bekannten Nietzsches Schrift „Die Geburt der Tragödie aus dem Geiste der Musik", die mir von einem besonders musikalischen Mitschüler, dem im Weltkriege gefallenen Hans Schwatlo, gegeben wurde. Sogar Ferdinand Lassalles feurige Reden liefen bei einigen von uns herum, von einem unserer aristokratischsten Mitschüler nicht wegen des politischen Inhalts, aber wegen ihrer Form gelobt und geliebt und den von uns vielfach wegen ihrer Phrasenhaftigkeit verhaßten Reden Ciceros als Muster gegenübergestellt. Dabei vernachlässigte ich aber auch nicht älteres Schrifttum: Die Dichter der Sturm- und Drangperiode, Luthers Streitschriften, Parzifal und Tristan und ältere Geschichtswerke, wie Rotteck und Schlosser, wurden eifrig von mir studiert. Überhaupt war Geschichte mein Lieblingsfach und bis etwa zur Prima, wo ich immer mehr die Philosophie zum Mittelpunkt meines Denkens machte, hatte ich die Absicht, mich dem Studium der Geschichte zu widmen. So las ich begierig Niebuhr, Mommsen, Curtius. Dann aber ergriff mich die Neigung zur Philosophie — ich fing an, alles was ich an philosophischen Schriften erhalten konnte, zu lesen, Aristoteles, Plato, Descartes, Kant, Fichte und selbst Hegel, hielt die philosophischen Monatshefte und den „Kosmos" und fand dadurch und besonders durch meinen besten Freund Richard Semon den Anschluß an die Biologie, an Darwin und Haeckel.

Dazu kam die Beschäftigung mit der Musik, die in unserem elterlichen Hause eine so große Rolle spielte. Seit meinem zehnten Jahre hatte ich Unterricht im Cellospielen, wöchentlich zwei Stunden, das Klavierspiel brachte ich mir selbst so weit bei, daß ich meine Mutter zum Gesang begleiten und mit ihr Ouvertüren und Sinfonien vierhändig spielen konnte. Trio- und Quartettspiel wurde gepflegt mit Mitschülern, wie den Söhnen des damaligen Justizministers von Schelling, des Sohnes des großen Philosophen, von denen namentlich der dritte, Ulrich, ungewöhnlich musikalisch begabt war und schon als Fünfzehnjähriger ein Trio vertonte, das in unserem Hause die Erstaufführung erlebte. Von der Obersekunda an trat ich auch einem Dilettantenorchester bei, das jeden Sonntag vormittag in „Krugs Garten" am Lützowplatz, dem damals fast westlichsten Teil Berlins, übte und sich fast ausschließlich aus Angehörigen der geistigsten Kreise Berlins zusammensetzte.

Alles das konnte man damals als Schüler leisten, ohne vor „Überlastung" zusammenzubrechen oder den Frohsinn zu verlieren. Ja noch mehr, man konnte auch noch Turnen und Schwimmen und Eislaufen, freilich keinen eigentlichen Sport treiben, auch trat zweifellos die körperliche Betätigung für uns in den Hintergrund gegenüber der geistigen. Ich selbst habe aber durch die Güte meines Vaters wenigstens schon als Schüler Gelegenheit zum Bergsteigen gefunden, als er mich in den großen Ferien als Obersekundaner an einer von einem Berliner Turnlehrer veranstalteten vierwöchigen Reise in die Schweiz und Oberitalien teilnehmen ließ, wo wir den größten Teil zu

Fuß zurücklegten und lange Wanderungen über Pässe und Besteigungen hoher Berge vornahmen. Auch hier wurde mir wieder eine neue Welt eröffnet nicht nur durch die herrliche Natur, sondern auch durch die drei übrigen Teilnehmer und den Leiter der „Turnfahrt", die aus den Kreisen des bodenständigen, urwüchsigen Berlin C stammten, mit denen ich bis dahin kaum in Berührung gekommen war. Daß wir uns in den oberen Klassen nicht überbürdet fühlten, mag mit daran gelegen haben, daß eine gewisse Auslese stattgefunden hatte. Wer nicht fest entschlossen war, einen Beruf mit Hochschulvorbildung zu ergreifen, verließ in der Regel mit der Versetzung nach der Obersekunda, wodurch die Berechtigung zum Einjährig-Freiwilligendienst erlangt wurde, das Gymnasium, viele, die die Kriegerlaufbahn ergreifen wollten, wenigstens mit der Versetzung nach der Unterprima. Auch die Lehrer drückten gern darauf, daß nur solche in die Prima kamen, die sie für das Hochschulstudium — damals ja noch fast ausschließlich Universitätsstudium — für geeignet hielten. Dabei ging es sicherlich nicht ohne Irrtümer ab, denn Lehrer sind nicht immer menschen- und seelenkundig und am wenigsten der Jünglingsseelen, zumal damals ja auch nicht die Aufmerksamkeit der Lehrer und Schüler auf die Nöte der Reifezeit gelenkt war und es eine „sexuelle Aufklärung" noch nicht gab. Ich entsinne mich mancher recht grober Irrtümer in der Beurteilung mir befreundeter oder nahestehender Schulgenossen.

Aber im ganzen haben wir alle, wie ich auch jetzt oft genug auf den Weihnachtsversammlungen alter Wilhelmsgymnasiasten gehört habe, unsern Lehrern viel zu verdanken. Natürlich schalt man bald über diesen, bald über jenen, und bei der Neigung der Menschen und besonders der Jugend, die Schuld für Mißerfolge auf andere zu wälzen, gab es genug Klagen über Ungerechtigkeit der Lehrer. Die besondere Zusammensetzung des Schülerkreises des Wilhelmsgymnasiums brachte es mit sich, daß die nichtadligen oder nicht aus der höheren Beamtenschaft stammenden christlichen Schüler über Bevorzugung des Adels usw., die jüdischen über Zurücksetzung der ihrem Bekenntnis angehörigen, aber auch die adligen und Offizier- und höheren Beamtenkreisen angehörigen Schüler über „demokratische Gegnerschaft" einiger Lehrer klagten, alle etwa mit gleichviel Recht und Unrecht. Ich weiß, daß diese Beobachtung mich schon damals abhielt, derartiges zu verallgemeinern. Ich selbst war kein Musterschüler und habe oft genug zu berechtigtem Tadel Anlaß gegeben — namentlich im Betragen hieß es öfter — ich gebe das allen meinen späteren und jetzigen Feinden gern preis —: „O. hat durch Unverträglichkeit und Ungehorsam oft Anlaß zu Tadel gegeben." Trotzdem gab es Lehrer, denen mein Wesen gefiel, und die mich mit unverkennbarem Wohlwollen behandelten, und solche, die mich völlig ablehnten und bis zur Ungerechtigkeit verfolgten. Das pflegt ja wohl so im menschlichen Leben zu sein, und den Lehrern dafür Schuld zu geben, wäre recht ungerecht. Einzelne Lehrer — besonders im Geschichts-, Deutsch- und Griechischunterricht — waren überaus anregend und haben sich große Verdienste um unsere geistige, sittliche und Geschmacksausbildung erworben. Namentlich vaterländische Gesinnung wurde gepflegt, wenn auch keineswegs in übertriebenem Maße; denn das war, wenigstens in der damaligen Zeit, wo fast alle die großen Zeiten der Erhebung miterlebt hatten, nicht nötig. Nur einen Lehrer gab es, der nicht wenigen Schülern fast verhaßt war, der einzige, der uns Frohsinn und Übermut wirklich störte und vielen von uns, so auch mir, noch nach langen Jahren in beängstigenden Träumen erschien, der Ordinarius der Oberprima, ein verhutzeltes Männchen, mit ausgetrockneter Philologenseele und einem ausgesprochenen Zug zur Bösartigkeit[1].

[1] Ich weiß, daß mein Urteil über ihn durchaus nicht von allen ehemaligen Wilhelmsgymnasiasten geteilt wird und viele ihn in besserer Erinnerung haben. Aber ich habe ihn schon, als er während des Krieges 1870 in der Quinta den im Felde stehenden Ordinarius vertrat, kaum von einer anderen Seite kennengelernt. Er pflegte beim Überhören der lateinischen Wörter und

Ich habe ihn immer mit dem Meeresgreis verglichen, der in Sindbads, des Seefahrers, fünfter Reise, den armen Mann beinahe bis zum Tode peinigte. Er „pisackte" fast alle mit einer Art Wollust und sprach soundso oft davon, daß er gegen den und den einen Feldzug unternehmen würde, bis er besiegt am Boden läge. Vielen sagte er in den Jahren 1878 und 79 voraus, daß sie im Jahre 1900 noch nicht die Reifeprüfung bestanden haben würden, und es hat mich mit Befriedigung erfüllt, aus einem kleinen Aufsatz meines verehrten Kollegen Sombart zu entnehmen, daß er vier Jahre später eine neue Wendung gefunden hatte, indem er zu S. sagte: „Sombart, wenn Sie verheiratet sind und vier Kinder haben, werden diese fragen: ‚Mutter, hat denn der Vater immer noch nicht das Abiturium bestanden?'"

Aber im Grunde gingen auch diese Peinigungen nicht allzu tief und hinderten uns nicht, namentlich in den Zwischenpausen unserem Jugendübermut Ausdruck zu geben. Ausgesprochene Feindschaften zwischen den Schulgenossen gab es kaum; selbst die äußerlich verschiedenartigsten vertrugen sich. Ich selbst war weder bei Lehrern noch Mitschülern „beliebt", ja selbst im elterlichen Hause galt ich als „zurückgesetzt", da meine Mutter tatsächlich alle ihre anderen Kinder mir vorzog. Dafür nahmen sich allerdings alle Erzieherinnen meiner Schwestern meiner besonders an, und ich habe daher mit mehreren von ihnen noch durch Jahrzehnte hindurch nähere Beziehungen gehabt. Auch in der Schule waren die Bande mit den Lehrern und Mitschülern, die mich „mochten", besonders feste. Einige meiner Freundschaften sind Lebensfreundschaften geblieben, besonders die mit Richard Semon und Alfred Gercke, der als Ordinarius für klassische Philologie in Breslau starb. Eine andere,

Regeln jeden Schüler an das Katheder zu rufen und ihn mit dem Kopf an die spitze Kathederecke zu stellen. Bei jedem Fehler zupfte er dann den Knaben am Haar und stieß ihn gegen die spitze Ecke, ihm dadurch doppelten Schmerz bereitend.

besonders in der Prima sehr innige Freundschaft mit dem ältesten Sohne unseres Mathematiklehrers, Ernst Kruse, der später Privatdozent der Geschichte in Breslau wurde, erhielt sich nicht über die Studienzeit, da Kruse später ganz aus meinem Gesichtskreis verschwand. — Im ganzen ist es so während meines ganzen Lebens geblieben. Bei der Mehrzahl der Menschen, mit denen ich in Berührung kam, war ich nicht beliebt. Wer aber an mir Gefallen gefunden hatte, blieb mir besonders treu. In größeren Kreisen bin ich aber nie das Gefühl einer gewissen Vereinsamung ganz los geworden.

So könnte ich wohl sagen, daß ich eine frohe und glückliche Jugendzeit verlebt habe, wenn nicht ein starker Schatten auf sie gefallen wäre — das war das Verhältnis zu meinem älteren Bruder. Er war in allen Stücken das Gegenteil von mir, oberflächlich und äußerlich, mir gegenüber seine Erstgeburt und Überlegenheit schroff und oft hämisch herauskehrend, frühzeitig den Verführungen der Großstadt erliegend, sehr liebenswürdig und daher der erklärte Liebling meiner Mutter, die nicht nur mir gegenüber stets seine Partei, sondern auch meinem Vater gegenüber ihn stets in Schutz nahm. Schon im 17. Lebensjahre mußte er nach Amerika befördert werden, von wo er aber, wie auch später aus anderen Erdteilen, unverändert zurückkam und stets das „Gespenst im Hause" blieb. Der zwischen uns bestehende Gegensatz artete fast zum Hasse aus, und gerade hierdurch wurden die Ecken und Schroffheiten meines Charakters erheblich verstärkt. Das beleuchtet gut, wie verschieden die Umwelt auf verschieden veranlagte Menschen wirkt. Der gesamte Zuschnitt in meinem elterlichen Hause war ein nicht ganz einheitlicher. Auf der einen Seite ging er weit über das hinaus, was damals dem Durchschnitt wohlhabender bürgerlicher Häuser entsprach. Eigenes Haus mit Garten in einer der Tiergartennebenstraßen, Wagen und Pferde, zahlreiche Dienerschaft, Erzieherinnen für die Töchter, häufige Reisen usw., auf der anderen Seite aber beide Eltern in Kleidung und täglichen Lebensansprüchen von äußerster Einfachheit, ja Knappheit. Auf meinen Bruder wirkten die äußeren Eindrücke des Reichtums und der Eleganz ganz allein, und er hatte nur den Gedanken, sie noch gesteigert zu sehen, während auf mich nur die Einfachheit wirkte und der Gegensatz zwischen dem mich umgebenden Reichtum und dem, was ich an Elend in der Großstadt zu sehen bekam, mein soziales Empfinden so stärkte, daß ich zeitweise für die sozialdemokratischen Lehren starke Neigung empfand.

Universitätszeit

Oktover 1879 wurde ich in der philosophischen Fakultät der Universität Leipzig immatrikuliert. Vorwiegend hörte ich philosophische Vorlesungen, daneben Physik bei Hankel. Einführung in die Chemie, analytische Geometrie und eine volkswirtschaftliche Vorlesung, Finanzwissenschaft bei dem späteren Führer der nationalliberalen Partei, Privatdozent Dr. Friedberg. Von philosophischen Professoren hörte ich noch den alten Drobisch, Heinze und vor allem den ungemein anregenden Wilh. Wundt über Geschichte der Philosophie. W. stand damals noch nicht auf der Höhe seines Ruhmes; wohl aber auf der seiner akademischen Leistungen. Die Schlichtheit, Klarheit und Wahrhaftigkeit seines Vortrages, die Tiefe des Inhalts waren ungemein wirkungsvoll, fesselten und regten an. Ich habe später in Heidelberg den sehr viel glänzenderen Redner Kuno Fischer über den gleichen Gegenstand vortragen hören — der Glanz und die Formvollendung seiner Rede entfachten zunächst größere Begeisterung und Erregung, aber mit der Zeit ermüdete die bewußte Eleganz und die immer mehr hervortretende Selbstgefälligkeit des Redners und ließen die Einseitigkeit und Ungerechtigkeit des Urteils schärfer hervortreten. Durch Wundt wurde mein Lebensschicksal entscheidend beeinflußt; denn als ich am Schluß des Studienhalbjahres ihn um einen Rat für das Studium der Philosophie bat, betonte er die Wichtigkeit naturwissenschaftlicher und medizinischer (physiologisch-pathologischer) Grundlagen, so daß ich veranlaßt wurde, mich hauptsächlich diesen Gebieten zu widmen. Auch eine andere sehr anziehende Vorlesung bildete die Überleitung dazu, nämlich des Astrophysikers Fr. Zöllner „Über Sinnestäuschungen". Zöllner war wohl damals — er hatte bereits einen Schlaganfall erlitten — geistig nicht mehr ganz unversehrt, was aus seiner Neigung zu Gedankenflucht hervorging, was freilich mir damals noch nicht zum Bewußtsein kam, sondern mehr als Ausfluß seiner spiritistischen und antisemitischen Neigungen erschien. Davon war ja ein großer Teil der Leipziger Studentenschaft erregt; kurz vorher hatte der Spiritist Mr. Slade in Leipzig seine Sitzungen abgehalten, hervorragende Leipziger und Hallische Professoren, wie Fechner, Zöllner, Ulrici, waren für ihn und den Spiritismus eingetreten, während Wundt mit überlegenem Spott die Übernatürlichkeit der Darbietungen bezweifelte; das alles zitterte in der Studentenschaft nach und untermischte sich mit der von Berlin ausgehenden Stöckerschen christlich-sozialen, zunächst stark judengegnerisch betonten Bewegung. Meiner ganzen Natur entsprach es, Partei zu nehmen, und dies fiel gegen Slade und nicht unbedingt gegen Stöcker aus, verstärkte jedenfalls meinen längst feststehenden Entschluß zur völligen Lossagung vom Judentum. Damit hing es auch zusammen, daß ich im nächsten Halbjahr in Heidelberg in die Burschenschaft Allemannia eintrat. Ich will mich hier nicht über den Wert und Unwert des deutschen studentischen Verbindungswesens, besonders des Farbenstudententums aussprechen! Man kann sehr verschiedener Meinung darüber sein, und Heinrich Braun hat in seiner Lebensbeschreibung in der Groteschen Sammlung sein Urteil dahin zusammengefaßt, daß die alten Formen inhaltsleer geworden seien. Für mich aber sind die vier Halbjahre, die ich der Heidelberger Allemannia und das eine, das ich der Jenaer Teutonia widmete, nicht ohne einigen Gewinn gewesen, wenn sie mir auch manche Enttäuschung brachten. Der Trinkzwang war mir sehr zuwider, besonders in Jena, aber es war für mich ganz gut, daß ich gezwungen wurde, mich in Unangenehmes zu fügen. Den Geist der alten Überlieferung der deutschen Burschenschaft im ganzen und der Allemannia im besonderen zu pflegen, war mir wertvoll und die Zugehörigkeit zu einem größeren Verbande scheint mir für manchen jungen Menschen, der von der Schule auf die Hochschule kommt, auch jetzt noch von erzieherischem Wert. Nur schickt sich eben eines nicht für alle. Unangenehm war mir, daß das Gebot, bei den Zusammenkünften nicht „fachsimpeln" zu dürfen, vielfach dazu führte, jede geistige Anregung zu ersticken und die Kneipe und Spielabende zu öden Veranstaltungen zu machen, auf denen nur von Mensuren, Trinken, Weibern und allenfalls noch Angelegenheiten des burschenschaftlichen Lebens, aber sehr selten von Wissenschaft und Kunst die Rede war. Das blieb höchstens für die Spaziergänge aufs Schloß und ins schöne Neckartal übrig. Doch ist auch diese Erscheinung vielleicht nur eine vorübergehende gewesen; es war eine besonders ungünstige Zeit, in der ich aktiv war. Wir waren zunächst die einzige Burschenschaft, die zudem wiederholt starke Reibereien mit den Korps hatte, sehr schwach (zeitweise nur vier Aktive) und jeder einzelne dadurch so mit diesen Angelegenheiten in Anspruch genommen war, daß alles übrige — natürlich auch das Studium — zu kurz kam. Später, als die Burschenschaft Franconia wieder aufgetan war, wurde es besser, und ich selbst habe dann auch noch bessere Zeiten, auch in geistiger Hinsicht erlebt, namentlich als Max Weber bei uns eingetreten war und sich besonders mir anschloß. Er begann schon damals seine glänzenden Eigenschaften zu entfalten, zeigte freilich gelegentlich auch die Maßlosigkeiten seiner Natur.

Im Winterhalbjahr 1880/81 konnte ich etwas mehr zum Besuch der Vorlesungen kommen, hörte bei Gegenbaur Anatomie und besuchte den Präpariersaal, sowie eine Vorlesung des ausgezeichneten Biologen Bütschli und hörte bei Kuno Fischer Logik. Das Sommerhalbjahr 81 führte mich nach Jena, wo ich, nachdem mir bei einem Besuch eines Bruders meines Vaters, der Sanitätsrat in Frankfurt a. d. O. war, Virchows Zellularpathologie in die Hände gefallen war, die mich mächtig fesselte, den Übertritt zur medizinischen Fakultät vollzog. Medizinische Vorlesungen habe ich aber in dem Halbjahr gar nicht gehört, überhaupt sehr wenig Zeit zum Vorlesungsbesuch gefunden, da ich bei unserer Kartellburschenschaft Teutonia aktiv geworden war und mit vielem Trinken und Fechten in Anspruch genommen wurde. Mein Freund, Richard Semon, mit dem ich in wunderhübscher Gegend im sog. Paradiese zusammenwohnte, behauptete später, ich hätte in dem Sommerhalbjahr entweder „im Korbe gelegen" oder wäre „nicht ganz nüchtern" gewesen. Immerhin machte ich öfters den Versuch, die Vorlesung Stahls über Botanik früh von 6—7 Uhr und Haeckels zoologisches Praktikum zu besuchen. Um so fleißiger war ich dann in den Ferien, die ich fast ganz in Jena verbrachte, um mich zur Ablegung der ärztlichen Vorprüfung, zu der schon im nächsten Halbjahr zugelassen zu werden ich hoffte, vorzubereiten. In dieser Zeit besuchte ich auch zusammen mit Semon, der Haeckel bereits persönlich nähergetreten war, das Zoologische Institut und erhielt einen mächtigen Eindruck von Haeckels wunderbarer Persönlichkeit. So sehr mich seine volkstümlichen zoologischen und entwicklungsgeschichtlichen und mehr noch seine späteren geradezu unwissenschaftlichen sog. philosophischen Bücher auch abgestoßen haben, so sehr mußte ich doch den ganzen Mann in seiner körperlichen Schönheit, Anmut und geistigen Größe bewundern und lieben. Nur wer Haeckel persönlich kennengelernt und später auch seine Jugendbriefe gelesen, kann ihn und seine Stellungnahme zu den tiefsten Fragen der Menschheit verstehen. Er war ein Mann von leidenschaftlichem Wahrheitsdrang, idealem Schwung und innerer Zartheit und Vornehmheit, der im persönlichen Verkehr sich zu jedermann durch Höflichkeit und Milde auszeichnete, aber er war dabei auch Dogmatiker, der, nachdem er den bis ans Ende seiner Studienzeit festgehaltenen Glauben an einen persönlichen Gott verloren, einen anderen festen Halt haben mußte und nun mit Fanatismus an die „Materie" glaubte. So konnte er nicht verstehen, daß jemand ehrlich nicht zum gleichen Glauben kommen konnte wie er, und hielt deswegen jeden Gegner für einen Idioten oder Schuft, der aus äußeren, unlauteren Gründen die Wahrheit nicht sagte, obgleich er sie kannte. Es ging ihm ähnlich wie einem anderen großen, aber auf so ganz anderem Standpunkt stehenden Gelehrten, de Lagarde, der in persönlichem Verkehr von vorbildlicher Höflichkeit, Milde und Zartheit gewesen sein soll und trotz seiner Feindschaft gegen das Judentum auch jüdische Schüler förderte, aber, wenn er zu schreiben anfing, seine leidenschaftliche Seele hemmungslos ausgoß. — Haeckels persönlicher Einfluß auf die Studierenden war ein großer und guter; seine wissenschaftliche Genauigkeit und sein Wahrheitstrieb, sein ganzes Wesen wirkten anfeuernd und sittlich fördernd, seine Begeisterung für alle großen Gestalten der Wissenschaft, Kunst, Politik und des praktischen Lebens sprang auf die akademische Jugend über, und so ist es kein Wunder, daß er Führer war, als es galt, einen Bismarck zu feiern. Daß er durch seine späteren volkstümlichen schlechten Schriften ein gutes Stück zur „Revolutionierung der Massen" beigetragen, steht auf einem anderen Blatt. — Im Winterhalbjahr 81/82 war ich, dem Wunsch meines Vaters folgend, in Berlin, wo ich Helmholtz, A. v. Hofmann, du Bois Reymond und Reichert hörte und im Februar 82 tatsächlich die ärztliche Vorprüfung ablegte. Über Reicherts Vorlesung und den Präpariersaal will ich nichts sagen, denn man könnte Bände darüber schreiben. A. v. Hoffmanns Vorlesung war für mich, der ich auf dem Gymnasium von Chemie so gut wie nichts gehört, eine Offenbarung, und Du Bois Reymonds Vorlesung über Physiologie fesselte trotz seiner mich etwas abstoßenden, gezierten und selbstgefälligen Rhetorik auch ungemein. Daneben besuchte ich auch Vorlesungen in anderen Fakultäten — hörte Mommsen, Ad. Wagner und Scherer.

In den beiden nächsten Halbjahren war ich wieder in Heidelberg, im Sommerhalbjahr meiner Militärpflicht beim 2. Bataillon des 2. badischen Grenadierregiments Kaiser Wilhelm

Nr. 110 genügend. Auch diese Zeit war in gewisser Hinsicht eine Offenbarung für mich, und ich habe damals schon, später freilich noch tiefer empfunden, welch eine ausgezeichnete Erziehungsanstalt und wahrhaft demokratische Einrichtung unser preußisch-deutsches Heer gewesen ist. Wann und wodurch hätte ein junger Mann meiner Herkunft sonst Gelegenheit gehabt, so tiefe Einblicke in die Seele junger und auch etwas älterer Männer der verschiedensten Bevölkerungsschichten zu tun; nichts war geeigneter Standesdünkel mehr zu dämpfen, als das gemeinsame Ertragen körperlicher Anstrengungen und ungewohnten seelischen Zwanges, gestellt in den Dienst des großen Gedankens vaterländischer Größe und Ruhmes. Was für ausgezeichnete Charaktere habe ich nicht damals unter Drei- und Zweijährigen und Unteroffizieren kennengelernt, natürlich auch Minderwertige und Lumpen. Unser Feldwebel namens Stroh steht mir heute noch vor Augen in seiner Strammheit, Diensttreue und bewunderungswürdigen Gerechtigkeit gegen jedermann, ebenso aber auch ein Vizefeldwebel, ein Lothringer, in seiner militärischen Tüchtigkeit, aber von jedem Bedenken freien Streberhaftigkeit. Bewundernswert war auch das Gemeinsamkeitsgefühl, das trotz selbstverständlicher persönlicher Gegensätze in der Truppe herrschte, der Ehrgeiz der einzelnen Kompanien, einander in den Leistungen zu übertreffen. Unvergeßlich war auch die Gelegenheit, im Manöver das schöne badische Ländchen und seine Landbevölkerung näher kennenzulernen. Auch auf den vielen späteren Wanderungen im Schwarz-, Odenwald und Vogesen bin ich nicht in so genaue Berührung mit Männern und Frauen jedes Alters gekommen, wie während des Manövers.

Übrigens konnte ich in diesen beiden Halbjahren auch schon in etwas stärkerer Weise als bisher dem Vorlesungsbesuch mich hingeben. Unser sehr strenger und die Einjährigen nicht gerade liebender Hauptmann gab den beiden Einjährigen seiner Kompanie, nachdem sie alle Einzelheiten des Dienstes einige Wochen kennengelernt, doch Befreiung von allem unnötigen Dienst, wie

Stiefel-, Kleider- und Löhnungsappell, und diese Zeit konnte zum Studium benutzt werden; auch hatte man mitunter ganze lange Vormittage frei, wenn man mit der ersten Abteilung um 5 Uhr früh zum Schießen gegangen und nach Erfüllung der Bedingungen um 8 Uhr zurückgekehrt war und erst wieder um 3 Uhr nachmittags zum Turn- oder Fechtdienst mußte. So konnte ich innere Klinik bei Weil, der damals den schwererkrankten Friedreich vertrat, allgemeine und spezielle pathologische Anatomie bei J. Arnold und Auskultations- und Perkussionskurse mit einer gewissen Regelmäßigkeit und Gewinn besuchen, natürlich auch mit längeren Unterbrechungen. Im Winterhalbjahr konnte ich dagegen, da ich bei meiner Burschenschaft nach Weihnachten inaktiviert wurde, ganz regelmäßig studieren und neben philosophischen Vorlesungen fast ausschließlich pathologisch-anatomische Vorlesungen und Kurse besuchen. Denn ich hatte, nachdem ich Virchows Zellularpathologie kennengelernt, den Entschluß gefaßt, wenn ich bei der Medizin bliebe, pathologischer Anatom zu werden. Dabei behielt ich durch Richard Semon, der damals auch in Heidelberg studierte und mit seiner zoologischen Doktorarbeit beschäftigt war, auch Fühlung mit der Zoologie.

Das wurde allerdings unterbrochen, als ich im nächsten Halbjahr infolge eines Säbel- und Pistolenduells Heidelberg verlassen mußte und nach Straßburg ging. Hier faßte ich endgültig den Entschluß, meine medizinischen Studien mit Doktor- und Staatsprüfung zum Abschluß zu bringen und mich dann ganz der pathologischen Anatomie zu widmen. Die Straßburger medizinische Fakultät stand damals auf einer wohl kaum wieder erreichten Höhe. Fast alle Fächer waren mit Männern besetzt, die als Gelehrte, Lehrer und Persönlichkeit ersten Ranges waren. Der Anatom Waldeyer, der Physiologe Goltz, der physiologische Chemiker Hoppe-Seyler, der gleichzeitig die Hygiene vertrat, der Pharmakologe Schmiedeberg, der innere Kliniker Kußmaul, der Frauenkliniker W. A. Freund

und vor allem der Pathologe Friedrich von Recklinghausen vertraten ihre Wissenschaft in Forschung und Lehre glanzvoll. Ich habe bei ihnen allen gehört und zum Teil auch bei ihnen gearbeitet. Am meisten zogen mich Kußmaul und v. Recklinghausen an. Ich habe auch in meinem ganzen weiteren Leben keinen Kliniker kennengelernt, den ich so verehrt und bewundert habe und so als Vorbild für einen Arzt in jeder Hinsicht betrachten konnte, wie Kußmaul. Es waren nicht einzelne Eigenschaften, durch die er wirkte — ich habe glänzendere Kliniker kennengelernt —, es war der ganze Mann in seiner Schlichtheit, Natürlichkeit, Humor[1], echter Menschenfreundlichkeit, Wissenschaftlichkeit und Gründlichkeit, der so nachhaltig wirkte, daß ich ihn unwillkürlich später, was vielleicht ungerecht war, als Maßstab bei der Beurteilung innerer Kliniker verwendete. Es war sicher ungerecht, denn Kußmaul war eben ein seltener Mensch, der zudem einem so viel solideren und einfacheren Zeitalter angehörte, daß man ihn den in ganz anderer Umwelt aufgewachsenen Männern höchstens als unerreichbares Ideal vorhalten konnte. v. Recklinghausen hatte damals wohl den größten Einfluß in der Fakultät und auf die Studenten. Seine glänzende Beobachtungsgabe und umfassende Gelehrsamkeit, seine knorrige Art, seine scharfe, stets skeptische Kritik und seine besondere Fähigkeit, den anatomischen Gedanken nie als Selbstzweck erscheinen zu lassen, waren überaus wirkungsvoll und in besonderem Maße geeignet, die Studenten zu eigener Beob-

---

[1] Von seinem überlegenen Humor erlebte ich in der Staatsprüfung eine köstliche Probe. K. fragte einen Mitprüfling, einen sehr fleißigen, aber etwas beschränkten Mann nach Abführmitteln, worauf dieser die gewöhnlichsten und neuzeitlichsten mit großer Vollständigkeit nannte, nur Rizinusöl nicht. Als K. schließlich in seiner gemütlichen badischen Mundart fragte: „Na, kenne Se denn 's Rizinusöl nit?“ antwortete Herr Ochs — so hieß der Prüfling —: „Rizinusöl ist kein Abführmittel, sagt Prof. Schmiedeberg“, worauf K. in die denkwürdigen Worte ausbrach: „Wenn dem seine Frösch' nit drauf sch . . .e, meine Patiente tue es.“

achtung und selbständigem Denken zu erziehen[1]. Es war ja eine Zeit, wo durch Robert Koch und seine Schule die allgemeine Pathologie und besonders die Ursachenlehre in ganz neue Bahnen gelenkt zu werden schien. Recklinghausen stand der bakteriologischen Richtung, obgleich er selbst ja auf diesem Gebiete in Würzburg und Straßburg sehr wichtige Untersuchungen gemacht hatte, sehr kritisch, man kann wohl sagen zu kritisch ablehnend gegenüber, und das beeinflußte seine Zuhörer sehr stark. Ich entsinne mich noch, wie er im Winterhalbjahr 83/84 uns einen Fall von ausgebreiteter knötchenförmiger Fremdkörperbauchfellentzündung im Demonstrationskurs vorzeigte und dabei alles auseinandersetzte, was gegen die Eigenart und ursächliche Bedeutung des Tuberkelbazillus gesagt werden konnte, ohne doch, wie er es ja überhaupt gerne tat, ein bestimmtes ablehnendes Urteil zu fällen und uns einem großen Fragezeichen gegenüberstehen ließ. Bald darauf kaufte ich mir den 2. Band der Veröffentlichungen des Reichsgesundheitsamts, in der R. Kochs große Arbeit über die Ätiologie der Tuberkulose stand, das Beste, was meiner Meinung nach Koch je geschrieben. Diese Arbeit warf bei mir alle Bedenken, die ich durch v. Recklinghausens Einfluß gegen die neue Richtung hatte, über den Haufen, sie setzte mich mal wieder in einen gewissen Taumel von Entzücken. Ich teilte manchen Mitstudierenden meine Eindrücke mit, die zunächst ungläubig lächelten, als ich ihnen aber Kochs Aufsatz zu lesen gegeben hatte, recht nachdenklich wurden. Wir waren damals nicht sehr viel ältere Mediziner in Straß-

---

[1] Naunyn hat in seinen Erinnerungen (S. 430) ein recht ungünstiges Urteil über von Recklinghausen gefällt, allerdings mehr über den Fakultätsdiktator, und ihn als halsstarrig und unklar bezeichnet, allerdings selbst hervorgehoben, daß er das nur in Fakultätsangelegenheiten war. Eine Spur davon hat auch der Gelehrte von Recklinghausen in seinem nachgelassenen Werk über die osteomalazischen Erkrankungen gezeigt. Aber diese Unklarheit war nur die Folge seiner unbedingten Ehrlichkeit und seiner Selbstkritik.

burg; wenn ich nicht irre, gingen wir im Oktober 1884 nur in einer Zahl von etwa 30 in die Staatsprüfung. Mit wenigen Ausnahmen waren aber alle nicht aus Verlegenheit, sondern aus innerem Trieb und Neigung zum ärztlichen Studium gekommen, sei es, daß der ärztliche Beruf und Kunst, sei es, daß die ärztliche Wissenschaft sie anzog. So sind denn auch eine Anzahl von bekannten und berühmten Medizinern aus diesem Kreise hervorgegangen: Jacques Loeb, der berühmte in Chikago verstorbene Physiologe, der damals schon durch eine bei Goltz verfaßte Arbeit Aufsehen erregte, Eigenbrodt, dem wir damals die größte Zukunft voraussagten, der aber als Oberarzt an der chirurgischen Klinik in Leipzig und Extraordinarius nach Trendelenburgs Abgang sich zurückzog, Jakob Kaufmann aus Köln, der nach längerer Hilfsarztzeit bei Kußmaul nach Neuyork ging und dort einer der allerangesehensten Ärzte wurde und seine Liebe und Anhänglichkeit zum deutschen Vaterlande während und nach dem Kriege betätigte, Rudolf Beneke, der spätere Ordinarius der Pathologie in Halle, der eine Preisarbeit über hyaline Degeneration bei Recklinghausen anfertigte. Ich selbst arbeitete erst im Sommer 1884 und auch noch im Winter während der Staatsprüfung in seinem Laboratorium, wo auch noch andere spätere Ordinarien der pathologischen Anatomie und allgemeinen Pathologie tätig waren, der Italiener Morpurgo, jetzt Vertreter der allgemeinen Pathologie in Turin, und Eduard Kaufmann, bisher Ordinarius in Göttingen, der als einjähriger Arzt in Straßburg diente, damals noch zwischen der Pathologie und Frauenheilkunde schwankte.

In den großen Ferien 83 verbüßte ich eine zweimonatige Festungshaft in Rastatt und verfertigte dort meine Doktorarbeit, deren Thema ich mir von W. A. Freund hatte geben lassen. Denn ich wollte, da es damals noch möglich war, die Doktorwürde in einer allerdings recht ernsthaften und gründlichen Prüfung vor Bestehen der Staatsprüfung zu erlangen, bis Weihnachten fertig sein, um meinem Vater, der über seinen allzu streitlustigen Sohn nicht gerade entzückt war, die Doktorarbeit auf den Weihnachtstisch legen zu können und ihn dadurch zu versöhnen, was mir denn auch mit Hilfe eines Oheims, der mir das zur Zahlung der Prüfungsgebühren nötige Geld vorstreckte, auch gelang. Auf diese Weise kam ich in engere Berührung mit W. A. Freund, der mir die dritte Assistentenstelle in seiner Klinik anbot, die ich im Winterhalbjahr 83/84 verwaltete und auch so in innigere Berührung mit der praktischen Medizin kam und unter Anleitung von H. Bayer eine ausgedehnte poliklinische geburtshelferische Tätigkeit entfalten konnte. Auch auf einem anderen praktischen medizinischen Gebiete bin ich noch kurze Zeit in Straßburg als Hilfsarzt tätig gewesen, nämlich zwei Monate in der Augenklinik von Laqueur, um dem damaligen 2. Assistenten, Dr. Silex, der als 1. Assistent an der Univ.-Augenklinik zu Schweigger nach Berlin kommen sollte, die Annahme der Stelle zu ermöglichen.

So verdanke ich der Straßburger Zeit mannigfache Förderung und Anregung auf medizinischem Gebiete, Freude und Genuß auch noch auf anderen Gebieten. Durch Lückes damaligen 1. Assistenten, Privatdozenten Ledderhose, wurde ich in ein akademisches Dilettantenorchester aufgenommen, in dem eine ganze Anzahl von Dozenten und Assistenten der Universität, Richter, Regierungsräte und andere Akademiker alle 14 Tage unter Leitung eines sehr tüchtigen Musikers, dessen Name mir leider entfallen ist, klassische, romantische und neuzeitliche Orchesterstücke mit großem Eifer übten und gelegentlich auch sich öffentlich hören ließen. Besonders wertvoll war aber, daß ich dadurch auch Mitglied eines Streichquartetts wurde, das dann aus Ledderhose, einem Amtsrichter Dubois, Regierungsrat Roth und mir bestand. Dadurch konnte ich meiner Leidenschaft am Zusammenspiel Genüge tun und fand auch angenehme gesellige Anknüpfung. Wie oft haben wir im Sommer bis in den frühen Morgen hinein gespielt, die Zwischenpausen mit guten Gesprächen und meist noch besseren Getränken ausfüllend. — Daneben hatte ich auch noch Verkehr mit zum Teil älteren Kartell- und Bundesbrüdern (u. a. auch Max Weber, der damals als Einjährig-Freiwilliger beim 47. Infanterieregiment diente), durch die ich auch andere Kreise kennenlernte und eine mir wertvolle Bekanntschaft in dem Buchhändler Mündel machte, dem Begründer des Vogesenklubs. Durch ihn wurde ich zu größeren Fußwanderungen in den Vogesen auch im Winter angeregt und lernte auf diese Weise das herrliche Land kennen und lieben und bekam einen guten Einblick in die ganz verschiedene Geistigkeit der elsässischen Land- und Stadtbevölkerung. Der Straßburger Bürger — ich wohnte am längsten bei einem Tischlermeister im Metzgergießen — zeigte schon im Äußeren und seiner Sprechweise eine gewisse Charakterlosigkeit — derber Alemanne mit französischem Firniß, der fast jedem Satz seines „Wackes-Ditsch" französische Brocken beimischte, während die Landbevölkerung in den Vogesen, abgesehen von kleinen Teilen des Südelsaß, urdeutsch geblieben war und in vielen Dörfern kaum ein Mensch zu finden war, der französisch verstand. Wer damals, zwölf bis dreizehn Jahre, nach dem Kriege im Elsaß gelebt hat, der hat es kaum begriffen, daß es dem deutschen Reiche nicht besser gelungen ist, diese urdeutsche Bevölkerung mit dem Herzen für die deutsche Volksgemeinschaft zu gewinnen. Daß die elsaß-lothringische Frage aber ein für allemal gelöst worden wäre, wenn wir den Weltkrieg gewonnen hätten, ist mir zweifellos, während wir jetzt erleben, daß dieselbe Bewegung, die einst gegen die deutsche Regierung sich richtete, jetzt gegen die französische am Werke ist. — Um so schmerzlicher, geradezu als einen schweren persönlichen Verlust empfinden dessen erneuten Untergang an Frankreich aber wohl, gleich mir, alle die Deutschen, die damals und später ihre Jugendzeit in diesem von der Natur so reich ausgestatteten und von alter deutscher Kultur und neuer deutscher Kultur- und Zivilisationsarbeit herrlich zeugenden Lande gelebt haben, wo fast jeder Ort, jedes Bau- und Kunstwerk, jedes Dorf und Haus den Deutschen anheimelt und dem Franzosen nichts sagt.

Ende Januar 1885 verließ ich Straßburg und kehrte nach Berlin in das elterliche Haus zurück. Nur auf kurze Zeit, wie ich überhaupt auch später mit Ausnahme eines Jahres bis zu meiner Berufung an die Berliner Universität im Jahre 1917 immer nur kurze Zeit in Berlin gewesen bin, gegen das ich, je mehr es seinen Charakter änderte, eine um so größere Abneigung empfand. Schon Mitte März verließ ich wieder Berlin, um dank der Freigebigkeit meines Vaters eine zweimonatige Reise nach Italien einschließlich Sizilien anzutreten. Es war meine Absicht, nachdem ich das Land deutscher Sehnsucht kennengelernt, an einem physiologischen Institut zu arbeiten und mich dann um eine Stellung an einem pathologischen Institut zu bewerben. Durch Vermittlung unseres Hausarztes, des Geheimen Sanitätsrates Dr. Siegmund, eines des ältesten Schülers Rud. Virchows aus seiner Würzburger Zeit, war ich diesem vorgestellt worden und hatte, nachdem ich von ihm eine Empfehlung an Professor Ponfick in Breslau erhalten hatte, von diesem eine bedingte Zusage für eine demnächst freiwerdende Assistentenstelle erhalten. Die Monate in Berlin hatte ich noch dazu benutzt, um im Institut Oskar Hertwigs mich mit Entwicklungsgeschichte zu beschäftigen. Von meiner italienischen Reise nur so viel, daß sie die tiefsten Eindrücke hinterließ und wohl anders auf mich wirkte, wie sie auf einen jungen Deutschen des 20. Jahrhunderts wirken wird. Als Schüler des alten humanistischen Gymnasiums war ich doch so in den idealistischen Geist des griechischen und römischen Altertums getaucht, daß mein Hauptaugenmerk überall den Überresten jener Zeit galt, und ich mich während des vierwöchigen Aufenthaltes in Rom kaum einen Tag von Forum, Palatin und Kolosseum losreißen konnte und zauberhafte Mondnächte in diesen verlebte, in Süditalien und Sizilien die Spuren des Griechentums emsiger verfolgte als die der Sarazenen und Bourbonen und erst in Florenz ganz von dem Zauber der Renaissance ergriffen wurde. Mein für Naturschönheiten empfängliches Gemüt schwelgte in Taormina und Capri, und nur schwer wußte ich mich von Italien zu trennen. Mit der Bevölkerung war ich, obgleich ich Italienisch gelernt hatte, wenig mehr in Berührung gekommen, als das für einen „forestiere" üblich ist, ausgenommen auf einer sechstägigen Bereisung der Westküste Siziliens (Marsala, Trapani), die zu Pferde gemacht werden mußte, da es damals dort noch keine Eisenbahnen gab, und wo ich, da Gasthöfe im deutschen Sinne dort auch kaum vorhanden waren, verschiedentlich italienische Gastfreundschaft kennenzulernen den Vorzug hatte. Dagegen machte ich andere zum Teil recht wertvolle Reisebekanntschaften, besonders mit einer livländischen adligen Familie, wodurch mein Gesichtskreis und meine Kenntnis von Menschen erweitert wurde.

Auf der Rückreise besuchte ich in Bern den erst zwei Jahre vorher dorthin berufenen Physiologen Hugo Kronecker, der auch alter Herr der Heidelberger Burschenschaft Allemannia war, und bei dem ich dann bald als Assistent eintrat.

Assistentenzeit in Bern, Gießen, Breslau und Zürich

Die Zeit, die ich von Ende Mai bis Ende November 85 in Bern verbringen konnte, gehört zu der schönsten, ruhigsten und doch reizvollsten und anregendsten meines Lebens. Alles, was ein junger Mensch sich wünschen kann, hatte ich dort. Herrlichste Natur, alte deutsche Kultur, wissenschaftliche Arbeit und Anregung, feine deutsche und schweizerische Geselligkeit. Hugo Kronecker aus Ludwigs Schule und dann Leiter der experimentellen Abteilung bei Du Bois-Reymond in Berlin, war einer der vielseitigsten Experimentalphysiologen, zwar kein glänzender und besonders klarer Lehrer für die Studenten, aber um so wirkungsvoller als Leiter der Laboratoriumsarbeit, erfinderisch und praktisch, dabei absichtlich jedem wissenschaftlichen Arbeiter möglichst große Freiheit lassend, auch wenn er ihn auf falschem Wege sah. Dazu ein liebenswürdiger Weltmann, der mit seiner reizenden jungen Frau und deren oft im Sommer zum Besuch anwesenden Schwester, Frau Professor Hirschfeld aus Königsberg, einen Mittelpunkt der Geselligkeit bildete, und in dessen Hause ich ein stets gern gesehener Gast war. Ihm verdankte ich auch, daß ich eine entzückende Wohnung in der Villa einer Baronin von Werdt-Brüning fand einer Baltin, im hochgelegenen sog. Rappental, von wo man einen herrlichen Blick auf die grüne, rauschende Aare und die altertümliche Stadt hatte; durch diese liebenswürdige Wirtin und ihre siebzehnjährige anmutige Tochter erhielt ich auch Eingang in die Kreise der Berner Patrizier, die sonst einem Fremden fast ganz verschlossen sind, und bekam so einen Einblick in eine mir bis dahin ganz fremde Welt. Durch Kronecker fand ich auch Eingang in die Arbeitsstätten und Familien anderer Professoren, von denen namentlich Lichtheim einen besonders großen Einfluß ausübte. Fast täglichen Verkehr hatte ich mit dem Anatomen Gasser, dem Pathologen Langhans, bei dem ich später auch arbeitete, und dem Theologen Lüdemann, mit denen zusammen ich zu Mittag speiste; wobei besonders Lüdemann und Gasser mich jungen, oft in meinen Behauptungen und Ansichten kühnen Mann ernst nahmen und anregende Erörterungen pflogen, während der schweigsame und kühle Langhans allein durch seine Anwesenheit dämpfend auf mich wirkte. Näheren Verkehr hatte ich auch mit dem Anatomen der tierärztlichen Hochschule, Professor Flesch, der freilich sich damals im Zustand höchster privatdozentlicher Verbitterung (er war gleichzeitig Privatdozent in der medizinischen Fakultät) befand. Sehr wertvoll waren auch die Sitzungen der Berner ärztlichen Gesellschaft, in denen neben den älteren hervorragenden Männern, wie Langhans und Kocher, besonders Lichtheim und Sahli, damals junger Privatdozent, hervortraten, dieser, obgleich er unter sehr starken Hemmungen stand und langsam und stockend sprach, durch seine klugen Worte und gründliche Untersuchungen großen Eindruck machte. Für mich war er besonders lehrreich, da er mir, weil ich leicht durch eine gute Form der Rede gefangen wurde, recht eindringlich zeigte, wie wenig es im Grunde darauf ankommt. — Meine eigenen Arbeiten bei Kronecker bewegten sich hauptsächlich auf dem Gebiete der Örtlichkeit der Wärmebildung und des Anteils der Drüsentätigkeit an ihr. Die Ergebnisse hat Kr. auf der Naturforscherversammlung in Berlin mitgeteilt, und ich selbst habe im Februar 86 in der Gießener medizinischen Gesellschaft einen Vortrag darüber gehalten. Sie waren nicht sehr bedeutungsvoll, für mich aber die ganze Arbeit sehr bildend, da sie mich mit sehr peinlicher Technik bekannt machten und zu genauer Beobachtung bis ins kleinste erzogen. Auch sonst habe ich durch die Vorbereitung und Anstellung der zahlreichen Tierversuche, die Kr. in der Vorlesung vorführte, reichen Gewinn für meine spätere Tätigkeit gezogen; ebenso auch aus der verhältnismäßig kurzen Tätigkeit im Langhansschen Institut, wo ich über Nierenentzündung in Tierversuchen arbeitete.

Auch für meine körperliche Ertüchtigung war meine Berner Zeit wertvoll, dadurch, daß ich, nachdem ich schon im Sommer 1884 mit meinem Freunde Richard Semon einige wenige Hochgipfelbesteigungen im Engadin unternommen, im Berner Oberland zahlreiche und schwierige Hochgebirgsbesteigungen ausführte. Ich konnte dabei manche Fertigkeiten, die ich auf dem Gymnasium als Vorturner im Klettern und Springen erworben, verwerten.

Im November 85 bewarb ich mich, wenn ich nicht irre, durch Professor Flesch darauf aufmerksam gemacht, um die Assistentenstelle am pathologischen Institut in Gießen bei Bostroem, der damals, 36 Jahre alt, erst zwei Jahre den Lehrstuhl innehatte, und erhielt sie, wie Bostroem mir später sagte, weil ihm von allen Bewerbern meine Handschrift am besten gefallen hatte. Nachdem ich noch in den letzten Tagen des Novembers der Hochzeit meiner jüngsten Schwester mit einem Berliner Arzte beigewohnt, trat ich am 1. Dezember die Assistentenstelle an. Ich bin nur $4^1/_2$ Monate in der Stellung geblieben, und diese Zeit ist für meine Fachausbildung ohne Bedeutung gewesen. Das lag in der Hauptsache an den kümmerlichen Institutsverhältnissen und der Geringfügigkeit des Materials. In der ganzen Zeit fanden 49 Leichenöffnungen statt, von denen ich selbst nur fünf — und auch diese nur weil Bostroem einige Tage krank war — ausführen konnte. Auch die Laboratoriumsarbeit und die Beteiligung am akademischen Unterricht war etwas eintönig und nicht sehr anregend; die Stadt Gießen selbst bot, namentlich im Winter, gar nichts Anziehendes, nicht einmal in musikalischer Hinsicht. Dagegen waren mannigfache persönliche Beziehungen reizvoll. Bostroems frische, nicht selten burschikose Art zogen mich ebenso an wie seine ritterliche Landsknechtsgestalt; im Institut arbeiteten zwei sehr entgegengesetzte, aber durchaus eigenartige Männer, Carl von Noorden und der Chirurg Fuhr, der, ein typischer, äußerlich wenig gepflegter Hesse, sehr kritisch, klug und technisch geschickt war und eine sehr gute Arbeit zu der damals stark im Mittelpunkt stehenden Frage der Schilddrüsenleistung machte, leider früh verstarb. Das pathologische Institut war in einem Gebäude untergebracht mit dem anatomischen und physiologischen sowie zoologischen. Vom alten Eckhardt, der noch die beiden Fächer zusammen vertrat, bekam man wenig zu sehen, dagegen um so mehr von dem sehr frischen Zoologen Ludwig, der dann bald nach Bonn berufen wurde. Der Zusammenhalt unter den jungen Herren, den Hilfsärzten der Kliniken und Assistenten der wissenschaftlichen Anstalten, war ein reger. Unter ihnen ragte besonders der kleine Georg Sticker, damals beim inneren Kliniker Riegel, jetzt o. Professor der Geschichte der Medizin in Würzburg, durch sein Wissen und sein mitunter recht scharfes Urteil hervor. Anregend war für mich auch der tägliche Mittagstisch, den ich mehrere Monate allein mit einem Major und Stabsarzt des dortigen Infanterieregiments zusammen einnahm, bis er sich in den letzten Wochen meines Dortseins durch einige jüngere Professoren der Universität vergrößerte. Er bot mir Gelegenheit, meiner Vorliebe für das Preußentum und Kriegsgeschichte zu fröhnen und meine Kenntnisse der militärischen Dinge zu vertiefen.

Es ist begreiflich, daß ich freudig die Gelegenheit ergriff, an ein größeres pathologisches Institut zu kommen, als mir Ende Januar 86 von Ponfick in Breslau eine Assistentenstelle an seiner Anstalt angeboten wurde. Bostroem riet zwar nicht sehr dazu, vielleicht mit beeinflußt durch persönliche Unstimmigkeiten, die er mit Ponfick gehabt, und die dessen Charakter nicht in tadellosem Lichte gezeigt hatten. Trotzdem meine weiteren Erfahrungen diesem Urteil nicht widersprachen, bereue ich es nicht, nach Breslau gegangen zu sein, wo ich vom 15. April an

$1^1/_2$ Jahre verblieb. Alle damaligen Assistenten — es waren außer mir der spätere Göttinger Pathologe Kaufmann, Th. Eckardt, später gesuchter Frauenarzt in Düsseldorf und Wendelstadt, mit dem ich später in Düsseldorf zusammenwirkte — verdanken Ponfick in ihrer Ausbildung sehr viel. Das Material des Instituts war groß und vielseitig — etwa 900 Leichenöffnungen im Jahr — und Ponfick ließ sich jeden Tag meist zwischen 2 und 3 Uhr von den Assistenten die Sektionsergebnisse vorweisen, wobei er nicht nur durch seine reiche Erfahrung und scharfen Blick uns an genaueste Beobachtung gewöhnte, sondern vor allen auch sehr eindringlich auf die Beachtung der gesamten pathologischen Zusammenhänge und der klinischen Angaben hinwies. Er war ein ganz ausgezeichneter Kenner der makroskopischen pathologischen Anatomie, Vorzüge, die er besonders auch in dem pathologisch-anatomischen Demonstrationskurs für die Studenten, deren Vorbereitung abwechselnd diesem und jenem Hilfsarzt zufiel, bewies. Auf mikroskopischem Gebiet versagte er dagegen fast ganz — nicht nur deswegen, weil er sich mit den neuzeitlichen Untersuchungsmethoden nicht recht befreunden konnte, sondern auch durch eine merkwürdige Entschlußlosigkeit bei der Diagnosestellung. Ich habe Ponfick in meiner Gedächtnisrede auf Joh. Orth in Gegensatz zu diesem als lyrischen Tenor unter den Pathologen bezeichnet, wegen seiner Weichheit und seiner, man kann sagen, beinahe krankhaften Neigung zu vermittelnden Vorschlägen. Zeigte man ihm ein mikroskopisches Präparat, über das man selbst keine Klarheit gewinnen konnte, so erhielt man selten eine bestimmte Antwort, er drückte sich um eine Entscheidung herum und verließ den Frager möglichst rasch. Das hatte auch seine Vorteile, denn man wurde dadurch gezwungen, sich besonders eingehend mit der Sache zu beschäftigen und Hilfe im Schrifttum und weiteren methodischen Ausbau zu suchen; aber man wurde doch zunächst das Gefühl der Unbefriedigung und Unsicherheit nicht los und gewöhnte sich allmählich daran, alle wichtigeren Präparate aufzuheben, bis sie in den Ferien Carl Weigert, der dann immer nach Breslau zum Besuch seines Bruders kam und stets das Institut besuchte und sich der jüngeren Herren annahm, vorgelegt werden konnten. Das war dann geradezu eine Erlösung, und ich kann wohl sagen, daß ich dann in der pathologischen und zum Teil selbst normalen Histologie viel mehr von ihm gelernt habe, als von irgendeinem anderen Pathologen. Dabei lag ihm jede Neigung zu dogmatischer Entscheidung völlig fern, und er wies sehr eindringlich — oft in humoristischer Weise — auf die besonderen Schwierigkeiten in Erkennung und Einteilung sowie Bewertung der Gewächsbildungen hin, zeigte aber die Wege, auf denen man zum Ziele gelangen konnte. — Noch weniger Anregung erhielt man von P. in wissenschaftlicher Hinsicht, er kümmerte sich kaum darum, was man für Fragen eingehender verfolgen wollte, und er selbst verfolgte damals den Gang der wissenschaftlichen Forschung so wenig, daß er z. B. auf die Frage der experimentellen Erforschung der Physiologie und Pathologie der Schilddrüse erst durch einen Vortrag Virchows, der im Frühjahr 1887 in der Berliner klinischen Wochenschrift stand, aufmerksam gemacht wurde. Trotzdem fehlte es sonst nicht an wissenschaftlicher Anregung. Die medizinische Fakultät war zwar zum Teil überaltert, besonders der innere Kliniker Biermer und der Chirurg Fischer standen in nichts mehr auf der Höhe, und auch der Anatom Hasse beteiligte sich wenig am wissenschaftlichen Leben. Dagegen gingen viele Anregungen aus von dem Physiologen R. Heidenhain, den jüngeren Anatomen und Entwicklungsgeschichtlern Born und Roux, dem Vertreter der Hautkrankheiten Neisser und dem der Irrenheilkunde Wernicke. W. Roux, damals noch Privatdozent und erst kurz vor meinem Austritt aus dem pathologischen Institut zum außerordentlichen Professor befördert, zog namentlich Eckardt und mich zu sich heran und eröffnete uns eine neue Welt, wobei er freilich oft in sehr derber Weise seiner auf einen sehr hohen Grad gestiegenen privatdozentlichen Verbitterung

Ausdruck gab. Mit Neisser kamen wir in nähere Verbindung durch dessen Hilfsärzte, mit denen wir viel verkehrten, und deren Namen zeigen, welch reges wissenschaftliches Leben in N.s Klinik und wissenschaftlicher Arbeitsstätte damals herrschte: K. Herxheimer — später o. Professor an der Universität Frankfurt —, Jadassohn, Neissers Nachfolger in Breslau, und Harttung, später Leiter der Hautabteilung am Allerheiligen-Hospital in Breslau. Für mich waren die Beziehungen zu Neisser deswegen besonders wertvoll, weil im Ponfickschen Institut die Bakteriologie völlig vernachlässigt wurde und ich erst im Laboratorium der Hautklinik die bakteriologische Methodik lernte.

Größeren gesellschaftlichen Verkehr hatte ich in Breslau nicht; Musik pflegte ich nach wie vor und konnte ziemlich regelmäßig mit anderen Assistenten Streichquartett spielen, auch besuchte ich möglichst fleißig Konzerte. Im übrigen war mein Breslauer Leben schicksalsschwer. Ich verliebte mich so sinnlos in ein schönes Mädchen sehr zweifelhaften Lebenswandels und setzte mir in den Kopf, mit Aufopferung meiner ganzen Person sie zu „retten", auch noch, nachdem ich Breslau verlassen, was mich an den Rand des Abgrunds brachte und beinahe zu einer Heirat mit ihr geführt hätte. Die völlige Loslösung von ihr verdanke ich dann meinem Freunde Richard Semon, aber Schatten jener Torheit fielen noch in meine spätere Ehe hinein.

Viel verhängnisvoller für meine ganze spätere Laufbahn — in ungünstiger und günstiger Hinsicht — wurde ein Streitfall, den ich mit einem Assistenten hatte, auf den ich im einzelnen aber nicht eingehen will. Ich hatte entscheidende Gründe, anzunehmen, daß ich von ihm bei Ponfick in bösartiger Weise verleumdet worden sei, und zwang ihn — alle Vermittlungsversuche von Ponfick ausschlagend — zu einem Zweikampf auf Pistolen. P., der zunächst versucht hatte, mich in meiner Stellung auch danach zu belassen, nahm dann, als ich ihn vor die Wahl stellte, jenen oder mich zu entlassen, gegen mich Partei und hat dann noch durch Jahrzehnte hindurch mir Steine in den Weg gelegt und mir viele Türen verschlossen. Auch jetzt noch mißbillige ich mein damaliges — von manchem meiner Freunde als „Starrsinn" bezeichnetes — Verhalten nicht und würde wiederum so handeln, trotz aller mir damals noch nicht in demselben Lichte wie jetzt erscheinenden Folgen. Der Ruf „stärkster Unverträglichkeit", der mir so lange anhaftete und mir die Erlangung einer selbständigen Arbeitsstätte so stark erschwerte, und durch den ich geradezu verfehmt wurde, stammt seit dieser Zeit und wurde von jener Seite immer wieder geschürt, ohne daß ich etwa behaupten wollte, nicht selbst manches zu seiner Erhaltung getan zu haben.

Nach meinem Scheiden aus dem pathologischen Institut setzte ich meine wissenschaftlichen Arbeiten zunächst im Laboratorium von Neisser fort, dem ich für die gastliche Aufnahme und manche Anregung, die ich in Gesprächen mit ihm erhielt, noch heute dankbar bin. Schon damals war ich auf Fragen gestoßen, die mich immer wieder von neuem beschäftigt haben: Thrombose, Tuberkulose Krebs, Hyalin- und Amyloidablagerungen. Über Thrombose hatte ich noch als Ponficks Assistent einen Vortrag gehalten, der auch den Beifall Heidenhains gefunden und P. veranlaßt hatte, mir die Habilitation als Privatdozent anzutragen. Meine Beschäftigung mit den anderen Fragen, ebenfalls noch als P.s Assistent, geht aus meiner in Virchows Arch. Bd. 111 erschienenen Arbeit „Über den primären Krebs des Ileum usw." hervor, die ich deswegen erwähne, weil sie Ponfick, als ich sie ihm zur Durchsicht gegeben hatte, zu einer für ihn sehr kennzeichnenden Äußerung veranlaßte. Er hatte nichts auszusetzen und bemerkte nur: „Ich an Ihrer Stelle hätte drei Arbeiten daraus gemacht." Denn er stand etwa auf demselben Standpunkt, der aus einem halb ironisch, halb ernst gemeinten Rat hervorgeht, den mir Bostroem beim Abschied gab. Er sagte: Vor allem veröffentlichen Sie recht viel, es kommt gar nicht darauf an, was und wie;

nur daß Ihr Name recht oft genannt wird. — Ich werde später darauf zurückkommen, wenn ich mich mit den Schäden in der Entwicklung des neuzeitlichen, nicht nur deutschen, medizinischen Schrifttums beschäftige.

In Neissers Arbeitsstätte kam ich im Anschluß an einen traurigen Fall von Milzbrandinfektion zu eingehender Beschäftigung mit dieser Krankheit und daran anschließend zu der Frage über die Ursachen der angeborenen und erworbenen Immunität, eine Frage, der seitdem meine Hauptarbeiten durch ungefähr ein Jahrzehnt galten. Ich setzte sie dann zunächst im Jahre 1888 im Virchowschen Institut in Berlin fort. Mein Vater war im Frühjahr 87 gestorben, und sein Tod hatte eine empfindliche Lücke in meinem Leben, mehr aber noch in dem meiner, durch ihren Gatten stark verwöhnten und daher ganz unselbständigen Mutter gerissen. Dazu kamen geldliche Schwierigkeiten und verwickelte Geschäftsverhältnisse bei dem Gatten meiner ältesten Schwester, die meine Anwesenheit in Berlin und wiederholtes Eingreifen mit meinem eigenen Erbteil nötig machten, so daß ich mich keineswegs ausschließlich der wissenschaftlichen Arbeit widmen konnte. Ich habe damals ganz vorwiegend in dem kleinen, für bakteriologische Untersuchungen bestimmten Anbau des pathologischen Instituts gearbeitet und nur selten mich auf der anatomischen Abteilung beschäftigt und selbst Leichenöffnungen vorgenommen. Der Ton, der damals im Virchowschen Institut herrschte, war kein angenehmer. Der Meister selbst, durch seine ausgedehnte Tätigkeit als Stadtverordneter, Landtags-, später auch Reichstagsabgeordneter, Anthropo- und Ethnologe, selbst Archäologe in Anspruch genommen, kam nur für verhältnismäßig kurze Zeit und in wechselnden Stunden ins Institut. Sein Hauptaugenmerk galt längst nicht mehr der Pathologie, und so kümmerte er sich von den in seinem Institut Arbeitenden hauptsächlich nur um die Ausländer und solche, die ihn noch besonders angehende und beschäftigende Fragen bearbeiteten. Daher habe ich, weil ich über Phagozytose und ihre Beziehungen zur Unempfindlichkeit gegen Infektionskrankheiten arbeitete, den Vorzug gehabt, gelegentlich über den Stand meiner Arbeit befragt zu werden. Virchows Assistenten, damals Jürgens, O. Israel, Langerhans, D. Hansemann, hatten ihm aber hauptsächlich wie er sich räusperte und spuckte abgeguckt, aber „der Geist, ich meine das Genie", fehlte und je mehr er fehlte, um so stärker spuckten sie nach des Meisters Art. Den Gipfelpunkt bildete der erste Diener, „Herr Hübener", der jeden ohne Unterschied — höchstens vor Geheimräten machte er Halt — mit ungewöhnlicher Unverschämtheit behandelte. Ich habe das alles nur still aus der Entfernung beobachtet, da ich fast nur im bakteriologischen „Hinterhaus" lebte und selten ins „Vorderhaus" kam, und mein Urteil ist daher durch keine Art von „Ressentiment" beeinflußt. Als ich etwa 30 Jahre später selbst die Leitung des Instituts übernahm, fand ich zwei Angestellte vor, die sich meiner noch erinnerten, und von denen mir gelegentlich seltene Stückchen aus jener Zeit, besonders von Hübener, berichtet wurden.

In dem bakteriologischen Arbeitsraum war außer mir fast ausschließlich noch R. Ostertag, damals 2. Tierarzt am Berliner Schlacht- und Viehhof tätig; nur gelegentlich erschien auch der Assistent Langerhans, der uns aber ganz nach unserer Art schalten und walten ließ. Ostertag und ich freundeten sich sehr miteinander an, indem wir uns gegenseitig aushalfen und ergänzten; so war es selbstverständlich, daß ich, als ich knapp fünf Jahre später den Gedanken faßte, die „Ergebnisse der allgemeinen Pathologie und pathologischen Anatomie des Menschen und der Tiere" zu begründen, ihn zur Mitherausgeberschaft aufforderte, obgleich er nicht zu den offiziellen Vertretern dieser Wissenschaft gehörte. Die Zusammenarbeit mit ihm ist dann auch, obgleich er sich durch seinen späteren Werdegang aktiv wenig betätigen konnte, stets eine reibungslose und erfreuliche gewesen, und er hat mich bis heute mit seinem Rat unterstützt. Meine Arbeiten zur Immunitätslehre und Phagozytose nahmen immer größeren Umfang an und ich sah, daß ich sie auf eine möglichst breite Grundlage würde stellen müssen. R. Semon, der nach der verunglückten afrikanischen Expedition mit Robert Flegel wieder in Europa und damals bei M. Fürbringer in Jena war, riet mir, an die zoologische Station in Neapel zu gehen und Virchow wegen Erlangung eines Arbeitsplatzes dort zu bitten. V. gab mir bereitwilligst eine Empfehlungskarte an den mächtigen Personalreferenten im Kultusministerium, Geh. Rat Althoff, der über die Arbeitstische der preußischen Regierung zu verfügen hatte. Es ist eigenartig, daß auch dieses erste Zusammentreffen, wie fast alle meine anderen späteren mit ihm, nicht ohne einen heftigen Zusammenstoß vorüberging. Wie üblich mußte ich, als ich hinkam, in dem berüchtigten Vorzimmer — damals noch in der Behrenstraße — zusammen mit anderen Herren — es waren zwei mir bekannte Professoren, Lichtheim aus Königsberg und Filehne aus Breslau, darunter — lange warten. Plötzlich erschien Althoff, begrüßte alle, entschuldigte sich liebenswürdig, daß er unbedingt keine Zeit habe und uns alle fortschicken müßte. Mich verwechselte er mit irgend jemand anderem und beglückwünschte mich zu meiner Habilitation als Privatdozent. Als ich ihn auf seinen Irrtum hinwies, den Glückwunsch ablehnen mußte und den Zweck meines Besuches angab, schrie er mich an: Herr, was wollen Sie denn eigentlich, ich kenne Sie ja gar nicht; wie können Sie mich hier wegen einer solchen Sache überfallen? Ich entgegnete etwas heftig, ich wäre von Virchow an ihn verwiesen worden und überreichte die Empfehlungskarte, die ich vorher hineinzuschicken keine Gelegenheit hatte. Darauf glätteten sich die erregten Wogen des Allmächtigen, er wurde eitel Liebenswürdigkeit, bot mir sogar noch eine Staatsunterstützung für Reise und Aufenthalt in Neapel an, was ich ablehnte, und führte mich selbst auf das Geschäftszimmer, wo in wenigen Minuten alle Formalitäten erledigt wurden. So hatte ich gleich einen Vorgeschmack von zwei Haupteigenschaften Althoffs, seiner Rücksichtslosigkeit und Gutmütigkeit, erhalten.

Von Januar bis Juni 1889 blieb ich in Neapel. Der Aufenthalt war für mich in jeder Hinsicht wertvoll und erfolgreich, viele Eindrücke blieben unvergeßlich. Natur und Menschen, Wissenschaft und Kunst vereinigten sich, um Geist und Seele zu erheben. Die zoologische Station Dohrns war damals, wie auch später noch, ein Sammelpunkt für ältere und jüngere Gelehrte aus aller Herren Länder, die Arbeitseinrichtungen sowohl hinsichtlich Beschaffung wie Verwertung der Fauna und Flora des Golfs ausgezeichnete. Es war wirklich eine Lust, dort zu leben und zu arbeiten. Mein Arbeitszimmer bot den unmittelbaren Blick auf den Golf mit Capri im Hintergrunde, das in den Winter- und Frühlingsmonaten mir in den wunderbarsten und mannigfaltigsten Beleuchtungen erschien, die zu schildern kaum die Einbildungskraft eines Dichters und der Pinsel eines impressionistischen Malers ausreichen würde. Die Morgenfahrten auf den Golf mit dem Stationsdampfer „Johannes Müller" zur Gewinnung von allen möglichen Arten von Seetieren erfrischten Körper und Geist und brachten nicht nur in naturwissenschaftlicher Hinsicht Bereicherung. Dohrn selbst konnte sich um die einzelnen der zahlreichen auf den verschiedensten Gebieten dort arbeitenden Gelehrten naturgemäß nicht viel kümmern, nur einmal während meines Aufenthaltes lud er eine größere Anzahl zu sich ein; er schwebte nur über dem Ganzen und überließ die Leitung der Station im wesentlichen drei eigenartigen Männern, Professor Eisig, Dr. Paul Mayer und Salvatore Lo Bianco. Eisig war in der Hauptsache systematischer Zoologe, Paul Mayer dagegen viel „universeller", ausgezeichneter Techniker, dem bekanntlich die Färbetechnik, aber auch Einbettungs- und Schnittechnik viel verdankt; ein typischer deutscher Gelehrter, Junggeselle, dem die Wissenschaft über alles ging, von unvergleichlicher Gründlichkeit und Genauigkeit, wenn man will, „Pedanterie", dem es schlaflose

Nächte bereiten konnte, wenn er in Druckbögen einen Druckfehler übersehen hatte (was aber fast nie vorkam). Dabei war er trotz eines etwas rauhen Äußeren ungemein hilfsbereit und entgegenkommend; man merkte ihm die Freude an, von seinem reichen Wissen und Können spenden zu können, was bei Eisig nicht der Fall war. Ich habe von ihm außerordentlich viel gelernt. Lo Bianco zog jeden an durch Erscheinung und Werdegang. Groß, breit und muskelkräftig, dunkelfarbig und dunkeläugig, von einem Aussehen, wie auf dem Theater oft Othello dargestellt wird; er war als Laboratoriumsjunge eingetreten und hatte sich durch Klugheit und Tatkraft zum Kustos emporgearbeitet, der alle Untersuchungen zur Erforschung der Fauna und Flora des Golfes leitete. Er hatte eine große Sachkenntnis, war liebenswürdig und entgegenkommend, dabei aber doch etwas Naturkind, so daß er z. B. allerlei Seetiere in rohem Zustande zu sich nahm.

Von den zahlreichen Gelehrten, die während meines Aufenthaltes längere oder kürzere Zeit an der Station arbeiteten, trat ich zwei bedeutenden, aber sehr verschiedenen Männern näher — Boveri, damals noch Privatdozent in Würzburg, und Apathy, damals ebenfalls noch Privatdozent in Budapest. B., ein feiner, bescheidener, zurückhaltender, aber wenn man ihm nähergetreten war, ungemein anregender Mann, Urbild des gründlichen deutschen Gelehrten, der damals seine berühmten Untersuchungen über die Bedeutung des Kerns und Zelleibs am Seeigelei mit bewunderungswerter Methodik begonnen hatte und gelegentlich auch über seine Ergebnisse sprach. Apathy, das gerade Gegenteil von Boveri, ungemein selbstbewußt, lebhaft, gesprächig, geistreich und fesselnd. Ich verkehrte mit ihm wohl am meisten und erinnere mich besonders eines gemeinsamen Ausflugs im Segelboot nach Ischia, wo er bald so seekrank wurde, daß ich die Führung des Bootes übernehmen mußte, was zur Folge hatte, daß wir einige Stunden später, als beabsichtigt, im Hafen von Ischia eintrafen, da ich, als keineswegs sehr geübter Segler, sehr vorsichtig segelte. Als wir am nächsten Tage den Monte Epomeo bestiegen hatten und uns des herrlichen Blickes und der Sonne erfreuten, öffnete A. sein Herz ganz und erzählte, daß er nicht nur der bedeutendste Zoologe, sondern auch der zweitgrößte lyrische Dichter Ungarns sei und deklamierte einige seiner Gedichte in ungarischer Sprache. Schon damals konnte man ihm anmerken, daß er nicht gerade deutschfreundlich gesinnt war, was sich allerdings hauptsächlich in einer Kritik der deutschen Sprache kundgab, die er zu weich und nicht kräftig genug fand — wobei er freilich sein Urteil hauptsächlich auf die Gedichte und Prosa — Paul Heyses gründete. Es ist bekannt, daß Apathy, wie vor dem Kriege ja viele Magyaren der gebildeten Stände, ein ausgesprochener Deutschenfeind wurde und z. B. Postsendungen, die an ihn mit der Anschrift „Klausenburg" versehen waren, zurückwies. — Wissenschaftliche Aussprache mit ihm war aber stets reizvoll und die Gelegenheit, seine ausgezeichnete Zelloidintechnik kennenzulernen, für mich sehr lehrreich.

Gemäß meines besonderen Arbeitsgebietes hatte ich am meisten mit dem Leiter der bakteriologischen Abteilung der Station, Dr. Georg Frank, einem der ersten Assistenten Robert Kochs am Berliner hygienischen Institut, zu tun, mit dem gemeinsam ich auch eine Arbeit über den Verlauf der Milzbrandkrankheit beim Meerschweinchen ausführte. Frank war ein sehr kluger, lebenslustiger Mann, typischer Rheinländer (Kölner), der nichts schwer nahm und sich nicht gern überanstrengte, weswegen wohl auch seine weitere Laufbahn eine ruhige und einfache war (er wurde Nachfolger F. Hueppes in der Leitung der hygienischen Abteilung des chemischen Instituts von Fresenius in Wiesbaden). Er kam mir in allen Dingen sehr entgegen und unterstützte mich mit allen Spaltpilzkulturen, die ich bei meinen Versuchen an Infusorien, Aszidien, Torpedos und Haifischen haben wollte, wenn er auch mitunter über meine Ausdauer im Laboratorium den Kopf schüttelte. Größere Mißbilligung fand das allerdings noch bei Salvatore Fravola, dem Laboratoriumsdiener. O, Salvatore, wenn ich dein gedenke, so lacht mir noch heute das Herz im Leibe. Ein neapolitanisches Original; schmutzig bis dorthinaus und faul, wie ein richtiger Lazzarone, aber klug und hilfsbereit, eine treue und anhängliche Seele, der, als sich mein Aufenthalt dem Ende näherte, große Lust hatte, mit mir nach Deutschland zu kommen und nur zwei Fragen stellte: C'e carne? und C'e neve?, deren Bejahung durch mich ihn in einen Zwiespalt der Empfindungen versetzte, denn das Fleisch zog ihn an, und der Schnee stieß ihn ab. Ihm verdanke ich es aber vor allem, daß ich mich im Italienischsprechen üben konnte, denn sonst sprach alles in der Station deutsch, und selbst Dottore San Felice, der auch auf der bakteriologischen Abteilung arbeitete, wollte sich mehr im Deutschsprechen üben, als mir Gelegenheit zum Italienischsprechen geben. Freilich war es nicht das beste Italienisch, was ich von Salvatore lernen konnte, dagegen wurde ich dadurch befähigt, die sehr ursprünglichen neapolitanischen Volkstheatervorstellungen zu verstehen.

Meine wissenschaftlichen Forschungen über die Metschnikoffsche Freßzellenlehre nahmen einen Fortgang, der mich nicht immer befriedigte, mir aber immer neue Anregungen gab. Ich habe einen Teil meiner Untersuchungsergebnisse in meinen Immunitätsarbeiten, besonders meiner Habilitationsschrift „Über die Ursachen der angeborenen und erworbenen Immunität" (1890) mitgeteilt, manche meiner damaligen Beobachtungen, besonders an Aszidien, die mehr in das rein zoologisch-histologische Gebiet hineinfielen, da ich sie nicht nach allen Richtungen durcharbeiten konnte, nicht veröffentlicht. Meine Auffassung über die Phagozytose, daß sie in erster Linie mechanisch-biologisch und nicht teleologisch zu erklären sei, ist wohl durch alle späteren, besonders die neueren Untersuchungen bestätigt worden. Die Fortführung meiner Untersuchungen, sowie solche über die Hämatozoen der roten Blutkörperchen des Frosches

(J. Gaules Zytozoon, das er als „Grundsonne des Lebens" bezeichnet hatte) wurde durch ein für mich erfreuliches Ereignis unterbrochen. Seit meinem Abgang von Ponfick hatte ich mich immer wieder von Zeit zu Zeit um eine Assistentenstelle an pathologischen Instituten beworben, stets ohne Erfolg, auch wenn zunächst die Aussichten sehr günstige zu sein schienen; augenscheinlich waren die bei Ponfick eingezogenen Erkundigungen abschreckend ausgefallen. Nun erhielt ich schon Mitte April 89 einen Brief von Kronecker aus Bern, wo er bei mir anfragte, ob ich als Assistent am Züricher pathologischen Institute bei Klebs eintreten wollte, und zwar möglichst bald. Obgleich ich durch einen damals gerade in Neapel sich aufhaltenden und mit uns Jüngeren verkehrenden klinischen Ordinarius, der mal bei Klebs Assistent gewesen, gewarnt wurde, setzte ich mich mit Klebs in Verbindung und sagte, nachdem er mir die Habilitation zugesagt hatte, zum 15. Juni zu, trotzdem die mir in Aussicht gestellte Besoldung ganze 800 Franken im Jahre betragen sollte.

Die mir noch übriggebliebene kurze Zeit benutzte ich teils zu verstärkter Arbeit, um zu einem gewissen vorläufigen Abschluß zu gelangen, teils zu Ausflügen, um wenigstens noch etwas mehr von der herrlichen Natur und Kunst Neapels und seiner Umgebung zu haben. Denn davon hatte ich noch nicht viel genossen — abgesehen von achtmaliger Besteigung des Vesuvs (darunter zwei mit meinem späteren Berliner Kollegen Hans Virchow), von denen eine, die ich im Februar zusammen mit Frank und einigen Seeoffizieren des damals im Golf von Neapel liegenden deutschen Schulgeschwaders in der Nacht von Pompei aus unternahm, besonders eindrucksvoll war, da damals ein nicht ganz unbedeutender Ausbruch in dieser Richtung stattfand und die abwärts fließende glühende Lava in der Nacht den Eindruck eines feurigen Wasserfalls machte. Überhaupt war damals noch die Gestaltung des Vesuvgipfels eine ganz andere und unheimlichere, als ich sie später im Jahre 1914 wiederfand. Der Eindruck, den das Feueraschenfeld (Fumarolenfeld) damals machte, erinnerte unwillkürlich an den Feuerzauber in Wagners Walküre, denn überall entwichen Dämpfe und „wabernde Lohe" dem Felsengestein. Als dann aber, bald nachdem wir den Gipfel erreicht, der Frühnebelschleier zerriß und in goldiger Sonnenbeleuchtung die Pracht des Golfes sich vor den Augen ausbreitete, war der Eindruck so überwältigend, daß wir alle lange Zeit kein Wort von uns geben konnten, jeder einzelne erst seiner eigenen Gefühle Herr werden mußte.

Ich hatte mich in Neapel an eine Arbeits- und Lebensweise zu gewöhnen angefangen, die ich später fast mein ganzes Leben, wenn auch in wechselnder Einteilung, fortgesetzt habe, und die unter dem Zeichen stand, mit möglichst wenig Schlaf und Essen auszukommen. Ich begann die Arbeit nach einfachem Frühstück um 7 Uhr früh und setzte sie ziemlich ununterbrochen bis abends fort, wo ich um 7½ Uhr im deutschen Klub die erste warme und gleichzeitig Hauptmahlzeit einnahm. Das mitgenommene, aus einigen belegten Brötchen, Orangen und Mandarinen bestehende Frühstück wurde nicht selten im Eifer des Gefechtes entweder gar nicht oder erst am Spätnachmittag verzehrt. Diese Lebensweise bekam mir ganz gut, ließ mir aber sehr wenig Zeit, mich um das Leben außerhalb meiner Arbeitsstätte zu kümmern. So benutzte ich denn die letzten Wochen und meine Rückreise dazu; fuhr noch einmal nach Sizilien, Pästum, Amalfi, Sorrent, blieb Ende Mai noch fünf Tage auf Capri, wo nachts durch zahllose Glühwürmchen magisches Leuchten und Flimmern herrschte, und ich auch manche anziehende Bekanntschaften bei Pagano machte. Drei heiße Junitage verlebte ich noch in Rom und traf am 11. Juni in Zürich ein, wo ich nun über zwei Jahre verbringen sollte.

Wie später noch mehrmals kam ich hier in keineswegs einfache und erquickliche Verhältnisse. Nur daß es hier eine ganze Zeit dauerte, bis ich dies selbst merkte. Zunächst entzückte und begeisterte mich alles, die herrliche Gegend, die neue Arbeit, eine sehr angenehme im Grünen gelegene Wohnung bei dem damaligen Privatdozenten für Nasen- und Kehlkopfkrankheiten Dr. Suchaneck und nicht zum wenigsten der neue Chef, Edwin Klebs.

Klebs war auch damals noch, 55 Jahre alt, eine ungemein fesselnde Persönlichkeit. Er kam mir mit großer Liebenswürdigkeit entgegen und suchte sich in den ersten Monaten im besten Lichte zu zeigen. K. war einer der begabtesten Menschen, die ich je in meinem Leben kennengelernt habe. Neben einer ausgezeichneten Beobachtungsgabe, einer sehr gründlichen Ausbildung in der Morphologie und Physiologie und einer ungemein großen Erfahrung besaß er die große Fähigkeit des unmittelbaren Erschauens (Intuition), und er würde viel Größeres und Bleibenderes geschaffen haben, wenn sich damit Geduld und Selbstkritik verbunden hätte. Aber diese Eigenschaften fehlten ihm teils von Geburt an, teils hatte er sie mit Zunahme seiner Mißerfolge in steigendem Maße verloren. Seine wissenschaftliche und persönliche Laufbahn entbehrt nicht der Tragik. Einst der bewunderte und angesehenste Führer der deutschen Ursachenforscher, der auch um die bakteriologische Methodik große, bei der ärztlichen Welt von heute freilich in Vergessenheit geratene Verdienste sich erworben und dessen Ruhm, als er 1873 nach Prag berufen wurde, wohl den Höhepunkt erreicht hatte, sank er von da an zunächst langsam, dann aber immer rascher von Stufe zu Stufe, bis er im Alter von etwa 80 Jahren kurz vor dem Kriege in Berlin starb. Sein ungezügeltes Wesen und die Überschätzung seiner eigenen Leistungen hatten seine Stellung in Prag untergraben, und er hatte seine Professur, weil er nicht nach Wien berufen wurde, niedergelegt, so daß er in große Schwierigkeiten in persönlicher und wissenschaftlicher Hinsicht geraten wäre, wenn es nicht seinem ehemaligen Berner Assistenten Ernst Ziegler, der gerade von Zürich nach Tübingen berufen war, gelungen wäre, die Züricher Fakultät trotz starken Widerstandes dazu zu bewegen, ihn zum

Nachfolger vorzuschlagen. Klebs hatte es dann bald verstanden, sich gerade mit den Männern zu überwerfen, denen er in erster Linie die Berufung zu verdanken hatte. Als ich nach Zürich kam, stand er fast ganz allein und hatte kaum noch mit einem einzigen seiner Fakultätsgenossen gesellschaftlichen Verkehr. Schwerer als das wog es, daß auch im Institut heimlicher Krieg herrschte. Erster Assistent am Institut war, als ich eintrat, Arthur Hanau, dem es zuerst gelungen war, Rattenkrebs auf andere Ratten erfolgreich zu übertragen, und der diese Entdeckung mit größter Zurückhaltung und überlegenem Urteil mitgeteilt hatte. Hanau war ein sehr wohlhabender und daher sehr unabhängiger, für die Wissenschaft rein begeisterter, keinen persönlichen Ehrgeiz besitzender Mann, der schon einige Jahre bei Klebs war und über alle dessen Schwächen mit der Nachsicht, die nur aufrichtige Bewunderung und Liebe zu verleihen vermag, hinwegsah. Ich habe mich mit Hanau bald angefreundet, eine Freundschaft, die bis zu seinem Tode anhielt, und vor seinen Fähigkeiten und seinem vornehmen Charakter die größte Achtung gewonnen. Der Fachmann weiß, daß Hanau zu den jüngeren Pathologen gehörte, von denen damals am meisten zu erwarten war, und der tatsächlich eine erhebliche Reihe von wichtigen Arbeiten gemacht und Anregungen gegeben hat. Als Schüler von Cohnheim und Weigert war seine Arbeitsrichtung nie eine rein morphologische, und er strebte gern allgemeinen Fragen nach. Seine Arbeitskraft war keine sehr große, da er schon damals an einem Magenleiden erkrankt war, das ihn zwang, sich fast täglich selbst den Magen auszuspülen und ihm große Vorsicht im Essen auferlegte. Dabei war seine Eßlust eine sehr starke, und man staunte oft darüber, welche Mengen der lang aufgeschossene, aber immer dürr bleibende Mann vertilgen konnte. Die Beurteilung seines Leidens schwankte sehr, und die meisten glaubten nicht an ein organisches Magenleiden. Als aber H. im Jahre 1901, als bei ihm ein zweimal operierter Mastdarmkrebs nochmals wiederkehrte, seinem Leben ein Ende machte, ergab die Leichenöffnung daneben einen großen, von dem des Mastdarms unabhängigen Magenkrebs.

Gerade kurz bevor ich nach Zürich kam, war zwischen Klebs und Hanau ein Zwist entstanden, bei dem die feinsten Regungen seiner Seele verletzt waren und seine Bewunderung und Liebe zu K. in Verachtung und Haß verwandelt hatten. Das war um so schlimmer, als Hanau keine Kampfnatur war und die Wut über das ihm angetane Unrecht in sich hineinfraß, was ihn unfähig machte zu verzeihen. — Klebs hatte allerdings ihm gegenüber schlecht gehandelt. Während Hanau mit seiner Arbeit über den Rattenkrebs beschäftigt war und sich eine Rattenzucht angeschafft und die ersten Erfolge erreicht hatte, verfügte K., daß kein Futter mehr für die Hanauschen Ratten seitens des Instituts zur Verfügung gestellt und auch die dem Institut gehörigen Rattenkäfige und Gläser anderweitig benutzt werden sollten. Diese Anordnung hatte zur Folge, daß das Krebsmaterial ausging und Hanau seine Versuche nicht mehr fortsetzen konnte. Ich weiß nicht mehr, welche Umstände dazu geführt haben, daß die Anordnungen Klebs', die er mit der Geringfügigkeit der Institutsmittel begründete (diese waren in der Tat ganz unzureichend), diesen unglücklichen Erfolg hatten, denn Hanau bemühte sich natürlich, das Fehlende aus eigenen Mitteln zu beschaffen; aber es war leider zu durchsichtig, daß Eifersucht auf H.s Erfolge Klebs zu seiner Handlungsweise bewogen hatten.

Es ist ja nichts allzu Seltnes und menschlich verständlich, daß ältere Gelehrte, die in den geheimsten Falten ihres Inneren selbst einsehen, daß sie auf absteigender Linie sind, Erfolge jüngerer Forscher mit Mißgunst betrachten. Aber bei den meisten sind das doch vorübergehende Unlustgefühle, die dann doch der Freude über einen wissenschaftlichen Fortschritt Platz machen und jedenfalls nicht zu Handlungen führen, die den anderen und die Wissenschaft schädigen. Bei Klebs war das zweifellos anders, und mit der wachsenden Zahl seiner eigenen

Mißerfolge immer schlimmer geworden. Sein brennender Ehrgeiz war es, was ihn trotz seiner ungewöhnlich großen Gaben in eine fiebernde Ungeduld nach Erfolgen versetzte und ihn hinderte, das, was er glaubte erschaut zu haben, mit brauchbarer Methodik und nüchterner Kritik so zu beweisen, daß er auch andere überzeugte. Das führte die fortwährenden Mißhelligkeiten mit seinen Fakultätsmitgliedern, mit Fachgenossen und Mitarbeitern herbei. Er wollte durchaus aus dem Sumpf seiner Mißerfolge, in den er geraten, heraus und suchte sich, wie Münchhausen, am eignen Schopf herauszuziehen, ohne zu beachten, daß er dadurch gegen sich und andere wütete. — So war die Lage, als ich ins Institut eintrat. Aber ich blieb lange genug ahnungslos, da Hanau auch nicht mal eine Andeutung des Vorgefallenen zu mir machte und nicht im geringsten die Stimmung verriet, in der er sich jetzt gegen Klebs befand, und erst dann von seinen Erlebnissen sprach, als ich selbst üble Erfahrungen mit dem „Chef" gemacht hatte und mein Herz ausschüttete.

Kleine Reibungen kamen natürlich immer gelegentlich vor, da ich Klebs bei seinen verschiedenen Tierversuchen unterstützen mußte, und er hierbei verlangte, daß man ihm nicht nur alles von den Augen ablas, sondern auch ein wenig Gedankenleser war und z. B., wenn er plötzlich zu einem Versuch, den er zu einer bestimmten Zeit angesetzt hatte, überhaupt nicht erschien, ihn selbst vornahm, und zwar so, wie er ihn sich vorgestellt hatte. Je nach seiner Laune wurde man dann bald gelobt, bald beschimpft. Das war alles nicht schlimm, wenn man sich auch mal ärgerte und von dem allgemeinen Menschenrechte, über Vorgesetzte zu schelten, mehr oder weniger ausgiebigen Gebrauch machte. — Aber ein Ereignis, das nicht nur Launenhaftigkeit entsprungen sein konnte, gab mir Einblick in die Charakterfehler von Klebs. Im Auftrage von Studierenden, die kurz vor der Staatsprüfung standen, waren einige Herren zu mir gekommen und hatten mich gebeten, ihnen einen Wiederholungskurs in allgemeiner Pathologie und pathologischer Anatomie zu geben. Ich sagte grundsätzlich zu, verwies sie aber darauf, daß sie sich erst an Klebs wenden müßten. Nachdem mir berichtet war, daß K. damit einverstanden sei, bat ich K. selbst noch um Erlaubnis, die er — gerade bei bester Laune — bereitwilligst erteilte. Als ich ihm eine Woche später gelegentlich mitteilte, daß der Kurs sehr gut besucht sei und kurz angeben wollte, in welcher Weise ich ihn abhielt, bekam er einen Wutanfall, beschimpfte mich, wie ich es wagen könne, ohne seine Erlaubnis einen derartigen Kurs abzuhalten, bestritt, daß die Studenten und ich selbst seine Erlaubnis erbeten und erhalten hätten und zwang mich, den Kurs nicht weiter zu halten. Noch schlimmer war sein Verhalten kurz vor meiner Habilitation als Privatdozent im Frühjahr 1890. Die Schrift war eingereicht, und er hatte sie vollständig durchgelesen. Da kam er eines Tages in mein Zimmer, sagte mir viel Anerkennendes über die Arbeit und fügte dann hinzu, er könne aber nur unter gewissen Bedingungen seine Zustimmung geben und fuhr dann, sich in eine gewisse Erregung steigernd, etwa folgendermaßen fort: „Sie sind ein junger, schon jetzt bei den Studenten beliebter Mann von großem Unabhängigkeitssinn und Wohlhabenheit; ich bin ein alter Mann. Sie müssen mir Ihr Ehrenwort geben, daß, wenn Sie habilitiert sind und etwa später aus Ihrer Assistentenstellung ausscheiden sollten, Sie niemals eine Vorlesung über allgemeine Pathologie halten werden.“ Ich war über diese Zumutung weniger empört als erschüttert über diesen Zynismus und gab ihm das verlangte Ehrenwort sofort mit dem Hinzufügen, daß, wenn ich als Privatdozent nicht mehr Assistent am Institut wäre, ich voraussichtlich überhaupt nicht in Zürich bleiben würde. Darauf verließ K. in strahlender Laune mein Zimmer. — Wenn mir diese und andere trübe Erfahrungen so stark im Gedächtnis geblieben sind, so haben sie doch nie vermocht, das Bild der sonst fast in jeder Hinsicht glücklichen und herrlichen Jahre meiner

Züricher Zeit zu trüben und auch nicht des Guten und Anregenden zu vergessen, was ich Klebs verdanke. Ich hatte noch im Frühjahr 1891 Gelegenheit, ihm meine Dankbarkeit zu beweisen, als er sein fünfundzwanzigjähriges Professorenjubiläum feierte und ich die Vorbereitungen dazu zu machen und ihm im Namen seiner früheren Assistenten und Schüler ein Album mit einer seine Verdienste würdigenden Rede zu überreichen hatte. — Es war freilich ein betrübendes Zeichen, daß zu dieser Feier weder einer seiner früheren Assistenten noch ein einziger der engeren Fakultätsgenossen, sondern nur außer wenigen persönlichen Freunden einige in seinem Institut arbeitende Privatdozenten erschienen waren.

Noch heute denke ich mit großer Freude und Dankbarkeit an die Züricher Zeit zurück. Die medizinische Fakultät war damals recht gut zusammengesetzt — unter den Klinikern hatten Eichhorst (innere Klinik), Krönlein (Chirurgie) und Wyder (Frauenheilkunde) den größten Einfluß auf die Studierenden, wenn auch A. Forel, Osk. Wyß und Haab sie geistig überragten oder ihnen mindestens gleichkamen. Oskar Wyß, typischer Deutschschweizer, schwerfällig und vorsichtig, war auf fast allen Gebieten der ärztlichen Wissenschaft beschlagen, von ungemeiner Gründlichkeit und Zuverlässigkeit, hatte auf dem Gebiet der pathologischen Anatomie große Erfahrung und Kenntnisse, und es war für einen jüngeren Pathologen ungemein lehrreich, Sektionen für ihn auszuführen; er war eine Persönlichkeit, die, nach allem was ich gehört, E. L. Wagner in Leipzig in seiner ganzen Art sehr ähnlich war. Der lebhafte Westschweizer A. Forel, dieser so ungemein vielseitige Gelehrte und große Persönlichkeit, kam von Burghölzli nur selten in eine andere Klinik oder Institut, besuchte auch die Versammlungen des Ärztevereins so selten, daß ich in keine Beziehungen zu ihm kam. Am engsten waren sie mit den beiden Schweizern Krönlein und Wyder, die einen großen Teil ihrer medizinischen Ausbildung als Studenten und Assistenten (Krönlein war sogar außerordentlicher Professor in Berlin gewesen) deutschen Hochschulen verdankten und Deutschland eine große Anhänglichkeit und Liebe bewahrt hatten. Wyder selbst noch im Weltkrieg und nach dem Umsturz, wie ich aus Briefen, die ich in dieser Zeit noch von ihm erhielt, weiß. Krönlein und Wyder waren frisch und anregend, hatten große Liebe und Verständnis für die pathologische Anatomie, wodurch sich enge Beziehungen knüpften. Wyder war ein heftiger Gegner des Frauenstudiums, oder vielleicht besser gesagt der damals in Zürich studierenden Frauen, und gab seiner Abneigung nicht selten einen etwas drastischen Ausdruck. —

Unter den Theoretikern ragte besonders hervor der erst vor kurzem nach Zürich gekommene Ph. Stöhr. Er war bekanntlich ein ausgezeichneter Anatom, Histolog und ganz vorzüglicher akademischer Lehrer. Aber er war mehr als das, ein natürlicher, freier, warmherziger, vielseitig gebildeter und vornehmer Mensch von sonnigem Humor. Man sah ihm das freilich nicht an, denn er machte mit seiner Brille eher einen etwas philisterhaften Eindruck. Aber wenn er an Studentenkommersen und -ausflügen teilnahm, so konnte man sich an seiner Fröhlichkeit und seinem Humor sonnen. Dabei war er ein ausgezeichneter Musiker, spielte vorzüglich Klavier und unnachahmlich künstlerisch die Ziehharmonika. Eine besondere Gabe besaß er, mit dem Munde den Ton von Streichinstrumenten nachzuahmen, und ich besinne mich besonders eines studentischen Abends, wo er auf einem Stock Cello spielte, mit den Lippen den Ton täuschend nachahmte und im übrigen das Benehmen mancher Virtuosen in Körperhaltung, Mienenspiel und Arm- und Handbewegungen etwas karikierte. —

Mit Professoren anderer Fakultäten kam ich selten zusammen, am häufigsten noch mit dem sehr anregenden Zoologen Lang, dem Mathematiker am eidgenössischen Polytechnikum Rudio, mit dem klassischen Philologen Hitzig und dem Archäologen

Blümner. Hitzig, der auch Bundesbruder von mir war (Heidelberger Alemanne) und den ich noch von Bern her kannte, wo er damals Gymnasialdirektor war, gehörte ebenso wie Blümner zu den Professoren, die auch öfter den Verein deutscher Studierender besuchten.

Viel inniger war natürlich der Verkehr unter den jüngeren Mitgliedern der Universität, besonders der Privatdozenten der medizinischen Fakultät, die Reichsdeutsche waren oder sich wenigstens zum deutschen Kulturkreis rechneten. Ich nenne nur außer Hanau, Felix, damals Prosektor am anatomischen Institut, der der zweite Nachfolger Stöhrs im Ordinariat wurde, Constantin von Monakow, den berühmten Gehirnanatomen, E. Fick, Privatdozent für Augenheilkunde und Suchaneck, Privatdozent für Nasen- und Halskrankheiten. Dazu kamen gelegentlich noch Dozenten anderer Fakultäten, wie Fiedler (Zoologe), Feist (Chemiker) und L. Stein (Philosoph). Felix, Monakow und Fick waren verheiratet und eigentlich die einzigen, die die Junggesellen in ihr Haus zogen, so daß man ihnen auch menschlich nähertrat. Monakow, dessen Frau eine Schwester des Mathematikers Rudio war, war damals noch nicht von Forel zum strengen Alkoholgegner bekehrt und trank noch sehr gern einen guten Tropfen Wein, hatte sogar einen ausgezeichneten Weinkeller. Nach wissenschaftlichen Sitzungen oder auch abends nach der Arbeit im Institut kamen wir nicht selten noch in der Walliser oder Waadtländer Weinstube zusammen, und dann wurde er, der sonst etwas still war, auch gesprächig. Die idealste Gestalt unter den Jüngeren war Fick, ein wundervoller Mensch, geistig und körperlich, der in Südafrika Arzt gewesen und sich vor einigen Jahren in Zürich habilitiert hatte. Er war zwar leidenschaftlicher Demokrat (aber nicht im Sinne der Berliner Asphaltdemokratie), aber viel leidenschaftlicher von Liebe zum deutschen Volk und Vaterland beseelt und begeisteter Bismarckverehrer. Er, Felix und ich haben bald nach Bismarcks Entlassung den alldeutschen Verband gegründet. Ich komme darauf an anderer Stelle zurück.

Dr. Suchaneck, bei dem ich zwei Zimmer bewohnte, war ein außerordentlich fleißiger, mit zäher Ausdauer arbeitender kleiner Mann, dem die normale und pathologische Histologie der Geruchsorgane manchen Fortschritt verdankt. Schwere Lebensschicksale hatten ihn verbittert und verschüchtert und seine große Ungeschicklichkeit im Verkehr mit der Außenwelt erhöht, und so kam es, daß der sehr friedfertige Mann mannigfache Zusammenstöße hatte und schließlich — lange Zeit nach meinem Weggang von Zürich — seine Dozentur aufgeben mußte. Erholung fand er von Arbeit und Ärger nicht so sehr an Frau und seinen beiden Kindern, denen gegenüber er auch oft merkwürdig ungeschickt war, als in der Musik. Er war außerordentlich musikalisch, komponierte auch, spielte ausgezeichnet Klavier und wußte namentlich jüngere musikalische Menschen an sich heranzuziehen. So kam es, daß ich in Zürich Haus- und Kammermusik in einem Umfang treiben konnte, wie weder vorher noch nachher. Brachten wir es doch fertig, Beethovens Septett und Schuberts Oktett allein, ohne Hilfe von Berufsmusikern, zu spielen.

Die freundschaftlichsten Beziehungen, die sich bis in unser hohes Alter erhalten haben, verknüpften mich mit Felix und seiner anmutigen und lebhaften Frau, die sich ihre badische Ursprünglichkeit bis heute bewahrt hat. Wir hatten nicht nur zahlreiche wissenschaftliche, sondern auch weitere geistige und politische gemeinsame Interessen. Felix' liebenswürdige, mitunter leicht spöttische, aber meist doch mehr humoristische Art verschaffte ihm viele Freunde, und er erfreute sich auch unter den Studenten großer Beliebtheit. Er hat die Staffel der akademischen Würden in Zürich erklommen, nachdem er manche Enttäuschung erlebt hatte, und er hatte auch unter den deutschen Anatomen, obgleich man ihm keine Professur an einer Universität des Deutschen Reiches gegeben hat, eine sehr angesehene Stellung. —

Die herrliche Gegend, die Leichtigkeit, in kurzer Zeit an die schönsten Orte der Welt zu kommen, sich körperlich durch Rudern, Segeln, Schwimmen und Bergsteigen zu ertüchtigen, gaben zusammengenommen mit den vielen geistigen Anregungen meinem Leben in Zürich einen besonderen Schwung. Mit Kronecker in Bern unterhielt ich weitere freundschaftliche Beziehungen, Besuche auf anderen Schweizer Universitäten führten zu persönlichen Bekanntschaften und Verbindungen mit älteren Fachgenossen (Jahn, Roth). Mit meinen alten Schulfreunden blieb ich in Briefwechsel, mit Alfred Gercke in seltnem, mit R. W. Semon in sehr lehr lebhaftem. Ihm konnte ich auch, als er im Frühjahr 1891 seine große australische Reise antrat, bis Genua das Geleit geben, ohne besonderen Urlaub nehmen zu müssen, da ich, an einem Freitagnachmittag abfahrend, mit Nachtfahrt wieder am Montag im Institut sein konnte, und wir doch noch Zeit gehabt hatten, Fußwanderungen zu machen. Dabei gab Semon eine Begriffsbestimmung von Italien, in Anlehnung an ein uns in der Schule gegebenes warnendes Beispiel: „Opodeldok ist, wenn man Kreuzschmerzen hat", dahin: „Italien ist, wenn man zwischen zwei hohen Mauern geht und von den Schönheiten der Natur nichts sieht." — Die Richtigkeit dieser Begriffsbestimmung habe ich bei Fußwanderungen in Italien fast immer wieder bestätigt gefunden. —

Meine wissenschaftliche Arbeit und meine berufliche Tätigkeit im Institut befriedigten mich sehr. Ich hatte noch viel zuzulernen und fand in Klebs einen Mann, von dem ich viel lernen konnte nach zweierlei Richtungen hin — einmal aus seiner großen Erfahrung, seinem Gedankenreichtum und Fähigkeit rascher Verknüpfung der Einzelbeobachtungen, das andere Mal, wie man es nicht machen darf, wenn man eine wissenschaftliche Frage lösen will. Viel habe ich auch Hanau zu verdanken, dessen Forschungsrichtung weit ab von meiner mich damals besonders bewegenden lag, und von dem ich dadurch daß wir alles miteinander besprachen, Anregung nach der morphologischen und pathologisch-physiologischen Richtung erhielt. Auch verdanke ich es ihm, daß ich mich mehr als bisher mit Fragen der Schneide- und Färbetechnik beschäftigte. Wir haben in den anderthalb Jahren unsrer gleichzeitigen Stellung am Institut sehr innig zusammengearbeitet, uns gegenseitig unterstützt und große Pläne verfolgt. So schlug ich Hanau vor, gemeinsam eine pathologische Histologie zu schreiben, in der Art wie der pathologisch-histologische Kurs abgehalten wird. Ich machte auch mit Gustav Fischer in Jena, der mich nach brieflicher Anfrage über den Plan bat, ihn gelegentlich in Jena zu einer Besprechung aufzusuchen, und in dem ich einen sehr klugen und vornehmen Mann kennenlernte, einen Vertrag. Wir haben auch zahlreiche Abbildungen von einem sehr tüchtigen Zeichner (L. Schröter) anfertigen lassen, von denen ich manche später in anderen Arbeiten von mir benutzte und auch nicht wenige Kapitel fertiggeschrieben. Eine ganze Anzahl von Hanaus und meinen Manuskripten liegen heute noch in meinem Schreibtisch. Die räumliche Trennung — Hanau in St. Gallen, ich in Rostock — störte die Zusammenarbeit, und als dann in den neunziger Jahren das Lehrbuch der pathologischen Histologie von Ribbert und der Kurs der pathologischen Histologie von Aschoff und Gaylord erschien, gaben wir das Unternehmen auf.

Besonders bemerkens- und allgemeiner Beachtung wert ist es vielleicht, daß wir auch zusammen Versuche zu willkürlicher Erzeugung von Krebs unternahmen, und zwar durch Teerpinselungen an Ratten. Hanau hatte den Gedanken gefaßt im Anschluß an seine Beobachtungen über den primären Rattenkrebs und die Erfahrungen besonders Volkmanns über den Hautkrebs bei Paraffinarbeitern. Wir haben Ratten monatelang mit Teer gepinselt und sehr schwere Hautentzündungen, aber niemals deutliche Wucherungen erzeugt. Das ist ja nicht überraschend, weil auch jetzt, wo es gelungen ist, durch Teerpinselungen bei weißen Mäusen und Kaninchen Krebs zu erzeugen, die Versuche bei Ratten meist ergebnislos sind. — Ich selbst habe später in Rostock, Posen, auch Düsseldorf die Versuche gelegentlich wieder aufgenommen und auch auf Mäuse und Kaninchen ausgedehnt, sie aber schließlich ganz aufgegeben, weil ich nie den gewünschten Erfolg hatte. Sicher deswegen, weil ich die Versuche nicht lange genug fortsetzte oder nicht den geeigneten Teer hatte.

Meine hauptsächlichsten wissenschaftlichen Arbeiten galten in Zürich dem Gebiet der Immunitätslehre und der Infektionskrankheiten überhaupt. Ich war schon in Berlin und Neapel zu der immer festeren Überzeugung gelangt, daß die von R. Koch aufgestellte und von seiner Schule mit dogmatischer Halsstarrigkeit festgehaltene Lehre von der unbedingten „Konstanz der Arten" der Spaltpilze zwar eine unbedingt nötige pfadfinderische Annahme gewesen, aber in der gegebenen Fassung unhaltbar sei, daß ebenso die einseitige Berücksichtigung der Eigenschaften der Krankheitserreger uns nie zu einer brauchbaren Theorie der Infektionskrankheiten führen könne, und die Eigenschaften des von den Erregern befallenen Körpers und seiner wichtigsten Teile (der Zellen) für Verlauf und Ausgang der Krankheit mindestens ebenso entscheidend seien wie die der Kleinlebewesen. So war es natürlich, daß ich in dem damals immer leidenschaftlicher geführten Kampf zwischen den Anhängern der zelligen und humoralen Immunitätslehre auf der Seite jener war, ohne doch mich restlos für Metschnikoffs Freßzellenlehre einzusetzen. Mir war es damals schon wahrscheinlich und ist mir später immer sicherer geworden, daß dieser Kampf kein rein sachlicher, sondern in sehr erheblichem Maße auch ein persönlicher war, bedingt durch die starke persönliche Gegnerschaft zwischen Rud. Virchow und Robert Koch. Wer unvoreingenommen heftig geführte Streitigkeiten in Wissenschaft und Kunst betrachtet und selbst miterlebt, der wird häufig finden, daß auch hier „Menschliches, allzu Menschliches" mitspielt, und die Heftigkeit des Streites durch persönliche, den einzelnen vielleicht oft gar nicht bewußte Abneigungen bedingt ist. In der nach den gewaltigen Erfolgen Rob. Kochs und seiner Schule sich immer mehr zuspitzenden Gegnerschaft zwischen den Vertretern der pathologischen Anatomie und bakteriologischen Hygiene spielte jedenfalls die Besorgnis vor einer Entthronung mit. Die pathologische Anatomie hatte auf die klinische Medizin seit Rokitansky und mehr noch seit Virchows überragenden Leistungen einen sehr großen, zum Teil beherrschenden Einfluß ausgeübt. Dieser Einfluß ging nun allmählich verloren und an die Bakteriologie über. Was Wunder, daß dies bei den bisherigen Herrschern Unlustgefühle ausübte, die das klare Urteil trübten. Es ist nicht unmöglich, daß bei dem Gegensatz Virchow—Koch auch noch politische Gründe mitspielten, zudem Koch, der von allen Regierungsstellen und dem Militär unterstützte und gefeierte Mann den Fortschrittlern um Virchow verdächtig und unsympathisch war. Jedenfalls ist die Stellung Virchows, der sich bis dahin vielen, aus seiner eigenen Schule hervorgegangenen, gegen wichtige eigene Lehren gerichtete Entdeckungen sehr großzügig verhalten hatte, sonst schwer verständlich, zumal, wie er selbst in seinem berühmten Aufsatz gegen Klebs betont hat, die Grundlagen seiner Zellularpathologie durch die neuen Entdeckungen Kochs und seiner Schule nicht im geringsten erschüttert wurden. Auf der anderen Seite war das Verhalten der Kochschen Schule zur Virchowschen eher verständlich. In einer Zeit, wo es galt, erst die sichere Methodik für den Nachweis der Infektionserreger zu schaffen, war Einseitigkeit nicht nur berechtigt, sondern wohl unvermeidlich. Bedauerlich war, daß es auch die Kochsche Schule nicht verstanden hat, sich zeitig von dieser Einseitigkeit zu lösen und über die künstlich gezüchteten Spaltpilze nicht dauernd den lebendigen, von den Infektionserregern überfallenen Körper zu übersehen.

Ich persönlich habe in den Jahren, wo ich in Zürich war und gelegentlich in den Ferien in Berlin mit Kochianern zusammenkam, schwer einen gemeinsamen Boden finden können, sondern eine fast noch stärkere Überheblichkeit als bei den Mitarbeitern Virchows aus seiner späteren Zeit gefunden. Wer Beobachtungen machte, die in das Kochsche Dogma nicht hineinpaßten, wurde damit abgetan, daß er nicht „bakteriologisch arbeiten" könnte. Sahen sich die Herren dann später gezwungen, das, was sie scharf bekämpft hatten, selbst zuzugeben, so geschah dies meist, daß sie es als eigne neue Entdeckung veröffentlichten. Das war überhaupt eine Schwäche Kochs, daß er wirklich selbständige Köpfe nicht duldete und daher diejenigen seiner Schüler, die eigene Wege gehen wollten, wie Plagge und Hueppe, aus seinem Institut entfernte und ihnen keine Förderung angedeihen ließ. Bei dem Siegeszug der Bakteriologie in den achtziger Jahren hat aber das starre, ablehnende Verhalten Virchows nicht nur die Stellung, sondern auch die Weiterentwicklung der pathologischen Anatomie in Deutschland erheblich geschädigt.

Meine Arbeiten bildeten die Fortsetzung der in Breslau und Berlin begonnenen, in Neapel stark geförderten Untersuchungen über Phagozytose, woran sich dann vor allem die über die spaltpilztötenden Eigenschaften des „zellfreien" Blutserums anschlossen. Meine Arbeiten über Phagozytose hatten die Metschnikoffsche Freßzellenlehre zum Teil gestützt, wichen aber in einem wichtigen Punkt von ihr ab, als ich ihre teleologische Färbung ablehnte oder wenigstens in den Hintergrund schob und versuchte, die Erscheinungen des Auftretens von Spaltpilzen und anderen körperlichen Gebilden in Zellen rein biologisch zu erklären. Das führte zu einem Briefwechsel mit El. Metschnikoff, der dann eines Tages schrieb, er würde mich in Zürich besuchen, wo wir uns an der Hand von Präparaten wohl leicht verständigen würden. Eines Tages sah ich dann tatsächlich einen sehr schäbig gekleideten, den russisch-jüdischen Typus unverkennbar aufweisenden Mann den Weg zum Institut kommen und hineingehen, worauf mir bald Professor M. aus Paris gemeldet wurde. Ich habe mich bei der langen Unterredung mit ihm, die natürlich zu keiner vollständigen Verständigung führte, an seiner großen Liebenswürdigkeit, Bescheidenheit, Sachlichkeit und großen Klugheit herzlich erfreut, wie auch späterhin noch. Besonders als wir 1892 auf dem Kongreß für innere Medizin in Leipzig zusammen gegenüber Emmerich, Wassermann u. a. die Bedeutung der Zellleistungen für die Immunitätsvorgänge verteidigten. Es war ein Zeichen seines scharfen Verstandes und seiner Seelenkunde, als er mir damals bei einer Flasche guten Weins in Ackerleins Keller auseinandersetzte, welche Wege jetzt die Kochsche Schule zur Aufrechterhaltung ihres „antizellulären" Standpunkts gehen würde.

Sehr zustimmend war Metschnikoff zu meinen Arbeiten, die zeigten, daß die Lehre von den bakterientötenden Eigenschaften des „zellfreien" Blutes unhaltbar sei, und weder bei der angeborenen noch erworbenen Unempfänglichkeit gegen Infektionskrankheiten eine nennenswerte Rolle spiele. Ich habe die Fragen besonders ausführlich in meiner Habilitationsschrift „Untersuchungen über die Ursache der angeborenen und erworbenen Immunität" (Berlin: A. Hirschwald 1896), später mehr gelegentlich in kleineren Aufsätzen und zuletzt in meinem Buche „Zur Lehre von den Geschwülsten und Infektionskrankheiten" (Wiesbaden: J. F. Bergmann 1898) behandelt. Es war mir eine Genugtuung, jetzt in einem Abriß der Geschichte der Medizin anerkannt zu finden, daß die Lehre von den spaltpilztötenden Eigenschaften des Blutserums als Ursache der Immunität durch mich widerlegt sei. Ich habe später, nachdem die Immunitätslehre immer mehr eine chemische Richtung annahm und sich von einer, mitunter nicht einmal „pfadfinderischen" Annahme auf die andere zu stützen begann, das Gebiet ganz verlassen. Ganz besonders wenig sagte es mir zu, bildliche Annahmen mit Namen zu belegen, die den Anschein erwecken mußten, als handle es sich um gut nachweisbare chemische Stoffe („Alexine“, „Agressine“, „Lysine“ usw.).

Noch eine Untersuchungsreihe möchte ich hier erwähnen, die ich zwar nie ausführlicher veröffentlicht habe, die mir aber in ihrem Endergebnis neben einer Enttäuschung auch eine große Lehre und gewisse Freude brachte. Ich versuchte von verschiedenen Krankheiten und von gesunden Menschen und Tieren (Kuhmilch) gezüchtete Streptokokken näher zu unterscheiden und glaubte in Nährfleischbrühe ein gutes Mittel gefunden zu haben. Tatsächlich war zunächst festzustellen, daß ein Teil der Streptokokken in langen Ketten wuchs und die Fleischbrühe im ganzen trübte, ein anderer Teil nur kurze Ketten und nur körnige Niederschläge am Boden des Reagenzglases bildete, ein dritter eine Mittelstellung einnahm und etwas fadenziehend erschien. Das blieb so bei immer erneutem Abimpfen 8—10 Wochen, und ich war im Begriff, einen Vortrag darüber in der Ärztegesellschaft anzumelden, als ein Umschlag eintrat und bei nun immer erneuter Prüfung sich ergab, daß die Unterschiede zerflossen, nicht dauerhaft waren und auch gewisse im Kaninchenversuch gefundene Verschiedenheiten in der krankmachenden Wirkung wechselten. So wurde es mir schon damals klar, wenn ich es auch noch nicht so bestimmt wie sieben Jahre später aussprach, daß es sich bei den sogenannten Artverschiedenheiten der Streptokokken nur um „vorübergehende Spielarten“ (später habe ich gesagt „Standortspielarten“) handle. Mein Glaube an die Dogmen der Kochschen Schule wurde dadurch, wie begreiflich, nicht gerade gestärkt. Eine leise Schadenfreude empfand ich, als ich zwei bis drei Jahre später ziemlich alles das, was ich überwunden, als Grundlage einer Arteinteilung der Streptokokken von Behring im Zentralblatt für Bakteriologie veröffentlicht fand.

Im Juni 1890 erfolgte meine Zulassung als Privatdozent. Mein Vortrag vor der Fakultät und meine öffentliche Antrittsvorlesung beschäftigte sich mit Fragen, denen ich auch später unausgesetzt bis heute meine Aufmerksamkeit geschenkt habe — hyaline und amyloide Degeneration und die Bedeutung der Veranlagung bei Infektionskrankheiten. Ich habe 32 Jahre später, als ich auf der Hundertjahrfeier der Gesellschaft deutscher Naturforscher und Ärzte in Leipzig den Gynäkologen Zweifel kennenlernte, erfahren, daß die Vorträge auf einige Fakultätsmitglieder einen besonders guten Eindruck gemacht haben und ihm Kroenlein gelegentlich davon geschrieben und mir eine „glänzende Laufbahn" vorausgesagt habe, was ja freilich nicht so ganz oder wenigstens nur mit großen Hindernissen eingetreten ist. Meine Lehrtätigkeit in Zürich entwickelte sich durch besondere Umstände in ganz außergewöhnlicher Weise. Hanau schied in der Hauptsache aus, da er nach St. Gallen als Prosektor des Kantonspitals (freilich auf eigene Kosten und ohne Gehalt!) übersiedelte und nur noch im Winterhalbjahr 90/91 sich am Sektionskurs beteiligte. Klebs ließ sich für den größten Teil des Winterhalbjahrs 90/91 beurlauben, um in Berlin das Kochsche Tuberkulin studieren und, wie er von vornherein annahm, „verbessern" zu können. Ich hatte auf dem internationalen medizinischen Kongreß[1] in Berlin im August 1890 Kochs Vortrag gehört und

[1] Auf dem Kongreß hatte ich ein Erlebnis, das zu bemerkenswert ist, als daß ich es hier nicht erwähnen sollte. Von der Abteilung für allgemeine Pathologie nnd pathologische Anatomie wurde ein großes Essen veranstaltet. Man hatte mich, weil man mich vielleicht für einen Schweizer hielt, mitten unter Franzosen gesetzt, die bekanntlich sich — 20 Jahre nach dem Kriege! — nur sehr widerwillig entschlossen hatten, nach Berlin zu gehen. Pio Foà aus Turin hielt eine lange, sehr lebhafte Rede in italienischer Sprache auf Virchow. Schon während der Rede beobachtete ich, daß die Mienen meines Gegenübers — wenn ich nicht sehr irre, war es Nocard — immer finstrer wurden. Nach dem Schluß sprudelte er in heftigster Weise hervor, es sei unerhört, wie sie brüskiert würden, da Foà eben eine Rede auf den Dreibund gehalten habe. Ich fragte ihn, ob er Italienisch verstände, was er verneinte, aber aus der ganzen Art und besonders der Aufnahme der Rede bei den Deutschen habe er entnommen, daß es sich nur um den Dreibund handeln könne. Es war mir kaum möglich, ihn von der Unrichtigkeit seiner Annahme zu überzeugen.

Klebs darüber berichtet und, wie wir Jüngeren alle, angenommen, daß Koch, wie früher stets, schon viel weiter sei, als er vorgetragen, was ja leider nicht der Fall war. Mein Bericht war möglichst objektiv, aber sehr begeistert gewesen und hatte Klebs Ehrgeiz angestachelt. So kam es, daß im Winterhalbjahr und aus später zu erörternden Gründen auch im Sommerhalbjahr 91 die Last des Unterrichts fast ganz auf meinen Schultern ruhte. Es ist natürlich für mich vorteilhafter gewesen, als vielleicht für die Studenten, daß ich die große Vorlesung über allgemeine Pathologie in meinem zweiten Privatdozentenhalbjahr lesen mußte. Erschwert wurde mir das allerdings noch dadurch, daß Klebs kurz vor Weihnachten in schlechtester Laune, die noch durch einen quälenden Hautausschlag verstärkt wurde, zurückkehrte und den Unterricht wieder übernehmen wollte, mich dann aber soundso oft kurz vor 3 Uhr (die Vorlesung fand von 3—4 Uhr statt) von seiner Wohnung anrief, ich sollte statt seiner lesen und dann noch sehr ungehalten war, wenn ich um einige Richtlinien bat, wo er stehengeblieben und wie er sich die Fortsetzung gedacht habe. Nach der Vorlesung hatte ich dann gleich noch zusammen mit Hanau den Sektionskurs abzuhalten. Für das Sommerhalbjahr 91 wurde mir von der Fakultät die Vorlesung über spezielle pathologische Anatomie (erster Teil), die zu den Zwangsvorlesungen für die Studierenden gehörte, übertragen. Daneben ging der Sektionsdienst mit allem, was drum- und dranhängt, und die Erledigung des mikroskopischen und bakteriologischen Untersuchungsmaterials, für das neben mir nur noch ein junger, unerfahrener Assistent und ein sehr tüchtiger und fleißiger Famulus cand. med. Ulrich (jetzt Direktor einer kanton. Anstalt für Epileptiker bei Zürich) vorhanden waren. Daneben las ich im Sommer noch ein Repetitorium der allgemeinen und speziellen pathologischen Anatomie zweimal wöchentlich morgens von 6—7 Uhr, das von 18 Studenten besucht wurde. Auch im Sommerhalbjahr mußte ich meist noch den Demonstrations- und Sektionskurs abhalten, weil Klebs — und damit grub er sich sein eigenes Grab — zu derselben Zeit, wo er diesen Kurs angekündigt hatte, Sprechstunden für Lungenkranke anzeigte und abhielt. — Das war die Folge seiner „Verbesserung" des Tuberkulins. Er versuchte es von Giftstoffen zu reinigen und nannte diesen Stoff nun „Tuberkulozidin" und glaubte auf Grund seiner Tierversuche es als ein sicheres Mittel gegen Lungenschwindsucht anpreisen zu dürfen. Diese Versuche gaben auch den Anlaß zu einer heftigen Szene zwischen Klebs und mir, die dann mittelbar dazu führte, daß ich zum Winterhalbjahr 91/92 nach Rostock übersiedelte. Klebs hatte seine Versuche bald nach Weihnachten 90 begonnen, mich über sie unterrichtet und dem Tierdiener Auftrag gegeben, wenn ein Tier gestorben sei, es mir zu melden. Er reiste dann wegen seines Hautleidens wiederholt nach dem Bade Schinznach, ohne mir mitzuteilen, wie lange er fortbliebe. In seiner Abwesenheit starben einige seiner Versuchstiere, ich ließ sie, nachdem ich Magen und Därme entfernt, zunächst auf Eis legen, machte dann aber, als Klebs nicht wiederkam und nichts von sich hören ließ, die Sektion, notierte den Befund und legte alle Organe zweckentsprechend ein. Eines Sonntags früh gegen Mitte Februar 91 hörte ich ihn mit dem Tierdiener im Institut in einem fort brüllen: Wo sind meine Meerschweinchen? Er kam dann in mein Zimmer gestürzt mit demselben Ruf, wonach ich ihn zunächst in aller Ruhe aufklärte. Er geriet in noch stärkere Wut und beschimpfte mich weiter. Darauf riß mir die Geduld, und ich sagte ihm, wenn ich schon alle amtliche und private Arbeit für ihn übernähme, so wollte ich wenigstens Sonntags für mich und vor ihm Ruhe haben, und ich bäte ihn, mein Zimmer zu verlassen. Darauf er: wenn Sie so über mich denken, müssen wir uns trennen. Darauf ich: bitte sehr, sobald als möglich.

Mittags war ich zusammen mit Hanau, der von St. Gallen herübergekommen, bei Monakows und erzählte die Sache. Hanau nahm die Sache sehr ernst, überlegte, wo in Deutschland etwa die Möglichkeit für mich wäre, als Dozent unterzukommen und sagte, er wäre mit dem Chirurgen Geh. Rat Madelung in Rostock gut bekannt von Bonn her und wolle an ihn schreiben, ob ich dort am pathologischen Institut ankommen könne. Monakow und ich nahmen die Sache sehr viel leichter, und ich ging so weit, mit H. zu wetten, daß Klebs sich an einem der nächsten Tage bei mir entschuldigen und alles zurücknehmen würde. Schon am nächsten Tage traf dies ein — Klebs entschuldigte sich damit, daß er beim Verlassen seines Hauses bei Glatteis ausgeglitten, auf den Kopf gefallen und infolgedessen seiner noch nicht ganz mächtig gewesen sei, wir wollten doch alles beim alten lassen. Ich sagte zu. Aber Hanau hatte bereits geschrieben, und so waren die Fäden angeknüpft, die mich nach Rostock führen sollten. — Doch davon später und jetzt noch einiges über meine Lehrtätigkeit. Ich habe die Genugtuung gehabt, zu sehen, daß mich die Studenten, die mich zuerst wegen meines etwas scharfen Auftretens im Sektionskurs als einen „keibete Preußen" abgelehnt hatten, in immer steigendem Maße schätzten und mir mein etwas schweres Leben zu erleichtern suchten. — Das letzte Halbjahr in Zürich, das Sommerhalbjahr 1891, stellte besondere Anforderungen an meine Arbeitskraft. Damals habe ich zuerst systematisch versucht, mit welchem Mindestmaß an Schlaf und Essen ich auskommen konnte. Ich kam bis auf $2^1/_2$—3 Stunden Schlaf und zwei eilig eingenommene Mahlzeiten und habe mich dabei, solange ich sozusagen im „Training" war und jeden Morgen etwa um $^1/_2$5 Uhr im Züricher See baden konnte, um dann gegen $^1/_2$6 Uhr im Institut zu sein, recht wohl befunden. Erst als die gewohnte Tätigkeit in den Ferien aufhörte, machte sich das recht störend geltend, und ich litt längere Zeit an Schlaflosigkeit, bis ich in Rostock dann wieder einigermaßen in Ordnung kam und mich auf durchschnittlich 5—6 Stunden Schlaf einstellte, die ich allerdings nach einigen Jahren um 1—2 Stunden herabsetzte. Sehr wertvoll war es für mich, daß ich in dem letzten Jahre meiner Züricher

Tätigkeit auch die ganzen wissenschaftlichen Arbeiten unter mir hatte, und so schon als junger Privatdozent in engere Fühlung mit zum Teil älteren Gelehrten treten konnte. Besonders hatte sich an mich angeschlossen ein Japaner, Dr. Tsutsui, der ein Muster von Geduld und Geschicklichkeit war. Ich hatte ihm unter anderen Lupushaut zur Untersuchung auf Tuberkelbazillen gegeben, weil bekanntlich damals der Nachweis von Tuberkelbazillen in Lupusknötchen nur selten gelungen war. Nach vielen Wochen kam er strahlend zu mir, ich möchte mir ein Präparat ansehen, er glaube im 1010. Schnitten einen Tuberkelbazillus gefunden zu haben. Sehr fleißig arbeitete auch ein junger Arzt aus Königsberg bei mir über Milzbrand, und diese Arbeiten nahmen einen tragischen Ausgang. Dr. K. war ein leidenschaftlicher Raucher und konnte es trotz meiner Warnungen, ja meines Verbotes nicht lassen, von Zeit zu Zeit bei der Arbeit zu rauchen. Dr. Tsutsui, der Zürich bald verlassen wollte, hatte die Herren des Laboratoriums und mich zu einem Abendessen eingeladen, bei dem auch den Weinen reichlich zugesprochen wurde. Am nächsten Tage fühlte sich Dr. K. nicht ganz wohl, und man glaubte zunächst an einen Katzenjammer, später, als etwas Fieber eintrat, an „Grippe", bis nach vier Tagen die Krankheit eine schlimme Wendung nahm und bei mir der Verdacht eines Darmmilzbrands aufstieg, der sich dann leider durch tödlichen Ausgang und das Ergebnis der Leichenöffnung bestätigte. Ich habe seitdem auf das strengste darauf gehalten, daß bei bakteriologischen Arbeiten — gleichviel welcher Art — nicht geraucht wurde. — Anregend für mich in anderer Hinsicht war ein Gast des Instituts, der im März und April 91, wenn auch nicht regelmäßig, so doch häufig erschien, Dr. van Thienhoven, Leibarzt der Königinwitwe der Niederlande, die mit ihrer damals etwa elfjährigen Tochter, der jetzigen Königin, in Gersau am Vierwaldstätter See weilte. Da Dr. von Th. dort nicht viel zu tun hatte und sich langweilte, kam er sehr oft nach Zürich, um sich vorwiegend im pathologischen Institut über die Fortschritte der ärztlichen Wissenschaft zu unterrichten. Er war ein feingebildeter, kenntnisreicher Herr, der auch in den niederländischen Kolonien gelebt hatte, und von dem ich anregende Mitteilungen über Tropenkrankheiten erhielt.

Inzwischen hatte Madelung aus Rostock geantwortet, daß die Fakultät eine jüngere und die neueren Forschungen fördernde Kraft auf dem Gebiet der allgemeinen Pathologie und pathologischen Anatomie dringend nötig habe und daß daher nicht nur er, sondern die meisten Fakultätsmitglieder es sehr begrüßen würden, wenn ich nach Rostock käme. Er würde sehen, daß er auch den Leiter des pathologischen Instituts, Professor A. Thierfelder, für den Plan gewänne und mir dann Mitteilung machen. Es dauerte auch nicht lange, und ich erhielt von Madelung Nachricht, daß ich mich an Thierfelder wenden solle, aber nichts von Mißhelligkeiten mit Klebs erwähnen dürfe. Es wurde dann eine persönliche Besprechung Mitte März verabredet, und Madelung schrieb mir, bevor ich zu Thierfelder ginge, solle ich zu ihm kommen. Am 16. März fuhr ich bei schönstem, sonnigen Frühlingswetter, das mich auch noch den ganzen Rhein entlang begleitete, aus Zürich ab, verweilte einen Tag in Wiesbaden, um dann über Berlin nach Rostock zu fahren. Je mehr ich mich Berlin näherte, um so winterlicher wurde das Wetter und um so trostloser die Landschaft. Zwischen Berlin und Rostock war der Himmel grau und die Erde von einer schmutzigweißen Schneedecke, wie von einem Leichentuch, bedeckt, daß ich ernstlich daran dachte, in Waren in den nach Berlin fahrenden Zug umzusteigen und nach Rostock zu drahten, daß ich verzichtete. Aber schließlich hielt ich doch für besser, mir die Sache erst mal anzusehen. Der Eindruck, den die Stadt Rostock gleich bei der Ankunft machte mit ihren freundlichen, einfachen, dicht am Bahnhof gelegenen Villenstraßen, war trotz des grauen Himmels kein ungünstiger und meine Stimmung wurde zusehends geneigter, als ich mit

Madelung gesprochen. M. entsprach in seinem ganzen Wesen seinem Äußeren. Von hohem Wuchs, hager, straff, sehnig, war er auch in allem, was er äußerte, kurz, klar, bestimmt, offen. Er ließ mir von vornherein keinen Zweifel über die gesamte Sachlage, aber auch darüber, daß meine bisherigen wissenschaftlichen Leistungen und meine ganze Art ihm gefiele, und daß er mich in jeder Hinsicht unterstützen und fördern würde, ein Wort, daß er nicht nur, solange er und ich in Rostock waren, sondern weit darüber hinaus gehalten und mir bis an sein Lebensende freundschaftliches Wohlwollen bewahrt hat. Er sagte mir gleich, daß Albert Thierfelder ein überaus liebenswürdiger und feiner Mensch wäre, als Vertreter seines Faches aber vollkommen versagt habe. Wenn ich käme, solle ich in kürzester Zeit außerordentlicher Professor werden und, sobald die bakteriologische Abteilung, für die ein Stockwerk in einem Nebenhaus des Instituts bereits gemietet sei, eingerichtet wäre, den Unterricht in diesem Fache übertragen erhalten. Ich war ebenso offen zu ihm, sagte, daß ich für Klebs vorläufig und gerade jetzt unersetzlich sei und auch die Fakultät mir sehr geneigt wäre, daß ich aber trotzdem meine Stellung in Zürich als unsicher und aufreibend betrachtete und überhaupt den dringenden Wunsch besäße, meine akademische Laufbahn in Deutschland zu machen. Dann ging ich zu Thierfelder, der einen sehr würdigen — er war damals erst 49 Jahre — und bestrickend liebenswürdigen Eindruck machte. Ich besprach alles mit ihm mit allen Einzelheiten, wie ich sie nach der Unterredung mit Madelung annehmen mußte, fand nirgends Schwierigkeiten, sah mir am nächsten Tage mit ihm das Institut an, lernte seinen damals 66 Jahre alten Bruder, den inneren Kliniker Theodor Thierfelder, der, wie ich bald merkte, dem Plan nicht überaus günstig gegenüberstand. Thierfelder und ich behielten sich endgültige Entscheidung vor, und ich reiste über Jena, wo ich die ganze Angelegenheit mit meinem Freunde Richard Semon besprach, nach Zürich zurück.

Dort teilte ich Klebs von den Verhandlungen mit, der sehr bestürzt war, mir goldne Berge und ein Extraordinariat versprach. Auch mit Kroenlein beriet ich mich, der mir sagte, die Fakultät würde mich an sich sicher sehr gerne halten wollen, aber eine außerordentliche Professur für mich durchzusetzen, schiene ihm schon deswegen sehr schwierig, weil man dadurch Klebs in seinem Mangel an Pflichtgefühl unterstützen und für lange Zeit festigen würde. — Nach weiteren Überlegungen entschloß ich mich, Thierfelder eine Zusage zu schicken und ihn um seine Entscheidung zu bitten. Es dauerte viele Wochen, bis ich eine zusagende Antwort erhielt. Dies und das Verhalten Th. Thierfelders hätte mich stutzig machen sollen; ich schob aber die Verzögerung auf Alb. Th.s mir von Madelung geschilderte schwere Entschlußfähigkeit und Abneigung gegen schriftliche Arbeiten. Ich wurde ohne weitere Formalitäten als Privatdozent in die Rostocker Fakultät übernommen und vom Ministerium bestätigt.

Klebs nahm die Mitteilung von meinem Entschluß, zum Winterhalbjahr nach Rostock überzusiedeln, augenscheinlich mit gemischten Gefühlen auf und bat mich, ihm bei der Suche nach einem geeigneten Nachfolger behilflich zu sein, was ich zusagte. Darauf komme ich nachher zurück. Meine Züricher Freunde veranstalteten für mich ein Abschiedsessen, an dem sehr ungewöhnlicherweise fast sämtliche Ordinarien teilnahmen und der Dekan, Kroenlein, eine Rede auf mich hielt, in der er mich als den einzigen Vertreter der allgemeinen Pathologie und pathologischen Anatomie an der Universität feierte. Die ganze Veranstaltung galt, wie mir gleich bewußt wurde, weniger mir, als daß sie eine ausgesprochene Spitze gegen Klebs sein sollte.

Ich war noch nicht zwei Monate in Rostock, als Klebs gezwungen wurde, sein Amt niederzulegen. Ich muß darauf näher eingehen, weil später — und sogar noch bei meiner Berufung nach Berlin über 25 Jahr später — von einem einflußreichen Fakultätsmitglied der Vorwurf gegen mich erhoben wurde, ich hätte Klebs gestürzt. Ich habe mein Versprechen, ihn bei der

Suche nach einem geeigneten Nachfolger für mich zu unterstützen, redlich gehalten und den beiden einzigen Kollegen, die in Betracht kommen konnten, in sehr ausführlichen und mehreren Briefen die Stellung fast in einem rosigeren Lichte hingestellt, als ich verantworten konnte, freilich auch die Schwierigkeiten im Verkehr mit Klebs nicht verschwiegen. Beide lehnten ab, und da entschloß sich Klebs, einen jungen Gelehrten mit der Stellung zu betrauen, den sein damals in Kiel studierender Sohn Arnold ihm empfahl. Es war Dr. Friedrich Reinke, damals 2. Assistent am anatomischen Institut bei Flemming, der einige wenige, aber gute histologische Arbeiten veröffentlicht, aber nicht mehr Ahnung von der pathologischen Anatomie hatte, als ein geprüfter Arzt sie durchschnittlich hat. Ich habe, bevor ich Mitte August das Institut verließ, um noch in den Ferien Wanderungen in den Alpen zu unternehmen, Reinke in sein Amt eingeführt und ihn in jeder Hinsicht das Einleben zu erleichtern gesucht. Er ging mit einem, durch kein sachverständiges Urteil getrübten Wagemut in die Stellung hinein, während ich etwas erschrocken war über den Mangel an Kenntnissen, den ich bei ihm wahrnehmen mußte.

Das wäre aber schließlich alles gegangen, denn Reinke war ein recht begabter und tüchtiger Mann, der sich schließlich in das ihm fremde Gebiet eingearbeitet haben würde, wenn Klebs ihm dazu Zeit gelassen hätte. Dieser kümmerte sich aber um Institut und Unterricht nicht viel mehr, als zu Hanaus und meinen Zeiten und widmete sich in verstärktem Maße der Behandlung von Lungenkranken mit seinem Tuberkulozidin. Reinke mußte im Winterhalbjahr 91/92 vor allem den Sektionskurs allein abhalten und Klebs erschien nur gelegentlich, um die Studenten, die nichts konnten, zu beschimpfen. Das führte dann schon im November 91 zur Katastrophe. Als Klebs besonders heftig und ausfallend geworden war, beschlossen die Studenten, sich bei Fakultät und Erziehungsdirektor — dem kantonalen Unterrichtsminister — zu beschweren. Es ist kein Zweifel, daß Fakultätsmitglieder den Unwillen gegen Klebs schürten, denn er war längst mit allen zerfallen und hatte sich durch die Art und Weise, wie er fast in vollster Öffentlichkeit seine akademischen Pflichten gegenüber privater ärztlicher Tätigkeit, die sonst von Pathologen nicht ausgeübt wird, zurückstellte, besonders unliebsam gemacht. So führte die Beschwerde der Studenten, die betonten, daß sie keinen Grund zur Beschwerde gehabt hätten, solange Hanau und ich am Institut gewesen wären, dazu, daß Klebs seine Professur niederlegen mußte und bereits am 1. Januar 1892 Hugo Ribbert aus Bonn seine Stelle übernahm und auch Reinke sofort ausscheiden mußte.

Es war ein trauriges Ende, das Klebs nahm, ein Sturz, von dem er sich nie wieder erholt hat. Zunächst machte er in Straßburg und Karlsruhe Versuche, als Tuberkulosearzt sich zu erhalten, ging dann nach Nordamerika, wo er zunächst in Ashville (Columbia), dann in Chikago eine Professur übernahm, aber auch dort nicht aushielt. Er kehrte nach Europa zurück und arbeitete in demselben Institut, in dem er einst in jungen Jahren unter Virchow tüchtiger Assistent gewesen, unter Orth über Tuberkulose, ohne doch irgend etwas wissenschaftlich Fruchtbares hervorzubringen. So starb er denn, fast vergessen, im 80. Lebensjahr.

Es war ein überaus tragisches Schicksal. Man mag die Schuld auf ihn werfen; im Grunde war es seine unglückliche Begabung und sein unglücklicher Charakter, der ihn nach anfänglich glänzendem Aufstieg von Stufe zu Stufe sinken ließ. Das Schicksal hatte ihm die Gabe der Selbstkritik vollkommen verwehrt, dafür aber einen brennenden Ehrgeiz gegeben. Dazu kam, daß er auch stets in wirtschaftlichen Schwierigkeiten war, denn er gehörte zu den Menschen, die immer etwas mehr ausgaben als sie einnahmen. Das brachte ihn auch wiederholt — schon in Prag hatte er es getan — auf den Gedanken, seine Einnahmen durch praktisch ärztliche Tätigkeit zu erhöhen.

Das alles aber kann nicht hindern, anzuerkennen, daß er in der Pathologie Großes geleistet und einer der Bahnbrecher für die Lehre von der belebten Natur der Infektionserreger gewesen und schon frühzeitig (1872) erkannt hat, daß diese durch Bildung giftiger Stoffe wirksam sind. Für seine glänzende morphologische Begabung und seinen Gedankenreichtum, aber auch seine Einseitigkeit hat er sich in den Lehrbüchern der speziellen pathologischen Anatomie und den zwei Bänden des Lehrbuchs der allgemeinen Pathologie bleibende Denkmäler gesetzt. Denn auch noch heute bieten sie dem Forscher mannigfache Belehrung und Anregung. Mein Urteil über ihn ist also hinsichtlich seiner Menschlichkeit um einige Tönungen ungünstiger, als das von Naunyn in seinen Erinnerungen, hinsichtlich seiner Wissenschaftlichkeit aber günstiger (S. 224). Das erklärt sich zum Teil damit, daß Naunyn K. in seiner menschlich besten Zeit kennengelernt hat. Er hat auch nicht recht, wenn er meint, K. habe in Bern keine Entdeckungen von bleibendem Wert gemacht und habe für die experimentelle Bakteriologie keine Begabung gehabt. Er hat gerade in Bern eine für die gesamte Bakteriologie besonders wichtige Entdeckung, die der Filtrierung von Spaltpilzkulturen durch Tonfilter, gemacht. Alle wissenschaftlichen Schwächen und Mißerfolge entsprangen seinen unglücklichen Charakteranlagen.

Ich habe später in Berlin ähnliche Erfahrungen bei meinem begabtesten Schüler und Mitarbeiter machen müssen, dessen zunehmende wissenschaftliche Mißerfolge nach anfangs glänzenden Erfolgen ebenfalls seinen mangelhaften Charakteranlagen entsprangen.

Wenn ich einen Rückblick werfe auf die vier Jahre, die ich seit Frühjahr 1885 im Ausland verbrachte, so komme ich zu dem Ergebnis, daß ich ihnen für meine wissenschaftliche, viel mehr aber noch für meine allgemein menschliche Ausbildung viel verdanke. Vor allem hat die Zeit meine Liebe zum Vaterland, meine Achtung und Bewunderung der staatlichen Einrichtungen in Preußen-Deutschland und meine Abneigung gegen den gewöhnlichen Liberalismus und Demokratie gestärkt. Nicht daß ich blind gewesen oder geworden wäre für das Gute an den Einrichtungen besonders der Schweiz. Großen Eindruck hat vor allem die Selbstzucht des Volkes bei großen Volksfesten — wie z. B. beim eidgenössischen Schützenfest 1885 in Bern — gemacht, wo sich alles in Ruhe ohne wesentliche Mithilfe der Polizei glatt abspielte und es selbst unter Alkoholwirkung höchstens vereinzelt zu rohen Ausschreitungen kam. Fast noch größeren Eindruck machte auf mich, daß im Herbst 1885 das Alkoholmonopol in der Volksabstimmung — ganz im Gegensatz zu allen Voraussagungen und -berechnungen — mit überwältigender Mehrheit angenommen wurde. Viel weniger schien mir aber durch die politischen Einrichtungen — besonders die Wählbarkeit der Beamten, vor allem auch der Richter — eine derartige Rechtssicherheit gewährleistet wie in Deutschland, und manches, was Gottfried Keller im Martin Salander gegeißelt, habe ich in eignen Beobachtungen als berechtigt empfunden. Wenn trotzdem in der Schweiz die Demokratie wenig geschadet hat, so liegt das weniger an den Einrichtungen, als an der jahrhundertelangen Überlieferung einer — wenn auch ursprünglich aristokratischen — Selbstregierung und dem kernigen, konservativen Geist einer vorwiegend deutschen Bauernbevölkerung und dem nüchternen, praktischen Sinn des Bürgertums. Das ist ja mit der zunehmenden Industrialisierung jetzt auch alles anders geworden. Aber gerade durch diese Beobachtungen wurde es mir immer klarer, daß für ein so großes Reich, wie das deutsche, in dem die Fabrikarbeiterbevölkerung immer mehr zunahm und die konfessionellen Spaltungen immer noch nicht ausgeglichen waren, eine demokratische Verfassung den Anfang vom Ende bedeuten würde. Man könnte nur jedem Deutschen einen längeren Aufenthalt im Auslande zur Stärkung seiner vaterländischen Gesinnung wünschen, wenn freilich auch der Vergleich der deutschen und fremden Staatseinrichtungen jetzt nicht mehr zugunsten jener ausfallen dürfte.

Rostock, Heirat, Mißhelligkeiten und Kampf mit der Fakultät

Überblickt man meinen bisherigen akademischen Werdegang, so wird man ihn als üblichen bezeichnen können. Denn trotz einiger Hindernisse und Hemmungen scheint die Entwicklung eine glatte und bequeme zu sein. Das sollte nach einiger Zeit in Rostock anders werden, und eigentlich hätte schon der Verlauf der Verhandlungen mich etwas stutzig machen sollen. Zunächst aber entwickelte sich alles rosig, wenn auch der Eintritt ins Institut ein eigenartiger war. Ich traf am 28. September in Rostock ein, was ich Professor Thierfelder vorher mitgeteilt hatte. Als ich gleich am Nachmittag ins Institut ging, war es zwar unverschlossen, aber völlig menschenleer. Nach einiger Zeit erschien der Diener Kofahl unter hörbar zischendem Geräusch (er trug nach einem Luftröhrenschnitt dauernd eine Kanüle) und erklärte mir, nachmittags würde im Institut überhaupt nicht gearbeitet. Am nächsten Vormittag erschien ich um 8 Uhr und begann mich in dem Assistentenzimmer einzurichten, wurde auch von niemand gestört, bis etwa um 10½ Uhr ein pfeifender Herr erschien, der sich mir als die zur Zeit einzige Hilfskraft, „Volontärarzt Dr. Leutert“, vorstellte. Er käme, um nachzusehen, „ob etwas los wäre“. Professor Thierfelder käme vorläufig nicht ins Institut, da ihm vor vierzehn Tagen von seiner zweiten Frau ein Knabe geboren sei; überhaupt sei doch in den Ferien kein Betrieb, und auch im Semester ginge, abgesehen von den zwei Tagen, wo mikroskopischer Kurs sei, Professor Th. mit Assistenten oft zu einem kleinen Frühschoppen. Ich sagte, das würde nun anders werden und fand bei Dr. L. freudige Zustimmung, da er das Bedürfnis empfand, etwas zu lernen und bisher jede Anleitung vermißt hatte. Er war sehr offen, wußte aber selbst noch nicht, wie abgründig tief seine Unkenntnisse nicht nur auf dem Gebiet der Pathologie, sondern ziemlich der gesamten ärztlichen Wissenschaft waren. Tatsächlich hat sich Leutert dann auch — nur gelegentlich durch alkoholische Entgleisungen unterbrochen — redlich bemüht, die großen Lücken seiner Kenntnisse und Fertigkeiten auszufüllen, und er ist mir stets ein treuer und dankbarer Schüler geblieben, auch als er schon ordentlicher Professor der Ohrenheilkunde an der Universität Gießen und ich abseits vom Wege an wenig bemerkenswerter Stelle war.

In der ersten Oktoberwoche erschien auch Albert Thierfelder im Institut, entschuldigte sich mit bestrickender Liebenswürdigkeit, daß er mich noch nicht begrüßt habe und besprach mit mir kurz die Lehrpläne des Winterhalbjahrs und meine Pflichten im Institut. Wenn ich jetzt gleich eine Charakteristik von „Albert" gebe, wie er kurzweg in ganz Rostock genannt wurde, so möchte ich vorausschicken, daß sie nicht beeinflußt ist durch die Mißhelligkeiten, die ich später mit ihm hatte. Beweis dafür ist, daß sie gerade in der abfälligen Seite übereinstimmt mit dem, was sein Freund Otto Heubner in seinen Lebenserinnerungen über ihn schreibt.

Albert war im Grunde eine harmonische Erscheinung und Natur. Von hohem Wuchs zwar, aber mit schlaffer Haltung; das Haupt für die ganze Gestalt vielleicht etwas zu klein mit langem schwarzem Vollbart, einer sehr feinen graden Nase und gütig blickenden Augen, weichen Gesichtszügen. Dem entsprach auch sein Inneres; im Grunde war er gütig, wohlwollend, willensschwach, schwer von Entschluß und einem behaglichen „kontemplativen" Dasein ergeben. Er war in Meißen auf St. Afra zur Schule gegangen und hatte dort für sein ganzes

Leben humanistischen Geist und Bildung erhalten und bewahrt. Seine akademische Laufbahn war eine rasche gewesen. Assistent von Ernst Leberecht Wagner, bald Privatdozent und außerordentlicher Professor, war er 1876 nach Ponficks Abgang nach Göttingen ordentlicher Professor der allgemeinen Pathologie und pathologischen Anatomie in Rostock geworden, wo sein fast zwanzig Jahre älterer Bruder Theodor seit 1857 die Professur für innere Medizin innehatte und in ganz Mecklenburg bei Ärzten und Laien eine ungewöhnliche Vertrauensstellung einnahm, so daß man ihn wohl als „weißen Elefanten" bezeichnen konnte. Welchen Anteil er an der Berufung seines Bruders gehabt hat, ist nicht sicher. Zu meiner Zeit wurde erzählt, er habe auf Grund seiner Kenntnis des Charakters seines Bruders davor gewarnt. Albert war ganz ohne Ehrgeiz und hat sicher die Berufung mehr über sich ergehen lassen als erstrebt. Wissenschaftlich hatte er bis dahin so gut wie nichts geleistet, nur einen Atlas der pathologischen Histologie herauszugeben begonnen, in dem er seine große Zeichenbegabung verwerten konnte. Er hat auch in den beiden erschienenen Lieferungen manche gute Beobachtung und kluge Gedanken niedergelegt. Weitere Lieferungen sind nicht erschienen, obgleich Th. schon weitere Zeichnungen in nicht unbeträchtlicher Zahl hergestellt hatte. Ich habe später wiederholt versucht, ihn zur Fertigstellung des Atlas zu bewegen und ihm angeboten, ihn bei der Abfassung des Textes zu unterstützen. Aber vergebens, seine Hemmungen waren zu groß. Die einzige Veröffentlichung, die er bis zu seinem 1908 erfolgten Tode noch gemacht hat, war ein kleiner Aufsatz über Hand- und Lehrbücher, den ich ihm mit großer Mühe für den ersten Jahrgang der von mir begründeten „Ergebnisse der allgemeinen Pathologie usw." abrang. Es spielte dabei wohl auch mit, daß er sich halb und halb bewußt war, auf veraltetem Standpunkt der Pathologie stehengeblieben zu sein. Er hatte seit dem Jahre 1876 Schluß gemacht und seitdem so gut wie nichts mehr gelesen oder selbst gearbeitet mit Ausnahme der Bakteriologie, in der er so weit war, wie er es in dem Kurs, den er 1883 bei Rob. Koch mitgemacht, gelernt hatte. Von dem, was seitdem auf diesem Gebiete an Streitfragen aufgetreten waren, blieb er unberührt. Es war für Albert daher schwer, die Tagesstunden, soweit sie nicht durch akademischen Unterricht ausgefüllt waren, unterzubringen — die Nachmittagsstunden gehörten, sowieso, ausschließlich seiner Familie. Erleichtert wurde es ihm aber immerhin dadurch, daß das pathologische Institut in einem großen Gebäude mit dem anatomischen, physiologischen und pharmakologischen vereinigt war. Nach der Vorlesung, die um 9 Uhr zu Ende war, plauderte er erst ein halbes Stündchen mit mir und ging dann nacheinander zu den Leitern der übrigen Institute, wo er möglichst lange — mindestens aber eine halbe Stunde bei jedem — blieb, auf diese Weise wurde es etwa $^1/_2$12 Uhr, und um 12 Uhr oder etwas später ging er, falls nicht mikroskopischer Kurs oder eine Sektion war, nach Hause, und so war sein ernstes, amtliches Tagewerk vollendet.

Abwechslung brachten die Tage, an denen für die bakteriologischen Untersuchungen Nährböden angefertigt werden mußten. Dieser Mühe unterzog sich Albert, soweit es Fleischwasserpeptongelatine und Fleischwasser betraf — Agar-Pferdeblutserum- und verwickeltere Nährböden wurden erst durch mich eingeführt, und ihnen schenkte Albert keine besondere Aufmerksamkeit — selbst und schwelgte geradezu darin. Besonders das Neutralisieren der Nährböden bereitete ihm ein förmliches Vergnügen, er prüfte immer wieder mit Lackmuspapier und zeigte jedem im Institut Anwesenden das verschiedene Farbenergebnis. Diese Arbeit wurde meist auch dazu benutzt, um Glasstäbe, Pipetten und Kanülen auszuziehen, eine Tätigkeit, zu der meist die kleineren, sehr hübschen und netten Söhne A.s eingeladen wurden. Den Höhepunkt der Gefühle bildete es aber, wenn der Pedell erschien und irgendeine „tabula gratulatoria“ überbrachte zur Anbringung des Universitätssiegels. Dies war eine Tätigkeit, die das Vertrauen des Konzils (die Gesamtheit aller ordentlichen Professoren) Albert seit Jahren übertragen hatte. Mit unendlicher Sorgfalt wurden zunächst eine Anzahl von Probesiegeln angefertigt und erst, nachdem Albert selbst die Untadelhaftigkeit gefunden und von allen Anwesenden bestätigt erhalten hatte, wurde das Siegel auf die Tabula gedrückt.

Als akademischer Lehrer war Albert so wie er es seinem Charakter nach sein mußte. Sein Vortrag war glatt, etwas eintönig, der Inhalt unscharf, verschwommen. Der mikroskopische Kurs wurde durch seine große Fähigkeit, schön — wenn auch nicht immer ganz wahrheitsgetreu — zu zeichnen, belebt. Die Vorbereitung des Kurses, Auswahl und Anfertigung der Präparate für die Studenten lag ausschließlich in meinen Händen. Hier billigte Albert alles, was ich vorschlug, bereitwilligst, fügte sich in alle Neuerungen hinsichtlich der Mannigfaltigkeit der Präparate, Färbungen, Einbettungen usw., und duldete es auch, wenn vielleicht auch etwas „invita Minerva“, daß ich im Kurs selbst den Studenten die Präparate nicht einfach, wie er, vorwies, sondern die „sokratische Methode“ anwendete und die Teilnehmer fragte und an der Hand der von mir eingestellten mikroskopischen Gesichtsfelder zu eignem Beobachten und Denken zu erziehen versuchte. — An den Leichenöffnungen — es waren ihrer während der fünf Jahre meiner Assistentenzeit recht wenige, zwischen 120 und 144 im Jahr — beteiligte sich Albert aktiv nie, schon deswegen nicht, weil er zahlreiche Leichentuberkel an den Händen hatte; wohl aber stand er, wenn ich sezierte, rauchend dabei und machte hier und da eine scherzhafte, gelegentlich auch eine sachliche Bemerkung. Mir war das im Anfang, bevor ich ganz in sein Wesen eingedrungen war, peinlich, weil ich darin eine Art Beaufsichtigung und gleichzeitig eine Zeitverschwendung sah; später sah ich ein, daß es nur ein notwendiger Bestandteil seines „Zeittotschlagens“ war. Das Schicksal hatte Albert an eine unrechte Stelle gebracht; wäre er ein sehr reicher Mann gewesen, so hätte er mit seinen Gaben, seiner Bildung, künstlerischem Sinn und gütigem Herzen als Mäzen viel Gutes stiften und manche Anregung geben können. Jetzt stand er an einem Platz, den er nicht ausfüllen konnte, und es war schon das Höchste, wenn er nicht direkt schadete und hinderte. Und diese Aufgabe hat er sowohl meinem Vorgänger Neelsen wie meinem Nachfolger Ricker und selbst mir gegenüber erfüllt.

Wenn ich eine so ausführliche Kennzeichnung meines „Chefs“ hier gebe, so geschieht es vor allem, um auch sein späteres Verhalten mir gegenüber verständlich zu machen und zu entschuldigen. Bei einer so vollständigen Gegensätzlichkeit der Charaktere — der Chef, der stets verbindliche, weiche Sachse, der Assistent, der stramme, schroffe, arbeitsame Preuße — mußte es, sobald von irgendeiner Seite Mißverständnisse und Schwierigkeiten in den Weg gelegt wurden oder auch nur die gewohnte Unterstützung fortfiel — zu kaum mehr ausgleichbaren Mißhelligkeiten kommen.

Rostock zählte, als ich hinkam, nicht ganz 400, und als ich acht Jahre später fortging, über 500 Studierende, davon etwa der vierte Teil Mediziner. Die medizinische Fakultät war überaltert und unvollständig. Innere Medizin, Augenheilkunde, Pathologie, Physiologie und Arzneimittellehre waren nicht gut vertreten, Irren- und Nervenheilkunde fehlte ganz, Kinderheilkunde und öffentliche Gesundheitspflege (Hygiene) wurde von einem nichtplanmäßigen außerordentlichen — später ordentlichen — Honorarprofessor Uffelmann vertreten, Ohren- und Nasenheiklunde durch einen Privatdozenten, späteren Extraordinarius Lemke. — Der Physiologe Aubert, der einst Hervorragendes geleistet, litt bereits an Gehirn- und Herzschlagaderverkalkung und starb schon im Winter 92, er wurde dann durch den als Forscher und Lehrer ausgezeichneteten Langendorff ersetzt. Die Pharmakologie und physiologische Chemie wurde von O. Nasse gelehrt, einem sehr klugen und auch wissenschaftlich auf der Höhe stehenden, aber infolge seines großen Reichtums sehr bequemen und nicht mehr schaffenden Mann. Th. Thierfelder war wissenschaftlich ebenso unfruchtbar wie sein Bruder und regte auch seine Mitarbeiter nicht an, obgleich er den Fortschritten der Wissenschaft Aufmerksamkeit schenkte; er war ein ausgezeichneter, humaner Arzt vom alten Schlag und konnte deswegen auch die Studenten zu guten Ärzten erziehen. Berlin, der erst vor kurzem als Nachfolger von Zehnder als ordentlicher Professor der Augenheilkunde von Stuttgart nach Rostock berufen war, war ein ungewöhnlich schlechter Lehrer, hatte vorher nur wenig Gelegenheit zum Lehren gehabt und konnte nun als Siebenundfünfzigjähriger nicht einmal mehr die gewöhnliche „Routine" erwerben; zudem stand er weder wissenschaftlich noch operativ mehr auf der Höhe. Er hat sich nur um den Neubau und die Einrichtung der Augenklinik ein Verdienst erworben. Der Vertreter der Geburtshilfe und Frauenheilkunde, Schatz, war ein sehr selbständiger Kopf und eigner Denker, dem aber ganz die Fähigkeit abging, seinen Gedanken klaren Ausdruck zu geben, und der stets verworren und unklar sprach, somit immer mißverstanden wurde. Dazu kam, daß er kein guter Chirurg, schwer zu verstehender Lehrer und äußerst einseitiger Prüfer war und durch seinen Geiz und Kleinlichkeiten, die den Studenten nicht entgingen, bei ihnen an Achtung einbüßte. Trotzdem ist die Art und Weise, wie später die Fakultät gegen ihn vorging, und wie er von dem Ministerium aus dem Amte entfernt wurde, nicht zu billigen. Ich komme später darauf zurück. Überragend durch Willenskraft, Bestimmtheit, Klarheit des Urteils und chirurgische Lehrfähigkeit, und damit das Haupt der Fakultät, war der Chirurg Madelung. Ich habe ihn oben in seiner Eigenart bereits kurz geschildert und will nur noch hinzufügen, daß er wissenschaftlich und besonders pathologischanatomisch in hohem Maße interessiert war. Ich habe keinen Chirurgen, außer Heinrich Braun, kennengelernt, mit dem eine so reibungslose Zusammenarbeit möglich war, wie mit ihm, und der auch so volles Verständnis für die Bedürfnisse des pathologisch-anatomischen Unterrichts hatte, wie er. — Wenn er später in Straßburg nicht mehr die überragende Rolle in der Fakultät spielte wie in Rostock, so lag das an der sehr viel besseren Zusammensetzung der dortigen Fakultät, in der eine Anzahl ihm an Willenskraft gleiche, an Geist und Gelehrsamkeit überlegene Mitglieder seit längerer Zeit saßen. In der Rostocker Fakultät und auch dem Konzil dagegen war er trotz des Einflusses der „Thierfelderclique" (zu der vor allem noch der Botaniker Falkenberg und der Geologe Geinitz, des alten Thierfelders Schwiegersohn, gehörten) ziemlich allmächtig. Offne Gegensätze gab es schon deswegen kaum in der Fakultät, weil die Sitzungen gesellschaftlicher Natur waren und als „Kränzchen" bezeichnet wurden — an die Verhandlungen schloß sich stets ein Abendessen, bei der gelegentlich in aller Gemütlichkeit weiter verhandelt wurde. Nur Schatz stand etwas abseits, machte aber auch keine eigentliche Opposition. — Neben Madelung war noch der Anatom von Brunn eine tüchtige Kraft und sehr sympathische Persönlichkeit von ausgesprochenem Gerechtigkeitssinn.

In den andern Fakultäten sah es zum Teil weit besser aus; freilich waren auch in der theologischen und philosophischen Fakultät eine Anzahl überalterte und unbedeutende, dafür aber auch bedeutende und äußerst anregende Männer. Namentlich die klassische Philologie war ausgezeichnet vertreten — ich brauche nur die Namen Ed. Schwartz, Reitzenstein, H. v. Arnim, E. Bethe, O. Kern zu nennen, die teils neben — teils nacheinander in den acht Jahren eine Zierde der Fakultät bildeten, aber doch alle nur verhältnismäßig kurze Zeit blieben. Mit ihnen allen trat ich und später auch meine Frau in ein freundliches Verhältnis. Auch unter den Juristen waren eine

Anzahl von Professoren, die als Lehrer und Gelehrte Bedeutendes leisteten und auch zum Teil nur kurze Zeit in Rostock blieben, wie R. von Hippel, von Blume und Lehmann, der allerdings erst nach langen Jahren, als er bereits stark verbittert war, nach Göttingen berufen wurde. Unter den Naturwissenschaftlern ragte vor allem Fr. Blochmann hervor; mit ihm und seiner Frau waren wir bald freundschaftlich verbunden.

Von den wenigen jüngeren Dozenten und Assistenten kam nicht allzuviel Anregung. In der medizinischen Fakultät waren noch da die außerordentlichen Professoren Fr. Martius, der als Arzt dem Großherzog Friedrich Franz III. Dienste geleistet hatte und dafür mit der Professur und Leitung der medizinischen Poliklinik, entgegen dem Wunsch der Fakultät, belohnt worden war — auf ihn komme ich später zurück —, der Chirurg Gies, ewiger Korpsstudent und Lebemann, später der Hygieniker L. Pfeiffer, sehr guter praktischer Hygieniker und Organisator, aber wissenschaftlich unfruchtbar, und der bis dahin als Facharzt für Ohrenheilkunde in Frankfurt a. M. tätige Otto Körner, den ich von Straßburg her, wo er Assistent bei Kußmaul war, gut kannte. Er hatte auf seinem Fachgebiete mannigfache Anregungen gegeben, war auch allgemein medizinisch gut gebildet, aber nicht der Mann, weiterreichende geistige Anregungen zu geben. — Unter den jüngeren Dozenten der philosophischen Fakultät — die theologische und rechtswissenschaftliche hatte keine — waren einige recht tüchtige und kluge, die aber bald von Rostock fortberufen wurden oder in nichtakademische Stellungen übergingen.

Von den medizinischen Assistenten muß ich zwei erwähnen: Emil Krückmann, damals an der Augenklinik, später als 2. Assistent am pathologischen Institut mein Schüler und Mitarbeiter, der viele Jahre mir und meiner Familie treue Freundschaft und Dankbarkeit bewahrt und mir auch das Einleben in Rostock sehr erleichtert hat. Er hat auch, als er schon ordentlicher Professor der Augenheilkunde in Königsberg und Berlin war, mit dazu beigetragen, daß ich wieder in die Universitätslaufbahn hineinkam. Daß es dann später in Berlin zu einem vollkommenen Bruch zwischen uns kam, habe ich sehr bedauert, es war aber unvermeidlich, nachdem sich unsere Ansichten über die Beziehungen zwischen Fakultät und dem Ministerium so stark gegenüberstanden, daß sie zu unausgleichbaren Gegensätzen und starken persönlichen Zusammenstößen geführt hatten. Der andere war der Prosektor am anatomischen Institut, Behrens, der mit mir auf dem gleichen Flur eine kleine Dienstwohnung innehatte; ein recht begabter und ungewöhnlich musikalischer Mann, der Geige, Kontrabaß, Bratsche und auch Blasinstrumente spielte, und durch den es mir ermöglicht wurde, bald ein Streichquartett und Trio zusammenzubringen. Leider war er sehr stark dem Alkoholismus ergeben und vernachlässigte daher seine amtlichen Pflichten oft erheblich. Es gelang mir nur vorübergehend, ihn auf bessere Wege zu bringen, und so war es nicht zu verhindern, daß der gütige und milde Professor von Brunn ihn entließ. Behrens trat dann in das Marinesanitätsoffizierkorps über, wo seine musikalische und sonstige gesellschaftliche Begabung ihm vorteilhafter war als in der akademischen Welt, und wo er es bis zum Oberstabsarzt brachte. Sein Abgang vom anatomischen Institut ermöglichte es mir, an seine Stelle meinen Nachfolger in Zürich, Friedr. Reinke, zu bringen, der wissenschaftlich weit bedeutender und interessierter, leider auch nicht ganz ohne alkoholische Neigungen war, die aber erst unter Brunns Nachfolger, Barfurth, ihn in Schwierigkeiten brachten.

Dagegen muß ich recht Günstiges von dem Durchschnitt der Rostocker und überhaupt der mecklenburgischen Ärzteschaft sagen. Es gab eine ganze Anzahl gut allgemein durchgebildeter, überlegter und erfahrener Ärzte vom Typus des alten, vornehmen Hausarztes, der unseren heutigen Ärzten im allgemeinen als ein unglaubhaftes Fabelwesen erscheint. Und dadurch erhöhte sich auch das Niveau der Sitzungen des Ärztevereins. Standesfragen spielten wenigstens in den ersten Jahren meiner Rostocker Tätigkeit eine ganz untergeordnete Rolle; die Ärzte betrachteten die Sitzungen in erster Linie als Gelegenheit zur Fortbildung durch Vorträge und Vorweisungen von Mitgliedern der Fakultät und durch Fragen, die sie dann in der Aussprache stellten. Ehrgeiz, durch eigene Mitteilungen zu glänzen und durch Beteiligung an der Aussprache mit langen, fast Vorträgen gleichenden Ausführungen, wie das seit Jahrzehnten zu einer unerträglichen Unsitte und Krebsschaden in der Berliner medizinischen Gesellschaft geworden ist, lag den meisten ganz fern. Dagegen stellten besonders eine Anzahl der älteren Ärzte kurze Fragen oder gaben Erfahrungen aus ihrer Berufstätigkeit kund, die klug und fein, namentlich uns Jüngere zum Nachdenken und zur Achtung der außerhalb der Universität stehenden Mediziner veranlaßten. Ich habe in diesem Kreise, selbst nachdem ich mit der Fakultät zerfallen war, gerne Vorträge gehalten und Vorweisungen gemacht und stets achtungsvolles Gehör gefunden. Auch noch einer anderen Vereinigung gedenke ich heute noch gern. Das ist die naturforschende Gesellschaft, der in erster Linie die Professoren, Dozenten und Assistenten der medizinischen und naturwissenschaftlichen Fächer, daneben aber auch Gymnasiallehrer und sonst den Naturwissenschaften nahestehende Herren angehörten (Chemiker, Apotheker, Techniker). In den Sitzungen wurden meist zwei Vorträge, fast immer mit Vorweisungen, gehalten und im großen und ganzen vorwiegend solche Fragen behandelt, die allgemeine Beachtung verdienten. Dadurch und durch die oft sehr lebhafte Aussprache waren die Sitzungen meist recht regend.

Erst in den letzten Jahren meiner Rostocker Zeit — ich glaube erst vom Jahre 97 an — wurde auch eine Vereinigung der Dozenten aller Fakultäten der Universität geschaffen, wo in den Sitzungen ein Vortrag gehalten wurde mit Aussprache und Fragestellungen — jedes Mitglied war zum Vortrage verpflichtet, die Reihenfolge wurde unabhängig von Fach und Stellung durch das ABC bestimmt. Da konnte man wirklich etwas von einer „Universitas litterarum et scientiarum“ merken und die Vorteile davon genießen.

Meine Lehrtätigkeit war begreiflicherweise zunächst eine weit geringere als in Zürich. Ich begann im Winterhalbjahr 91/92 mit einer Vorlesung über allgemeine Pathologie und pathologische Anatomie der Infektionskrankheiten vor sechs Studenten, die ziemlich regelmäßig kamen und auch das Halbjahr durchhielten. Aber schon im folgenden Sommerhalbjahr hatte ich in einem Kurs fast die dreifache Zahl der Teilnehmer. Ich hielt nämlich — wie ich glaube, in der Form als erster, an einer deutschen Universität — einen diagnostischen Kurs der pathologischen Anatomie und Histologie ab, in dem das Ziel meines Unterrichts, die Studenten zu selbständigem Beobachten, Beschreiben und einfachem, klarem Denken zu erziehen, an der Hand der anatomischen Präparate erreicht werden sollte. Gerade diese Form des Unterrichts, wo mitunter während des zweistündigen Kursus nur ein oder zwei Präparate besprochen und die Teilnehmer durch Fragen und Antworten zum Mitarbeiten gezwungen wurden, hat während meiner ganzen Lehrtätigkeit immer einen besonderen Anziehungspunkt für die Lernenden gebildet und bildete ihn in Rostock zunächst vielleicht um so mehr, als er ihnen ganz neu war. So unbefriedigend oft die Ergebnisse der Prüfungen waren und so niederdrückend dies auf mich wirkte, so konnte ich doch immer von neuem sehen, daß selbst die stumpfen Teilnehmer durch diese Methode aufgerüttelt wurden und die Begabteren wirklich etwas für ihr Leben lernten. Die Zahl der Teilnehmer stieg dann auch allmählich zu der für Rostock schwindelnden Höhe von 25, zumal wenn man bedenkt, daß ich nicht ständiges Mitglied des Prüfungsausschusses war. Das änderte sich freilich nach meinem Zwist mit der Fakultät. Es ist mir schon damals zweifelhaft geworden, ob es den Professoren der medizinischen Fakultät selbst an kleinen Universitäten möglich ist, auch auf die Charakterbildung ihrer Zuhörer einzuwirken. Denn das Ziel meines gesamten Unterrichts und meiner Methodik war, selbständig beobachtende und denkende Männer heranzubilden, denen Wahrhaftigkeit und strengste Selbstzucht zur zweiten Natur geworden wäre.

Vorteilhaft war für mich, daß durch die Untätigkeit des Anstaltsleiters alles durch meine Hände ging, und jeder, der auf dem Gebiete meiner Wissenschaft etwas wissen wollte, sich an mich wandte. So kam es, daß meine Mitassistenten — seit Herbst 92 war eine zweite Assistentenstelle bewilligt — zuerst Dr. Krückmann, dann Dr. Hintze und ebenso alle Famuli, meine Schüler und Mitarbeiter wurden, und es auf diese Weise für mich möglich wurde, manche Arbeiten, die ich angefangen hatte, durch sie fertigstellen oder Einzelbeobachtungen weiter ausarbeiten und nachprüfen zu lassen. Eine ganze Anzahl älterer Mediziner kam dann auch zu mir, um Doktorarbeiten zu machen, obgleich es bald bekannt wurde, wie lange deren Fertigstellung bei mir dauerte. Daß auf diese Weise verhältnismäßig viel ältere Studenten zu mir in ein näheres persönliches Verhältnis traten, hat es mir, nachdem ich aus dem Institut hatte ausscheiden müssen, mit ermöglicht, durchzuhalten und weiter wissenschaftlich zu arbeiten. Auch eine ganze Anzahl klinischer Assistenten schenkte nun der pathologischen Anatomie und allgemeinen Pathologie größere Beachtung und arbeitete unter meiner Leitung. Mit manchen von ihnen trat ich auch in musikalische und nach meiner Verheiratung in gesellschaftliche Beziehungen. Sie waren freilich die ersten, die später „das sinkende Schiff" verließen.

Durch diese Umstände kam es, daß ich für die eigene wissenschaftliche Arbeit doch nicht so viel mehr an Zeit übrig hatte, wie ich im Vergleich zu Zürich gehofft hatte. Man muß bedenken, daß damals noch eine Zeit war, wo jeder Gelehrte und Dozent auch das Technische seiner Arbeit selbst machte, und nicht jeder

Assistent, wie es jetzt immer mehr üblich wird, seinen Unterassistenten und technische Hilfsarbeiterin und diese, womöglich, wieder ihre technische „Unterassistentin" hatte. Die Leichenbefundberichte schrieb man selbst, höchstens daß mal studentische Famuli dabei halfen, alle mikroskopischen Präparate für Untersuchungen, Kurse und eigene Arbeiten fertigte man selbst an, ebenso alle Eintragungen und Beantwortungen der Briefe und Anfragen. So war, zunächst wenigstens, solange ich der einzige Assistent war und später der zweite erst eingearbeitet werden mußte, die rein äußerliche Arbeit eine recht umfangreiche und zeitraubende. Dazu kam, daß in Zürich bakteriologische Untersuchungen für die Kliniken, andere Krankenanstalten und Ärzte im hygienischen Institut gemacht wurden, während dies in Rostock Aufgabe des pathologischen Instituts war. Endlich waren auch die Institutsmittel recht beschränkte, so daß ich den Umfang meiner experimentellen Arbeiten einigermaßen einschränken mußte. Immerhin habe ich noch eine ganze Reihe solcher Arbeiten ausführen können. Auf der anderen Seite führte aber gerade die geringe Zahl der Leichenöffnungen zu einer gründlichen und fast ausnahmslos vorgenommenen mikroskopischen Durcharbeit, wobei manche erhobene überraschende Befunde mich bald dazu führten, grundsätzlich sämtliche, vor allem auch die für das bloße Auge unverändert erscheinenden Organe mikroskopisch zu durchforschen. So kam ich stärker in die rein morphologische Arbeitsweise hinein als in Zürich, wobei ich dort begonnene Arbeiten fortsetzte. Im Anschluß an die Arbeiten von Jürgens und Klebs bearbeitete ich die pathologische Anatomie der puerperalen Eklampsie und daran anschließend zusammenfassend die Lehre von der Gewebszellen- und Gewebsembolie, die ich, durch Tierversuche ergänzt, zusammen mit meinem Schüler Dr. Lengemann 1898 im erweiterten Maßstabe darstellte. Daneben gingen zunächst die Arbeiten zur Immunitätslehre weiter, Untersuchungen über Hyalin und Amyloid (zum Teil auch experimentell) und über

Gewächse, wobei ich besonders denen der Niere meine besondere Beachtung schenkte, und im Jahre 1893 eine sehr ausführliche und umfangreiche Arbeit beendigte. Gerade diese Untersuchungen sollten mir später zum Verhängnis werden.

Ich hatte in meinem bisherigen Leben wenig Gelegenheit gehabt, gesellschaftliche Veranstaltungen in größerem Umfange mitzumachen. In Bern vielleicht noch am meisten, in Gießen war ich zu kurze Zeit, in Breslau wurden wir Assistenten von den Professoren nur wenig herangezogen, und in Zürich wieder war der gesellschaftliche Verkehr in der medizinischen Fakultät kein reger. In Rostock sollte es anders werden; alle Fakultäten verkehrten, wie in den meisten kleinen Universitäten, untereinander, und bei der geringen Anzahl der überhaupt vorhandenen Privatdozenten und außerordentlichen Professoren wurden auch diese viel eingeladen. Die Geselligkeit war in diesem Kreise im ganzen einfach, wenn man von einigen Häusern klinischer Professoren absah, hinsichtlich der geistigen Genüsse sehr ungleichmäßig, und es fehlte auch nicht an Familien, die zum Spott herausforderten. Aber es gab manche anmutige und geistreiche Frau, mit der sich zu unterhalten ein Genuß war, und auch, wie schon erwähnt, namentlich unter den klassischen Philologen, anregende und vornehme Männer, die näher kennenzulernen ein Gewinn war. Von geheimrätlichem Ton und überheblichem Geist gegenüber den Jüngeren war nichts zu merken, so daß man sich mit einer gewissen Harmlosigkeit wohl fühlen konnte. Nur Vorsicht war angebracht, weniger den jüngeren Professorentöchtern als den älteren Anverwandten gegenüber, die schon manche Enttäuschung erlebt hatten und dann bei der Umschau unter den wenigen unverheirateten Privatdozenten und Extraordinarien nicht zu wählerisch waren. So beging ich auch eine Unvorsichtigkeit gegenüber der Schwägerin eines medizinischen Ordinarius, die etwa gleichaltrig mit mir war, und mit der ich häufig über ältere und neuzeitliche Dichter sprach und ihr Bücher brachte und einmal, ohne zu bedenken, daß ich ihr auch einmal Th. Vischers „Auch Einer" zum Lesen gegeben hatte, bemerkte, wenn ich einmal heiraten wollte, würde ich vorher die betreffende Dame auf ihre Stellung zu Gottfried Keller und Vischers „Auch Einer" ausforschen. Das hatte zur Folge, daß mir einige Zeit später durch eine juristische Professorenfrau die Mitteilung wurde, ich könnte mich darauf verlassen, daß Fräulein Soundso, wenn ich um sie anhielte, freudig „ja" sagen würde. Das tat mir sehr leid, denn ich hatte die Dame gern, wollte sie aber nicht heiraten, und es hatte zur Folge, daß ihre Schwester meiner späteren Frau, die ich übrigens weder auf Gottfried Keller noch auf „Auch Einer" „geprüft" habe, niemals die Hand gereicht hat. Durch Dr. Leutert kam ich auch in korpsstudentische Ärztekreise und durch eine dieser Familien wieder in Kaufmannskreise, später durch meine Frau in Offiziers- und richterliche Kreise. Ich erwähne das, weil ich kaum in einem anderen Ort mit so viel verschiedenen Gesellschaftsschichten in Berührung gekommen bin wie in Rostock. Soweit es echte Mecklenburger und Rostocker waren oder sie bereits viele Jahre dort lebten, waren sie — Männer und Frauen — von sehr ähnlicher Geistigkeit oder vielleicht besser gesagt „Nicht-Geistigkeit". Es herrschte durchaus der „vegetative" Typus vor, die Neigung zum guten und bequemen Leben mit dem Hauptziel auf gute Verdauung und dem angeborenen Anrecht auf eine Flasche Rotspon zum Frühschoppen und mehrerer Gläser guten Bieres zum Abendschoppen. Dabei die Überzeugung, daß dieses Menschenrecht auch nicht durch geldlichen Zusammenbruch erschüttert werden dürfte und daher eine Unterstützung von Freunden und Verwandten beinahe um jeden Preis. Etwas, was sich auch in der Stadtverwaltung bemerkbar machte, die ja noch fast ganz nach altem hansischem Brauch zusammengesetzt war, und die das preußische System der Gemeindeehrenämter kaum kannte. Ein wenig hatte ich den Eindruck, daß man Kellers Seldwyla nicht nur in der Schweiz zu suchen brauche, sondern daß auch die Rostocker

Bürgerschaft etwas Seldwylaisches an sich hätte. Auch die Mädchen und Frauen, vielfach gute Hausfrauen und -töchter, sehr besorgt, die leiblichen Bedürfnisse ihrer Männer zu befriedigen und im übrigen selbst etwas harmlos vergnügungssüchtig, aber fast ganz ohne höhere geistige Bedürfnisse.

Dieser Mangel an allgemeiner Bildung und an Bildungsbedürfnis war besonders erstaunlich im Kaufmannsstand. Ich habe wohl fast alle Geheimen Kommerzienräte, Kommerzienräte und Konsuln, die es in Rostock in ziemlichen Haufen gab, persönlich kennengelernt, aber nicht einen darunter, der auch nur auf kaufmännischem und volkswirtschaftlichem Gebiet mehr als eine Durchschnittsbildung besessen hätte, geschweige denn auf literarischem, musikalischem oder allgemein-wissenschaftlichem Gebiete. Das zeigte sich auch in dem Verhältnis der bodenständigen Bevölkerung zur Universität; sie lebten nebeneinander her. Die Vortragsreihe, die jeden Winter zu irgendeinem guten Zweck von der Universität veranstaltet wurde, fand recht geringe Beachtung — Offiziers- und Beamtenfamilien, viele alte adlige Damen und Gutsbesitzer, die sich nach Rostock zurückgezogen hatten, stellten neben den Angehörigen der Universität, der Ärzte- und Rechtsanwaltschaft die Besucher, aber der Kaufmanns- und Gewerbestand blieb fern. Auch als unser Vertreter der Volkswirtschaftslehre, Professor Diehl, eine sehr anregende öffentliche Vorlesung über Sozialismus, Kommunismus und Anarchismus hielt, nahmen zwar mehrere junge Offiziere des 90. Regiments, Anwälte und Dozenten anderer Fakultäten daran teil, aber die eigentliche Rostocker Bürgerschaft kümmerte sich nicht darum. Auch ein politisches Leben gab es im Bürgertum nicht; man wählte zwar zu den Reichstagswahlen nationalliberal oder freisinnig, soweit nicht einige der Jüngeren ihr Reserveoffiziertum in den Vordergrund stellten und sich daher für verpflichtet hielten, konservativ zu wählen. Aber das war alles, und man war mit den bestehenden Zuständen im allgemeinen recht zufrieden, betonte, daß es zwar etwas rückständig sei, daß Mecklenburg keine neuzeitliche Verfassung hätte, daß man aber im Grunde doch besser daran sei als die konstitutionell regierten Bundesstaaten und die geringsten Steuern zahle. Daß dieser Geist nicht eine Besonderheit von Rostock war, davon konnte ich mich überzeugen, als ich von Ende August bis Ende Oktober 1892 infolge der Hamburger Choleraepidemie Gelegenheit erhielt, noch andere mecklenburgische Städte und deren Bevölkerung kennenzulernen und in einer von ihnen — Ludwigslust — fast zwei Monate zu wohnen.

Ich war in den großen Universitätsferien Mitte August nach der Schweiz gereist, um in dem Teil, den ich noch nicht kennengelernt hatte, dem Wallis, größere Fußwanderungen und Bergbesteigungen zu machen. Meine Pläne gingen sogar auf eine Besteigung des Matterhorns. Ich war über Gotthard und Furka zu Fuß ins Rhonetal gegangen und kam gerade von einer Besteigung des Eggishorns zurück, als ich eine Drahtung der Mecklenburgischen Medizinalkommission vorfand, die mich nach Rostock zurückrief, wegen der Hamburger Choleraepidemie. Ich fuhr noch in Nacht und Nebel über Furka und Gotthard und wurde dann beauftragt, in Ludwigslust eine bakteriologische Untersuchungsstelle einzurichten, und im ganzen Großherzogtum die Leichenöffnungen aller unter Choleraverdacht Verstorbener vorzunehmen. Alle Amtsstellen, Krankenhäuser usw. wurden angewiesen, in allen Fällen, bei denen Verdacht auf Cholera bestand, die Entleerungen an die Untersuchungsstelle in Ludwigslust zu senden. Meine amtliche Tätigkeit in den zwei Monaten ist keine sehr umfangreiche gewesen, da nach den ersten Schrecken und Befürchtungen die Zahl der Einsendungen immer mehr abnahm und auch die Anzahl verdächtiger und wirklicher Choleratodesfälle, zu deren Sektion ich fahren mußte, eine kleine war. Die Hauptmenge der Erkrankungsfälle war in Boizenburg a. d. Elbe; wenn ich mich nicht irre, kamen in der ganzen Zeit 37 Fälle vor, meist Schiffer, die sich in Hamburg angesteckt hatten und auf der Fahrt erkrankt in Boizenburg ausgeschifft wurden. Die wissenschaftliche Ausbeute war daher — mit Ausnahme des Nachweises von Choleravibrionen im Kielwasser eines Schiffes, für den sich Robert Koch besonders interessierte und mich, nachdem er davon gehört, deswegen nach Berlin bat — keine erhebliche, und ich hatte, obgleich ich mit dem leitenden Arzt des Diakonissenkrankenhauses, Dr. Willemer, in nähere Verbindung trat und für diesen die wissenschaftlichen Untersuchungen und Leichenöffnungen ausführte, viel Zeit übrig. Um so mehr hatte ich Gelegenheit, Land und Leute in den kleinen Städten kennenzulernen. Besonders gab mir dazu der häufige Aufenthalt in Boizenburg und Hagenow Gelegenheit, abgesehen von Ludwigslust.

In allen diesen Orten konnte ich an den Stammtischen beim Abendschoppen — sehr selten bei Frühschoppen — Männer der verschiedensten Stände — Ärzte und Apotheker, Richter und Anwälte, Kaufleute und Handwerker, ausnahmsweise mal auch einen Gutsbesitzer — kennenlernen und fand überall im wesentlichen die gleiche Geistesart — Bequemlichkeit und Behäbigkeit, viel Liebe für gutes Essen und Trinken, wenig für Wissenschaft, Kunst und schöne Literatur, aber offenes Auge, gesunden Menschenverstand, Mutterwitz und einen gewissen breiten Humor; aber weder Unternehmungsgeist noch Tatkraft. Es wurde wohl oft recht „klug gesnackt", auch über Politik, aber der Grundton war doch Zufriedenheit und schwerfällige Behaglichkeit. Ohne diese Erfahrungen würde es mir unverständlich bleiben, wie sich nach dem Umsturz in einer der Natur nach so konservativen Bevölkerung der Marxismus und die Demokratie so lange halten kann. Denn wenn auch gelegentlich wieder rechtsgerichtete Regierungen ans Ruder kamen, so kann doch von einer festen und erheblichen gegenmarxistischen Mehrheit im Lande keine Rede sein. Lediglich die Schwerfälligkeit und der Mangel an Entschluß- und Tatkraft bei den Bürgerlichen ist die Ursache davon und auch eine gewisse Denkträgheit und Kurzsichtigkeit, die diejenigen, die von der roten Herrschaft keine unmittelbaren Nachteile haben, veranlaßt, bei den Wahlen zu Hause zu bleiben oder mit der Mehrheit zu stimmen. Nur dadurch wird es begreiflich, daß land-, orts- und stammesfremde Wühler einen größeren Einfluß gewonnen haben als die bodenständige Bevölkerung. — Wirkliche Unzufriedenheit mit den politischen Zuständen in Mecklenburg oder gar eine Feindschaft gegen den Träger der Krone und seine Familie habe ich nirgends auch nur im entferntesten wahrgenommen. — Der Abneigung gegen die Großherzogin und den über sie verbreiteten Klatschgeschichten begegnete man nur in den „höheren" Gesellschaftsschichten —, zog daraus aber keine politische Folgerungen, obgleich ja manche Folgen der Feudalverfassung zu gewissen grotesken Vorkommnissen führten. So ist es mir noch erinnerlich, welche Schwierigkeiten es machte, während der Choleraepidemie einen Platz für eine Cholerabaracke bei Boizenburg ausfindig zu machen. Überall entstanden Zuständigkeitsschwierigkeiten, die den Reichskommissar zur Verzweiflung brachten. Hatte er einen ihm geeignet erscheinenden Platz gefunden, so sagte der Bürgermeister, darüber hätte er nicht zu verfügen, sondern die Ritterschaft, deren Vertreter nicht zustimmte und umgekehrt, und schließlich kam man mal auf ein Gebiet, wo weder Stadt noch Ritterschaft zuständig waren, sondern der Großherzog, der bei der Beratung nicht vertreten war. Es bedurfte dann eines gewissen Drucks von Berlin über Schwerin, bis nach einigen Tagen ein geeigneter Platz gefunden war und mit dem Bau der Baracke begonnen werden konnte. Das war ein kleines Beispiel dafür, daß die damalige ständische — nicht die sogenannte absolute monarchische Verfassung (denn eine solche war es gar nicht) — manche Schwierigkeiten für das praktische Leben brachte, die aber nur ausnahmsweise sich im täglichen Leben bemerkbar machten.

So war meine Rostocker Tätigkeit nicht nur für meine wissenschaftliche Entwicklung, sondern auch für meine allgemein menschliche bedeutungsvoll, um so mehr, als ich dort die Lebensgefährtin erringen sollte, die mir in meinem späteren unruhigen und wechselvollen Leben treu zur Seite stehen und viele Enttäuschung und Leid, aber auch nicht wenig Freude mit mir teilen sollte. Wie in meinem ganzen Leben, so kostete es auch hier Kampf, galt es Widerstände zu überwinden, bis ich das Ziel erreichte. Im Februar 1892 in einer Abendgesellschaft bei einem korpsstudentischen Arzt, den ich durch Dr. Leutert kennengelernt hatte, saß ich einem jungen Mädchen gegenüber, das mich durch ihren ungewöhnlichen Liebreiz und Zierlichkeit, sowie durch die unbekümmerte und freimütige Art, mit der sie über alles mögliche ihr Urteil aussprach, fesselte, um so mehr, als die Urteile durch Bestimmtheit und selbst eine gewisse Reife in starkem Gegensatz standen zu ihrem überaus jugendlichen Aussehen und Beweglichkeit. An diesem Abend hatte ich wenig Gelegenheit, sie näher kennenzulernen. Ich erfuhr nur, daß es eine Freiin von Hanstein wäre, deren Mutter und jüngere Schwester auch anwesend waren. Im selben Winter war ich noch in dem gleichen Hause zu einer Tanzgesellschaft mit ihr zusammen, wo sie mich ganz bezauberte, so daß ich, trotzdem ich nie ein großer Freund des Tanzes gewesen, viel mit ihr tanzte und mit ihr mich unterhielt. Dann entschwand sie aus Rostock auf ein Gut in der Neumark, wo sie stets im Sommer war, aber nicht aus meinem Sinn. Ich war deswegen besonders erfreut, daß sie im darauffolgenden Winter einige Wochen bei ihrer Freundin, der Frau des obenerwähnten Arztes, zum Besuch war, so daß ich sie beinahe täglich sehen konnte. So war es mir möglich, mich allmählich auch in ihr Herz zu stehlen. Weniger gelang mir das freilich bei meiner zukünftigen Schwiegermutter, der meine mitunter etwas spöttische und übermütige Art mißfiel und die das letztemal, bevor ich mich mit ihrer Tochter verlobte, ihr Urteil über mich in die Worte „ein unausstehlicher Mensch" zusammenfaßte. Meine Absicht, mich dem Fräulein von Hanstein schon vor ihrer Ende März bevorstehenden Abreise zu erklären, wurde dadurch vereitelt, daß ich infolge einer Drahtung meiner Mutter nach Berlin reisen mußte, und jene, als ich zurückkehrte, inzwischen abgereist war. Mir selbst war das auch schließlich angenehmer, da ich meiner Sache selbst bei ihr noch nicht ganz sicher war und mich darüber keinen Täuschungen hingab, daß ich ihrer Familie wenig willkommen sein würde. Ich gehöre und gehörte nicht zu denen, die darin nur den Ausdruck eines beschränkten Kastengeistes und törichten Adelsstolzes erblicken. Gerade bei einer so verantwortungsvollen und schwerwiegenden Verbindung, wie es die Ehe ist, ist es schon etwas wert, wenn die Lebenskreise, aus denen die Paare stammen, und die Rassen miteinander übereinstimmen und die beiderseitige Familienüberlieferung gleichartig ist. Sonst ist der Entschluß zur Verbindung noch mehr ein Sprung ins Dunkle, als sonst. Dazu kam, daß Äußerlichkeiten, wie sie sonst vielfach als mildernd aufgefaßt werden, wie Reichtum und besonders angesehene äußere Stellung bei mir nicht vorlagen. Zudem ist die Quelle des Widerstands im Adelsgeschlechtern gegen Mißheiraten ja nur die bewußte oder unbewußte Überzeugung von dem, was heute die Wissenschaft der Eugenik lehrt und in die Tat umzusetzen versucht. So war es gut, daß ich erst noch etwa zwei Monate mit meiner späteren Braut in Briefwechsel treten konnte, und ich erst am 31. Mai das Jawort erhielt. Die Nachricht, die meine Schwiegermutter gleichzeitig von ihrer Tochter und von mir erhielt, erschütterte sie sehr. Sie war die Witwe eines im Januar 1871 in Frankreich gefallenen Oberstleutnants, dessen sehr alte Familie fast nur Offiziere und höchste Beamte in ihren Reihen gezählt hatte, und selbst Tochter eines der ältesten und verbreitetsten mecklenburgischen Adelsgeschlechter von Pressenthin, in deren Familie hauptsächlich Rittergutsbesitzer waren. Sie konnte es zunächst gar nicht begreifen, wie ihre Tochter, die oft genug ihr geeignet erscheinende Bewerber zurückgewiesen, auf mich verfallen konnte und hielt es daher für eine vorübergehende Laune. Deswegen gab sie zunächst nicht ihre Einwilligung und riet, wir sollten uns noch prüfen. Ich fuhr dann einige Tage später — es waren gerade Pfingstferien — einer

Einladung der Damen von Kahle folgend, auf das Gut in der Neumark, wo sich meine Braut befand, und die Briefe, die meine Schwiegermutter von dort aus von uns beiden erhielt, überzeugten sie bald, daß jeder längere Widerstand vergeblich sein würde. Und so wurde denn unsere Verlobung veröffentlicht und brachte in vielen Kreisen der Rostocker „Gesellschaft" die gleiche Überraschung und Erstaunen hervor, wie bei meiner Schwiegermutter. Da meine Braut älter war als sie aussah — ich hatte sie bei der ersten Bekanntschaft für 16 Jahre gehalten —, meinten viele, sie hätte mich schließlich als „Trostpreis" genommen. Auch in der Universität fand meine Wahl nicht überall Billigung. Man fand dort, es wäre besser gewesen, wenn ich aus akademischen Kreisen meine Lebensgefährtin genommen.

Bis zu unserer, schon vier Monate später erfolgenden Hochzeit war ich häufig, soweit es meine dienstliche Tätigkeit erlaubte, in Warnemünde, wo meine Schwiegermutter mit zwei unverheirateten Töchtern lebte. Es spricht für die Güte ihres Wesens und die Trefflichkeit sowohl ihres Charakters wie der meiner Schwägerinnen, von denen die eine wenigstens der Wahl ihrer Schwester völlig verständnislos gegenüberstand, daß sich schon nach kurzer Zeit ein unbegrenztes Vertrauens- und Freundschaftsverhältnis zwischen uns ausbildete, das kaum je getrübt wurde und das ganze Leben gehalten hat. — Meiner lieben Frau hat freilich die Verbindung mit mir manche unerquickliche Lebenserfahrung und Enttäuschungen gebracht, die eine in mancher Hinsicht grundlegende Änderung ihres Wesens bewirkten. Sie war in der Augustastiftung in Charlottenburg, die von der Kaiserin Augusta in erster Linie für Töchter gefallener Offiziere bestimmt worden war, erzogen worden und dadurch in engbegrenztem Kreise aufgewachsen, dann war sie einige Jahre in Rostock im Hause ihrer Mutter geblieben, hatte viel getanzt und war wegen ihres Liebreizes, ihrer Liebenswürdigkeit und harmlosen Fröhlichkeit in den Offiziers- und höheren Beamtenkreisen, in denen sie ausschließlich verkehrte, viel gefeiert worden. Nach einigen Jahren wurde sie des oberflächlichen Lebens müde und suchte eine Beschäftigung, die sie dann im Hause der Familie von Kahle auf dem Rittergut Bellin in der Neumark fand. Hier wehte ein anderer Geist, ein Geist, wie er in manchen adligen Häusern der Mark selbst heute noch nicht vermißt wird, der aber gerade in diesem Hause zur edelsten Blüte entwickelt war. Es war mehr der Geist des Goetheschen und Karl Augustschen Weimars, als des friederizianischen Potsdam; aber auch dieser fehlte nicht mit seinem Gebot strengster Pflichterfüllung und Aufopferung für das Ganze. Besonders die älteste unverheiratete Tochter des Hauses, die feinen künstlerischen Geschmack und große Zeichenbegabung besaß, hatte sich in Goethe vertieft und hineingelebt und feine Zeichnungen zu seiner italienischen Reise geliefert. Dieses Haus bildete den geistigen Mittelpunkt für die ganze Nachbarschaft, um so mehr als auch die anderen, nicht dort wohnenden Töchter, die Bildhauerin Anna von Kahle und die Exzellenz Hann von Weyhern mit ihrem geistsprühenden quecksilbrigen Mann, einem Kavalleriegeneral z. D., häufig im Sommer zu Besuch waren und die verwitwete, in Bellin lebende Frau von Hymmen eine feingebildete und trotz schwerer Lebensschicksale echten Humor besitzende Dame war. Diese Damen, mit denen meine zukünftige Frau ein ruhiges sorgloses Freundschaftsleben führte, sind für ihre Weltanschauung und Geistesbildung bestimmend geworden. Hier sog sie förmlich eine fast unbegrenzte Hochachtung und Liebe für künstlerische und geistig-wissenschaftliche Leistungen ein und bildete sich von der Welt „da draußen" und besonders auch der akademischen ein Idealbild aus, wie es nur zu sehr von der Wirklichkeit abstach. Das machte sie auch frei von manchen Vorurteilen ihrer Standesgenossen und gab ihr erquickende fröhliche Harmlosigkeit und Vertrauensseligkeit zu allen Menschen. Es war kennzeichnend für sie, daß sie mir noch vor unserer Verlobung, als über Antisemitismus gesprochen wurde, sagte, sie begriffe nicht, wie jemand Antisemit sein könne.

Ich hätte ihr antworten können, daß ihr Großvater einen Begriff davon bekommen hätte, als er als Minister des Kurfürsten von Hessen gezwungen wurde, 1840 einen der bedeutendsten, von ihm selbst hochgeschätzten Arzt B. Stilling zur Aufgabe seiner amtlichen Stellung zu veranlassen. Aber ich wußte das damals selbst nicht, und ich sagte ihr nur, sie hätte bisher augenscheinlich noch keine Juden kennengelernt, die zum Antisemitismus Anlaß gäben. Als sie nun später wahrnehmen und gerade im Leben ihres Mannes erfahren mußte, daß das Idealbild, das sie sich von der akademischen Welt gebildet, so gar nicht stimmte, und es hier, ach soviel Menschliches, „allzu Menschliches" gab, war das für sie eine förmliche Katastrophe, und ihre Harmlosigkeit wandelte sich in ein Mißtrauen um, das sie vor allem den akademischen Kreisen gegenüber niemals los wurde, und sie nicht selten ungerecht machte. So sehr sie trotz aller Liebe mir zu meinem Glück recht kritisch gegenüberstand und steht, so konnte sie doch „ihrem Otto" von anderer Seite angetanes Unrecht nie vergessen und nahm mich unbedingt in Schutz, wenn ich angegriffen wurde, selbst wenn sie mit meinen Handlungen nicht einverstanden war. Der Grundzug ihres Wesens: Wahrhaftigkeit, rücksichtslose Offenheit und Tapferkeit hat mir sie bei allen großen und schweren Ereignissen unseres Lebens zur denkbar zuverlässigsten Stütze und Kameradin gemacht. Dagegen hat sie dadurch, daß sie durch die Lebenserfahrungen ihre Harmlosigkeit verloren und deswegen die nebensächlichen Hemmungen und „Tücken des Objekts" und Subjekts viel zu schwer nahm, sich und auch mir das Leben mitunter unnötig erschwert. Das sind die Schatten, die nicht fehlen können, wo viel Licht ist.

Doch das war später. Zunächst genossen wir unser Glück im traulichen Heim — einer Siebenzimmerwohnung, für die wir die jetzt märchenhaft erscheinende Jahresmiete von 725 Mark zu zahlen hatten. Ein äußerlicher Erfolg war es, daß ich im März 1894 — wohl nicht ganz ohne Nachhilfe von Madelung — zum außerordentlichen Professor ernannt wurde, was auch eine persönliche Zulage von 500 Mark brachte. Das war bei unsern nicht gerade hohen Einnahmen immerhin angenehm. Ende August wurde uns der erste Sohn geboren, der nach dem Vater meiner Frau den Namen Adalbert erhielt. Sommer- und Winterhalbjahr waren besonders arbeitsreich, weil ich das Unternehmen in Gang bringen mußte, das ich schon kurz vor meiner Hochzeit begonnen hatte: die Begründung und Schriftleitung der „Ergebnisse der allgemeinen Pathologie und pathologischen Anatomie des Menschen und der Tiere", zu deren Mitherausgeber ich Professor Ostertag, damals in Berlin, mit herangezogen hatte. Er hatte aber von vornherein erklärt, daß er mir nicht mehr würde leisten können, als Nennung von tierpathologischen Aufgaben und der dafür geeigneten Mitarbeiter, daß er aber sich an der Durchsicht der eingelaufenen Arbeiten und der Druckbogen nicht würde beteiligen können. Ja, besondere Erfahrungen veranlaßten ihn sehr bald, mich zu bitten, auch den Briefwechsel mit den tierpathologischen Mitarbeitern zu übernehmen, weil es als eine Zurücksetzung und gewisse Herabsetzung ihres Faches empfunden werden würde, wenn der Begründer und Hauptherausgeber sich nicht auch unmittelbar mit ihnen in Verbindung setzte. Dazu kam, daß im Laufe der Zeit sich immer mehr herausstellte, daß die Gewinnung zuverlässiger und pünktlicher Mitarbeiter sehr große Schwierigkeiten machte. So mußte ich denn selbst oft genug im letzten Augenblick einspringen und unentbehrliche Beiträge, die zu übernehmen zunächst nicht meine Absicht gewesen war, selbst liefern. In den vier Bänden des ersten Jahrgangs, von denen der zweite zuerst erschien, waren im zweiten Band fast die Hälfte des Gesamtumfanges (700 Seiten) und im ersten der sechste Teil von den 950 Seiten von mir geschrieben. Begreiflich, daß meine junge Frau nicht allzuviel von mir hatte; denn da ich früh von $7^1/_2$ bis nach 1 Uhr und dann wieder von 3 bis gegen 8 Uhr im Institut war, wo ich wenig zum Schreiben kam, mußte ich die Abend- und einen Teil der Nachtstunden für die schriftstellerische und schriftleiterische Tätigkeit benutzen. Das focht uns aber nicht an, ebensowenig wie daß wir recht sparsam leben mußten. — Bald aber kamen Sorgen; unser kleiner Junge erkrankte erst an einer Furunkulose, die damals noch rein chirurgisch behandelt wurde und durch Wochen hindurch wiederkehrte, dann, als er sechs Monate alt war, an schwerem Keuchhusten. Wir gingen deswegen im Frühjahr mit ihm nach Wiesbaden, wo er sich gut erholte und, als wir zurückgekehrt waren, sichtlich aufblühte und uns große Freude machte, dann erkrankte er aber plötzlich an Brechdurchfall, der ihn trotz aller ärztlicher Bemühungen und der Aufopferung der Gattin des juristischen Kollegen Lehmann, die den Kleinen an ihrer Brust anlegte, in fünf Tagen dahinraffte.

Der Schlag traf uns schwer und war besonders für meine Frau, die zum zweiten Male erwartete, gesundheitsgefährdend. Um so schlimmer war es für sie, daß ich in dem Sommerhalbjahr mehr denn je dem Hause fernbleiben mußte. Schon im Sommerhalbjahr 94 hatte ich zeitweise den erkrankten Albert Thierfelder in allen seinen Vorlesungen vertreten müssen; im Sommerhalbjahr 95 hatte ich, da er wiederum und schwer erkrankt war, durch das ganze Halbjahr die volle Vertretung für ihn in Vorlesungen, Prüfungen und Anstaltsleitung. Daneben mußte ich die eigenen Vorlesungen und Kurse halten, die endlich fertiggestellte bakteriologische Abteilung einrichten und die entsprechenden Kurse halten. Wenn mich auch der 2. Assistent, Dr. Krückmann, und einige Famuli, darunter ein Sohn des Tübinger inneren Klinikers Liebermeister und des mecklenburgischen Generalstaatsanwalts Wex, die mir auch später noch treu geblieben sind, nach Möglichkeit unterstützten, so mußte ich doch meine ganze Zeit dem Institut widmen und begann schon bald nach 6 Uhr früh meine Tätigkeit. Nach Schluß des Halbjahrs reisten wir dann Mitte August nach Rügen — erst Binz, dann Saßnitz — wo meine Frau sich körperlich und seelisch zu erholen begann. In Saßnitz lebten wir sehr still in einer Erdgeschoßhälfte einer Villa mit schönem, bis ans Meer reichendem Garten. Ich hatte mit der Fertigstellung des zweiten Bandes des ersten Jahrganges meiner „Ergebnisse“, der möglichst schon im Oktober erscheinen sollte, viel zu tun und erledigte auf der schönen Veranda die Druckbogen, während meine kleine Frau Handarbeiten machte oder auch mal etwas vorlas. Die andere Hälfte des Erdgeschosses wurde ebenfalls von einem jungen Ehepaar bewohnt, das ebenso häuslich und still lebte wie wir, mit denen wir uns höflich begrüßten, aber nicht näher bekannt machten. Erst am letzten Tage stellte sich der Ehemann als Regierungsrat Schmidt (der spätere Minister Schmidt-Ott) vor und erzählte, daß er bei Althoff arbeite und schon manches von und über mich gehört habe. Ihm hatte ich es wohl zu verdanken, daß Althoff etwa dreiviertel Jahre später mit mir Anknüpfung suchte.

Als wir im September zurückkehrten, hatte sich Thierfelder wieder erholt und die Leitung des Instituts wieder übernommen. Am 4. November wurde uns unser zweiter Sohn geboren. Am selben Tage trat aber ein Zwischenfall im Institut ein, der das gute Verhältnis zwischen Thierfelder und mir von Grund aus änderte und schließlich völlig zerstören sollte.

Zum Verständnis dieses und der folgenden Ereignisse muß ich auf einiges zurückgreifen. Im Sommerhalbjahr 94 hatte Madelung einen Ruf nach Straßburg i. E. erhalten und zum Winterhalbjahr 94/95 angenommen. Sein Nachfolger war der außerordentliche Professor Garré aus Tübingen geworden, der bekanntermaßen gerade der Bakteriologie und pathologischen Histologie große Beachtung geschenkt und viel und gut auf dem Gebiete gearbeitet hatte. Gerade dadurch änderten sich die Beziehungen zwischen der chirurgischen Klinik und dem pathologischen Institut. Während Madelung sein ganzes Operationsmaterial dem Institut zu Untersuchungs- und Lehrzwecken überlassen hatte, behielt Garré alles, was für uns

Wert hatte, zurück und begründete dies damit, daß er für die Klinik selbst eine pathologisch anatomische Sammlung anlegen wolle. Ich setzte Thierfelder auseinander, daß dies bei dem an sich schon so kleinem Leichenmaterial für das Institut ein untragbarer Zustand sei und suchte ihn zu veranlassen, sich mit Tatkraft für sein Institut einzusetzen. Das war freilich mehr von ihm verlangt, als er konnte. Aber er sagte zu und erklärte mir nach einiger Zeit, Garré habe ihm versprochen, auf das Institut Rücksicht zu nehmen. Es geschah aber nicht. Ich sprach nochmals mit Thierfelder und schlug vor, Garré anzubieten, daß wir ihm eine Abschrift unseres Sammlungskatalogs zur Verfügung stellten, damit er jederzeit rasch Demonstrationsmaterial von uns erhalten könne, erklärte mich schließlich auch damit einverstanden, wenn er von ihm besonders wichtigen Fällen uns nur die Hälfte (z. B. von Geschwülsten) zur Verfügung stellte. Aber auch das hatte keinen Erfolg. Thierfelder war die Sache recht unangenehm, da er Kämpfe und Mißhelligkeiten aufs äußerste verabscheute, und er ließ sie deswegen liegen. Persönlich war er ja auch nicht beteiligt, da der Demonstrationskurs nicht von ihm, sondern von mir abgehalten wurde, er also den Ausfall an Unterrichtsmaterial nicht unmittelbar empfand.

Inzwischen war Th. erkrankt, ich leitete stellvertretend das Institut und das führte dann zu einer offnen, nicht ganz freundlichen Aussprache zwischen Garré und mir, als ich ihm einen Wunsch wegen eines Präparats nur unter der Bedingung zusagte, daß er auch die Wünsche des pathologischen Instituts erfülle. Die Aussprache spitzte sich immer mehr zu und endete damit, daß Garré erklärte, er ließe sich von dem stellvertretenden Direktor des Instituts keine Vorschriften machen. Immerhin war die Auseinandersetzung sachlich nicht ganz ohne Erfolg, denn Garré schickte jetzt auch wertvolles Material, wie Gewächse, herausgenommene ganze Organe usw. Aber das persönliche Verhältnis zwischen uns wurde ein gespanntes.

Am 2. oder 3. November war von Garré eine Niere operiert und dem Institut zugeschickt worden, wegen einer der als nebennierenähnlichen (hypernephroide) Gewächse bezeichneten Geschwulst. Über diese Gruppe von Gewächsen hatte ich im Jahre 94 in Band 135 von Virchows Archiv eine sehr umfangreiche, auf mehrjährigen Untersuchungen beruhende Abhandlung veröffentlicht, die als grundlegend von vielen Seiten angesehen wurde, aber auch zu Streitigkeiten geführt hatte, so daß weitere Nachprüfungen notwendig erschienen. Der Fall war mir daher sehr willkommen, und ich hatte mit der Untersuchung bereits begonnen. Nun sagte mir Th., als er sah, daß ich mit der Niere beschäftigt war: „Sie dürfen den Fall aber nicht veröffentlichen, Professor Garré will ihn selbst publizieren." Ich erwiderte: „Bitte, ich veröffentliche überhaupt keine Einzelfälle." Darauf Th.: „Sie dürfen den Fall aber überhaupt nicht benutzen." Darauf ich: „Das ist etwas ganz anderes; was ich durch eigene Untersuchung gefunden, kann mich niemand hindern, in den Schatz meiner Erfahrungen aufzunehmen und gelegentlich zu verwerten." Darauf er, heftig werdend: „Ich verbiete es Ihnen aber." Ich: „Das können Sie einfach nicht." Er — mit erhobener Stimme: „Ich verbiete es Ihnen, als Ihr Chef." Ich: „Das können Sie nicht, und ich werde das Verbot nie anerkennen und mich nie danach richten." Darauf ging Th., die Tür heftig zuschlagend, in sein Zimmer.

In den nächsten Tagen sprachen wir uns nicht; dann machte Thierfelder den Versuch, mich gütlich zur Anerkennung seines Standpunktes zu überreden. Das konnte nicht gelingen, da ich die von ihm verlangte Erklärung, ich solle sein Recht, über das Material des Instituts im weitesten Sinne zu verfügen, anerkennen — ich könnte mich darauf verlassen, daß er es in mildester Weise oder gar nicht ausüben würde — nicht abgeben konnte, ohne gegen meine innerste Überzeugung zu handeln und wissenschaftlichen Selbstmord zu begehen. Ich sagte, er hätte als Anstaltsleiter selbstverständlich das Recht, über das Material zu verfügen, und z. B. im vorliegenden Falle hätte er mir die Untersuchung entziehen und jemand anders übertragen oder selbst vornehmen können; über das, was ich aber durch eigne Untersuchung festgestellt und in meinen Erfahrungsschatz aufgenommen und zu meinem geistigen Eigentum gemacht, hätte ich allein das Verfügungsrecht, und keine Macht der Welt könne mir das nehmen. Er bestritt dies, die Unterredung endete aber äußerlich freundlich, da er dem Gespräch eine andere Wendung gab und mich zu dem Erscheinen des zweiten Bandes des ersten Jahrgangs der „Ergebnisse", der gerade am 4. November, dem Geburtstage meines Sohnes und dem Beginn unserer Streitigkeiten erschienen war, beglückwünschte. Wir haben dann noch fast ein Jahr lang äußerlich freundlich nebeneinander gelebt. Aber der Riß war doch unheilbar; ich sah, daß ich nach dem Fortgang von Madelung die kräftigste Stütze verloren und daß mich die „Thierfelderclique" je eher je lieber loswerden wollte. Und Albert Th. empfand es nun wohl mehr als früher, daß ich ein unbequemer Mann sei. Es war wohl nicht ohne Absicht, daß er mir zwei oder drei Monate später erzählte, sein Schwager, der Zoologe Franz Eilhard Schulze in Berlin, stände auf dem Standpunkt, daß er auch den begabtesten und wissenschaftlich tüchtigsten Assistenten entlassen würde, wenn er im persönlichen Verkehr in Schwierigkeiten mit ihm käme oder er ihm überhaupt persönlich nicht gefiele. F. E. Schulze hat dies ja auch tatsächlich in seinem Verhalten zu seinem Assistenten Schaudinn, dem Entdecker des Syphiliserregers, bewiesen. — Mir wurden dann auch auf anderen Gebieten Schwierigkeiten gemacht, die vorher nicht vorgekommen waren. Arbeiten meiner Schüler, die als Doktordissertationen eingereicht waren, wurden aus nichtigen Gründen — meist, weil der Referent Alb. Thierfelder das neuere Schrifttum nicht und ebensowenig die betreffenden Untersuchungen kannte — beanstandet und, da ich jedesmal nachweisen konnte, daß die Beanstandungen unberechtigt waren, trug dies zur Erhöhung der vorhandenen Spannung bei, bis dann ein — sozusagen „lapsus linguae“ — den endgültigen Bruch herbeiführte.

Eines Sonntags, Anfang August, nachdem ich wegen Krankheit einen Tag nicht ins Institut hatte kommen können, bat ich den 2. Assistenten, mir zu zeigen, was am vorherigen Tage an Untersuchungsmaterial eingelaufen sei. Er zeigte mir darauf ein großes Nierengewächs, das im ganzen in Sublimatlösung eingelegt war — ungefähr die unzweckmäßigste Art, die denkbar. Ich sagte darauf: welcher Idiot hat denn das getan? Worauf er erwiderte: Professor Thierfelder hat es so angeordnet. Es wäre wohl richtig gewesen, wenn ich darauf einige Worte — wie „das haben Sie wohl mißverstanden“ oder „das ist nicht möglich“ gesagt hätte. Das tat ich aber nicht, sondern nahm die Niere stillschweigend heraus und suchte den Schaden nach Möglichkeit wieder gut zu machen. — Am nächsten Morgen erhielt ich von Alb. Thierfelder einen Brief, in dem er mir meine Assistentenstelle „fristlos“ kündigte und sofortige Räumung meines Zimmers verlangte, da er von mir schwer beleidigt sei.

Wer mit den besonderen Verhältnissen des Faches nicht bekannt ist, wird geneigt sein, hierin nur eine geldliche Schädigung — Fortfall des Assistentengehalts — zu erblicken, die durch erhöhte Lehrtätigkeit vielleicht sogar annähernd hätte ausgeglichen werden können. Aber die Sache liegt doch in den naturwissenschaftlichen und medizinischen — besonders theoretisch medizinischen — Fächern sehr wesentlich anders. Der Privatdozent in den geisteswissenschaftlichen Fächern ist hinsichtlich seiner wissenschaftlichen und Lehrtätigkeit ein freier, verhältnismäßig ganz unabhängiger Mensch. Bei dem naturwissenschaftlichen und medizinischen Dozenten steht und fällt die Möglichkeit zur wissenschaftlichen Arbeit und Lehrtätigkeit mit seiner Zugehörigkeit zu einer der wissenschaftlichen Lehranstalten, und dies ist in erhöhtem Maße der Fall an einer kleinen Universität und dem Sonderfach, das ich vertrat. Auch hier bestehen Ungleichheiten, und ein nur geringe Hilfsmittel gebrauchender Histologe oder Botaniker wird sich unter Umständen ohne allzu große Kosten selbst die Einrichtungen schaffen können, die er für Lehr- und wissenschaftliche Tätigkeit braucht, ebenso wie es der praktische Mediziner bis zu einem gewissen Grade kann. Aber der pathologische Anatom, der Leichen, Einrichtungen für Tierversuche, bakteriologische, chemische und mikroskopische Arbeiten braucht sowohl für Forschung wie Unterricht ist in seinem Lebensnerv getroffen, wenn ihm die Mittel eines Instituts entzogen werden. Und das war — darüber konnte ein Zweifel von vornherein nicht herrschen — die Absicht. Deswegen mußte ein schwerer Kampf erwartet werden, und meine tapfere Frau hat nicht einen Augenblick geschwankt, daß er bis zum letzten Ende durchgekämpft werden müßte. — Zunächst freilich herrschte Ruhe nach dem Sturm, denn es waren Universitätsferien. Ich weigerte mich, mein Zimmer gleich zu räumen und reiste zunächst mit Frau und dreivierteljährigem Söhnchen in die Ferien.

Der Kampf gegen Thierfelders und die Fakultät

Daß der Entschluß zu meiner Kündigung nicht von Albert Thierfelder stammte, ja daß er dazu gedrängt worden war, lag auf der Hand. Es war das Werk des „alten" Thierfelders und Garrés, viel weniger, wie ich glaube, aus Feindschaft gegen mich, wie aus Liebe zu Albert. Nichts beleuchtet das besser, wie das Wort Theodor Th.s kurz danach, ich freue mich, daß es so gekommen. Ich kann das verstehen und habe es schon damals verstanden, gerade weil ich selbst Albert Th., trotz der herben Kritik, die ich oben an ihm geübt habe, und aller seiner Schwächen gern hatte. Er litt doppelt an mir — er verkannte nicht meine allgemeinen und meine persönlichen Verdienste um ihn und wollte nicht ungerecht sein, kam dadurch in Zwiespalt, konnte aber auf der anderen Seite schwer ertragen den immer größeren Einfluß, den ich bei der studierenden Jugend und den aufstrebenden Assistenten hatte, und fühlte sich dadurch in der Würde seines Amtes, auf die er um so mehr hielt, je weniger er leistete, dauernd gekränkt. Ich habe ihm gegenüber auch sehr viel mehr Rücksicht genommen, als auf irgendeinen andern meiner „Chefs"; aber hier war die Grenze erreicht.

Ich bin mir von vornherein über die Schwere des Kampfes nicht im unklaren gewesen, wohl aber über seine lange Dauer und die kleinlichen, auch meine Nerven mitnehmenden Mittel, mit denen er geführt werden würde. Auch war ich zunächst im Zweifel, ob er sich gegen mein ganzes Dasein richten würde. Daß das Ziel war, mich zur Aufgabe meiner Professur zu zwingen, ging freilich aus Anfragen einiger Professorendamen hervor, die darüber sprachen, wann denn unsere Wohnung — wir hatten ein halbes Jahr vorher eine hübschere, größere und besonders nett gelegene Wohnung bezogen — frei würde und wo wir wohl hinziehen würden. Daß die Kündigung der Assistentenstelle in der Form unzulässig war, darüber waren sich wohl auch die Urheber klar. Aber das war ja Nebensache. Daß nach dem Vorgefallenen ich die Stelle doch würde aufgeben müssen, darüber war nicht zu streiten, und es war gleichgültig, ob das einviertel Jahr früher oder später geschah. Deswegen habe ich auch dagegen gar keinen Einspruch erhoben — die vorgesetzte Behörde erkannte dies stillschweigend an, indem sie mir Assistentengehalt und eine inzwischen bewilligte Zulage bis zum Schluß des Vierteljahrs auszahlte.

Aber gegen alle Versuche, mir Lehrtätigkeit und wissenschaftliche Arbeit unmöglich zu machen, wehrte ich mich mit aller Macht, und hierbei fand ich Unterstützung nicht etwa bei den außerordentlichen Professoren der eignen Fakultät oder solcher andrer Fakultäten, sondern bei der ganzen rechtswissenschaftlichen Fakultät, in erster Linie den uns befreundeten Professoren Lehmann und Matthias, sowie dem Zoologen Blochmann. Es hätte nahegelegen, auch den Einfluß Madelungs heranzuziehen, und ich habe auch mit ihm darüber in Briefwechsel gestanden. Aber ich hatte immer den Eindruck gehabt, daß M.s Einfluß nur so lange bestand, wie er durch seinen starken Willen unmittelbar wirken konnte, und daß die Thierfeldergruppe im Grunde befreit aufatmete, als er nach Straßburg berufen wurde. Im übrigen hat M. doch insofern eingegriffen, als er zur Sitzung des Konzils schriftlich die Behauptung der medizinischen Fakultät, ich könnte auch ohne Institut meine Lehrtätigkeit fortsetzen, widerlegte. Auf das Verhalten der Nichtordinarien komme ich nachher zu sprechen.

Der Rat meiner rechtswissenschaftlichen Freunde war besonders wertvoll, denn durch ihn wurde ich auf den rechten Weg gewiesen, und es wurde verhindert, daß ich etwa eine Instanz übersprang. Der Gang war folgender: erstens Antrag an den Direktor des pathologischen Instituts; dann an die Fakultät, dann an das Konzil (die Gesamtheit aller ordentlicher Professoren), dann an das Ministerium durch den Vizekanzler (Kurator) der Universität. — Es war vorauszusehen, daß die beiden ersten Stellen kurz ablehnen würden. Mein Antrag an den Direktor des pathologischen Instituts ging dahin, mir ein Zimmer für meine wissenschaftlichen Arbeiten, Hörsaal und Lehrmittel des Instituts für meine Lehrtätigkeit zur Verfügung zu stellen. Er wurde kurz abgelehnt. Auch bei der Fakultät ließ sich die Sache von vornherein übersehen. Beide Thierfelders, Garré und der Pharmakologe Nasse bildeten einen geschlossenen Ring, was in einer überhaupt nur aus acht Mitgliedern bestehenden Fakultät schon entscheidend ist; dazu kam, daß der Anatom v. Brunn im Sommerhalbjahr gestorben und noch nicht wieder ersetzt war, somit meine Gegner von vornherein die Mehrheit hatten. Die mir wohlgesinnten, der Physiologe Langendorff und der Augenkliniker Berlin, waren viel zu willensschwach und Kämpfen abgeneigt, als daß sie sich dem geschlossenen Ring entgegengestellt hätten. Die Fakultät lehnte daher meinen Antrag ebenso ab wie der Leiter des pathologischen Instituts und verwies mich, wie zum Hohn, auf die Hörsäle im allgemeinen Universitätsgebäude. Anders lag die Sache im Konzil. Es war bald bekannt, daß die rechtswissenschaftliche Fakultät das gegen mich eingeschlagene Verfahren mißbilligte, und daß ich sowohl in ihr wie der theologischen und philosophischen Fakultät eine ganze Anzahl persönlicher Freunde besaß. Deswegen suchte die medizinische Fakultät eine Beratung im Konzil unter allen Umständen zu verhindern. Zuerst versuchte sie den damaligen Rektor, den Volkswirtschaftler Stieda, zu überzeugen, daß er meinen Antrag zurückweisen müsse, da das Konzil nicht zuständig sei. Als das mißlungen, suchten sie sehr entschieden auf meine

Frau einzuwirken. Der Physiologe Langendorff, der sie auf einem Fest beim Kurator zu Tisch führte, versuchte sie davon zu überzeugen, daß es für uns sehr viel vorteilhafter wäre, wenn ich meinen Antrag beim Konzil zurückzöge und auch von einem Schritt beim Ministerium absähe; dann würde schließlich ohne Kampf alles wieder ins Geleise kommen. Wie sehr hatte man meine Frau verkannt; denn sie wies so bestimmt jede Beeinflussung auf mich ab und erklärte sich so entschieden für einen Kampf bis zum Ende, daß Langendorff geradezu bestürzt war.

Die Beratung des Konzils fand Anfang Dezember statt. Auch bei ihm war die Annahme meines Antrags unwahrscheinlich, und tatsächlich lehnte es ihn nach, wie mir berichtet wurde, recht erregter Aussprache ab. Aber es war der große Erfolg errungen — und das war die Absicht gewesen —, daß die rechtswissenschaftliche Fakultät einhellig in einem Sonderbericht an das Ministerium ihre abweichende Stellungnahme begründen konnte. Wie wichtig das war, kann der am besten beurteilen, der weiß, welchen ganz überragenden Einfluß der Rechtswissenschaftler in der ganzen Verwaltung in Mecklenburg besaß, einen Einfluß und Ansehen, die weit über das hinausgingen, was man in Preußen schon als unberechtigt empfand. Ohne diese Hilfe wäre zweifellos der Kampf für mich viel ungünstiger ausgegangen. Dazu war der Einfluß des alten Thierfelders, besonders bei dem Referenten für die Universität, Geh. Rat Mühlenbruch, viel zu stark. Das Ministerium suchte auch zunächst eine Entscheidung zu vermeiden. Kurz vor Weihnachten kam ein Erlaß heraus, ungefähr des Inhalts, daß zwar den Anstaltsleitern die Entscheidung zustände, ob außer den an den Anstalten angestellten Gelehrten noch anderen Dozenten die Benutzung der Hörsäle und Lehrmittel gestattet werden könne, daß diese Entscheidung aber der Nachprüfung durch das Ministerium unterläge. Es wurde mir daher anheimgestellt, auf Grund dieser Vorentscheidung einen entsprechenden nochmaligen

Antrag an den Direktor des Instituts zu stellen. Die vorläufige Entscheidung wurde nicht nur mir, sondern auch Professor Thierfelder und der Fakultät übersandt. Mein erneuter Antrag hatte nur den Erfolg, daß sich Professor Th. bereit erklärte, mir den Hörsaal für meine Vorlesungen zu überlassen, alles andere aber ablehnte. Gleichzeitig wurde aber ein Gegenzug versucht.

Der als Nachfolger von Professor v. Brunn inzwischen eingetretene Professor Barfurth, der als Unbeteiligter und Unparteiischer erscheinen sollte, berief eine Versammlung der Anstalts- und Klinikleiter aller Fakultäten (also auch der drei außerordentlichen Professoren der medizinischen Fakultät Martius, L. Pfeiffer und Körner) zum Zwecke einer gemeinsamen Eingabe an das Ministerium, die sich gegen die Entscheidung des Ministeriums richten sollte, wonach dieses eine Entscheidung der Anstaltsleiter hinsichtlich der Benutzung der Hörsäle und Lehrmittel zu überprüfen hätte. Der einzige, der die Beteiligung ablehnte, war der Zoologe Blochmann. Als ich auf einer Gesellschaft Professor Martius, der stets seine Freundschaft zu mir und seine Gegnerschaft gegen die „Thierfelderclique" betont hatte (und tatsächlich genügende persönliche Gründe dafür hatte), fragte, ob es richtig sei, daß eine derartige Versammlung stattgefunden habe, bejahte er es, und als ich weiter fragte, ob er die Eingabe auch unterschrieben habe, bekam er einen roten Kopf und stammelte, er habe es getan, nachdem ausdrücklich betont worden wäre, daß damit irgendeine Gegnerschaft gegen mich nicht ausgedrückt würde, was ja auch schon daraus hervorginge, daß der Einberufer der Versammlung, Barfurth, mir persönlich völlig unparteiisch gegenüberstände und mich wissenschaftlich hochschätze. Ich konnte Martius nicht verhehlen, daß man es im allgemeinen als eine feindliche Handlung ansähe, wenn man bei einem Kampfe einem der Kämpfenden in den Rücken fiele.

Ich wandte mich also wieder an das Ministerium, und nun wurde mein Antrag dadurch sehr wesentlich unterstützt, daß der

Vizekanzler, Landgerichtspräsident Wendhausen, ein ausgezeichneter und gerechter Mann, für den Antrag eintrat. Ende Januar 97 kam dann die Entscheidung des Ministeriums: es müßte mir Hörsaal und die pathologisch-anatomischen Sammlungen des Instituts für meine Lehrtätigkeit zur Verfügung gestellt werden. Außerdem wurde bestimmt, daß ein großer, bis dahin nicht benutzter Raum in einem Stockwerk oberhalb des Instituts für meine wissenschaftlichen Arbeiten eingerichtet und ein kleiner Tierstall auf dem Hofe gebaut würde. — Es war grundsätzlich für mich ein großer Erfolg, wenn die Entscheidung mir auch nicht geringe geldliche Lasten auferlegte. Denn für die Einrichtung der Arbeitsstätte wurden sehr geringe, nicht genügende, und für die Unterhaltung gar keine Mittel seitens des Ministeriums zur Verfügung gestellt. Für den Betrieb, Heizung und Bedienung mußte ich selbst Sorge tragen — aber diese Belastung, die später, kurz vor meiner Berufung nach Posen, wesentlich verringert wurde, mußte ertragen werden und fiel zunächst nicht ins Gewicht gegenüber der grundsätzlichen Entscheidung des Ministers. Und die trug ihre Früchte. Denn weder ein einzelner Ordinarius noch die Fakultät hat in einem ähnlichen Fall wieder gleiches gewagt. Es handelt sich um den Fall Reinke. Dr. Fr. Reinke, mein Nachfolger in Zürich, der mich gebeten hatte, wenn ich etwas über das Freiwerden einer Prosektorstelle an einem anatomischen Institut hörte, an ihn zu denken, war, wie oben (S. 85) erwähnt, von Prof. v. Brunn auf meine Empfehlung als Prosektor angenommen worden, konnte sich bald habilitieren, und v. Brunn hatte vor, ihn auch bald zum außerordentlichen Professor vorzuschlagen, als er starb. Sein Nachfolger Barfurth hatte nicht die gütige und wohlwollende Art v. Brunns, sondern trotz seiner wissenschaftlichen Tüchtigkeit etwas Kleinliches, Oberlehrerhaftes. Deswegen war das Verhältnis zwischen ihm und Reinke sehr bald ein nicht günstiges; begreiflich auch deswegen, weil R. mitunter seine alkoholischen Anfälle bekam und dann den Dienst vernachlässigte. Seine wissenschaftlichen Arbeiten waren aber doch derart, daß B. sich seiner Ernennung zum außerordentlichen Professor nicht widersetzte. Etwa ein bis zwei Jahre, nachdem ich von Rostock geschieden, kam es aber zu einem heftigen Krach, und Barfurth kündigte R. die Prosektorstelle, teilte ihm aber gleichzeitig mit, daß ihm für seine Lehrtätigkeit die Hilfsmittel des Instituts und für seine wissenschaftliche Arbeit das einst von mir benutzte Arbeitszimmer zur Verfügung stände. Immerhin war auch Reinkes Lage danach keine günstige und auf die Dauer haltbare, und er suchte dann wieder zur pathologischen Anatomie überzugehen, wandte sich an mich, und es gelang mir, ihn bei dem Prosektor des städtischen Krankenhauses in Wiesbaden, Dr. G. Herxheimer, als Assistent unterzubringen, wo er bis zu seinem 1917 erfolgten Tode blieb. Ich habe es Herxheimer hoch angerechnet, daß er ihn nahm. Denn der Assistent war älter als der Anstaltsleiter, und hatte den Professortitel, der diesem noch fehlte. Für die meisten wäre das allein ein Hinderungsgrund gewesen, und es war ein Zeichen vornehmer Denkweise und gleichzeitig berechtigten Selbstbewußtseins H.s, daß er sich an dieser Äußerlichkeit nicht stieß.

Doch zurück zu mir. Das Halbjahr des Kampfes war für meine Frau und mich kein leichtes gewesen. Nicht nur, daß die vielen Eingaben, Besprechungen usw. meine Zeit in Anspruch nahmen und zu Aufregungen genügend Anlaß gaben, ich schwebte in dieser Zeit mit Lehrtätigkeit und wissenschaftlicher Arbeit in der Luft. Ich hatte zunächst den Leiter des hygienischen Instituts, ao. Professor L. Pfeiffer, gebeten, mir in seinem Institut einen Arbeitsplatz zur Verfügung zu stellen, und er hatte zunächst auch seine Bereitwilligkeit erklärt, bald aber seine Zusage zurückgenommen, weil er sich nicht mit der Fakultät überwerfen wollte. Da bot mir der Zoologe, Professor Blochmann, sein Institut an, so daß ich wenigstens einen Platz hatte, wo ich meine Präparate unterbringen und weiter mikroskopisches und angesammeltes Material aufarbeiten konnte. Ihm und seiner ausgezeichneten Frau, der Tochter des Historikers Winkelmann in Heidelberg, sind meine Frau und ich größten Dank schuldig. Es war ein Glück, daß wir nebeneinander wohnten, und meine Frau, wenn der Unmut sie übermannte und sie ihr volles Herz ausschütten — ich möchte beinahe sagen aussprudeln — mußte, jederzeit zu ihr hinübergehen konnte und bei ihr, und wenn sie da war auch bei ihrer prächtigen Mutter, volles Verständnis fand. Es war ein großer Verlust für uns, als Blochmann im Frühjahr 1898 nach Tübingen berufen wurde und im Herbst Rostock verließ. Aber die Freundschaft hat bis heute gehalten, auch wenn im Laufe der Jahre sich der Briefwechsel auf ein bis zwei, aber dafür um so längere Briefe im Jahre beschränkte.

Das Verhalten der außerordentlichen Professoren stand hierzu im Gegensatz. Ich habe oben schon erwähnt, wie ein Teil von ihnen sich an einem Vorstoß beteiligte, der gleichbedeutend war mit einer Parteinahme gegen mich, und die Stellung meiner Gegner beim Ministerium stärken mußte. Aber auch, wo es galt, gemeinsame Angelegenheiten zu fördern, versagten sie in der Hauptsache. Wie oben bemerkt, waren mir schon im Laufe des Jahres 96 Schwierigkeiten gemacht worden bei der Einreichung und Beurteilung bei mir gemachter Doktorarbeiten. Ich hatte deswegen Veranlassung genommen, mit anderen Außerordentlichen zu sprechen, und es wurde dann eine Besprechung der außerordentlichen Professoren aller Fakultäten veranlaßt — wenn ich nicht irre, war Martius der einladende. Ich stellte folgende Anträge: erstens, daß die außerordentlichen Professoren bei den von ihnen angeregten und unter ihrer Leitung angefertigten Doktorarbeiten selbst die Berichterstattung bei der Fakultät haben sollten; zweitens, daß die außerordentlichen an der Rektoratswahl teilnehmen dürften; drittens, daß eine Bestimmung in die Universitätssatzungen aufgenommen würde, daß ein habilitierter Assistent nur aus den gleichen

Gründen aus der Assistentenstelle entlassen werden dürfte, wie den zur Entziehung der venia legendi erforderlichen; viertens, daß wir uns zu einem Verein zur Wahrnehmung der Rechte der Nichtordinarien zusammenschlössen und versuchten, an anderen Universitäten gleiche Vereinigungen ins Leben zu rufen, mit denen wir dann in Verbindung träten. Der dritte Antrag wurde mit allen gegen meine Stimme, der vierte auch fast einstimmig abgelehnt, die beiden ersten dagegen nach mehreren Sitzungen und langen Reden für und wider angenommen. Nur zwei Extraordinarien schlossen sich, nachdem sie erst auch zugestimmt, aus. Es waren Söhne ordentlicher Professoren anderer Universitäten. Von den Anträgen ging nur der erste beim Konzil durch, der zweite wurde mit dem Bemerken abgelehnt, daß die Räume in der Universität nicht ausreichten, um eine Beteiligung der außerordentlichen Professoren bei der Rektoratswahl zu ermöglichen. Dabei handelte es sich um höchstens zehn bis zwölf Menschen, wenn sämtliche außerordentlichen teilnehmen würden!

Fragt man nach den Gründen dieses Verhaltens der Extraordinarien, so kann die Antwort in der Hauptsache mit Bismarcks Worten von dem Mangel an „Zivilkurage" bei den Deutschen gegeben werden. Keiner — gleichviel ob ich ihm sympathisch war oder nicht — bezweifelte wohl, daß es sich eigentlich in dem Kampf um eine Lebensfrage für die Nichtordinarien handelte. Aber die meisten fanden doch, daß Vorsicht der bessere Teil der Tapferkeit sei, und daß man als Machtloser besser täte, die Mächtigen nicht zu reizen. Daß auch die Nichtordinarien, wenn sie einig zusammenständen, eine Macht waren, war ihnen und auch sonst vielen Akademikern nicht aufgegangen. Auch muß ich ohne weiteres zugeben, daß mein Gedanke, eine Vereinigung der Nichtordinarien zum Schutze ihrer Rechte zu gründen, verfrüht war, und eine derartige Bewegung mit Aussicht auf Erfolg nicht von der kleinsten deutschen Universität ausgehen konnte. Aber es waren doch unerfreuliche

Einblicke, die ich in die Charaktere mancher Kollegen bekam. Am wenigsten freilich hatte mich das Verhalten von Martius überrascht, da ich ihn nicht anders beurteilt hatte. Er war bei der Mehrzahl der Fakultät wenig beliebt und wurde als innerer Kliniker, der gegen den Wunsch des alten Thierfelders ernannt war, auch als lästiger Wettbewerber empfunden. Nun hatte er in dem neuen Anatomen Barfurth einen Freund in der Fakultät gefunden und, da er nur darauf wartete, einst Nachfolger des damals schon im 73. Lebensjahre stehenden Thierfelders zu werden, wollte er meinetwegen nicht die neue Freundschaft aufs Spiel setzen. Es war ihm selbst peinlich, denn er hatte mich sehr häufig in wissenschaftlichen Dingen um Rat gefragt und mich sozusagen oft ausgenutzt. Er suchte aber möglichst beiden Parteien gerecht zu werden und wollte nicht wahr haben, daß er mir in den Rücken gefallen sei. Mir ist es recht unangenehm gewesen, daß ich wissenschaftlich später wiederholt gegen ihn habe Stellung nehmen müssen, denn es konnte auf ihn den Eindruck machen, als ob dies eine Art Rache von mir sei, woran nicht zu denken war.

Mir war seine ganze Art, über ziemlich selbstverständliche Dinge dicke Bücher zu schreiben, ohne eigenes, wertvolles neues wissenschaftliches Material beizubringen, und dies in mehr feuilletonistischer Form zu tun, sehr gegen den Strich. Ich habe nie begriffen, wie man ihn als Begründer der Konstitutionspathologie hat feiern können und mitunter noch rühmt. Denn er hat im Grunde nur das Verdienst, daß er durch immer wiederholtes Ausrufen von Selbstverständlichkeiten, die nur durch den bakteriologischen Taumel aus den Köpfen vieler Ärzte verdrängt waren, suggestiv gewirkt und alten Gedanken wieder mehr Anerkennung verschafft hat. Aber für die Begründung einer wissenschaftlich brauchbaren Auswertung des Konstitutionsbegriffs und Abschätzung des Anteils, den die Konstitution bei den einzelnen Krankheiten und Einzelwesen besitzt, hat er nichts beigetragen und konnte es auch gar nicht, weil er sowohl einer klaren Begriffsbestimmung wie scharfen Fragestellung aus dem Wege ging.

Mit dem äußeren Abschluß des akuten Kampfes war freilich der Frieden noch nicht wiederhergestellt, und der Krieg ist, wenn auch nur als eine Art Stellungskampf mit Unterminierung und Sprengversuchen, noch etwa zwei Jahre weitergegangen. Bei der Benutzung der Institutssammlung wurde mir das Leben möglichst sauer gemacht — wenn ich mal eins der verschlossenen Gläser geöffnet hatte, weil nur so das Wichtigste gezeigt werden konnte, erhielt ich sofort einen Brief, daß dies nicht zulässig oder das Glas nicht genau so wieder verschlossen worden sei, wie es war. Die Kleinlichkeit ging so weit, daß, als ich in der Eile, als Garré Dekan war, auf den Briefumschlag geschrieben hatte: An den Dekan der medizinischen Fakultät Professor Dr. G., die Annahme des Briefes verweigert wurde, weil das „Herr" fortgelassen war. Gesellschaftliche Boykottversuche wurden gemacht, allerlei Klatsch zusammengetragen oder auch böswillig erfunden und weitergetragen, so daß es einmal zu einem Pistolenduell mit einem außerordentlichen Professor, der alter Korpsstudent war, gekommen wäre, wenn dieser nicht doch so viel Anstand besessen hätte, sich schriftlich zu entschuldigen. Assistenten, besonders der chirurgischen Klinik, die bis dahin auch gesellschaftlich gern bei uns verkehrt und zum Teil mit mir musiziert hatten, fielen ab, selbst noch an anderen Stellen versuchte man uns unmöglich zu machen, so z. B. bei dem Vetter meiner Frau, der seit Sommer 95 Kommandeur des 90. Infanterieregiments in Rostock war und natürlich ein Verständnis für den ganzen Streit nicht gut haben konnte. Im ganzen hatten diese Bemühungen keinen Erfolg, besonders nicht bei den Mitgliedern der anderen Fakultäten, soweit sie nicht mit den Thierfelders verwandt oder eng verbunden waren. Selbst in der medizinischen Fakultät wurde das von einigen mißbilligt, und vor allem die Gattin von Geh. Rat Schatz, eine besonders kluge und mutige Frau, ließ keine Gelegenheit vorübergehen, ohne recht deutlich ihre Freundschaft und Achtung für meine Frau und mich zu zeigen.

Auch die Studenten hielten sich gut, und es ist immerhin erstaunlich, daß ich fast in jedem Halbjahr Vorlesungen zustande brachte, die von fünf bis zehn Studenten besucht wurden, um so bemerkenswerter, als im Sommer 97 die 1. Assistentenstelle am pathologischen Institut durch Dr. G. Ricker besetzt wurde, der sich dann auch gleich habilitierte und den bis dahin von mir gehaltenen demonstrativen und diagnostischen Kurs übernahm, den ich ja, da mir genügendes Material dazu fehlte, nicht weiter abhalten konnte. Ricker, ein sehr kluger, selbständiger Forscher und Denker und ausgezeichneter Lehrer, nahm dann natürlich einen nicht unbeträchtlichen Teil der Zuhörer mir weg. Auch wurden mir noch, wenn es irgend ging, auch hinsichtlich der Vorlesungen Schwierigkeiten gemacht — einmal, weil eine von mir angekündigte öffentliche Vorlesung über Spaltpilze mit der eines botanischen Privatdozenten übereinstimmen sollte, das andere Mal, als ich die große Vorlesung über „allgemeine Pathologie" in dem Winterhalbjahr, in dem Thierfelder spezielle pathologische Anatomie las, ankündigte und mir Th. das verbieten wollte. Da machte aber selbst die Mehrheit der medizinischen Fakultät nicht mehr mit und entschied zu meinen Gunsten.

Für meine wissenschaftlichen Arbeiten war dies begreiflicherweise nicht gerade sehr günstig, zumal ich natürlich schon aus geldlichen Gründen bei der Beschaffung des Materials, den experimentellen und, soweit unentbehrlich, chemischen Untersuchungen recht sparsam vorgehen mußte. Aber es fehlte mir doch weder an Hilfsarbeitern noch an Material, und es belohnte sich einigermaßen, daß ich in meiner fünfjährigen Assistentenzeit den auswärtigen Krankenanstalten und Ärzten nach Möglichkeit rasch und eingehend Bericht über das eingeschickte Untersuchungsmaterial geschickt hatte. So blieben mir das städtische Krankenhaus in Schwerin und Lübeck, das Stift Bethlehem in

Ludwigslust und manche Ärzte treu, und auch das Augustahospital in Köln, wo mein Schüler Dr. Hintze inzwischen Assistent geworden war, schickte mir noch sehr lehrreiches und wertvolles Material. In jedem Jahre gab es auch ältere Studenten oder junge Ärzte, die den Mut hatten, bei mir zu arbeiten und die Arbeit als Doktordissertation zu benutzen. Endlich wurde es mir auch durch die große Freundlichkeit von Kollegen Benda in Berlin ermöglicht, in den großen Universitätsferien 1898 wieder reiche Sektionserfahrungen zu sammeln, da er mich während seiner fünfwöchigen Beurlaubung zu seinem Vertreter in der Prosektur vorschlug. Ich konnte in den fünf Wochen ungefähr ebensoviel und meist bemerkenswertere und lehrreichere Sektionen ausführen wie in Rostock in einem Jahr, und hatte auch reichliche Gelegenheit, vor Assistenten und famulierenden Studenten Demonstrationskurs abzuhalten. Die Zusammenarbeit mit den dortigen leitenden Ärzten, den wissenschaftlich hervorragenden und vornehmen Professoren Koerte und Stadelmann (nur sehr kurze Zeit auch mit Alb. Fraenkel, der bald verreiste) war sehr wertvoll und anregend für mich, so daß ich dieses Berliner „Zwischenspiels" immer noch gern gedenke.

So kam es, daß ich mich wissenschaftlich in meinem Fach halten konnte und nicht ausgeschaltet wurde. Meine „Ergebnisse" entwickelten sich erfreulich weiter und fanden sehr anerkennende Beurteilung, z. B. bei Marchand und Birch-Hirschfeld. Ich konnte zahlreiche Untersuchungen zur Entzündungslehre, experimentelle über Tuberkelpilze, ferner über Amyloid, Gewebsüberpflanzungen veröffentlichen, eine größere „Monographie" „Zur Lehre von den Geschülsten und Infektionskrankheiten" erscheinen lassen und zu dem Buch von Martius über „Achylia gastrica" ein Kapitel als Beitrag liefern. Daneben war es mir auch möglich, in der „Rostocker naturforschenden Gesellschaft" und zwei Tagungen der Deutschen pathologischen Gesellschaft Vorträge zu halten, die Beachtung fanden.

Trotzdem mußten meine Frau und ich mit großer Sorge in die Zukunft sehen. Durch den Fortfall des Assistentengehalts, der erheblichen Verminderung der Studierenden waren meine Einnahmen sehr stark geschmälert, und auf der anderen Seite durch die Unterhaltung des Laboratoriums die Ausgaben nicht unbedeutend erhöht worden, so daß wir von Jahr zu Jahr immer mehr von dem nicht sehr erheblichen Kapitalvermögen aufzehren mußten, und man das traurige Ende vorausberechnen konnte. So mußte ich denn mich immer mehr mit dem Gedanken vertraut machen, die akademische Laufbahn aufzugeben, eine Prosektur an einem Gemeindekrankenhaus zu übernehmen oder, wozu ich allerdings wenig geeignet gewesen wäre, ein praktisch ärztliches Fach zu ergreifen. Aber auch hierfür waren die Zeiten nicht günstig. Es gab damals in Deutschland nur wenige pathologisch-anatomische Stellen außerhalb der Universität, und diese wenigen — es waren acht bis neun — waren zum Teil erst vor kurzem besetzt worden (wie die drei Berliner 1894). 1897 wurde in Chemnitz eine Prosektur neu eingerichtet, auf die ich von meinem damaligen Freunde Krückmann, der Assistent an der Augenklinik in Leipzig war, aufmerksam gemacht wurde, der sich auch zusammen mit einflußreichen Professoren der Leipziger Universität große Mühe gab, mich dorthin zu bringen. Ich unterlag aber bei der Bewerbung dem Königsberger Pathologen Nauwerk, der bis zu seinem Übertritt in den Ruhestand dort blieb und große Verdienste auch um die öffentliche Gesundheitspflege sich dort errang. — Carl Weigert in Frankfurt a. M., der ja nach dem Tode von Cohnheim sich kurze Zeit in einer ähnlichen Lage befunden hatte wie ich, bemühte sich für mich in Mainz, die Errichtung einer Prosektur am städtischen Krankenhaus durchzusetzen, aber dazu kam es erst fast zwanzig Jahre später und etwa zwölf Jahre nach Weigerts Tode. Aussichten für ein Universitätsordinariat waren ganz schlechte, da jahrelang überhaupt kein Ordinariat frei wurde, und ich wegen Unverträglichkeit, Rücksichtslosigkeit und „umstürzlerischer“ Ansichten immer berüchtigter wurde[1]. Auch meine kritische Arbeit, wie ich sie in den „Ergebnissen" leistete, verschaffte mir wenig Freunde und brachte mich in den Ruf eines stets Widersprechenden. Ich entsinne mich noch, wie in einer amerikanischen Arbeit — den Verfasser habe ich vergessen — zu lesen war: „Lubarsch, the mephisto of the pathologists, der Geist, der stets verneint". Es war also schon so, daß ich schwer mit mir selbst ringen mußte. Denn der Gedanke, eine Lehrtätigkeit ganz und für alle Zeiten aufgeben zu müssen, war für mich um so schmerzlicher, weil ich mir bewußt war, daß dadurch meine Hauptbegabung und die Quellen der wissenschaftlichen Arbeit verschüttet werden würden. Deshalb entschloß ich mich, auf ein Schreiben zurückzugreifen, das ich noch vor dem Rostocker Konflikt von Geheimrat Althoff erhalten hatte. Er hatte mir im Juni 1896 einen sehr freundlichen Brief geschrieben und den Wunsch ausgesprochen, daß ich ihn gelegentlich in Berlin aufsuche. Ich hatte höflich geantwortet und geschrieben, ich würde, wenn ich mal nach Berlin käme, mir die Ehre geben. Ich hatte mich aber bisher noch nicht dazu entschließen können. Jetzt schrieb ich ihm, ob es ihm passe, wenn ich ihn dann und dann aufsuchte. Er war einverstanden und empfing mich sehr freundlich, fragte mich über viele Rostokker Kollegen, und ich hatte den Eindruck, daß er mich daraufhin ansah, ob ich wohl ein geeigneter Berichterstatter für die

[1] Wie unbedachte Aussprüche ausgenutzt und verbreitet werden können, davon ein kleines Beispiel. Ich war von einem der Rostocker medizinischen Ordinarien gebeten worden, ihm Herren für den neu errichteten Lehrstuhl der Irren- und Nervenheilkunde zu nennen. Ich nannte drei ao. Professoren und empfahl einen besonders, den ich übrigens persönlich nicht kannte. Gegen alle drei wurden unsachliche Einwände, wie „sehr unangenehme Frau", „überheblich" usw. gemacht. Ich ärgerte mich darüber und sagte: Ich dachte, es handle sich um Berufung in ein verantwortungsvolles Amt und nicht Aufnahme in einen Kegelklub. — Als ich Jahre später in einer Fakultät für das erledigte Ordinariat genannt wurde, erfolgte sofort Widerspruch, und ein Mitglied sagte: Ganz unmöglich, er hat uns ja als einen Kegelklub bezeichnet.

Rostocker Universität sein würde. Ich war in meinen Antworten sehr zurückhaltend, besonders als er mich sehr eingehend über Garré fragte, über den ich ja hinsichtlich seiner Tüchtigkeit nur sehr Gutes berichten konnte und mein persönliches Urteil über seinen Charakter zurückhalten mußte. Ich sagte ihm, daß ich sehr froh wäre, wenn ich an eine preußische Universität kommen könnte, und er antwortete, daß er bei passender Gelegenheit an mich denken wolle. Es ist möglich, daß meine spätere Berufung nach Posen damit zusammenhing.

Schon im Sommer 98 wurde ich durch Weigert auf diese Möglichkeit aufmerksam gemacht. Von verschiedenen Kreisen wurde in Posen darauf hingearbeitet, durch Einrichtungen künstlerischer und wissenschaftlicher Art und durch Heranziehung von Gelehrten und Künstlern die deutsche Bevölkerung in der Stadt Posen und anderen Städten der Provinz mehr zu fesseln und bodenständiger zu machen. Es war auch der Gedanke damit verknüpft, durch Heranziehung von unabhängig gesinnten und weiterblickenden Universitätsprofessoren nach Posen eine vermittelnde Schicht zwischen Beamtenschaft und Bürgertum zu gewinnen. Diese Gedanken, deren Hauptvertreter wohl in erster Linie der damalige Oberbürgermeister Witting war, hatten sich allmählich zu bestimmten Plänen verdichtet. Mit Unterstützung des Staates sollten von der Provinz ein Museum (das Kaiser Friedrich-Museum) und eine große Bücherei (die spätere Kaiser Wilhelm-Bibliothek) errichtet und vom Staat noch andere Einrichtungen geschaffen werden, über deren besondere Art damals noch nicht völlige Klarheit herrschte. Aus der Ärzteschaft heraus war auf die Senckenbergsche Gesellschaft in Frankfurt a. M. und die von ihr unterhaltenen wissenschaftlichen Anstalten, besonders das pathologische Institut, hingewiesen und um die Errichtung eines pathologischen Instituts in Posen gebeten worden, das dann den Mittelpunkt für die ärztliche Fortbildung bilden sollte. Daneben gingen noch andere Pläne einher, die teils auf Begründung einer Universität oder technischen Hochschule, teils auf die Errichtung einer großzügigen Fortbildungs- und populärwissenschaftlichen Anstalt (der Gedanke der Volkshochschule war damals noch nicht sehr verbreitet) hinzielten. Zur Leitung des pathologischen Instituts war von einigen — mir übrigens persönlich ganz unbekannten — Ärzten auf mich hingewiesen worden. Den Gedanken eines staatlichen pathologischen Instituts lehnte der damalige Kultusminister Bosse ziemlich schroff mit dem Bemerken ab, daß der Staat die pathologische Anatomie nur als Unterrichtsfach ansehe und es deshalb nur an den Universitäten für ihn in Betracht käme. Althoff fand dann aber eine Lösung dahin, daß mit Rücksicht auf die Gefahr der Seucheneinschleppung von der russischen Grenze her ein staatliches königlich-hygienisches Institut in Posen errichtet würde, dem vielleicht mit Unterstützung der Stadt ein pathologisches angegliedert werden könnte. Diese Pläne hatten schon bestimmte Gestalt angenommen und, es war bereits ein bestimmtes Haus von der Stadt vorgesehen, wo diese Institute untergebracht werden könnten, als mir im August 98 nahegelegt wurde, zu einer Besprechung mit einigen leitenden Ärzten und dem Oberbürgermeister nach Posen zu kommen. Ich reiste in den letzten Augusttagen dorthin und hatte Gelegenheit, mich bei dem weitsichtigen und vornehmen höchsten Beamten der Provinz, dem Oberpräsidenten von Wilamowitz-Möllendorff, über die ganzen dortigen Verhältnisse zu unterrichten.

Posen, das damals etwa 75000 Einwohner hatte, machte einen etwas fremdartigen Eindruck; man hatte nicht unbedingt den Eindruck, in einer deutschen Stadt zu sein. Besonders auf dem Wilhelmplatz war ein unruhiges und verhältnismäßig großstädtisches Leben; man sah an manchen Geschäften polnische Aufschriften und hörte auch auf der Straße nicht wenig polnisch sprechen. In meinen Besprechungen mit dem Oberpräsidenten und dem Oberbürgermeister bekam ich den Eindruck, daß zwischen diesen beiden Stellen eine vollkommene Übereinstimmung über die Ziele und Wege nicht herrschte. Namentlich Exzellenz von Wilamowitz stand den Plänen recht skeptisch gegenüber und wünschte vor allem nicht, daß den Einrichtungen eine Spitze gegen die Polen gegeben würde. Inwieweit die Pläne hinsichtlich eines pathologischen Instituts Aussicht auf Verwirklichung hätten, war noch durchaus unsicher, wie sowohl der Oberpräsident wie auch der Oberbürgermeister durchblicken ließen. Die Ärzte, die ich sprach, waren freilich hoffnungsfreudiger. Bemerkenswert war, daß ich schon in den knapp zwei Tagen, die ich dort war, den Eindruck einer Dreiteilung der Ärzteschaft gewinnen mußte: in evangelisch-deutsch, jüdisch-deutsch und polnisch. Ich sah mir das städtische Krankenhaus und das für das hygienische Institut in Aussicht genommene Gebäude an; das Krankenhaus entbehrte fast aller neuzeitlicher Einrichtungen und das für das hygienische Institut bestimmte Haus machte einen recht unhygienischen und baufälligen Eindruck.

Mir war aber der kurze Aufenthalt und die ganze Reise nach Posen recht wertvoll. Seit Jahren war ich schon Mitglied des Ostmarkenvereins und las aufmerksam die „Ostmark“, hatte daher schon Kenntnis von den Schwierigkeiten des dortigen Lebens. Der Eindruck durch eigene Anschauung war aber doch weit wirkungsvoller, und ich reiste recht nachdenklich zurück, um so mehr, als ich mich der Überzeugung nicht entziehen konnte, daß der sehr lebhafte, gewandte und auf äußere Wirkung bedachte Oberbürgermeister mit dem abgeklärten, zurückhaltenden und vornehmen Oberpräsidenten nicht an demselben Strang zog.

Schon im Winterhalbjahr 98/99 entschied es sich, daß ein hygienisches Institut errichtet und ihm eine pathologisch-anatomische Abteilung angegliedert werden sollte. Es dauerte aber noch eine Zeit, bis die persönlichen Fragen entschieden wurden. Der Hygieniker wurde schon zu Ostern 99 berufen, während sich die Erwägungen über den pathologischen Anatomen länger hinzogen. Mitte März, gerade am Tauftage unserer Tochter Ottonie, erhielt ich von befreundeter Seite die Nachricht, daß wenig Aussicht vorhanden sei, daß ich berufen würde, da der Minister die größten Bedenken dagegen hätte.

Es war trotz aller Schwierigkeiten, die mir Posen zu bieten schien, eine herbe Enttäuschung für mich, um so mehr, als mir Virchow, den ich einige Wochen vorher in Berlin wegen einer Arbeit eines meiner Schüler für sein Archiv aufgesucht, mitgeteilt hatte, daß er wegen Besetzung der Posener Stelle vom Ministerium befragt worden wäre und mich an erster Stelle empfohlen hätte. Ich mußte mich also auf weiteres Warten einrichten und beschloß nun, wenigstens noch einen Versuch zur Erleichterung meiner Lage zu machen, daß ich das mecklenburgische Ministerium um eine Unterstützung für die Unterhaltung meiner Arbeitsstätte bat. Zur Begründung führte ich an, daß dort dauernd wissenschaftliche Arbeiten von Studenten und jungen Ärzten gemacht würden, und daß ich auch eine besondere Richtung meines Faches verträte. Freilich versprach ich mir von dem Antrag nicht viel, da ich wußte, daß der Referent für die Universität, Geh. Rat Mühlenbruch, dagegen sein würde. Auf Rat meiner rechtswissenschaftlichen Freunde erbat ich eine Rücksprache bei dem Minister von Amsberg selbst, dem ich nun meine ganze Lage auseinandersetzen konnte und immerhin wohlwollendes Gehör, wenn auch keine Zusicherungen erhielt. Ende August bekam ich dann vom Ministerium, das die Fakultät nicht befragt hatte, die Mitteilung, daß mir zunächst auf drei Jahre jährlich 1000 Mark für meine wissenschaftlichen Arbeiten (nicht aber für die Unterhaltung der Arbeitsstätte, denn man wollte amtlich sie nicht als besonderes „Laboratorium" anerkennen) bewilligt waren.

Das war natürlich ein Erfolg und erhebliche Erleichterung und besserte meine Lage insoweit, als ich in meinen Arbeiten mich nicht mehr so stark einzuschränken und nicht um jeden

Preis eine andere Stellung anzunehmen brauchte. Diese Hilfe kam gerade im rechten Augenblick, denn wenige Wochen später erhielt ich von dem Geh. Rat Kirchner aus der Medizinalabteilung des Preußischen Kultusministeriums ein Schreiben, in dem er mich im Auftrage seines Ministers — Bosse war inzwischen durch Studt ersetzt worden — bat, baldigst nach Berlin zu kommen, weil er wegen Besetzung der Stelle des pathologischen Anatomen am Kgl. hygienischen Institut in Posen meinen „wertvollen Rat" hören wolle. Die Form war natürlich eigenartig, und ich konnte daraus entnehmen, daß man aus irgendeinem Grunde, den ich noch nicht übersah, mir die Stelle nicht ohne weiteres anbieten wolle. So verlief denn auch meine Unterredung mit Kirchner so, daß ich, nachdem ich von ihm über die ganze Art der Stellung und die bevorstehenden Aufgaben unterrichtet war, die etwa in Frage kommenden Herren mit ihm durchsprach, erfuhr, daß mit zwei von diesen bereits vergeblich verhandelt worden war und dann eine große Pause eintrat. Dieses Schweigen wurde dann schließlich von Kirchner gebrochen, und er sagte: „Wir hatten auch an Sie gedacht, bezweifelten aber, ob Sie geneigt wären, aus der Universitätslaufbahn auszuscheiden." Ich sagte: wenn es nicht für immer ist, wäre das für mich kein Hindernis; es wird auf die Bedingungen ankommen, worauf er erwiderte, darüber müssen Sie mit Herrn Ministerialdirektor Althoff verhandeln und mich bei diesem gleich anmeldete.

Meine Unterredung mit Althoff war lang und für mich recht denkwürdig. Er begann damit, mir mein Sündenregister von meiner Studentenzeit an vorzuhalten — schon in Straßburg hätte man von mir als dem „Säbel-Lubarsch" gesprochen (ich hatte in einem Halbjahr dort allerdings zwei Säbelduelle gehabt; mir war aber dieser Spitzname bis dahin unbekannt und erst nach fast zwei Jahrzehnten erfuhr ich, daß ich tatsächlich in bestimmten Kreisen so bezeichnet worden sei). Er ging dann auf meine verschiedenen Streitigkeiten bei Ponfick, Klebs und in Rostock ein. Ich erwiderte, daß ich seine Zeit nicht damit in Anspruch nehmen könnte, um ihm die Dinge in etwas anderer Beleuchtung zu zeigen, daß ich aber ohne weiteres zugäbe, ein „unbequemer Untergebener“ zu sein; worauf er lachte und sagte, solche Leute könne man im allgemeinen gerade in Posen nicht brauchen, aber er wolle gestehen, daß er für solche Menschen eine gewisse Schwäche habe, wenn sie etwas leisteten, und das wäre ja, wie er selbst von mir nicht geneigter Seite erfahren, sowohl hinsichtlich der wissenschaftlichen wie Lehrtätigkeit bei mir der Fall; er wolle mir also die Stelle anbieten. Nun gab es noch Schwierigkeiten zu überwinden, denn die Anstellungsbedingungen waren durchaus nicht verlockende. Die im staatlichen Haushaltplan ausgeworfene Besoldung von 4800 Mark wollte A. nicht zu Verfügung stellen, da er 1200 Mark für andere Zwecke brauche, auch würde die Stelle erst vom Haushaltjahr 1901/02 fest und ruhegehaltsfähig sein. Das setzte meine Bereitwilligkeit zur Annahme herab und, da infolge der mir vom mecklenburgischen Ministerium gewordenen Bewilligung meine Notlage sich verringert hatte, zögerte ich und machte meine Bedenken geltend. Althoff dachte einen Augenblick nach und sagte dann, Sie haben ja noch erhebliche Nebeneinnahmen, besonders als Prosektor am städtischen Krankenhaus. Ich war erstaunt, daß Kirchner mir davon nichts gesagt und fragte nach der Höhe des Prosektorengehalts, das A. dann mit 2—3000 Mark — genau wisse er es nicht — angab. Darauf sagte ich, dann ließe sich darüber reden, und A. stand auf mit den Worten: „Fahren Sie nur mal nach Posen, sehen Sie sich alles an und dann entscheiden Sie sich.“ Ich fragte ihn noch, ob ich durch die Annahme meine Aussichten auf ein Ordinariat verschlechtern würde, was er mit den Worten: „Nein, das hängt natürlich von Ihren weiteren Leistungen und den Fakultäten ab; wir werden Sie jedenfalls nicht vergessen. Nun lassen Sie sich aber noch von Geheimrat Schmidt über alle Verhältnisse in Posen unterrichten.“

Auch die Besprechung mit Geheimrat Schmidt (Schmidt-Ott) war bemerkenswert, für mich sehr wichtig und geeignet, mich in erneute Bedenken zu stürzen. Wir begrüßten uns als alte Bekannte und erkannten uns im Laufe der Unterredung als Schulkameraden wieder, die zusammen in der Quarta des Kgl. Wilhelmgymnasiums gesessen hatten. Schmidt schilderte mir sehr offen die gesamten Verhältnisse und die Unklarheit meiner Stellung; wegen der Prosektur am städtischen Krankenhaus wären noch keine bindenden Abmachungen zustande gekommen, ebensowenig über die Beziehungen zu den anderen (ausschließlich konfessionellen) Krankenhäusern. Es sei alles noch im Werden, es beständen viele, noch unausgereifte Pläne über weitere wissenschaftliche Einrichtungen; es sei Pionierarbeit zu tun, aber gerade deswegen legte das Ministerium Wert darauf, besonders tat- und willenskräftige Männer dorthin zu schicken. Ich fragte nach dem Verhältnis zu dem Hygieniker und Direktor des Instituts, Professor Wernicke. Schmidt zögerte etwas mit der Antwort und schilderte ihn dann so, daß ich den Eindruck gewann, er sei ein tüchtiger Fachmann, aber sonst nicht viel mehr, und daß seine dienstliche Stellung zu mir die eines Verwaltungsdirektors sein würde. Meine Erkundigungen über die zur Einrichtung der Abteilung und zum Betrieb zur Verfügung stehenden Mittel hatten kein sehr befriedigendes Ergebnis, und ich verließ noch recht unentschlossen Schmidts Zimmer. Draußen stieß ich noch mal auf Althoff, der sich sehr freundlich nach Frau und Kindern erkundigte und mich wieder ermunterte, gleich nach Posen zu fahren.

Dort ging ich zuerst zum Oberbürgermeister, bei dem ich mich vorher angemeldet hatte, und sollte da eine große Überraschung erleben. Er war sehr liebenswürdig und gesprächig, sprach von allen möglichen weitschauenden Plänen, auch wieviel sich die Ärzteschaft von den neuen Einrichtungen und von mir versspräche, nur von der städtischen Prosektur sprach er wenig und von dem Gehalt für mich gar nichts, bis ich ihn fragte, wie denn nun die Abmachungen wegen der Prosektur und mein Gehalt sein würde, ob sie persönlich mit mir oder von Stadt zu Staat erfolgen sollten. Gehalt?, fragte Herr Witting, Gehalt, wie kommen Sie darauf? Althoff hat es mir gesagt. Hat er Ihnen auch gesagt wieviel? Ja, er meinte 2—3000 Mark. Da sprang er auf und rief aus: Nein, dieser Althoff, er ist doch ein genialer Gauner! Sehen Sie — und er ergriff ein Aktenstück — hier, die letzten Schriftstücke, die zwischen dem Kultusministerium und der Stadt über diese Frage gewechselt sind: „Aus der Errichtung der Prosektur am städtischen Krankenhaus und Übertragung der Prosektorstelle an den pathologischen Anatomen des Kgl. hygienischen Instituts werden der Stadt irgendwelche Kosten nicht erwachsen. I. A. Althoff." Ja, sagte ich, dann lehne ich eben ab, das ist ja einfach. Nein, sagte Witting, das ist ja die geniale Gaunerei. Althoff weiß, daß wir Sie hier haben wollen und eine nochmalige Ablehnung (zwei Herren hatten vor mir abgelehnt) außerordentlich peinlich empfinden würden; und so zwingt er uns, Ihnen das Gehalt zu geben. Freilich müssen Sie bis Ende März ohne diesen Zuschuß auskommen, denn ich kann den Posten bei der Stadtverordnetenversammlung erst für den nächsten Haushaltplan durchsetzen. Dann aber sollen Sie — darauf können Sie sich verlassen — 2000 Mark bekommen." Es war wirklich vergnüglich zu sehen, wie bei Witting das Gefühl der Hochachtung über Althoffs raschen Entschluß, einen Teil der Kosten der Stadt aufzuladen, mit dem Ärger über die Überlistung stritten.

Ich besuchte noch die leitenden Ärzte des städtischen Krankenhauses und der Diakonissenanstalt sowie Professor Wernicke. Ich hatte nach Geheimrat Schmidts Schilderung nicht viel erwartet, aber doch noch etwas mehr, als ich fand — einen zweifellos an sich gutmütigen Mann von Unteroffizierformat und leichter Neigung zur Aufgeblasenheit, aber ohne jede Spur eines akademischen Hauchs. Dabei mir gegenüber durchaus liebenswürdig und entgegenkommend. Die in dem baufälligen, einigermaßen instand gesetzten Hause in der Breslauer Straße für den pathologischen Anatomen vorgesehenen Räume waren unzweckmäßig und unzureichend eingerichtet; zwei weitere wurden mir von W. für Sammlungszwecke in Aussicht gestellt, ebensowenig konnten mir die für Unterbringung von Tieren in Aussicht genommenen Ställe gefallen und neuzeitlichen Anforderungen entsprechend erscheinen. Hier tat W. schon die erstaunte Frage, wozu denn der pathologische Anatom Tierställe brauche, eine Frage, die ich als eine rhetorische betrachtete und unbeantwortet ließ. Der gemeinsame Hörsaal war für meine Zwecke auch nicht gerade sehr geeignet, und es mußten sich, wenn er von dem Hygieniker ebensoviel benutzt würde wie für den Pathologen zu erwarten war, aus der Sache heraus Unzuträglichkeiten ergeben. — Die Einrichtungen im städtischen Krankenhaus für die Zwecke der Leichenöffnungen waren nicht nur beschränkte und dürftige, sondern geradezu vorsintflutliche, und es gehörte schon mehr als Mangel an Sachkenntnis dazu, wenn das Kultusministerium ehrlich dem Oberbürgermeister antworten konnte, daß aus der Begründung der Prosektur „der Stadt keine Kosten erwachsen würden". — Bei den Besprechungen mit den leitenden Ärzten der konfessionellen Krankenhäuser und des städtischen Krankenhauses sah ich bald, daß zwar die überwiegende Mehrheit sehr ernstlich und aufrichtig die Errichtung der pathologisch-anatomischen Stelle wünschte, daß sie aber fast alle eine gewisse Angst hatten, es würden aus der Vornahme der Leichenöffnungen ihnen große Schwierigkeiten erwachsen. Auch wurde mir klar, daß der Eindruck, den ich bei meiner ersten Anwesenheit in Posen gewonnen von einer Spaltung in jüdische, deutsch-evangelische und polnische Ärzte nicht ganz ausreichend war, sondern unter diesen drei Gruppen noch manche — teils persönlich, teils weltanschaulich bedingte oder gesellschaftliche Gegensätze bestanden — am wenigsten bei den polnischen Ärzten. Trotzdem ich also nicht im Zweifel darüber sein konnte, daß ich auf sehr schwierigen und gerade bei meiner Eigenart gefährlichen Boden kommen würde, wuchs bei mir die Neigung, die Stelle anzunehmen. — Vielleicht lockte mich auch die Gefahr, vor allem aber die Sicherheit, hier für meine wissenschaftlichen Arbeiten ein weites Feld und für meine Lehrbegabung und -freudigkeit ganz neue Aufgaben zu finden und endlich auch, so glaubte ich wenigstens, für Erhaltung und Stärkung des Deutschtums in der Stadt und Provinz Posen mein Teil beitragen zu können. Deswegen stellte ich also alle Bedenken — auch die hinsichtlich der schwierigen, für meine Frau sicher unerquicklichen Wohnungs- und wirtschaftlichen Verhältnisse zurück und erklärte, nach Berlin zurückgekehrt, die Annahme der Berufung. Ich würde es wohl auch getan haben, wenn ich übersehen hätte, was damals nicht der Fall war, daß meine wissenschaftliche Stellung und Weiterarbeit mich in starke Gegensätze zu den einflußreichen Männern in der Medizinalabteilung des Kulturministeriums bringen würde. Doch davon später.

Der Abschied von der Universität wurde mir nicht allzu schwer — denn, wenn ich auch wußte, daß ich in Posen zunächst manche wertvolle und mir teure Anregungen der Universität entbehren müßte und zunächst einigermaßen isoliert unter schwierigen Verhältnissen würde arbeiten müssen, so war dies ja auch in Rostock nicht viel anders gewesen. — Die Beziehungen zur medizinischen Fakultät waren doch gelöst, und wenn auch durch einige Neuberufungen (Axenfeld, Kobert) ein regerer Geist in die Fakultät gekommen, und mit diesen, an dem Kampf mit mir unbeteiligten Ordinarien auch wissenschaftliche und gesellschaftliche Anknüpfungen erfolgt waren, so waren sie doch noch zu locker, als daß mir die Lösung hätte schwerfallen können. Schwerer war schon der Abschied von den Freunden der anderen Fakultäten, die es sich auch nicht nehmen ließen, mir eine Abschiedsfeier zu geben, an der sich nun auch Professoren — selbst Ordinarien — der medizinischen Fakultät beteiligten, die es einst für vorsichtiger gehalten, sich von mir zurückzuziehen. Auch von Stadt und Land trennte ich mich nicht leicht — hatte ich hier doch acht Jahre meines Lebens zugebracht, eheliches Glück gefunden und vieles Schwere erlebt, mußte einen Sohn in Rostocker Erde zurücklassen und konnte auch die prächtigen Wälder, die nahe See und das herrliche Städtebild, das die Stadt, wenn man von Warnemünde auf der Warnow sich ihr näherte, bietet, nicht leicht vergessen. Rostock und Mecklenburg waren mir doch auch durch die verwandtschaftlichen Beziehungen eine neue Heimat geworden, und ob das mit Posen, das auch landschaftlich gar keine Reize bot und sich fremdartiger aufwies, jemals der Fall sein würde, wußte ich nicht.

Viel größere Schmerzen mußte der Abschied meiner lieben Frau bereiten. Sie trennte sich von Mutter und Schwestern, mit denen wir bei der Nähe von Warnemünde in regestem Verkehr standen, sie trennte sich von der Stadt, in der sie einen Teil ihrer frohen Jugend verbracht, und in der sie eine ungewöhnlich große Zahl von Freundinnen und Freunden zurückließ. Ihre Anmut und Liebenswürdigkeit hatte ihr immer die Herzen auch der niederen Bevölkerung gewonnen, und sie konnte nicht über die Straße gehen, ohne daß sie Bekannte traf und von fast jedem Dienstmann, Droschkenkutscher und Polizisten freundlich begrüßt wurde. Und nun sollte sie sich von alledem lösen und in eine fremde Stadt mit zum Teil fremdsprachiger Bevölkerung übersiedeln, in der es zudem an manchen Errungenschaften der westlichen Zivilisation noch fehlte. Bei der Wohnungssuche hatte sie das besonders stark empfunden. Mit Mühe hatten wir eine gefunden, die kleiner, weniger schön, aber beinahe doppelt so teuer war wie unsere Rostocker, und zu der ein Garten für unsere Kinder fehlte. Dazu hatte ihr weibliches Gefühl und ihr klarer Blick ihr keine Täuschung darüber gelassen, wie schwer und gefährlich die ihrem Manne dort gestellte Aufgabe sein würde, und wenn sie auch an sich Kämpfe nicht scheute und, wenn es zum Kampfe kam, von rücksichtsloser Tapferkeit und Zähigkeit war, so hatte sie doch von den Rostocker

Kämpfen genug, und es graute ihr vor einer Wiederholung und dazu auf fremdem Erdreich. — So kam es, daß wir uns mit schwerem Herzen trennten, als ich zunächst allein schon zum 1. Oktober nach Posen mußte, wohin ich sie dann Ende des Monats abholte. Als wir dann zusammen mit den Kindern abreisten, überwog aber doch auch bei ihr die Genugtuung über die Befreiung ihres Mannes aus einer unhaltbaren Lage, und ihre Stirn begann sich erst wieder zu bewölken, als unser Umzug in die Posener Wohnung erfolgte.

Posen

Bei feuchtkalten, grauen Novembertagen zogen wir in unsere Wohnung in der Gartenstraße ein, in der von Gärten nichts zu sehen war, wie die Bäume eines gegenübergelegenen Friedhofs. Er erfolgte nicht unter günstigen Vorzeichen. Die kräftigen Träger und Verlader rochen schon am frühen Nachmittag stark nach Schnaps und waren gegen Abend nicht mehr ganz sicher auf den Beinen, so daß manches Möbelstück arg gefährdet schien. Sie sprachen untereinander und mit der in Posen angenommenen Köchin polnisch, was bei unserer Unkenntnis der Sprache nicht angenehm war. Am späten Abend vermißte meine Frau ihre Geldtasche mit über 50 Mark Inhalt, und trotz allen Suchens war sie nicht aufzufinden. Auch die Mahnungen an die Köchin, das Geldtäschchen müsse gefunden werden, hatten nur den Erfolg, daß diese empört unter Anrufung vieler Heiliger den Verdacht gegen ihre Ehrlichkeit zurückwies. Am nächsten Morgen, zu einer Zeit, als noch niemand anderes als die Köchin im Eßzimmer gewesen war (das aus Rostock mitgenommene Hausmädchen war noch mit den Kindern beschäftigt), wurde die Börse in der Nähe des Büffets, wo am Abend vorher öfters gesucht worden war, gefunden und in den fünf Monaten, die die edle Polin bei uns blieb, wurde ihre Unehrlichkeit noch wiederholt festgestellt. Das war geeignet, unser Vertrauen zur dortigen Bevölkerung stark zu erschüttern und den Ruf von den diebischen Neigungen der Polen zu rechtfertigen. Ich kann aber nicht sagen, daß unsere weiteren Erfahrungen dies bestätigt hätten. Wir haben vielmehr sehr tüchtige, ergebene und treue polnische Mädchen gehabt, mit denen uns bis zum Jahre 1919 freundliche Beziehungen verknüpften, und auch das männliche

Personal, mit dem ich in den fünf Jahren meiner Posener Tätigkeit zu tun hatte, zeichnete sich durch Ehrlichkeit und Anhänglichkeit, zum Teil auch durch Tüchtigkeit und Klugheit aus. Sie waren uns ergeben bis zu dem Punkt, wo ihr Nationalgefühl in Frage kam, das nicht nur mit einer Art schwärmerischen Glaubenseifers festgehalten, sondern unmittelbar mit dem Glaubensbekenntnis verknüpft wurde. Polnisch und katholisch war ihnen gleichbedeutend, und es ist kennzeichnend, daß unsere treue Marianne Nowakowska, als ihr meine Frau es verwies, daß sie mit dem Institutsdiener Marcignac in unserem Hause polnisch sprach, antwortete: mit einem katholischen Menschen spreche ich nur polnisch. Diese Gleichstellung von polnisch und katholisch saß so fest, daß mein Sektionsdierner Siemsky, als ich ihn mal davon überzeugen wollte, daß es auch deutsche Katholiken gäbe und ihm einige, uns näher bekannte katholische deutsche Offiziere nannte, antwortete: „Herr Professor, ich glaube Ihnen sonst alles, aber das kann ich nicht glauben.“ Es war also ganz so geblieben, wie mein verehrter Kollege von Wilamowitz es in seinen Erinnerungen für eine weit frühere Zeit (S. 32) schildert. „Für die Menge des polnischen Volkes fiel deutsch und ketzerisch zusammen.“

Der Winter bis zum Frühjahr 1900 brachte keine besonderen Anregungen, nur für meine Frau manches, was ihre Stimmung zu heben geeignet war. Bei mehreren größeren Festen, die wir noch im Dezember mitmachten, traf sie eine ganze Anzahl von Bekannten aus früherer Zeit, namentlich in Offizierskreisen, und so erhielten wir gesellschaftliche Beziehungen, die ihr den Ort etwas heimischer erscheinen ließen. — Als wir bei dem Oberbürgermeister Besuch gemacht hatten, der vor dem Königstor in einem hübsch im Grünen gelegenen Haus mit netten zum Erdgeschoß gehörigen Garten wohnte, sagte meine Frau seufzend, ja, wenn man hier wohnen könnte, wäre es schon zum Aushalten. Zwei bis drei Monate später erfuhr sie zu einem zu Kaisers Geburtstag stattfindenden Damentee, daß ein Major, der die Erdgeschoßwohnung in dem Oberbürgermeisterhause bewohnte, den Abschied erhalten und zum 1. April ausziehen würde. Kurz entschlossen mietete ich leichtsinnigerweise, obgleich wir in der Gartenstraße Vertrag auf ein Jahr hatten, die Wohnung, und wir hatten das Glück, durch die Bemühungen meiner Frau die Gartenstraßenwohnung mit nur geringem Verlust zu vermieten. In der geräumigen, sonnigen Wohnung vor dem Königstor haben wir dann bis zum Scheiden von Posen manche frohe und auch manche sorgenvolle Stunde verlebt und uns besonders des Gartens und der freien Lage erfreut. Im Spätfrühjahr schlugen dort die Nachtigallen und, wenn das Wetter danach war, pflegte ich bei offenem Fenster bis morgens 3 Uhr an meinem dicht am Fenster stehenden Schreibtisch zu arbeiten und mich an der erwachenden Natur und dem Vogelgesang zu erquicken.

Was ich oben von der Ärzteschaft Posens gesagt, war nur ein Spiegelbild der ganzen Bevölkerung. Auch hier die Dreiteilung in Deutsche, Juden und Polen. Sie wurde auch von den Juden, die sich ganz als Deutsche fühlten, und von denen ja auch der größte Teil, wie fast in ganz Osteuropa, zum deutschen Kulturkreis gehört, gemacht, war also nicht etwa eine „hakatistische" Erfindung oder Ergebnis judenfeindlicher (antisemitischer) Wühlerei. Diese Teilung bedeutete an sich noch keinen scharfen Gegensatz oder gar Feindschaft. Das Verhältnis zwischen Juden und Deutschen war freilich wohl nicht mehr so gut, wie noch in den sechziger und Anfang der siebziger Jahre des vorigen Jahrhunderts. Das hing aber zum größten Teil mit dem verschärften Wirtschaftskampf zusammen, der sich seit den achtziger Jahren in immer stärkerer Weise entwickelt hatte, und bei dem die deutschen Christen die Hauptleidtragenden waren; sicher wohl zum Teil durch eigene Schuld, denn sie hatten am meisten dem Zuge der Zeit nach Aufstieg in die sogenannten höheren gesellschaftlichen Schichten und dem Zuge nach dem Westen nachgegeben. In den sechziger bis achtziger Jahren gab es in Posen noch einen bodenständigen, angesehenen christlich-deutschen Kaufmannsstand und viele tüchtige Gewerbetreibende und Handwerker. Er war fast verschwunden, denn die Söhne hatten studiert, waren Beamte oder Offiziere geworden, die Töchter hatten selten Kaufleute, sondern höhere Beamte oder Offiziere geheiratet, und so war für das Handelshaus ein Erbe nicht vorhanden. Auch die Nachkommen von Handwerkern und Gewerbetreibenden hatten vielfach der im deutschen Volke ja so verbreiteten Neigung zur Erlangung einer „ruhegehaltsfähigen" Stellung nachgegeben, waren kleine, mittlere oder auch höhere Beamte geworden und wenn sie den Berufen ihrer Vorfahren treu geblieben waren, waren sie in der Lehrzeit nach dem ja auf so vielen Gebieten von Natur, Kunst, Wissenschaft und Zivilisation bevorzugten Westen gezogen und dort hängengeblieben. — Das war alles bei den deutschen Juden viel weniger der Fall. Freilich fehlte auch bei ihnen der Zug nach dem Westen nicht, und der Weg Russisch-Polen—Posen (oder Breslau)—Berlin ist bekannt genug. Aber da ihnen die Beamtenlaufbahn nicht in so unbegrenztem Maße offenstand wie den deutschen Christen (unter den kleinen und mittleren Beamten gab es, soviel ich weiß, überhaupt keine Juden) und die Offizierslaufbahn verschlossen war, blieb doch immer noch ein großer Teil im Handels- und Gewerbestand und den freien akademischen Berufen. Eine Abwanderung fand in nur beschränkterem Maße statt, und die dadurch entstandenen Lücken wurden bald durch Zuzug aus den kleineren Städten der Provinz ersetzt. Aber auch sie hatten es nicht leicht. Denn der polnische Teil des Handels- und Gewerbestandes gewann immer mehr Ausbreitung und wurde auch kapitalkräftiger, da die im Westen, Norden und Süden Deutschlands erwerbstätigen Polen, was sie irgendwie an Geld ersparten, in die Heimat an ihre Kassen und Banken schickten und, wenn sie etwas mehr erworben hatten, zum größten Teil in die Heimat zurückkehrten. Die vom Ostmarkenverein ausgegebene Losung „Kauft nur bei Deutschen" wurde von

„völkischer" Seite oft auch dahin verstanden, daß auch die jüdischen Geschäfte ausgeschlossen sein sollten und war deswegen gefährlich, weil sie zu Gegenmaßregeln seitens der Polen führte, die dann auf dieser Seite strenger durchgeführt wurden als auf deutscher. Denn die deutschen Damen, auch der Beamten und Offiziere, kauften schließlich da, wo sie die beste Ware erhielten und am zuvorkommendsten bedient wurden. Und das waren nicht immer die deutschen Geschäfte. Vielmehr entwickelte sich bei manchen Geschäftsinhabern in der Überzeugung, daß sie als Deutsche besonders unterstützt werden müßten, ein anspruchsvolles und überhebliches Wesen. Es drückte sich auch darin aus, daß oft genug Unterstützungsgesuche für in Schwierigkeiten Geratene bei den Behörden einfach mit den Worten begründet wurden: „Da ich doch ein so guter Deutscher bin."

So wenig ich ein Gegner des Ostmarkenvereins gewesen, und so wenig ich den Tadel anerkennen kann, den auch Wilamowitz in seinen Erinnerungen gegen die „Hakatisten" richtet, so sehr habe ich doch den Eindruck gewonnen, daß wenigstens in der Zeit um die Jahrhundertwende der verschärfte Kampf zwischen Polen und Deutschen auf diese nicht günstig gewirkt hat. Sie hatten im allgemeinen kein ideales, sittliches, sondern vorwiegend materielles Ziel; jene kämpften für die Erhaltung ihrer völkischen Eigenart, die ihnen mit der Religion unauslöslich verknüpft erschien. Diese materielle Einstellung ging bei den Deutschen bis in das höhere, vielleicht sogar höchste Beamtentum. Die Versetzung in die Provinzen Posen und den größten Teil Westpreußens wurde von den meisten nicht als ein Glück, sondern als eine Art Verbannung, wenn vielleicht auch Auszeichnung betrachtet, für die es später eine besondere Belohnung geben müsse. Selten, daß die Beamten sich selbstlos und ganz von Vaterlandsgefühl erfüllt in den Dienst der Sache stellten und bereit waren, im Osten zu bleiben, bis die große Aufgabe der inneren Verknüpfung der polnischen

Bevölkerung mit dem preußisch-deutschen Staat erfüllt war, sondern sie schielten von vornherein nach dem Westen. Das soll keineswegs bedeuten, daß sie nicht ihre Pflicht bis aufs äußerste taten, im Gegenteil, sie taten eher mehr, aber doch ganz vorwiegend im Sinne des gerade herrschenden Regierungskurses und in der Überzeugung, dafür Anspruch auf Belohnung in Form von Beförderung und möglichst baldiger Versetzung in besonders schöne Orte des Westens zu erlangen. Das gilt besonders für die aus dem Rheinland und Hessen stammenden oder deren Frauen von dorther waren, denen die Gegend östlich von Berlin mit den Begriffen Unkultur und Schmutz verbunden war, und denen ein Verständnis für die Bedeutung der Ostmark vollkommen abging. Wenn Wilamowitz schreibt: „Aber die Süddeutschen verachteten den Osten", so gilt das wohl ebenso von vielen des deutschen Westens, besonders den Rheinländern. Wie oft haben wir später in Düsseldorf, wenn von Posen und Westpreußen die Rede war, gehört, daß halb verächtlich, halb mitleidig gesagt wurde: Ach ja, „der schmutzige Osten". Wir haben uns sehr dagegen gewehrt, und namentlich meine Frau hat in ihrer impulsiven Art den Düsseldorfern gesagt, daß sie mit ihren auf die Straße gestellten Asch- und Mülleimern sowie ihren damals (1908) wenigstens an Sauberkeit und Hygiene alles zu wünschen übrig lassenden Lebensmittel-, Feinkost- und und Süßigkeitsgeschäften lieber vor ihrer eigenen Tür kehren sollten. Aber auch dort ist es wohl so, wie Wilamowitz schreibt, daß ihnen „der Verlust des deutschen Koloniallandes gleichgültiger als der von Samoa" ist. So war es wenigstens bis 1913 im Rheinland und Süddeutschland. Es machte keine Schwierigkeiten, jemand zum Eintritt in den Kolonialverein zu bewegen, aber in den Ostmarkenverein[1] gelang trotz aller Überredungskünste fast nie. Namentlich die Süddeutschen

[1] Dabei spielten nicht etwa politische oder sonstige Abneigungen gegen den „H.-K.-Tisten-Verein" mit, der vielen bis dahin ganz unbekannt war, sondern die Gleichgültigkeit gegen die Ostmarkenfrage.

sagten fast immer: die Ostmark ist doch eine rein preußische Angelegenheit. — Vielleicht ist ihnen jetzt, wo sie die Ernährungsnöte am eigenen Leibe verspüren, ein Begriff davon aufgegangen, was der Osten für ganz Deutschland auch materiell bedeutete: Was er kulturell und ich möchte sagen seelisch für uns ist und für alle Deutschen sein sollte, das werden höchstens die Hochgebildeten begreifen. — Das alles hat mitgewirkt, daß wir mit unserer Polenpolitik nicht weiterkamen. Denn an sich war den Polen der höheren Stände und des Mittelstandes sehr wohl bewußt, was sie der preußischen Erziehung verdankten, und sie hätten, ohne die ungeheuren Umwälzungen, die der Weltkrieg brachte, nie ernstlich daran gedacht, sich von Preußen loszureißen. Einem als sehr starken Preußenfeind bekannten polnischen Arzt, den ich lange nicht gesehen hatte, und der auf meine Frage, wo er denn so lange gewesen, antwortete, er wäre in Russich-Polen und Galizien gewesen, entfielen — sehr gegen seinen Willen — dabei die Worte: Was können wir preußische Polen doch glücklich sein, daß wir unter preußische Herrschaft gekommen sind! Es ist ja auch genügend bekannt, daß die ehemals preußischen Polen sich in dem neuen Freistaat Polen jetzt als die Kultivierteren und allen anderen Volksgenossen überlegenen betrachten. — Natürlich lagen die Verhältnisse nicht überall gleich in der ganzen Provinz — ein Teil war ja ganz oder so überwiegend deutsch, wie Bromberg, daß man hier nicht den Eindruck hatte, in einem fremden Lande zu sein, während doch in den vorwiegend polnischen Teilen auch damals der Kulturzustand der Bevölkerung und der kleinen Städte und Dörfer noch ein sehr niedriger und der Genuß von Branntwein sehr verbreitet war. Ich entsinne mich noch, welchen abstoßenden Eindruck es auf mich machte, als ich von einer gerichtlichen Sektion in einem Dorfe bei dem Städtchen Schildberg, wo gerade Markt gewesen war, zurückkehrend, die Landstraße und Gräben mit betrunkenen polnischen Männern und Frauen, ja selbst Kindern, geradezu gepflastert sah.

Der mich begleitende Kreisarzt sagte, das wäre namentlich im Winter nach den Markttagen das übliche Bild. Es ist begreiflich, daß auch viele deutsche Beamte und Offiziere, da ihnen die Orte, in denen sie lebten, so gut wie keine geistige Anregung boten, auch mehr als anderswo im Wirtshaus lebten und Früh- und Abendschoppen eine ständige Einrichtung waren. Gerade mit Rücksicht darauf war es nur zu begrüßen, daß in Posen und Bromberg kulturelle Einrichtungen ins Leben gerufen wurden, die auch in die kleinen von Natur und Kultur so stiefmütterlich behandelten Orte geistige Anregung bringen konnten. Daß das auch wirklich gelungen ist, darauf werde ich noch weiter unten zurückkommen.

Die Schwierigkeiten, die sich den Absichten der Staatsregierung entgegenstellten, lagen noch auf einem andern Gebiete. Ich habe oben hervorgehoben, wie sehr gerade vom niederen polnischen Volk polnisch mit katholisch und deutsch mit ketzerisch-evangelisch gleichgesetzt wurde. Das führte dazu, daß die katholische Kirche als solche in den Kampf zwischen Polen und Deutschen auf seiten jener stand. Nicht nur deswegen, weil sie eigentlich grundsätzlich alles das unterstützte, was sich gegen die Achillesferse der evangelisch-preußischen Hohenzollernmonarchie richtete, sondern auch, weil sie den Einfluß auf die großen Massen in der Ostmark, die nun mal überwiegend polnisch waren, zu verlieren fürchtete, wenn sie es nicht tat. Deswegen konnten auch die deutschen katholischen Geistlichen sich nicht zugunsten des Deutschtums in dem Maße betätigen, wie sie es vielfach wünschten. Sie hatten einen schweren Stand und wurden — weniger wohl vom Erzbischof als dem Weihbischof — behindert und zurückgesetzt. Ein deutscher Geistlicher, der als Lehrer der Philosophie am Priesterseminar tätig war und der, nachdem wir ihn durch ein uns befreundetes streng katholisches Offiziersehepaar kennengelernt, öfters in unserem Hause verkehrte, hat uns manches darüber erzählt. Überhaupt waren ja die Brücken zwischen Polen und Deutschen damals schon so gut wie völlig abgebrochen; einen gesellschaftlichen Verkehr zwischen ihnen gab es nicht mehr; ja er wurde förmlich von beiden Seiten als strafwürdig angesehen. Ein polnischer Augenarzt, Dr. J., der sehr gut Geige spielte, wurde von mir zum Trio- und Quartettspielen in unserm Hause herangezogen; wiederholt wurde mir das Erstaunen darüber ausgesprochen, daß ich mit einem Polen verkehre, und ich weiß, daß Herrn Dr. J. von seinen Stammesgenossen die gleichen Vorhaltungen gemacht wurden. Selbst solche Polen, die sonst für einen Ausgleich eintraten, vermieden doch, soweit sie nicht durch amtliche Stellung gezwungen waren, an offiziellen Veranstaltungen teilzunehmen, jeden geselligen Verkehr mit Deutschen.

Wenn auch nicht gleich stark, so doch in erheblichem Maße war die gesellschaftliche Scheidung zwischen jüdischer und christlicher deutscher Bevölkerung. Das hing nicht nur mit zweifellos vorhandener judenfeindlicher Stimmung (wo wäre die nicht vorhanden gewesen und vorhanden![1]), sondern auch mit davon bis zu einem gewissen Grade unabhängigen Umständen zusammen. Die Juden nahmen in der Stadt Posen eine hervorragende — im Verhältnis zu ihrer Kopfzahl —, ganz überragende Stellung ein. Ein sehr großer Teil der Ärzte und Rechtsanwälte war jüdisch, in Handel und Gewerbe waren sie gegenüber den im Rückgang befindlichen deutschen Christen von überwältigendem Einfluß. In der Stadtverwaltung waren sie herrschend — das Amt des Stadtverordnetenvorstehers war seit langer Zeit in der Hand von Juden und blieb es (Geh. Justizrat Orgler, Sanitätsrat Dr. Landsberger, Justizrat Le-

[1] Der doch gewiß des „Antisemitismus" nicht verdächtige Demokrat und frühere badische Staatspräsident Prof. Hellpach schreibt noch 1928, „daß nach der pessimistischen Ansicht zahlreicher Juden überhaupt kaum ein Nichtjude von seinen (des Antisemitismus) Regungen frei ist". (Politische Prognose für Deutschland S. 366.) Das stimmt mit einer Äußerung Carl Weigerts überein, der, als von einem Herren als einem „Philosemiten" gesprochen wurde, sagte: „So etwas gibt es ja gar nicht, nicht mal unter Juden".

winsky, Justizrat Placzek), Vorsitzende der Handels- und der Anwaltskammer waren Juden (Geh. Kommerzienrat Herz und Geheimrat Orgler), der Oberbürgermeister Witting war jüdischer Herkunft, ebenso der Polizeipräsident von Hellmann (der noch als Regierungsreferendar in Posen Heymann hieß), und von dem Nachfolger des Oberpräsidenten von Wilamowitz-Möllendorff, von Bitter, wurde wenigstens behauptet, daß er auch jüdisches Blut in seinen Adern habe. Auf allen Gebieten des öffentlichen Lebens trat somit das Judentum als einflußreicher, zum Teil überwältigender Wettbewerber auf. Das verstärkte in den nichtjüdischen Kreisen die Spannung und verschärfte in der jüdischen einerseits Mißtrauen, andererseits Überheblichkeit. Dazu kam das in gesellschaftlicher Hinsicht übermächtige höhere Beamtentum und Offizierskorps. — In dem ganzen Beamtentum — einschließlich des höheren städtischen — war der Kastengeist fast in Reinkultur vorhanden. Namentlich bei den Frauen zeitigte er oft die lächerlichsten Blüten. Die Gattin eines Regierungspräsidenten soll fast einen Ohnmachtsanfall erlitten und beinahe augenblicklich die Gesellschaft verlassen haben, als sie bemerkte, daß die Frau eines Oberbürgermeisters einen „höheren" Tischplatz erhalten hatte als sie. Die Gattin eines Oberbürgermeisters rüffelte die Frau eines Stadtrats in Gegenwart von Herren und Damen, weil sie „ihre Oberbürgermeisterin" noch nicht begrüßt habe. Wie stets, waren es nicht die aus altadligen Geschlechtern oder seit langer Zeit die Überlieferungen des höheren Beamtentums besitzenden Kreisen stammenden Beamten, die in dieser Hinsicht das Schlimmste leisteten, sondern die neu aufgenommenen, aus westlichen Industrie- und Handelskreisen in die Verwaltungslaufbahn gekommenen. Es war beinahe eine Art Stufen- und Bewertungsleiter vorhanden: Oberpräsidium, Regierungs- und Polizeipräsidium, Ansiedlungskommission bis „herab" zu den Gerichten und Provinzialsteuerdirektion. Überall innerhalb der „Behörden" wurde der technische Beamte hinter den juristischen gestellt und Persönlichkeit und Bildung selten als das Wesentlichere betrachtet. Innerhalb dieser Behörden, die schon aus Gründen des „Vorwärtskommens" fast alle miteinander verkehrten, war nun ein sehr starker geselliger Verkehr, zum Teil auch mit dem sehr zahlreichen Offizierkorps, so daß tatsächlich ein Verkehr mit den außerhalb des Beamtentums stehenden Schichten kaum noch möglich gewesen wäre. Man kann den Stoßseufzer eines Regierungspräsidenten verstehen, der sagte: „Jeden Morgen, wenn man aufsteht, entweder eine Kollekte oder eine Dinereinladung, man weiß nicht, was schrecklicher ist." In diesen Kreisen war die Geselligkeit ziemlich üppig und rein materiell und oberflächlich; die offiziellen Herrendiners bei Regierungs- und Polizeipräsidenten (zu meiner Zeit beides Junggesellen) geradezu übertrieben üppig, aber gleichzeitig geschmackvoll — das stärkste an Üppigkeit leisteten sich aber die zur „Gesellschaft" und zu den „Spitzen" gehörigen Vorsitzenden der Handels- und Anwaltskammer, bei denen die Diners ungefähr drei Stunden dauerten, und es alles doppelt an Feinkost und Leckerbissen gab. Ich erzähle nicht von Hörensagen, sondern ich habe das alles im Laufe der Jahre über mich ergehen lassen müssen. Viele der nicht zu den „Spitzen" gehörigen Beamten suchten mit alledem einigermaßen Schritt zu halten, soweit sie es geldlich irgendwie konnten. Es war eben die Zeit, wo die guten Überlieferungen des echt preußischen Beamtentums hinsichtlich sparsamer, ja karger Lebensführung anfingen erschüttert zu werden, nicht zum geringsten durch das Eindringen wohlhabender und reicher, aus Nichtbeamtenkreisen stammender Männer und deren Frauen. Das ist ja in dem heutigen sogenannten „Freistaat" Preußen nicht besser, sondern noch viel schlimmer geworden, auch was den Kastengeist betrifft, nur daß er in Gestalt des Parteigeistes eine viel häßlichere und ungebildetere Form angenommen hat.

In allen diesen Beziehungen lagen die Verhältnisse beim Offizierkorps noch viel besser, wenn auch mit Unterschieden, jedenfalls aber insofern, als die höchsten Vorgesetzten mit gutem Beispiel vorangingen. Selbst die beim Militär seit langer Zeit vorhandene Stufenleiter — Kavallerie, Infanterie, Artillerie, technische Truppen — trat nicht schroff hervor, und es begann die Einsicht von der Bedeutung der technischen Truppen für den Kriegsfall sich auch im gesellschaftlichen Leben geltend zu machen. Vor allem aber waren die Gesellschaften weniger üppig und mehr Neigung für geistige Dinge vorhanden. Ich habe überhaupt überall, wo ich war, gefunden, daß in den Kreisen der höheren Offiziere eine viel mannigfaltigere und gediegenere Allgemeinbildung vorhanden war als in denen der höheren Beamtenschaft, namentlich der Regierungsbeamten. In Posen fiel es besonders auf. Eine ungewöhnliche Erscheinung war der damalige Festungskommandant Generalleutnant *von Livonius*, in dessen Generalstabsoffizier Major *Hahn* ich einen alten Mitschüler aus der Oberprima des Kgl. Wilhelmgymnasiums fand. General *von Livonius* war ein ausgezeichneter Kenner der schopenhauerschen Philosophie, sowie der *Schopenhauers* Vorgänger und Nachfolger, ja selbst *Nietzsches*; er suchte geistige Kreise und war erfreut, wenn er unter Offizieren und anderen Menschen solche traf, mit denen er sich über Philosophie und Geschichte ausführlicher unterhalten konnte, und so wurden wir näher miteinander bekannt. Er war ein abgesagter Feind der so weitverbreiteten Streberei und Kriecherei und nannte die Streber verächtlich „Radfahrer, nach oben krummen Buckel, nach unten tretend“. Besonders gegen die Kreise der Regierung, in denen diese Eigenschaften stark verbreitet waren, hatte er eine ausgesprochene Abneigung. Auch diese üblen Eigenschaften sind in den Ländern der „freisten Verfassung“ der Welt nicht geringer, sondern nur noch stärker geworden. — General *von Livonius* war aber durchaus nicht der einzige, sondern es gab eine ganze Anzahl höherer Offiziere, die den Verkehr mit geistig arbeitenden und schaffenden Männern und Frauen geradezu suchten, und es waren keineswegs allein die Familien- und Freundschaftsbeziehungen meiner Frau, die dazu führten, daß wir fast überall, wohin uns das Schicksal noch verschlug, näheren Verkehr mit höheren Offizieren bekamen. — Unter den jüngeren und älteren Herren des Oberpräsidiums und der Regierung war die Allgemeinbildung viel geringer, weniger verbreitet und auch geringeres Streben danach vorhanden. Ich habe nur einen Mann unter ihnen kennengelernt, der einen Vergleich mit Livonius aushalten konnte, und mit dem und seiner originellen Frau wir viel verkehrt haben. Das war der Verwaltungsdirektor von Siegroth, der kinderlos und sehr wohlhabend, seine ganze freie Zeit — und er hatte viel davon, da er für sein Amt nur so viel wie unbedingt nötig davon aufwendete — der Beschäftigung mit Philosophie und Kunstgeschichte widmete. Er hatte eine ungemein reichhaltige Bücherei auf diesen Gebieten und der schönen Literatur, und es war kennzeichnend für ihn, daß er jeden Nachmittag ein bis zwei Stunden in der Weinstube von Kaatz verbrachte, um mit dem Besitzer Dr. phil. Kaatz, der auch ein kleines Buch über Nietzsche geschrieben, philosophisch zu plaudern. Dorthin kam in den Universitätsferien stets der Kieler Professor der Volkswirtschaft Georg Adler, ein Posner, und dann erschien auch der General- und Korpsarzt Dr. Villaret, der auch mannigfache geistige Interessen und große Hochachtung vor den Vertretern der Wissenschaft hatte. Ich konnte nicht häufig und meist auch erst ziemlich spät dazukommen, aber ich habe hier oft in einer halben Stunde mehr geistige Anregung gehabt als von meinen medizinischen Kollegen oder in Gesellschaften.

Der Oberpräsident von Bitter, der Kurator des Instituts war, und der dadurch in nähere Beziehungen zu den Instituts- und späteren Akademiemitgliedern trat, bis dahin Ministerialdirektor im Ministerium des Inneren, galt als ausgezeichneter Verwaltungsbeamter und Kenner des Verwaltungsrechts, weswegen er wohl auch später zum Präsidenten des Oberverwaltungsgerichts ernannt wurde. Seine Ernennung zum Oberpräsidenten von Posen erfolgte, weil der milden, sachlichen Art des Oberpräsidenten von Wilamowitz eine schärfere folgen sollte. Aber von Bitter war nicht nur in politischer, sondern auch in fast allen anderen Hinsichten das Gegenteil von von Wilamowitz. Dieser stets der vornehme, zurückhaltende, hochkultivierte Edelmann aus altem Geschlecht von großem Gerechtigkeitssinn, der für jede geistige Arbeit Achtung hatte; jener ein ehrgeiziger hoher Beamter von frischem Adel, der in die laute neuwilhelminische Zeit gut hineinpaßte oder sich ihr wenigstens ganz anpaßte. Ihm lag vor allem daran, rasch sichtbare Erfolge auf allen Verwaltungsgebieten zu erzielen, und er liebte es daher, in allen Dingen seine Finger zu haben und laut zu verkünden, was sein Ziel sei und was alles schon erreicht wäre. Innerliche Beziehungen zu Kunst und Wissenschaft fehlten ihm aber ganz, und auch bei seiner Gattin merkte man kaum etwas davon, obgleich sie eine Enkelin des Philosophen Hegel war. Dadurch war v. B. auch nicht besonders geeignet, diese Bestrebungen zu unterstützen, tat es auch nur so weit, wie unbedingt nötig und überließ diese Tätigkeit hauptsächlich jungen Regierungsassessoren und Regierungsräten, die ebensowenig ein innerliches Verhältnis zu Kunst und Wissenschaft hatten und nur mit Diensteifer, aber nicht immer großem Verständnis ihre Pflicht taten. v. Bitter wurde natürlich auch 1. Vorsitzender der „Deutschen Gesellschaft für Wissenschaft und Kunst", die in der ganzen Provinz das geistige Leben fördern und anregen sollte. Die Hauptarbeit besorgte dabei der wissenschaftliche Beirat, dem ich auch angehörte. In dieser Tätigkeit habe ich erfahren müssen, daß der Oberpräsident nicht nur den wissenschaftlichen Bestrebungen kühl und fremd gegenüberstand, sondern daß er auch voller Vorurteile steckte.

Nur zwei Erlebnisse dafür will ich anführen. Ich regte an, einige Vorträge philosophischen Inhalts und besonders über Nietzsche von geeigneten Universitätsprofessoren halten zu lassen. Bitter lehnte ab mit dem Bemerken, daß man über einen Feind des Christentums, wie Nietzsche, in Posen nicht sprechen lassen dürfe. Im Jahre 1902 wurde auf meinen Antrag vom wissenschaftlichen Beirat beschlossen, Vorträge über den Einfluß der neuzeitlichen Naturwissenschaften auf die neuzeitliche Kriegsführung von einem Gelehrten und einem oder zwei Offizieren halten zu lassen, und mir die Verhandlungen dazu zu übertragen. Bitter stimmte zu. Ich hielt es für nötig, zunächst mich geeigneter Offiziere zu versichern und setzte mich mit dem damaligen Inspekteur der Verkehrstruppen, Generalleutnant Werneburg, in Verbindung, der mir seinen Adjutanten, Hauptmann Meurin, und den bekannten, um die militärische Verwendung der Luftfahrt sehr verdienten Oberleutnant Hildebrand empfahl. Ich traf mich mit den Herren in Berlin und verabredete alles. Der Oberpräsident war mit allem einverstanden, nur nicht mit dem Oberleutnant Hildebrand; einen Oberleutnant könne man in Posen vor einem so auserwählten Kreis nicht sprechen lassen, was würde der Kommandierende dazu sagen! Die Folge dieses Einspruchs war, daß die Vorträge überhaupt nicht zustande kamen, da niemand da war, der Herrn Hildebrand an Erfahrung gleich war und den Vortrag übernehmen konnte. Ich habe später den kommandierenden General von Stülpnagel gefragt, ob er Bedenken haben würde, im Rahmen der Vorträge der Deutschen Gesellschaft einen Oberleutnant sprechen zu lassen. Er fragte ganz erstaunt: Na, warum denn, wenn er es kann?

Aber auch auf seinem ureigensten Gebiet der Verwaltung war v. B. nicht glücklich; in seine Zeit fällt der unglückselige Wreschner Schulstreit, der selbst von einsichtigen „Hakatisten" als ungeschickt geführt angesehen wurde. Aber vor allem schadete seine Neigung, sich in alles zu mischen, so daß er auch für Dinge verantwortlich gemacht wurde, deren Urheber er nicht war, und stärkte dadurch seine Gegner. Zu diesen gehörte bald in erster Linie der Oberbürgermeister Witting. Er stand den Kreisen des Ostmarkenvereins sehr nahe, hatte mit zum Sturze des Oberpräsidenten von Wilamowitz beigetragen und hatte sich zum Sprachrohr aller Bestrebungen gemacht, die die kulturelle Förderung des Ostens zum Ziele hatten. Im Anfang arbeitete er einträchtig mit Bitter zusammen, entzweite sich aber bald mit ihm und hat dann sicherlich wieder stark an seinem Sturze gearbeitet. Es ist nicht leicht, Witting, bekanntlich ein Bruder von Maximilian Harden, gerecht zu werden. Ich habe, da ich mit ihm von April 1900 bis Ende Dezember 1902 in demselben Hause wohnte und ihn zeitweise täglich sah und sprach, ihn wohl recht genau kennengelernt. Er war ein zweifellos sehr kluger und begabter Mann von sehr rascher Auffassungsgabe, fesselnder mitunter geradezu blendender Rede- und Unterhaltungsgabe, aber von brennendem Ehrgeiz und, wie viele, sich und andere rasch begeisternde Menschen, durchaus unzuverlässig. Er hat gewiß große Verdienste um die Stadt Posen sich erworben, besonders dadurch, daß er die Schleifung der Wälle mit Zähigkeit betrieb und durchsetzte, und ich bezweifle nicht, daß er bei allen seinen amtlichen Handlungen zunächst das Wohl des Ganzen im Auge hatte. Aber wo seine Eitelkeit verletzt wurde, hörte dann sachliche Beurteilung auf. Wir haben auch, als Wittings und wir von Posen fort waren, und besonders, nachdem während des Krieges mit seinem begabten, unglücklichen Schwiegersohn Kapitänleutnant Paasche, der bei uns in Kiel verkehrte, neue Beziehungen angeknüpft waren, immer noch mit ihnen gelegentlich verkehrt und erst später alle Beziehungen zu ihnen gelöst, als wir erfuhren, welch verhängnisvolle Rolle Witting bei der Verbreitung der Lichnowsky-Denkschrift gespielt hat. Im Anfang des Krieges, wie sein Bruder Harden, begeisterter Patriot und Annexionist, wechselte er die Front, als er seinen zweiten Sohn im November 14 im Felde verlor und dadurch persönlich betroffen war. — Das und seine weitere Absage an die Vergangenheit ist für ihn kennzeichnend.

Ich habe mich vielleicht zu lange bei der Schilderung der allgemeinen Posner Umwelt, der maßgebenden Persönlichkeiten und des ganzen Dunstkreises, in den ich hineinkam, aufgehalten; aber sie gibt vielleicht noch gar keinen genügenden Einblick in die dortigen Verhältnisse und den Kampf der Deutschen untereinander, der eine stete Quelle von Ränkespiel und Klatschereien war, auf die ich später noch eingehen muß. Meine Stellung war von vornherein äußerst schwierig: einmal dadurch, daß ich von den jüdischen Ärzten infolge meiner Herkunft von ihnen beansprucht, von den christlichen mit Mißtrauen betrachtet und von den polnischen gemieden wurde, weil sie die ganzen Neuerrichtungen als gegen die Polen gerichtet ansahen. Dazu kam der Gegensatz, der sich sehr bald zwischen Professor Wernicke und mir entwickelte, und der in der unglücklichen Organisation des Instituts und der kleinlichen Eitelkeit und Eifersucht W.s begründet war. An und für sich hatte ich ja mit dem hygienischen Institut nichts zu tun. Meine Aufgabe war, in erster Linie am städtischen Krankenhaus und den konfessionellen Krankenanstalten Posens die Leichenöffnungen und weitere wissenschaftliche Untersuchungen auszuführen und daran anschließend in dem Hörsaal des hygienischen Instituts Vorträge und Kurse zur Fortbildung der Ärzte zu halten. Zur Lösung der Aufgaben des Hygienikers, der in erster Linie der praktischen Gesundheits- und Wohlfahrtspflege sich widmen sollte, konnte ich so gut wie nichts beitragen. Wir hätten also sehr friedlich nebeneinander leben und nach außen zusammenwirken können, wenn Wernicke nicht von vornherein das Bestreben gehabt hätte, mich als seinen Assistenten erscheinen zu lassen, der in jeder Hinsicht von ihm abhängig (auch in wissenschaftlicher Hinsicht) sei. Solange das Institut der U- (Hochschul-) und M- (Medizinal-) Abteilung des Kultusministeriums zusammen unterstand, hatten die Bestrebungen, die sich in einer von W. ausgearbeiteten Dienstanweisung zuspitzten, keinen Erfolg — die Dienstanweisung wurde nicht genehmigt und überhaupt keine erlassen; erst als 1903 das Institut an die Medizinalabteilung allein kam, wurde eine Dienstanweisung erlassen, die für mich unmöglich und unerträglich war. Ich komme später darauf zurück. Es war an sich verständlich, daß Wernicke nicht die Anziehungskraft auf die Ärzte ausüben konnte, wie ich oder besser gesagt mein Fach. So bedeutungsvoll auch die Bakteriologie für den Arzt geworden, so war sie doch in der rein hygienischen Anwendung nur für einen kleinen Teil der Ärzte anziehend, während sie im Rahmen der allgemein-pathologischen Betrachtungen und besonders der von mir vertretenen Forschungsrichtung in immer weiteren Kreisen Beachtung fand und schließlich sogar auch der Widerstand der polnischen Ärzte besiegt wurde, und sie, wenn auch natürlich nicht in hellen Scharen, zu meinen Demonstrationen kamen. Dazu kam, daß Wernicke, da er bei seiner praktisch-hygienischen Tätigkeit Widerstand bei Kreisärzten und besonders dem Regierungs- und Medizinalrat Dr. Sch. fand, sich immer unbefriedigter fühlte und daher um so mehr seine Eigenschaft als „Chef einer Behörde" hervortreten lassen wollte. Verstärkt und verschärft wurde das alles durch die völlige Verschiedenheit unserer wissenschaftlichen Richtung und Arbeitsweise, sowie der Auffassung über die Art, wie wir die uns gestellten Aufgaben zu lösen hätten. W. gehörte zur strenggläubigsten Richtung der Kochschen Schule, für den die Bakterio- und Serologie der Weisheit letzter Schluß war. Der Begriff der Krankheitsveranlagung (Disposition) und Körperbeschaffenheit (Konstitution) als bestimmende Einflüsse für Entstehung und Verlauf auch von Infektionskrankheiten, wie ich ihn schon in meinem Züricher Habilitationsvortrag und immer erneut vertreten, schließlich besonders scharf zugespitzt in meinem Buch „Zur Lehre von den Geschwülsten und Infektionskrankheiten" (1898) zusammengefaßt hatte, hatte bei ihm keinen Platz. Die Auffassung, daß viele der als besondere Arten geschilderten Spaltpilzgruppen zusammengehörten und nichts seien als Standorts- und Umweltspielarten, galt ihm als ketzerisch, ja als Verbrechen gegen die geheiligte Majestät Rob. Kochs. Ich hatte diese Ansicht hinsichtlich der Streptokokken (in Kettenform wachsende kugelförmige Entzündungs- und Eitererreger) 1897 und der der Tuberkelbazillen und ihrer Verwandten 1899 vertreten und dadurch Anstoß bei der Kochschen Schule erregt. Es war begreiflich, daß ich, als Koch 1900 die scharfe Trennung zwischen Rinder- und Menschentuberkelbazillen als durchaus verschiedene Arten machte, trotz aller Bewunderung und — ich möchte sagen — Ehrfurcht vor R. Koch dem zweifelnd gegenüberstand, und meine Ansicht, daß es sich auch hier nur um mehr oder weniger fest gewordene Spielarten handle, gelegentlich in Vorträgen Ausdruck gab. W. versuchte damals, mich „dienstlich" darüber zur Rede zu stellen, was ich kurz und, wenn ich mich recht entsinne, sehr schroff zurückwies. W. stand weiter auf dem Standpunkt, daß wir uns in den Beamtenkörper etwa gemäß dem uns nach der Hofrangordnung zukommenden Range einzuordnen hätten. Er hatte keine Spur von akademischem Geist und Bekennermut, wie ein wirklicher „Professor" ihn haben muß, und er hatte ja auch nur eine ganz kurze akademische Laufbahn hinter sich. Aus kleinbürgerlichen Verhältnissen stammend, war er auf der Kaiser-Wilhelm-Akademie (K.-W.-A.) für die militärärztliche Ausbildung aufgewachsen und, nachdem er bei der Truppe Stabsarzt geworden, an das Kochsche Institut kommandiert worden und hatte, wie schon erwähnt, mit Behring zusammen gearbeitet. Er hatte nie etwas anderes gekannt, als auf Befehl zu arbeiten und vor dem Vorgesetzten oder als Höherstehenden durch seinen Rang gekennzeichneten „Hände an der Hosennaht" stramm zu stehen und tat dies auch jetzt noch, verlangte aber auch dasselbe von dem, den er als ihm „untergeben" ansah. Mein Standpunkt war der entgegengesetzte — ich sah das Wesen des Hochschullehrers in der Freiheit und bei aller menschlichen Verehrung vor „Autoritäten" in der wissenschaftlichen Unabhängigkeit, im Bekennermut in Wort und Tat. Ich hielt es für doppelte Pflicht, dem gerade in Posen Ausdruck zu geben. Ich bin gewiß stets ein sehr unbequemer „Untergebener", dafür aber auch, trotzdem ich sehr viel von meinen Mitarbeitern verlangte, ein „Vorgesetzter" gewesen, der diese Eigenschaft so gut wie niemals hervorkehrte. Es war ein Glück, daß sich W.s und meine Wege eigentlich kaum jemals zu kreuzen brauchten, denn sonst wären wir aus Zwistigkeiten niemals herausgekommen. Aber dieser in jeder Hinsicht bestehende Gegensatz wirkte sich doch auch nach außen, zum Teil sogar gesellschaftlich aus und führte dazu, daß unter den Ärzten eine kleine zu W. und eine große zu mir haltende Anhängerschaft entstand.

Dafür, daß diese Gegensätze meine Arbeit nicht störten und erträglich waren, bin ich Althoff und Schmidt-Ott dankbar, die, solange ihnen das Institut mit unterstand, alle Angriffe wenigstens gegen meine wissenschaftliche Selbständigkeit abwiesen. Dann aber auch drei Posner Ärzten, dem Geh. Sanitätsrat Dr. Pauly, Leiter der inneren Abteilung des städtischen Krankenhauses, dem Chirurgen Dr. (später Professor) Jaffé und dem Geh. Medizinalrat Dr. Kunau, Leiter der inneren Abteilung des Diakonissenkrankenhauses. Kunau war im Grunde noch das Urbild des vornehmen Hausarztes alter Prägung, wie er aus der heutigen Ärzteschaft verschwunden ist; bestimmt, klar, wohlwollend und gelegentlich etwas eigensinnig, aber durchaus sachlich. Er gehörte auch zu den Männern, denen ein einträchtiges Verhältnis zwischen christlichen und jüdischen Ärzten, womöglich auch den polnischen am Herzen lag, während sich um Wernicke, obgleich er selbst niemals „antisemitisch" auftrat, eine Anzahl von stark judenfeindlich eingestellten Ärzten gruppierten. Geheimrat Pauly war ein wissenschaftlich sehr begeisterter Mann, der, ursprünglich Militärarzt, auch noch zu ihnen und daher ursprünglich stark zu W. hinneigte. Er hatte wohl zuerst den Gedanken der Errichtung eines pathologischen Instituts vertreten und sich, obgleich er mich persönlich nicht kannte, für meine Berufung eingesetzt. Er suchte überall zu vermitteln und mich zu stützen, und er hat auch bei Erkrankungen in meiner Familie aufopfernd mir zur Seite gestanden. Jaffé, der erst 1901 nach dem Tode von Dr. Drobnick, der Pole war, die Leitung der chirurgischen Abteilung des städtischen Krankenhauses übernahm, stammte aus einer sehr reichen jüdischen Familie, die sozusagen zur jüdischen Aristokratie gehörte; er suchte die Mißstimmung jüdischer Kreise gegen mich zu beseitigen, darüber, daß ich mich nicht unbedingt auf ihre Seite schlug.

Das war für mich aus vielen Gründen unmöglich, ganz abgesehen von meiner allgemeinen Stellung zum Judentum. Will man ein zusammenfassendes Urteil über die drei verschiedenen Gruppen der Ärzte der Stadt und Provinz Posen abgeben, so muß man etwa folgendes sagen, was natürlich, wie jedes allgemeine Urteil über Bevölkerungsgruppen, auf den einzelnen bezogen ungerecht sein kann. Die polnischen waren im allgemeinen die am wenigsten gründlichen, im äußeren Auftreten aber zivilisiertesten, was zum Teil wohl auch damit zusammenhing, daß sie meist aus sehr guten, auch wirklich aristokratischen Familien stammten. Sie waren wissenschaftlich meist wenig angeregt, legten mehr Gewicht auf praktische Ausbildung und nahmen schon deswegen die Hilfe der neuen wissenschaftlichen Einrichtungen weniger in Anspruch. Immerhin ließen doch auch die Leiter der polnischen Krankenhäuser Leichenöffnungen von mir machen und schickten Untersuchungsmaterial; ein Teil von ihnen kam auch zu den Vorträgen und Demonstrationen, einige arbeiteten sogar auch gelegentlich in meinem Laboratorium. Ihre Stellungnahme war keine ganz einheitliche, wie ja auch die politische Einstellung bei den Polen nicht ganz einheitlich war, und es auch bei ihnen „Versöhnungspolitiker" und Radikale gab. Am meisten nach jener Richtung hin betätigte sich Dr. Heliodor von Swieçicki, der erste Rektor der späteren Posner Universität, der trotz einer gewissen Verschlagenheit doch nicht ohne vornehme Gesinnung war und sie auch nach dem unglücklichen Ausgang des Krieges betätigt hat. Mir gegenüber war er von besonderem Entgegenkommen und rührender Dankbarkeit. Bei jeder Gelegenheit, wo ihm eine Berufung oder Auszeichnung von mir bekannt wurde, schickte er besonders herzliche Glückwünsche. Als ich 1917 nach Berlin berufen wurde, in so besonderer Weise, daß ich nicht umhin konnte, ihm zu schreiben, ich wäre glücklich, wenn seine Stammesgenossen auch nur einen Teil derartiger Dankbarkeit auf die preußischen Könige und den preußischen Staat übertrügen, denen sie so ungemein viel Größeres verdankten als er mir.

Die jüdischen Ärzte waren die eifrigsten, betriebsamsten, aber auch innerlich wissenschaftlich am meisten angeregten, die ernstlich nach Vervollkommnung und Vertiefung ihres Könnens und Wissens strebten, zweifellos aber die im Äußeren — Kleidung und Lebensart — unkultiviertesten. Von ihnen habe ich die größten Verstöße gegen gute Lebensart erlebt, auch waren unter ihnen manche, denen „ärztliche Ethik" recht fremd war und blieb. Das hing natürlich auch mit ihrer Herkunft und vielfach auch ihrer Verwandtschaft zusammen, von der sie, auch wenn sie durch Erziehung und Ausbildung mit ganz anderen Lebens- und Weltanschauungen bekannt geworden waren, nicht loskamen. Bei ihnen konnte man bis zu einem gewissen Grade die Typen unterscheiden, die Gustav Freytag in seinem klassischen Roman „Soll und Haben" aufgestellt oder die von Wilamowitz in seinen Lebenserinnerungen in so kurzen, treffenden Strichen gezeichnet hat. Auch die Einstellung der jüdischen Ärzte zum Deutschtum und ihrer eigenen Religion war eine verschiedene; die Mehrzahl bemühte sich wohl, sich ganz einzudeutschen, und nicht wenige waren es auch, trotzdem sie politisch wohl fast ohne Ausnahme zur Opposition gehörten und in der Verurteilung der preußischen Polenpolitik einig waren; ein Teil von ihnen — meist solche, die auch im Gegensatz zur Mehrzahl religiös gleichgültiger am Glauben ihrer Väter hingen — war, um es mit einem Wort zu sagen, „zionistisch", wenn nicht gar „antigermanistisch". Die Wissenschaft, vor der alle große, fast möchte ich sagen übertriebene Hochachtung hatten, galt aber allen, zumal wenn sie sich für ihre Tätigkeit Vorteile davon versprachen, als neutraler Boden.

Auch bei den christlich-deutschen Ärzten war eine Zweiteilung vorhanden. Die älteren, den Hausarzttyp vertretenden, waren nicht so bemüht, möglichst unbedingt den raschen Fortschritten der ärztlichen Wissenschaft und Technik zu folgen; sie waren konservativer und legten auch größeren Wert auf die körperliche und seelische Behandlung des ganzen Menschen. Sie sahen auch den scharfen, gegen die Polen gerichteten und oft überlaut verkündeten Kurs nicht gern und wünschten mit ihren polnischen Kollegen, wie einst, möglichst friedlich zu leben. Die jüngeren, meist nicht aus der Provinz oder überhaupt dem Osten stammenden waren dagegen überwiegend „hakatistisch", ein Teil aus innerer Überzeugung, ein anderer, weil es ihnen vorteilhaft erschien. Das, was ich oben über die ungünstige Wirkung des verschärften Kampfes zwischen Deutschen und Polen im allgemeinen gesagt habe, gilt auch für die deutschen Ärzte. Es gab unter ihnen solche, die sich in unwürdiger Kriecherei vor den Regierungsstellen und im täglichen Verspeisen von Polen und Juden nicht genug tun konnten, und sie machten, da manche nicht nur in ihrer Praxis, sondern auch gesellschaftlich Vorteile davon hatten und staatliche Auszeichnungen (Orden und Titel „Professor", „Geheimer Medizinalrat") erhielten, gewissermaßen Schule. Es war nur ein kleiner Teil, und durchaus nicht der Teil der Ärzte, die durch ihre Kunst, Lauterkeit und Wahrhaftigkeit hervorragten. — Im allgemeinen benutzten alle die neuen Einrichtungen zunächst stark, ihr Interesse flaute aber rascher ab, als bei den jüdischen Ärzten. Das gilt nicht nur für die medizinischen, sondern auch alle später ins Leben getretenen Einrichtungen (Kaiser-Wilhelm-Bibliothek, Kaiser-Friedrich-Museum, Gesellschaft für Kunst und Wissenschaft, Kgl. Akademie).

Eine besondere Stellung nahm natürlich die beamtete Ärzteschaft und das Sanitätsoffizierkorps ein. — Von jener gilt, soweit es die ganze Provinz betrifft, das, was ich über deutsche, jüdische und polnische Ärzteschaft gesagt habe[1], nur daß sie natürlich im Rahmen ihrer amtlichen Stellung zurückhaltender waren. Der Regierungs- und Medizinalrat in Posen übte keine günstige Wirkung aus; er war eine kleinliche Polizistenseele, der förmliche Freude daran hatte, wenn er irgendeine Unregelmäßigkeit (z. B. bei Apothekenrevisionen oder Beaufsichtigung von Krankenhäusern usw.) entdeckte, wo er eingreifen konnte.

Ganz im Gegensatz dazu stand das Sanitätsoffizierkorps, dessen Geist von Generalarzt Dr. Villaret und den Generaloberarzt Dr. Ott beeinflußt wurde. Mit beiden Männern und deren Frauen haben meine Frau und ich in sehr freundschaftlichen Beziehungen gestanden, die noch lange, nachdem sie und wir Posen verlassen, und bis zu deren Tode andauerten. Villaret war ein sehr kluger und vorurteilsfreier Mann, der Wert darauf legte, daß sich seine Herren mindestens ebenso als Ärzte wie als Offiziere fühlten, und Ott, ein Bayer, hatte nichts von unangenehmer preußischer Schneidigkeit. Beide legten Wert darauf, daß namentlich die jüngeren Herren sich medizinisch und allgemeinwissenschaftlich weiterbildeten und suchten alle Vorteile, die die Neueinrichtungen boten, sich nutzbar zu machen. Villaret verdankte ich auch, daß an meine Abteilung ein militärischer Assistenzarzt kommandiert wurde, und daß er dazu den besten aussuchte, den er finden konnte. Dr. Schwalbe, der $2^1/_2$ Jahre bei mir blieb und dann noch auf über drei Jahre zu Bier in Bonn kommandiert war, ist tatsächlich der beste militärische Assistent gewesen, den ich in den langen Jahren gehabt habe.

Waren somit mannigfache äußere Schwierigkeiten für mein neues Amt vorhanden, so kamen dazu noch solche, die in der besonderen Natur der von mir vertretenen Wissenschaft lagen.

[1] Es gab, als ich nach Posen kam, noch jüdische und polnische „Kreisphysici" (Kreisärzte). Sie wurden allerdings, wenn ihre Stellen in irgendeiner Weise frei wurden, meist durch christlich-deutsche Ärzte ersetzt.

Die pathologische Anatomie bedarf zu ihrer Ausübung der Vornahme von Leichenöffnungen. Bis dahin waren solche in Posen auch in den öffentlichen Krankenhäusern nur gelegentlich vorgenommen worden, schon deswegen, weil keine besonderen Einrichtungen und sachverständig ausgebildete Kräfte dafür vorhanden waren. Das mußte anders werden, wenn die vom Ministerium geschaffene Einrichtung überhaupt ihren Zweck erfüllen sollte, und vor allem die städtische Prosektur, die ja der Stadt auch einige Kosten machte, lebensfähig und berechtigt wäre.

Nun stehen begreiflicherweise der systematischen Vornahme von Leichenöffnungen mannigfache Bedenken entgegen. Die Majestät des Todes verleiht der Leiche eine gewisse Weihe, und es sträubt sich das Gefühl dagegen, eine Leiche anders als liebevoll berühren zu lassen. Religiöse und rituelle Gebräuche kommen dazu. Dem naiven Glauben ist der eben Verstorbene noch nicht gefühllos, und oft sagen die Hinterbliebenen, sie wollten nicht, daß der Verstorbene, der soviel im Leben gelitten, nun noch „zerschnitten" würde, gleichsam als könne er das noch fühlen. Für die medizinische Wissenschaft und auch Praxis ist aber die pathologische Anatomie auch heute noch ein unentbehrliches Hilfsmittel und für die Ausbildung zum Arzte und Fortbildung der Ärzte von ganz besonderem Werte. Althoff hat einmal den Ausspruch getan, der pathologische Anatom bedeute für den Arzt, was die Oberrechnungskammer für den Beamten sei, gewiß in dem Sinne, daß durch die Vornahme von Leichenöffnungen das Gewissen der Ärzte ebenso geschärft würde, wie die der Beamten durch die Nachprüfung durch eine besondere Behörde. Ich möchte das nicht unterstreichen, sondern mehr in dem Sinne die Bedeutung sehen, wie sie in dem Spruch zum Ausdruck kommt: Hic locus est, ubi mors gaudet succurrere vitae[1]. Denn aus den Leichenöffnungen kann der Arzt für seine Diagnosenstellung und -behandlung außerordentlich viel lernen,

---

[1] Dies ist der Ort, wo der Tod sich freut, dem Leben zur Hilfe zu kommen.

der pathologische Anatom soll daher ein helfender Freund und nicht eine Aufsichtsstelle oder gar Richter sein. Aber auch diese Aufgabe kann der pathologische Anatom heutzutage nicht mehr ganz erfüllen, weil die Vornahme von Leichenöffnungen in der Privatpraxis zu den größten Seltenheiten gehört. Um so notwendiger ist ihre Vornahme in den öffentlichen Krankenanstalten, da doch ein großer Teil der Kranken von praktischen Ärzten in diese eingewiesen wird und nun die Ärzte, wenn sie das Bedürfnis haben, die anatomischen Befunde erfahren, ja gegebenenfalls bei den Leichenöffnungen anwesend sein können. Es kann auch kaum ein Zweifel bestehen, daß jede Sterblichkeitsstatistik ohne pathologisch-anatomische Grundlage geringen Wert besitzt, daß also Fragen über landschaftliche und erdkundliche Ausbreitung von Krankheiten, die Bedeutung der Konstitution und der Vererbung von Krankheitsanlagen beim Menschen auch nur mit Hilfe der pathologischen Anatomie gelöst werden können. Tatsächlich müßte also mit Rücksicht auf das Wohl des Ganzen die Vornahme von Leichenöffnungen in möglichst großem Umfange verlangt werden. Dem stehen nun, wie oben erwähnt, religiöse Bedenken, rituelle Vorschriften und allgemeinmenschliche Gefühle entgegen. Verschärft wird das alles noch durch die falschen Vorstellungen, die viele Laien über die von pathologischen Anatomen vorgenommenen Leichenöffnungen besitzen, die sie mit den Präparierübungen der normalen Anatomen verwechseln und daher annehmen, daß die Leichen entweder überhaupt nicht oder nur in völlig zerstückeltem Zustand beerdigt werden könnten.

Es war also Pionierarbeit, die ich gegenüber starken Widerständen zu leisten hatte, und es fragte sich, auf welche Weise am besten und schnellsten zum Ziele gekommen werden könnte. Es gibt meiner Meinung nur zwei grundsätzliche Standpunkte in dieser Frage: der eine, daß vor der Vornahme der Leichenöffnung die Angehörigen des Verstorbenen um Erlaubnis gefragt werden — ein Verfahren, das im allgemeinen an den konfessionellen und privaten Krankenanstalten üblich ist und auch in Posen an den betreffenden Anstalten durchgeführt wurde. Dies hat manche Nachteile für die Angehörigen. Im ersten Schmerz um den Verlust eines geliebten Verwandten entschließen sich die wenigsten Menschen dazu, ihre Zustimmung zu geben, und auf diese Weise können oft wichtige Fragen (Bedeutung von Unfällen für die betreffende Krankheit, Nachweis ansteckender Krankheiten, durch die andere Familienmitglieder gefährdet sind usw.) nicht mit genügender Klarheit und Bestimmtheit beantwortet werden. Oft genug habe ich es erlebt, daß von Angehörigen, die eine Leichenöffnung verweigert hatten, später Nachfragen kamen, ob nicht vielleicht der oder der Unfall schuld sein könne oder ob (besonders bei Kindern) Gefahr bestände, daß andere Kinder der gleichartigen Erkrankung anheimfallen könnten. Würde das gleiche Verfahren auch an dem städtischen Krankenhaus beobachtet worden sein, so wäre natürlich die Errichtung der pathologisch-anatomischen Abteilung am Kgl. hygienischen Institut und der städtischen Prosektur zwecklos gewesen und der Fortbildungsunterricht in der pathologischen Anatomie unmöglich geworden sein. Der zweite Standpunkt ist der, daß unterschiedslos alle an den öffentlichen Krankenanstalten Verstorbenen zur Leichenöffnung kommen, unter Umständen auch entgegen dem Einspruch der Angehörigen. Hier Ausnahmen zuzulassen und verschiedene Bestimmungen für die Kranken dritter, zweiter oder erster Klasse zu erlassen, also von der Zahlungsfähigkeit der Kranken abhängig zu machen, halte ich für geradezu unsittlich und nicht nur unsozial. Grundsatz muß auch sein, daß die Leichenöffnungen so rasch, wie überhaupt nur möglich, nach dem Tode vorgenommen werden, weil der Nutzen, den die Leichenöffnungen und die daran anschließenden Untersuchungen für die Allgemeinheit besitzen, durch längeres Warten infolge der in der Leiche rasch einsetzenden Veränderungen verringert, wenn nicht ganz verhindert wird. Dieser Standpunkt erscheint außerordentlich rigoros, und ich habe bei seinem Durchsetzen nicht nur in Posen, sondern auch später in Düsseldorf, ja gelegentlich selbst in Berlin starke Widerstände zu überwinden gehabt, aber doch immer überwunden. Es ist sehr bemerkenswert und lehrreich, wie schon im Jahre 1854 von dem Kgl. Bayrischen Ministerium für das Juliushospital in Würzburg dieser Standpunkt als einziger zugelassen wurde in einer Verfügung, in der es heißt:

c) In allen Fällen kann die Abgabe der im Juliushospital Verstorbenen an die Anatomie (damals noch das anatomische mit dem pathologischen Institut vereinigt) weder von den Kranken durch Verfügung unter Lebenden oder von Todes wegen noch von Religionsgenossen, Verwandten, Freunden, Wohltätern der Verstorbenen verhindert werden. Wird aus Privatrücksichten die Unterlassung der Sektion eines Verstorbenen beantragt, so darf diesem Begehren nur dann entsprochen werden, wenn sowohl der behandelnde Oberarzt als der Professor der pathologischen Anatomie ihre Zustimmung erteilt haben.

d) Die Leichen zahlender Privatkranker werden nur dann an die Anatomie abgegeben (d.h. für die normalen Präparierübungen), wenn für die Beerdigung derselben keine Vorkehrung getroffen ist. Jedoch kann die Sektion der Leichen solcher Kranker im wissenschaftlichen oder ärztlich-praktischen Interesse auch dann nicht verhindert werden, wenn für die Beerdigung außerhalb des Leichenackers der Anatomie gesorgt ist.

Und im Oktober 1870 wurde diese Verfügung wiederholt und ausdrücklich festgestellt, daß die Sektion einer Leiche im wissenschaftlichen oder ärztlich-praktischen Interesse auch bei Privatkranken nicht verhindert werden dürfe und noch besonders bestimmt: „Die Frage, ob die Israeliten mit Rücksicht auf ihre bezüglich der Sektion von Menschenleichen noch bestehenden religiösen Anschauungen eine Dispensation von der vorgeschriebenen Leichenöffnung zuzugestehen sei, muß verneint werden[1].“

Es ist mir nicht erinnerlich, daß derartige klare und keine Ausnahme zulassende Bestimmungen irgendwo anders erlassen worden sind, ausgenommen vielleicht Sachsen, wo für die

[1] Siehe A. Holzmann: Bernhard Mohr, Was gab es in Würzburg vor Virchow an pathologischer Anatomie und pathologisch-anatomischem Unterricht. Virchows Arch. **272**, 531.

staatlichen Anstalten ähnliches bestimmt ist, nur die Juden nicht besonders erwähnt waren. Derartige Bestimmungen geben allein dem pathologischen Anatomen die sittliche Grundlage, der er zur Ausübung seiner Tätigkeit bedarf.

Ich habe bei der Wahrung dieses Standpunktes Unterstützung in erster Linie bei Geheimrat Pauly, dem Oberbürgermeister (auch dem Nachfolger Wittings Dr. Wilms) und dem Dezernenten für das Krankenhaus Stadtrat Krause (später Oberbürgermeister von Schneidemühl) gefunden und in der Krankenhausdeputation stets alles durchgesetzt. Später traten Schwierigkeiten auf, die von einem sehr einflußreichen unbesoldeten Stadtrat ausgingen. Ich habe bei dieser und anderen Gelegenheiten die ersten Einblicke erhalten in das Wesen des städtischen Parlamentarismus — der sich ja grundsätzlich vom staatlichen nicht sehr unterscheidet. Es werden nämlich alle wichtigen Entscheidungen hinter den Kulissen gemacht („Geheimdiplomatie") und vor der Öffentlichkeit Theater gespielt; es kommt nur darauf an, einige wenige einflußreiche Personen, die eine große Anzahl von Anhängern besitzen (gleichviel ob in einem besonderen Parteiverband oder nicht), zu überzeugen und deren etwaigen Widerstand zu brechen, um alle Schwierigkeiten zu beseitigen. So ging es auch in diesem Fall — nachdem ich den etwas eitlen Herren um eine Unterredung gebeten und eine längere Aussprache mit ihm gehabt hatte, ging alles glatt, auch wenn es von Zeit zu Zeit Beschwerden über mich gab, die aber allmählich immer seltener wurden, da das Publikum sich an die neuen Verhältnisse gewöhnte.

Viel weniger Förderung habe ich dagegen von staatlichen Behörden auf diesem Gebiet gehabt. Namentlich die Kreis- und Gerichtsärzte, unterstützt von Staatsanwälten, konnten sich nicht daran gewöhnen, daß gelegentlich eine Leiche des städtischen Krankenhauses, bei der eine gerichtliche Sektion vier bis fünf Tage nach dem Tode für nötig erachtet wurde, schon vorher von mir seziert war. Das führte infolge von Machenschaften des Regierungs- und Medizinalrats dazu, daß der harmlose Regierungspräsident im August 1903, als ich auf Urlaub war, als Aufsichtsbehörde der Stadt eine Sektionsordnung aufzuzwingen suchte, die meine Tätigkeit vollkommen lahmgelegt haben würde, eine Verfügung, die nach meiner Rückkehr nach kurzer Zeit zurückgenommen werden mußte. Auch seitens des Kultusministeriums war keine große Förderung vorhanden — die Arbeitsräume ließen alles zu wünschen übrig, was auch nur bescheidene Ansprüche an Hygiene erfüllen konnte; in Räumen, in die fast täglich infektiöse Leichenteile hineinkamen, waren nicht einmal genügend geeignete Wascheinrichtungen vorhanden, und der Fußboden bestand aus Holzdielen, zwischen denen breite Ritzen sich fanden, so daß infektiöses Material, das mal auf den Fußboden gelangt war, besonders gute Brutstätten erhielt. Die Kellerräume, in denen die Leichenteile für den Unterricht aufbewahrt wurden, waren derartig, daß sie von Ratten vielfach heimgesucht wurden, die in den Leichenteilen eine ihnen zusagende Speise sahen. Schon im Winter 1900 war Althoff zur Besichtigung des Instituts in Posen gewesen und hatte sich von dieser Unzulänglichkeit überzeugt und gesagt, es müsse schleunigst ein Neubau errichtet werden. Der Plan scheiterte dann aber an der Geldfrage, und zunächst wurde ein Vorschlag von mir, das pathologische Institut von der Stadt unter Beteiligung des Staates auf einem der Stadt gehörigen in unmittelbarer Nähe des städtischen Krankenhauses gelegenen Grundstück zu errichten, nicht weiter verfolgt, bis er dann erst einige Jahre vor dem Kriege verwirklicht wurde.

So hatte ich unter schwierigen äußeren Verhältnissen zu arbeiten und mußte auch viel Zeit dadurch verlieren, daß ich an fünf bis sechs verschiedenen Stellen (den verschiedensten Krankenhäusern der Stadt) zu arbeiten hatte. Trotzdem muß ich die Posner Zeit als eine fruchtbare Zeit betrachten, dank der Hilfe verschiedener treuer und eifriger Hilfsärzte, die — manche nach anfänglichem Widerstreben — sich mit ihren ganzen

Kräften allen den von mir gestellten Aufgaben widmeten und ebenso bei der Vorbereitung der Kurse wie der Schaffung einer nach neuzeitlichen Methoden hergestellten pathologisch-anatomischen Sammlung als auch der wissenschaftlichen Forschung halfen. Überhaupt wurde doch die Abteilung bald Mittelpunkt für alle jungen Ärzte, die sich wissenschaftlich betätigen wollten und zog durch die Demonstrationskurse auch eine nicht unbeträchtliche Anzahl älterer Ärzte an, die trotz ihrer ermüdenden praktischen Tätigkeit noch Zeit fanden, in späten Abendstunden an den bis zwei Stunden dauernden Vorweisungen teilzunehmen. Für mich waren diese Abende recht wertvoll und haben mir für meine spätere akademische Tätigkeit in Kiel und Berlin neue Wege gewiesen. Überhaupt kam ich dadurch, daß mich Krankenhaus- und Privatärzte sehr oft um meinen Rat fragten, in sehr viel nähere Berührung mit der praktischen Heilkunde und lernte die in der Praxis sich aufdrängenden Fragestellungen sehr viel besser kennen als in dem Verkehr mit klinischen Universitätsassistenten und -professoren. Die für die Heilkunde so notwendige Zusammenarbeit zwischen den theoretischen und den praktischen Fächern, besonders zwischen Klinik und pathologischem Institut ist um so schwieriger je größer die Verhältnisse und je mehr deren Vertreter durch viele andere Aufgaben in Anspruch genommen sind.

Meine eigene und meiner Mitarbeiter wissenschaftliche Forschung, die immer noch in erster Linie Infektionskrankheiten und Gewächse betraf, bewegte sich in der Richtung, die ich im Vorwort zu dem 1898 erschienenen Buche „Zur Lehre von den Geschwülsten und Infektionskrankheiten" gekennzeichnet habe. Sie richtete sich gegen die Übertreibungen der Spezifitätslehre auf diesen Gebieten. Die Ergebnisse einer nicht ganz zweijährigen Arbeit faßte ich zusammen in der Festschrift „Arbeiten aus der pathologisch-anatomischen Abteilung des Kgl. hygienischen Instituts zu Posen", die Rud. Virchow zu seinem 80. Geburtstage am 13. Oktober 1901 von mir überreicht wurde, und die zwölf Arbeiten von mir und meinen Schülern enthielt. Sie sollten Virchow an diesem Tage zeigen, daß in einer fern von Hochschulen gelegenen, aus dem Bedürfnis der Ärzte nach wissenschaftlicher Kritik und Anregung entstandenen Anstalt in seinem Geiste gearbeitet und geforscht würde. In dem Aufsatz über die Wirkung der Mikroorganismen der Tuberkelpilzgruppe auf den Organismus des Frosches faßte ich meinen Standpunkt dahin zusammen, „daß wir zur Zeit bei der Einteilung der Bakterien nicht nur auf die scheinbaren Artunterschiede, sondern auch auf die verwandtschaftlichen Beziehungen Rücksicht nehmen müssen, so daß wir vielfach nicht scharf gesonderte Einzelarten, sondern nur Familien voneinander abtrennen können". Und in dem Aufsatz „Die Metaplasiefrage und ihre Bedeutung für die Geschwulstlehre" erhob ich den Ruf „Zurück zu Virchow".

Der Versuch, mich mit einer kleinen Schar von Mitarbeitern übermächtigen Strömungen entgegenzustemmen, war, wenn irgendwo, gerade in Posen recht unangebracht, wenn ich damit Förderung für mich erreichen wollte, aber sachlich besonders nötig. Denn hier war unter den Ärzten noch die rechtgläubigste Spaltpilzlehre herrschend und die drei schon von Klebs aufgestellten, von Koch besonders scharf gefaßten und betonten Sätze für die Beweisführung von Spaltpilzen als Krankheitserreger galten als unanfechtbare Glaubenssätze. Der Aufsatz, ja die Herausgabe der Festschrift überhaupt wurde denn auch besonders von Wernicke und dem Medizinalreferenten im Kultusministerium Geheimrat Kirchner, der niemals über die zweifellos einen neuen Zeitabschnitt der wissenschaftlichen Medizin herbeiführenden Lehrsätze Rob. Kochs hinweggekommen ist, übel vermerkt.

Der Ruf „Zurück zu Virchow" fand immerhin einigen Widerhall. Es ist zwar stets mißlich, sei es in Wissenschaft, Kunst oder Politik, ein „Zurück" zu rufen, und von der Menge wird dies nicht gern gehört, für die die Worte „Vorwärts" und „Fortschritt" stets einen bezaubernden Klang haben und behalten werden. Auch das Wort „Zurück zu Kant" ist in der Philosophie im allgemeinen nicht gern gehört worden. Aber, wer die Geschichte der Wissenschaften und namentlich seiner eigenen mit Verständnis betrachtet und sozusagen miterlebt, weiß, daß der Aufstieg nicht in gerader Linie, sondern im allgemeinen in Zickzacklinien erfolgt, und das, was heute verworfen und als veraltet betrachtet, morgen wieder als neuste Entdeckung angepriesen werden kann, ja tatsächlich wieder fördernd wirkt. Mein Ruf wurde auch nur in dem Sinne erhoben, daß man zu den Forschungsgrundsätzen Virchows zurückkehren solle, und es nicht anginge, unbewiesene oder selbst pfadfinderische Annahmen („heuristische Hypothesen") zu unverrückbaren Glaubenssätzen (Dogmen) zu stempeln und von ihnen aus alle Tatsachen zu betrachten und zu deuten. Das hindert gerade den Fortschritt. Das hat sich ebenso wie in der Entzündungs- und Spaltpilzlehre auch in der Metaplasie- und Geschwulstlehre gezeigt. — Es gibt freilich auch heute noch Pathologen, die das Vorkommen metaplastischer Vorgänge, d. h. Umwandlungen einer Gewebsart in eine andere nicht anerkennen wollen und starr an der Keimblättertheorie als Grundlage auch der pathologischen Gewebelehre festhalten. Dabei sind jetzt führende Histologen und Pathologen nicht nur zu Virchowschen Grundsätzen, sondern sogar zu einst stark bekämpften, grundlegenden Lehren von ihm zurückgekehrt. Für Virchow war die Bindegewebszelle allmächtig — „totipotent", wie man jetzt zu sagen pflegt — und bildete die Grundlage aller Zellvorgänge bei Krankheiten. Heutzutage spricht man nicht mehr von einer allmächtigen Bindegewebszelle, weil deutsch zu sprechen und zu schreiben einem deutschen ärztlichen Gelehrten nicht ansteht, sondern Kauderwelsch seine Muttersprache ist, sondern von einem toti- oder doch wenigstens „pluripotenten Fibrozyt". Die Bindegewebszelle ist nach Entdeckung des „Mesenchyms" wieder in den Vordergrund gerückt und ist ein vielvermögender Herrscher geworden, sie steht im Begriff, die einst auf dem Thron sitzenden weißen Blutzellen in der Unterwelt verschwinden zu lassen. Das Bindegewebe bildet nun plötzlich ein den ganzen Körper durchziehendes Netz mit „indifferenten" Zellen, die nicht nur die verschiedenartigsten Wanderzellen, sondern auch Muskelzellen, Knorpel- und Knochenzellen, ja auch Epi- und Endothelien zu bilden imstande sein sollen. Und endlich haben manche noch einen Schritt hinter Virchow zurückgemacht und lassen, wie einst der Entdecker der menschlichen Zelle, Th. Schwann, die Zellen aus einem indifferenten „Blastem" entstehen, eine Art Urzeugung von Zellen. Nicht nur der Satz „omnis cellula e cellula ejusdem generis" (jede Zelle stammt von einer Zelle gleicher Art ab), sondern auch der Virchowsche „omnis cellula a cellula" ist für manche Forscher aufgegeben. „Tempora mutantur et nos mutamur in illis."

Althoff war freilich durch meine Ketzerei weniger verstimmt als Herr Kirchner, schrieb mir einen freundlichen Brief und bat mich um einen Entwurf für eine systematische Krebsforschung. Ich habe diesen Wunsch um so lieber erfüllt, als ich schon gleich bei meiner Berufung in Besprechungen mit Kirchner darum gebeten hatte, besondere Mittel zu einer systematischen Krebsforschung auf engbegrenztem Bezirk zu erhalten. Ich hatte noch in Rostock den Versuch gemacht, vom Ministerium Mittel zu diesem Zweck zu erhalten und einen ziemlich genauen Plan dafür ausgearbeitet, den ich jetzt nur etwas zu ergänzen hatte. Ich sprach mich gegen die Errichtung besonderer Krebsinstitute aus und schlug vor, entsprechende Abteilungen je nach der Eignung zur Verfügung stehender Gelehrter an Kliniken oder pathologisch-anatomische Anstalten anzugliedern und sie mit Mitteln für die Forschung nach mehreren Richtungen auszustatten — der klinisch-anatomischen, der statistisch-topographischen, der experimentellen und vergleichend-pathologischen, der parasitologischen und biochemischen. Diese Denkschrift hatte zunächst nur den Erfolg, daß Althoff mich bat, eine Übersicht über die für den Betrieb etwa nötigen Kosten zu geben, was recht schwierig war, aber mit gewissen Vorbehalten auch von mir gemacht wurde. Weiter habe ich dann nichts mehr davon gehört; nur wurde ich zum Mitglied des inzwischen errichteten Zentralkomitees für Krebsforschung ernannt.

Ich habe, solange ich in Posen war, nur zwei Sitzungen dieses Komitees mitgemacht, im Januar und März 1902. Sie waren überaus lehrreich für mich und gaben mir schon damals einen Einblick in ein geradezu abstoßendes Strebertum mancher ärztlicher Kreise Berlins. Im März hatte Exzellenz von Leyden einen Vortrag angekündigt „Die Entdeckung des Krebsparasiten". Die Sitzung fand mit größter Aufmachung statt; was an Berühmtheiten Mitglied des Komitees war, war erschienen, einschließlich Rob. Kochs. Leyden kam erst kurz vor der Sitzung; schon bevor er erschien, hatten sich fast alle seine damaligen Assistenten und einige ehemalige (darunter der mit Recht sehr angesehene Professor Litten) in zwei Reihen vor der Tür aufgestellt; als L. in der weit geöffneten Tür sichtbar wurde, verneigten sie sich tief und verharrten in dieser Haltung, bis er wie ein Fürst langsamen Schritts durchgegangen war. Es ist bekannt, daß das, was Leyden vorbrachte, gänzlich ungeeignet war, das Vorhandensein eines besonderen Krebsparasiten zu beweisen, ja daß an seinen Beobachtungen über die „vogelaugenartigen" Gebilde in Krebszellen nicht einmal etwas Neues war. In der Aussprache machte zunächst Professor v. Hansemann einige schüchterne Bedenken geltend, und dann sprach ich rücksichtslos. Ich betonte zunächst die gänzlich verschiedene Lage der Wissenschaft vor Kochs Entdeckung des Tuberkelbazillus und der derzeitigen hinsichtlich eines Krebsparasiten. Vor Kochs Entdeckung wären bereits eine große Anzahl von Tatsachen bekannt gewesen, die zeigten, daß die Tuberkulose eine übertragbare Krankheit sei, und Kochs Großtat hätte dazu den unanfechtbaren Beweis für den spezifischen Erreger gebracht. Bei der Krebskrankheit beständen dagegen eine große Anzahl von Tatsachen, die es im höchsten Maße unwahrscheinlich machten, daß sie eine ansteckende sei und nur scheinbare Übereinstimmungen mit Infektionskrankheiten. Die Beweise für das Vorhandensein eines besonderen Erregers müßten also ganz besonders starke und unanfechtbare sein. Dann wies ich nach, daß L.s Befunde längst bekannt, in einer Arbeit aus dem Institut von Langhans in Bern in Virchows Archivs bei nichtkrebsigen Erkrankungen vorzüglich abgebildet und die dort gegebene Deutung als Zell- und Kernveränderungen der als eines tierischen Parasiten vorzuziehen sei.

Der Erfolg dieser rückhaltlosen, aber in der Form durchaus höflichen Auseinandersetzung war, daß Leyden sich erhob und erklärte, er habe keine Zeit mehr und, bis an die Tür von dem Schwanz seiner Trabanten begleitet, den Saal verließ. Professor B. Fraenkel, der es verstanden hatte, gleichzeitig treuer Schildknappe von Rud. Virchow und Rob. Koch zu sein, stellte sofort den natürlich angenommenen Antrag, die weitere Aussprache auf die nächste Sitzung zu vertagen und sie zu schließen. Dann stürzten sich viele auf mich, wie ich etwas Derartiges tun könnte gegen einen Mann wie Leyden. Einige sagten offen, ob ich mir denn meine ganze Zukunft verderben wolle. Für meine kühle Antwort „amicus Plato, magis amica veritas" war kein Verständnis vorhanden; noch weniger dafür, daß man um so schärfer sein müsse, wenn von einem auf einem bestimmten Gebiet mit Recht als hervorragende Autorität anerkannten Mann in leichtfertigster Weise die einfachsten Regeln wissenschaftlicher Gründlichkeit verletzt würden.

Dieses Erlebnis veranlaßten mich mit, ein kleines Buch zu schreiben „Pathologische Anatomie und Krebsforschung", in dem ich mich besonders mit der parasitären Krebstheorie auseinandersetzte und die Wege angab, auf dem eine gründliche und von der Sucht nach raschen Erfolgen freie Forschung zum Ziele kommen könne. Ob mein Auftreten in jener Sitzung und das Büchelchen mir viel geschadet hat, weiß ich nicht. Ich war ja sowieso schon verschrieen genug, und die Liebe Geheimrat Kirchners zu mir wird der Abend gewiß nicht vermehrt haben.

In Posen gingen die Bestrebungen zur Hebung des kulturellen Zustandes weiter. Die Kaiser-Wilhelm-Bibliothek wurde eröffnet und bald darauf auch das Kaiser-Friedrich-Museum, wodurch mehr geistig angeregte und anregende Männer nach Posen kamen, unter denen der Direktor des Kaiser-Friedrich-Museums, Professor K., hervorragte. Ihm trat ich dadurch näher, daß ich zum Mitglied des Museumsausschusses gewählt wurde. — Auch sonst war ich in Posen gezwungen, bei der Popularisierung der Wissenschaft mittätig zu sein und in Posen und Bromberg Vorträge zu halten, die zum Teil recht abseits von meinem Fache lagen, zu denen ich aber durch meine nie aufgegebenen Beziehungen zu Philosophie und Biologie wenigstens einige Grundlagen besaß. Ich nenne nur folgende Vorträge: Wissenschaft und Öffentlichkeit, Über Hypnotismus, Schlaf und Traum, Gehirn und Seele, Entwicklungstheorie und Weltanschauung usw. — Bemerkenswert war, daß auch bei den Vorträgen, in denen es sich um Vortragsreihen handelte, die Aufmerksamkeit nicht abflaute, und die Zahl der Zuhörer, die bei einigen Vorträgen bis gegen tausend betrug, dieselbe blieb. Ein Zeichen, daß tatsächlich ein gewisser Bildungshunger bei der Bevölkerung vorhanden war. Es war das ohne Zweifel anders, als ich es später in Düsseldorf bei den von der Volkshochschule veranstalteten Vorträgen erlebte, wo ganz überwiegend die Vorträge stark besucht waren, von denen sich die Zuhörer greifbare Vorteile für das praktische Leben versprachen.

Durch die Abhaltung von Vorträgen in Bromberg wurde ich auch mit dem Teil der Provinz bekannt, der fast rein deutsch war. Schon der äußere Anblick der Stadt zeigte das sofort, freundlich und sauber und mit jenem Hauch von Gemütlichkeit, der deutschen Klein- und Mittelstädten eigen. Die Unruhe und

Hastigkeit, die der polnische und jüdische Bevölkerungsteil in das Stadtbild Posens brachte, fehlte hier ganz; man hörte auch auf der Straße so gut wie ausschließlich deutsche Laute. Waren doch auch in Bromberg höchstens fast sechs von hundert Polen, und auch sie sprachen meist deutsch. Daß diese auch in ihrer Umgebung und landschaftlich rein deutsche Stadt durch den Schmachfrieden von Versailles den Polen zugesprochen ist, erscheint jedem, der diesen Teil kennt, als blutiger Hohn auf das „Selbstbestimmungsrecht der Völker".

In Posen gingen indessen die Bestrebungen zur Errichtung einer größeren Anstalt zur Pflege der Wissenschaften immer weiter und verdichteten sich schließlich zu ganz bestimmten Plänen. Freilich herrschte unter den maßgebenden Kreisen keine Übereinstimmung, und besonders arbeiteten Oberpräsident und Oberbürgermeister gegeneinander. Der Ehrgeiz dieses Mannes ging sehr weit, besonders nachdem er wiederholt bei Gelegenheit von Herrenhaustagungen in Berlin vom Kaiser ausgezeichnet worden. Diesem hatte er durch seine Unterhaltungs- und Redegabe sehr gefallen, und er wünschte, ihn in den Staatsdienst zu ziehen. Verschiedene Ereignisse hatten die Stellung des Oberpräsidenten erschüttert, und es gingen Gerüchte, daß Witting an seine Stelle sollte. Diese schienen eine tatsächliche Unterlage zu erhalten bei der Anwesenheit Seiner Majestät in Posen Anfang September 1902 zur Enthüllung des Kaiser-Friedrich-Denkmals. Witting, der schon beim Einzug des Kaisers eine sehr geschickte Begrüßungsrede gehalten, hielt bei der Denkmalsenthüllung eine ausgezeichnete Rede, und der Oberpräsident brachte danach nur ein kurzes Hoch auf die Majestäten aus. Danach schritt der Kaiser aus seinem Zelt heraus, ging scharf, ihn fast streifend an Herrn von Bitter, ohne ihn zu begrüßen, vorbei auf Witting los, schüttelte ihm mehrfach die Hand, unterhielt sich minutenlang mit ihm, begrüßte dann die militärischen und sonstigen Spitzen und trat dann erst an den Oberpräsidenten heran, an den er nur einige wenige Worte richtete[1]. Tatsächlich ist in jenen Tagen mit Witting, der drauf und dran war, die Stelle eines Direktors der Nationalbank in Berlin anzunehmen, wegen Eintritts in den Staatsdienst verhandelt worden, und es ist sicher, daß ihm der Posten des Präsidenten der Ansiedlungskommission angeboten ist. Er selbst hat mir freilich erzählt und gesagt, daß er mir die diesbezüglichen Aktenstücke zeigen könne, daß ihm das Oberpräsidium durch den Reichskanzler Fürst Bülow angeboten sei. Auch von Witting nicht wohlgesinnter Seite ist das erzählt worden mit dem Zusatz, daß es an dem scharfen Einspruch konservativer Großgrundbesitzer gescheitert sei. W. nahm bald darauf die Stelle eines Direktors der Nationalbank in Berlin an. Zweifellos war Bitters Stellung damals schon schwer erschüttert, und er mußte ja schon knapp fünf Monate später aus dem Dienst scheiden im Anschluß an den Selbstmord des Landrats von Willich. Daß Witting die kurze Zeit, wo er noch Oberhaupt der Stadt war, stark am Sturze Bitters gearbeitet, war die allgemeine Überzeugung.

Für mich war damit eine für das ganze damalige Getriebe in Posen ungemein kennzeichnende Klatscherei verbunden. Ende Oktober 1902 fand in Posen ein großer Kommers der Deutschen Gesellschaft für Kunst und Wissenschaft statt, auf dem der damalige Stadtverordnetenvorsteher Justizrat Lewinski eine äußerst schmeichlerische Rede auf Bitter hielt, den er als ersten Beschützer und Förderer von Wissenschaft und Kunst feierte. Schon in der nächsten Abendausgabe der damals noch sehr angesehenen Berliner Nationalzeitung wurde unter Politischem darüber berichtet und sehr scharfe Angriffe gegen Bitter

---

[1] Ich habe das alles selbst miterlebt und aus nächster Nähe gesehen. Ein kleines Zeichen für den im Oberpräsidium herrschenden Geist war, daß zu dem großen Bankett, das der Kaiser gab, die Vertreter von Wissenschaft und Kunst einzuladen „vergessen" war und es erst des Eingreifens des damaligen Leibarztes des Kaisers, Dr. von Ilberg, bedurfte, damit nachträglich noch einige von ihnen eingeladen wurden.

und Lewinski gerichtet und diesem auch vorgeworfen, daß er sich bei der Verkündung des Rücktritts des Oberbürgermeisters Witting vor den Polen gebeugt und seine großen Verdienste um die Stadt nicht gewürdigt habe. Wenige Tage darauf waren meine Frau und ich auf einer kleinen Gesellschaft beim Verwaltungsgerichtsdirektor von Siegroth, an der außer uns nur der Polizeipräsident v. H., der Korpsadjutant Major N. mit Frau und der Regierungs- und Medizinalrat Sch. mit Frau teilnahmen. Als wir nach Tisch zusammensaßen, fragte mich Dr. Sch. plötzlich: Was sagen Sie denn zu dem Artikel von Witting in der Nationalzeitung? Ich tat zunächst, als ob ich ihn nicht verstände und fragte dann, als er deutlicher wurde und auf seiner Frage bestand: Woher wissen Sie denn, daß der Artikel von Witting ist? Antwort: Das sagen doch alle Leute, darüber besteht doch kein Zweifel. Da ich mich über die ganze Art und Bestimmtheit, mit der eine vielleicht ganz abwegige Vermutung als Tatsache behandelt wurde, ärgerte, sagte ich sehr ernst: Ich kann Ihnen mit größter Bestimmtheit sagen, daß der Artikel *nicht* von W. ist. — Schweigen. — Als wir nach Hause gingen, sagte ich zu meiner Frau: Heute habe ich eine große Dummheit gemacht, erzählte ihr den Vorfall und fügte hinzu: Nun wird das alte Klatschweib in der ganzen Stadt herumlaufen und erzählen, der Artikel wäre von mir. — So geschah es denn auch. Bereits wenige Tage später kam der alte Geheimrat Pauly ganz aufgeregt zu mir und sagte, was ich denn auch immer für Geschichten mache; die ganze Judenschaft sei wütend auf mich wegen meiner Angriffe auf Lewinsky in der Nationalzeitung, ich sollte es doch lassen, mich in die Politik zu mischen. Ich konnte mich nicht enthalten zu erwidern, daß nach der Verfassung jeder Preuße das Recht habe, seine Meinung in Wort und Schrift zu äußern, und daß ich dieses Recht doch auch in Anspruch nehmen dürfte. Erst als der alte Herr immer erregter wurde, erklärte ich den Zusammenhang und fügte hinzu, daß ich mit dem Aufsatz nicht das geringste zu tun hätte und auch nicht wisse, von wem er stamme, ich dächte nicht daran, politische Zeitungsaufsätze zu schreiben und brauchte meine Zeit für wichtigere Dinge. Damit war die Sache aber längst nicht erledigt. Am 10. Dezember fand ein großer Ball des Zivilkasinos statt. Erwartungsvoll standen die Teilnehmer, bis der Oberpräsident mit Gattin und Tochter erschien. Nach kurzer Begrüßung einiger näherer Bekannter ging er zunächst auf meine Frau zu, sprach mit ihr einige Zeit und schritt darauf quer durch den Saal auf mich zu, mich mit den Worten begrüßend: „Nun, mein hoher Gönner, was macht die Politik?" Ich erwiderte, daß er jedenfalls mehr davon wissen würde als ich; ich kümmere mich wenig darum. Darauf er: „Oh, Sie machen doch stark in Kommunalpolitik" usw. — Es war deutlich genug. Ende Januar hatten wir ein Essen in unserem Hause, bei dem der Oberlandesgerichtspräsident und der Regierungspräsident unsere Gäste waren. Es kam die Rede auf Posner Klatsch, und meine Frau erzählte die Nationalzeitungsgeschichte. Darauf versicherten beide Herren, ihnen sei das auch als gesicherte Tatsache mitgeteilt worden, der Regierungspräsident sagte sogar, sein Kommunaldezernent habe es ihm amtlich unterbreitet. Auch damit noch nicht genug. Im Spätfrühling 1903 ließ mich Althoff nach Berlin kommen, um einiges mit mir zu besprechen. Dabei teilte er mir auch vieles mit, was in Posen über mich geredet würde und sprach auch seine Mißbilligung über „meinen Nationalzeitungsartikel" aus! — Die Unterredung hatte einen besonderen Zweck. Im Frühjahr war die bis dahin von Althoff und Schmidt-Ott verhinderte Dienstanweisung für das Institut, das inzwischen der Medizinalabteilung unterstellt war und somit nicht mehr zum unmittelbaren Machtbereich Althoffs gehörte, erlassen worden. Sie enthielt für mich unmögliche und unwürdige Bestimmungen, von denen die schlimmste die war, daß alle Veröffentlichungen aus dem Institute vorher dem Direktor des Instituts unterbreitet werden mußten und ohne seine Genehmigung nicht veröffentlicht werden dürften. Althoff suchte mich damit zu beruhigen, daß die Bestimmung doch nur auf dem Papier stehen und selbstverständlich „loyal" gehandhabt werden würde. Ich ließ mich dadurch nicht beruhigen und erklärte, ich würde mir diese „capitis diminutio" nicht gefallen lassen und, wenn ich überhaupt in Posen bliebe, die Bestimmung grundsätzlich verletzen. Die Medizinalabteilung, mit der A. zu sprechen zusagte, wich aber nicht von ihrem Standpunkt ab, obgleich auch mein Vorgänger in der Berliner Professur für Pathologie und unmittelbarer Nachfolger Virchows, Geheimrat Orth, sich stark bemühte, diesen Geßlerhut zu beseitigen. Begreiflich, denn es handelte sich nicht nur um einen Schlag gegen mich persönlich, als um einen der Kochschen gegen die Virchowsche Schule.

Ich würde dieses Erlebnis nicht mitteilen, wenn es nicht leider kennzeichnend für gewisse Teile der damaligen Posner „Gesellschaft" und Beamten wäre. Es war ein Wettlaufen um Erlangung von Einfluß oder guter und höherer Beamtenstellen möglichst im Westen. Damit war ein fortwährendes Ränkespiel und geheime Berichterstattung nach Berlin verbunden, und es ist nicht zu bestreiten, daß das gerade von Althoff, der möglichst über alle Dinge und Personen unterrichtet sein wollte, stark gefördert wurde.

So schickte er auch im Sommer 1903 den außerordentlichen Professor der Volkswirtschaftslehre in Berlin, Dr. von Halle, nach Posen mit dem Auftrage, sich bei den dortigen Wissenschaftlern nach ihrer Meinung über die Errichtung einer hochschulartigen Akademie zu erkundigen. Professor v. H. ging zu jedem einzelnen und befragte sie nicht nur über ihre Meinung darüber, sondern auch über die verschiedensten Personen. Ich ließ ihm keinen Zweifel darüber, daß ich die Akademie in der geplanten Form nicht für aussichtsreich und auf die Dauer lebensfähig hielte. Nur Vorträge und Übungen für Teilnehmer zu halten, die einer gewissen Modeströmung oder einem Druck von oben folgend sich zur Teilnahme entschlössen, oder lediglich sich der Fortbildung von Beamten usw. zu widmen, würde auf die Dauer ernste Gelehrte als alleinige Aufgabe nicht befriedigen. Da aus politischen Gründen die Errichtung einer Volluniversität oder technischen Hochschule ausgeschlossen sei, hielte ich es für besser, eine evangelisch-theologische und eine halbe philosophische (geisteswissenschaftliche) Fakultät zu errichten. Bei diesen wäre ein erheblicher Anteil polnischer Studenten aus offensichtlichen Gründen ausgeschlossen, und die der Akademie zugedachten sonstigen Aufgaben würden von den Dozenten und Professoren dieser Fakultäten im Nebenamt gelöst werden können. Ob man die schon in Posen vorhandenen medizinischen Professoren in irgendeiner Form an die philosophische Fakultät bringen wolle, sei nebensächlich, aber auch nicht nötig. Professor v. H. nahm diese Vorschläge mit Aufmerksamkeit entgegen, erörterte mit mir das Für und Wider und fragte mich dann nach meinem Urteil über etwa ein halbes Dutzend der in Posen bereits tätigen, für die geplante Akademie in Betracht kommenden Herren. Ich erwiderte, daß ich dies vielleicht abgeben könnte, wenn ich über alle ein günstiges Urteil fällen müßte, da das aber nicht der Fall sei, hielte ich es für richtiger und anständiger, die Fragen nicht zu beantworten. — Von anderer Seite geschah dies freilich nicht in bezug auf mich, wie ich bald erfahren sollte. Etwa Mitte Oktober 03 kam Althoff, nachdem die Begründung der Akademie fest beschlossen war, nach Posen, verhandelte mit allen an die Akademie zu berufenden dortigen Herren, nur nicht mir und schickte mir kurz vor seiner Abreise eine Karte, ich möge am nächsten Tage zu ihm nach Berlin kommen. Dort ließ er mich zunächst ungewöhnlich lange warten und überschüttete mich dann mit Vorwürfen über mein Verhalten in Posen und die viele Gegnerschaft, die ich mir gemacht unter Anführung teils entstellter, teils unwahrer, erfundener Geschichten.

Ich konnte mich schließlich nicht mehr halten, und es entspann sich ein sehr heftiges Gespräch, wobei ich meinem Herzen rücksichtslos Luft machte und auch Althoff in Erregung geriet, bis er mich dann sehr ruhig auf das Sofa nötigte und liebenswürdig sagte, wir wollten doch in freundlicherer Form verhandeln; er habe nach den zahlreichen ihm über mich gewordenen Klagen, die zum Teil meine außerdienstliche Tätigkeit beträfen, die Absicht gehabt, mich nicht an die Akademie zu berufen, wolle sich aber die Sache nochmal überlegen. Beim Weggehen half er mir den Mantel an und sagte: Sie wissen gar nicht, daß ich Ihr bester Freund bin. Mir entschlüpfte dabei eine Redensart, die wir in meiner Studentenzeit viel benutzt hatten: „aber man merkts nicht", was Althoff veranlaßte, mir einen freundschaftlichen Schlag auf die Schulter zu versetzen. Einige Tage darauf bekam ich auch ein eigenhändiges, privates Schreiben von ihm, in dem er mir meine Hauptgegner nannte, mir riet, mich mit ihnen zu verständigen. Zwei Tage vor der feierlichen Eröffnung der Akademie erhielt ich dann auch meine amtliche Berufung.

Die Eröffnung fand mit großer Feierlichkeit durch den Minister Studt selbst statt. Der aus Marburg berufene Professor Kühnemann, der erste Rektor der Akademie, hielt eine in der Form glänzende, inhaltlich zum Teil sehr angreifbare Rede, in der er sich unnötigerweise billige Ausfälle nicht nur gegen Haeckel, sondern überhaupt gegen die Abstammungslehre leistete, die natürlich bei einem Teil der naturwissenschaftlichen Dozenten Anstoß erregten. Im übrigen ist nicht zu bestreiten, daß Althoff mit der Wahl Kühnemanns nach dem ganzen Charakter der Akademie einen guten Griff getan und vielleicht den besten Mann für die dortigen Verhältnisse gewählt hatte. Seine außerordentliche Redebegabung und Beherrschung der Form, seine hochgespannte nationale Begeisterung zog und lockte namentlich die Damen in Mengen an, wie er ja auch später in Amerika vor allem bei dem weiblichen Teil der Bevölkerung Bewunderung gefunden hat. Im übrigen ist es mit der Posner Akademie so gegangen, wie ich Professor v. Halle gegenüber als wahrscheinlich hingestellt — sie war auf die Dauer in der ursprünglichen Form nicht aussichtsvoll und haltbar und man fing bald an, ihr gewisse Berechtigungen zu geben und den Besuch von Studenten dadurch zu ermöglichen, daß man für einige Fächer den Besuch bis zu zwei Halbjahren auf das Universitätsstudium anrechnete.

Althoffs Rat, mich mit meinen Gegnern zu verständigen, zu folgen, habe ich kaum versucht. Ich erkannte die Aussichtslosigkeit und sah ebenso wie A. ein, daß meine Tage in Posen gezählt seien. A. hatte deswegen gerade um diese Zeit den Versuch gemacht, mich wieder an eine Universität zu bringen. Die ihm von der medizinischen Fakultät der Universität Königsberg für die Neubesetzung des pathologisch-anatomischen Lehrstuhls gemachten Vorschläge lehnte er ab, weil ein Minderheitsbericht dazu eingegangen war, und sandte der Fakultät nach Beratung durch Fachmänner eine Liste zu, auf der ich mich mit an erster Stelle befand. Die Fakultät lehnte ab, und A. gab vorläufig den Versuch auf, mich anderweitig unterzubringen. Meine Gesundheit war allmählich durch die fortgesetzten Widerwärtigkeiten etwas erschüttert, und es spielte sich das Weitere nun sehr rasch ab. Im Frühjahr war der sehr unsaubere polnische Institutsdiener an schwerer Lungentuberkulose erkrankt, und ich konnte mit Mühe erreichen, daß er auf drei Monate in eine Lungenheilstätte geschickt wurde. Ich nahm dies zum Anlaß, um dringender als je auf die unhaltbaren Zustände der Institutsräume hinzuweisen und um Abhilfe zu bitten. Vergeblich. Im August kehrte der Diener angeblich gebessert zurück, fieberte bereits nach vierzehn Tagen wieder und spie seinen Auswurf, der geradezu Reinkulturen von Tuberkelbazillen enthielt, überall hin. Ich beantragte die Versetzung des Mannes in den Ruhestand und schrieb, er würde, wenn nicht endlich Abhilfe geschähe, nicht das einzige Opfer der unwürdigen Zustände im Institut sein. Der Antrag wurde abgelehnt, weil der Diener nicht Militäranwärter sei; er wurde nun aber so krank, daß er in das Krankenhaus aufgenommen werden mußte. Seit Ende Oktober erkrankte ich selbst an einem Bronchialkatarrh, fieberte häufig, kümmerte mich aber sonst weiter nicht darum. Ende Januar 1904, nachdem ich in der Provinzialhebammenanstalt in eiskalten Räumen eine Leichenöffnung ausgeführt, wurden meine Erkrankung und Fieber so heftig, daß ich mich zu Bett legen mußte und meine Frau den Auswurf an einen meiner Assistenten ins Institut schickte. Die Antwort lautete: „ziemlich viel Tuberkelbazillen". Während wir noch über die weiteren Schritte mit dem alten Geheimrat Pauly berieten, ereignete sich ein weiteres Zwischenspiel. Der kranke Diener suchte, da er immer kränker wurde, wie begreiflich, nach einem Unfall, den er für die Krankheit verantwortlich machen könne, und gab an, daß er vor ein bis zwei Jahren von mir, als er mir einen Knochen zur Präparation halten mußte, gestochen worden sei. Er hat nie behauptet, daß er anders als durch ein Versehen (besser gesagt durch eigne Ungeschicklichkeit) verletzt worden wäre, aber — von wem, weiß ich nicht genau — wurde es so dargestellt, als ob ich im Zorn ihn absichtlich gestochen hätte, und es wurde deswegen eine Untersuchung vom Oberpräsidenten gegen mich eröffnet. Posner Zeitungen schrieben, ich hätte ein Sektionsmesser gegen den Diener in der Wut geschleudert und ihn schwer verletzt, weswegen eine Disziplinaruntersuchung gegen mich eröffnet sei. In der Schlesischen Zeitung erschien dann eine Berichtigung, das wäre alles nicht richtig, aber ich wäre auf längere Zeit beurlaubt und würde aller Voraussicht nach nicht in mein Amt zurückkehren. Alle diese Märchen wurden noch vergrößert, weiterverbreitet und selbst, als es sich dreizehn Jahre später um meine Berufung nach Berlin handelte, soll davon gesprochen worden sein, daß ich in Posen mal in der Wut sogar einen Diener erstochen haben solle! Damit war im wesentlichen meine Posner Tätigkeit beendet. Ich nahm Urlaub auf unbestimmte Zeit und ging mit meiner Frau Mitte Februar in die Lungenheilanstalt Hohenhonnef a.Rh. Die Untersuchung gegen mich ergab natürlich nichts

Belastendes (im Gegenteil lauteten die Aussagen meiner Assistenten und des städtischen Sektionsdieners nur sehr günstig); ich selbst aber erklärte, in derartige unmögliche Arbeitsräume nicht wieder zurückkehren zu können.

Meine Erkrankung selbst nahm ich leicht; es war wahrscheinlich, daß sie mit der ungewöhnlich reichlichen Ansteckungsgelegenheit, der ich durch den Diener und die schlechten Institutsräume ausgesetzt war, in Zusammenhang stand; es war aber natürlich nicht zu beweisen. Die Posner Ärzte nahmen es viel ernster, da ich tatsächlich sehr angegriffen und heruntergekommen war. Meine arme leidenschaftliche Frau konnte sich zunächst kaum beherrschen und wollte ihre Erregung an meinen Feinden auslassen, fügte sich dann aber mit äußerster Gefaßtheit in das Unvermeidliche. Natürlich wurde ihr die Trennung von unseren beiden Kindern sehr schwer, obgleich sie sie unter der Obhut unseres treuen Kinderfräuleins, Fräulein Gertrud Hartmann, die nachdem noch 25 Jahre alles Leid und Freud mit uns geteilt hat, wohl aufgehoben wußte. Wir blieben sechs Monate in Hohenhonnef, wohin im April meine Frau unsere Kinder und das Fräulein nachholte. Wir wurden dort von dem leitenden Arzt der Anstalt, Professor Meissen, nicht nur ärztlich, sondern auch menschlich sehr verwöhnt, und ihm verdanken wir es, daß die leer stehende Villa des bisherigen kaufmännischen Direktors für mich und meine Familie zur Verfügung gestellt wurde zu einem geradezu lächerlich niedrigen Preis. Meine Frau hatte, während sie zum Abholen der Kinder in Posen war, da zufällig der Geheimrat Kirchner aus Berlin dort war, seine Anwesenheit benutzt, um ihm auf das deutlichste ihre Meinung zu sagen über das gegen mich von Posen ausgehende Ränkespiel und den mangelhaften Schutz, den das Ministerium mir angedeihen ließ. Auf der Durchreise durch Berlin suchte sie Althoff auf und ließ vor ihm in Gegenwart von Geheimrat Elster ihrem übervollen Herzen freien Lauf; sie sagte: wenn mein Mann nicht wieder gesund wird und meine Verbindungen nicht ausreichen, wende ich mich an die Sozialdemokratie. Ihr mutiges und heißblütiges Auftreten hat auf die Herren einen unauslöschlichen Eindruck gemacht, denn bis zu meiner Berufung nach Berlin habe ich nie einen der Herren aus dem Ministerium gesprochen, ohne daß er nicht besondere Grüße an die „verehrte tapfere Gattin" bestellt hätte.

Auf der Durchreise durch Berlin war meine Frau auch mit unserem damals achtjährigen Jungen zu Geheimrat Heubner gegangen, um seinen ärztlichen Rat zu erbitten. Der Junge war im Alter von $6^1/_4$ Jahren an Scharlach erkrankt und hatte im Anschluß daran eine blutige Nierenentzündung bekommen, die immer wiederkehrte und den armen Jungen auf fast dreiviertel Jahre ans Bett fesselte. Dann hatte man das Aussichtslose dieser Behandlung eingesehen, ihn aufstehen und schließlich auch zur Schule gehen lassen. Aber ich hatte täglich untersucht und immer mal Spuren der Erkrankung gefunden. Die Posner Ärzte und die zu Rate gezogenen Berliner Größen machten eine immer ungünstigere Voraussage und Heubner erklärte jetzt, es bliebe uns nichts anderes übrig, als mit dem Knaben nach Ägypten zu gehen, wenn wir noch Aussicht auf Heilung haben wollten. Doppelt sorgenschwer reiste meine Frau nach Hohenhonnef zurück, wo nach wenigen Tagen beide Kinder an Masern erkrankten, was bei dem Knaben einen Rückfall der Nierenerkrankung, dann aber eine auffallende Besserung bewirkte. Als es mir selbst wesentlich besser ging, fuhr ich mal mit dem Jungen zu Professor Friedr. Schultze nach Bonn und fragte auch ihn um Rat. Seiner vernünftigen Auffassung und seinem Rat verdankten wir große Beruhigung. Er sagte nach der Untersuchung: der Junge ist in ausgezeichnetem Zustand; darauf kommt es an, lassen Sie die dumme ewige Harnuntersuchung und kümmern Sie sich nicht um das bischen Eiweiß. Nach Ägypten zu gehen, wäre weggeworfenes Geld. — Er hat recht behalten, wie der weitere Lebenslauf unseres Jungen zeigte, und Heubner selbst hat nach etwa acht Jahren, als er weitere

Erfahrungen darüber gemacht, daß auch schwere chronische Nierenentzündungen, besonders bei Kindern, ganz ausheilen können, von seiner Krankengeschichte Gebrauch gemacht.

Der Aufenthalt in Hohenhonnef im Sommer war erquickend; die reizvollen Spaziergänge und Ausflüge in das schöne Siebengebirge, das uns namentlich bei Sonnenuntergang immer von neuem entzückte, trug zur körperlichen und seelischen Erholung bei. Ich war nach kurzem wieder so weit, daß ich eine Reihe von Arbeiten, zu deren Niederschrift ich in Posen keine Zeit gefunden, beenden und auch den Anfang meiner allgemeinen Pathologie, die ich in Rostock nur im Entwurf gemacht, niederschreiben konnte. Sehr lehrreich war es für mich als Mediziner, den ganzen Betrieb in einer Lungenheilstätte, Ärzte und Kranke kennenzulernen. Wenn auch in Manns „Zauberberg" in gewisser Hinsicht ein Zerrbild entworfen ist, so sind doch viele Beobachtungen fein und treffend. Die Neigung der Kranken zur Lebensfreudigkeit und Sinnlichkeit oder wenigstens zum Flirten, die Sucht der Ärzte, sich und anderen rasche Erfolge vorzutäuschen und meist die Dinge im rosigen Lichte erscheinen zu lassen, war in Hohenhonnef gar nicht einmal in besonders hohem Maße verbreitet — und wie oft habe ich sie aber auch dort beobachten können, auch mit welchem Schematismus und mangelhaftem Urteil Liege- und Freilichtkur gehandhabt wurden zum Schaden der Kranken. Mängel des Spezialistentums und der Massenbehandlung, die vielleicht unvermeidbar sind und mit manchen Vorteilen verbunden sein mögen.

Gerade als ich Anfang August von Hohenhonnef zurückreiste, starb Carl Weigert in Frankfurt a. M., und Althoff und Elster bemühten sich, mir die Nachfolgerschaft zu verschaffen, aber vergeblich. Der zweifellos geniale E. Albrecht wurde gewählt, und ich kehrte zunächst nach Posen zurück, um vieles noch zu ordnen, bevor ich nach fast fünfjähriger Arbeit am 1. Oktober ausschied. Wir hatten vor, uns nach Lichterfelde zurückzuziehen, wo ich noch zur weiteren Stärkung meiner Gesundheit leben wollte, und wo meine Frau eine passende Wohnung fand. — Bevor ich von Posen endgültig schied, wurde mir eine schon bald nach meiner Erkrankung entworfene, von zahlreichen deutschen (christlichen und jüdischen) und polnischen Ärzten unterschriebene Adresse überreicht, die ich nur deswegen hier wiedergebe, weil sie den Zielen und der Art meines Unterrichts gerecht wird.

Hochgeehrter Herr Professor! Die Unterzeichneten fühlen es als Pflicht der Dankbarkeit angesichts der Tatsache, daß Sie Ihre Tätigkeit am Hygienischen Institut zu Posen in absehbarer Zeit beenden wollen, Ihnen noch einmal herzlichen Dank zu sagen für die vielfältige Anregung, Belehrung und Unterstützung, die Sie uns während Ihrer vierjährigen Anwesenheit hier haben zuteil werden lassen.

Sie vertraten dasjenige Gebiet der medizinischen Wissenschaft, das nach Ansicht aller gebildeten Ärzte die Grundlage der modernen Heilkunde geworden ist, und wenn es wahr ist, daß es keinen besseren Weg zur Vermehrung ärztlichen Erfahrungsschatzes gibt, als die Vergleichung zwischen dem, was der Arzt aus der klinischen Untersuchung gefolgert hat, mit dem tatsächlichen Befund, so haben Sie sich ein großes Verdienst dadurch erworben, daß Sie vermöge Ihrer glänzenden Lehrtätigkeit den Ärzten, trotz ihrer Ermüdung durch die ärztliche Praxis, die Liebe zur wissenschaftlichen Wahrheit, Gründlichkeit und immer erneuten Prüfung ihrer Kenntnisse wachgehalten oder anzufachen verstanden haben.

Die Vorlesungen und Kurse, die Sie während Ihrer vierjährigen Anwesenheit in Posen abgehalten haben, erschienen uns musterhaft durch die großartige und gründliche Behandlung des Stoffes und, was bei ähnlichen Vorlesungen auf Hochschulen so selten zu finden war, durch ihre klaren Beziehungen zur Klinik. Ihre zu jeder Stunde immer gleiche Hilfsbereitschaft allen Kollegen gegenüber, Ihr uneigennütziger Eifer, der weder Zeit noch Mühe sparte, wo irgend nur Liebe zur Sache sichtbar war, werden von uns nicht vergessen werden.

Mit diesem Ausdruck unserer Dankbarkeit verbinden wir die besten Wünsche für Ihre baldige Genesung, zugleich mit der Hoffnung, daß Ihre seltenen Eigenschaften als Forscher und Lehrer der Wissenschaft noch lange erhalten bleiben mögen.

Posen, im April 1904.

Die Adresse war von 80 Ärzten unterschrieben, und es hatten sogar beamtete Ärzte (Kreisärzte und Mitglieder des Prov. Medizinalkollegiums), sowie einige Sanitätsoffiziere den Mut gefunden, zu unterschreiben. Ich konnte den Ärzten ganz ehrlich den Dank zurückgeben. Denn ich habe durch sie auch für meine akademische Lehrtätigkeit sehr viel gelernt und bin mit dadurch, daß ich durch sie veranlaßt war, mich ihren Bedürfnissen und Fragestellungen anzupassen, zu einer viel lebensvolleren Auffassung und Darstellung der anatomischen Befunde gekommen, als das gewöhnlich der Fall ist. Ich habe hier den Grundstein gelegt zu der Art, wie ich später — etwa von Düsseldorf an — und, besonders ausgebildet und durch die viel besseren Hilfsmittel bereichert, in Berlin die pathologisch-anatomischen Demonstrationen zum Mittelpunkt des Unterrichts in der Pathologie schaffen und die durch die Vielgestaltigkeit und Massenhaftigkeit des Unterrichts bedingten künstlichen Schranken zwischen den einzelnen Sonderfächern niederzureißen versuchen konnte.

Blicke ich auf die ganze Zeit zurück, die ich in Posen zugebracht habe, so kann ich trotz der vielen Kämpfe und des schließlichen Scheiterns mit einiger Befriedigung auf sie zurücksehen. Ich hatte Pionierarbeit geleistet und meinen Nachfolgern das Arbeitsfeld geebnet; ich hatte dem Staate eine wertvolle pathologisch-anatomische Sammlung geschaffen und auf viele Ärzte erzieherisch und wissenschaftlich anregend gewirkt. Zeuge davon war das Gedenken, das deutsche und polnische Ärzte bis fast gegen das Ende des großen Krieges hin bei jeder sich bietenden Gelegenheit mir schenkten. Selbst in diesem Jahre (1929) haben noch Posner Ärzte der damaligen Zeit als einer für sie besonders anregenden gedacht.

Auch wissenschaftlich und menschlich war die Zeit für mich fruchtbar. Ich hatte besonders durch auswärtige Professoren, die zu Vorträgen nach Posen kamen, und auch manche der Posner Gelehrten die Verbindungen zu den Geisteswissenschaften aufrechterhalten können. Unter den Posnern ragte der Archivrat (später Archivdirektor in Danzig) Dr. Warschauer hervor, der in seinem Äußeren und wohl auch seiner ganzen Art an Moses Mendelssohn erinnerte; ein Mann von äußerst gründlichen Kenntnissen und feinem Verständnis für das ostelbische Deutschtum, der in Vortrag und Unterhaltung fesselte und anregte. Die Glanzpunkte bildeten aber die Vorträge von Gustav Roethe und Erich Schmidt. Roethe, damals noch in Göttingen, hielt im Winter 1900 vier Vorträge über die deutsche Romantik, in denen er alle seine großen Vorzüge als Gelehrter und Redner im glänzendsten Lichte zeigen konnte und zu stürmischer Begeisterung hinriß. Wir hatten ihn an einem Abend in unser Haus eingeladen und ihn dabei auch als anregenden und liebenswürdigen Plauderer kennengelernt. Damals ahnten wir nicht, zu welch inniger Zusammenarbeit wir etwa 20 Jahre später in Berlin kommen sollten. Auch mit dem so ganz andersgearteten, mehr den vornehmen klassischen Typus des Gelehrten vertretenden Erich Schmidt, der mehrere Vorträge über Goethes Faust hielt, kamen wir in persönliche Beziehungen. Sehr anregend waren auch die Tage gewesen, in denen Golther, mit dem wir von Rostock her gut bekannt waren, Vorträge über Wagner hielt und bei uns wohnte. Ich hatte ferner Einblicke in städtisches und staatliches politisches Getriebe erhalten, wie noch nie, auch mit neuen gesellschaftlichen Kreisen Berührung gefunden und die Schwere des Kampfes zweier durch Kirche und Charakteranlage getrennten Völkern empfinden und verstehen gelernt. Aber die Geistigkeit und Stimmung eines großen Teils der herrschenden Beamtenschaft, der städtischen Bürger und Kleinbürger erfüllte mich mit Sorgen.

Größere Sorge mußte ich freilich um meine und meiner Familie Zukunft haben. Ich war zum zweiten Male gescheitert, und ich konnte von jetzt an mit einem Großen (Lessing) sagen: „Ich stand eben am Markte und war müßig; niemand wollte mich dingen: ohne Zweifel, weil mich niemand zu brauchen wußte[1].“ Aber es war noch weit schlimmer, denn zu der aufs

[1] Hamburg. Dramaturgie 101, 102, 103 und 4. Stück.

neue bescheinigten Unverträglichkeit und Streitsucht sowie Neigung zum Außenseitertum kam jetzt meine Krankheit. Ein wertvoller Trumpf im Spiele meiner Gegner und Mitbewerber.

Noch bevor wir in den letzten Septembertagen Posen verließen, erhielt ich einen Brief von Althoff, in dem er mir mitteilte, daß am Kreiskrankenhaus in Lichterfelde eine Prosektur eingerichtet würde, und daß ich mich deswegen mit Geheimrat Professor Schweninger in Verbindung setzen sollte. Mir fiel dabei unwillkürlich ein Bild aus den „Fliegenden Blättern" ein von den beiden Löwen, die aufeinander losgelassen wurden und sich gegenseitig bis auf die Schwänze auffraßen. Sollte es Absicht gewesen sein, uns beide aneinanderzubringen, um auf diese Weise zwei sehr unbequeme Männer mit einem Schlage loszuwerden?

Lichterfelde

Trotzdem ich sehr das Bedürfnis nach Ruhe und Erholung hatte, folgte ich doch Althoffs Rat und schrieb an Schweninger. Er war mir bis dahin persönlich unbekannt, und ich stand seinem Wirken und Kämpfen unparteiisch gegenüber. Über die mannigfachen Streitigkeiten, die er mit einzelnen und der Masse der Ärzteschaft gehabt, war ich nur in großen Zügen unterrichtet, besonders auch über die mit dem Chirurgen Carl Schleich. Bei seinem Kampf gegen die Auswüchse des Spezialistentums und die übertriebenen Ansprüche der Bakterio- und Serologie stimmte ich ihm bei, und hier lag die Möglichkeit einer Zusammenarbeit. Schw. antwortete mir aus dem bayrischen Hochgebirge, wo er zur Gemsjagd bei dem Prinzregenten war, sehr freundlich und entgegenkommend, vorläufig sei aber noch nichts Sicheres und Endgültiges über die Errichtung einer Prosektur bestimmt, er aber würde sich jedenfalls sehr freuen, mit mir zusammenarbeiten zu können.

Mich enttäuschte die Antwort nicht. Tatsächlich lag mir zunächst mehr daran, vieles aufarbeiten und ruhig leben zu können. Die fortschreitenden Ränke gegen mich, die mir schon seit etwa zwei Jahren das Gefühl verursacht hatten, auf einem Pulverfaß zu sitzen, hatten mich doch etwas mitgenommen, und so war es gut, wenn ich zunächst nicht neue Beziehungen anzuknüpfen brauchte. Es dauerte aber doch nicht lange, bis ich die Bekanntschaft Schweningers machte.

Schw., damals 54 Jahre alt, hatte bekanntlich eine bewegte Vergangenheit hinter sich. Sohn eines Land- und Bezirksarztes war er in der bayrischen Oberpfalz aufgewachsen, hatte das Gymnasium in Nürnberg, die Universität in München besucht. Privatdozent für pathologische Anatomie in München, hatte er gute Aussichten für die weitere Laufbahn, als er durch eine gerichtliche Verurteilung aus ihr geschleudert wurde. Es ist allgemein bekannt, daß es ihm Anfang der achtziger Jahre gelang, dem von den hervorragendsten ärztlichen Autoritäten für krebskrank gehaltenen Fürsten Bismarck die Gesundheit wiederzugeben und sein Leibarzt zu werden. Um ihn dauernd an Berlin zu fesseln, verschaffte ihm Bismarck eine Professur in der medizinischen Fakultät der Universität, was damals viel Widerspruch hervorrief. Die eigene und von der gewöhnlichen abweichende Art seiner Krankenbehandlung verschaffte ihm großen Zulauf und Ansehen, brachte ihn aber in starken Gegensatz zu den herrschenden ärztlichen Richtungen, den er durch die oft sehr kräftige, bajuvarische Art seines Auftretens verschärfte. Anfang des Jahrhunderts hatte er die Leitung des Kreiskrankenhauses in Groß-Lichterfelde erhalten und war dort bald mit der dortigen und damit auch der Berliner Ärzteschaft in starken Streit geraten. Die ärztlichen Wochenschriften, voran die Deutsche medizinische, verfolgten und verketzerten ihn unablässig, und wer auf seiner Seite stand, war verfehmt. Da ihm vorgeworfen wurde, durch Maßnahmen und Unterlassungen die Gesundheit und das Leben vieler seiner Kranken zu gefährden, so schien mir der Gedanke der Errichtung einer Prosektur ein Schlag gegen ihn zu sein, in der Absicht, ihm eine Art Aufsichtsperson an die Seite zu setzen und Material gegen ihn zu sammeln, was schließlich zu seinem Sturze führen könnte. Daß man gerade mich dazu ausgewählt hatte, erweckte bei mir Verdacht. Mißtrauisch, wie ich allmählich geworden, sah ich in Althoffs Bemühungen, mir die Prosektur zu verschaffen, nicht eine freundliche, sondern eher eine feindliche Handlung.

Aber es sollte nicht dazu kommen, sondern es sollte sich zwischen Schw. und mir eine durch kein amtliches Verhältnis getrübte freundschaftliche Zusammenarbeit entwickeln. Denn obgleich die Absicht der Errichtung einer Prosektur nicht aufgegeben wurde, kam sie doch erst zur Ausführung, als ich Lichterfelde bereits verlassen hatte. In dem knapp einen Jahr, das ich dort zubrachte, habe ich aber tatsächlich freiwillig die Stelle eines Prosektors am Lichterfelder Krankenhaus ausgeübt und, trotzdem ich meinen Standpunkt stets wahrte, nicht den geringsten Zusammenstoß mit Schw. gehabt. — Schw. war damals nicht mehr ganz auf seiner ehemaligen Höhe und machte zweifellos einen weit älteren Eindruck als seinem Alter entsprach. Er hatte vor Jahren einen Beckenbruch erlitten, der nicht völlig geheilt war; Knochensplitter waren steckengeblieben, von denen ein Teil von Zeit zu Zeit herauseiterte unter oft sehr starken Fiebererscheinungen und heftigen Schmerzen. Operative Eingriffe lehnte Schw. seinen Grundsätzen entsprechend ab, indem er, was nicht gerade allzu häufig ist, das, was er predigte, auch lebte. Ich konnte bald erkennen, daß die über ihn umlaufenden Schilderungen ein Zerrbild von ihm gaben, und daß er weder der rücksichtslose Gewaltmensch noch der jeder Wissenschaftlichkeit abholde, nur Einzelerfahrungen zugrunde legende „Routinier“ sei, als den man ihn hinzustellen beliebte. — Seine Sehnsucht und sein Hochziel war es, Ärzte zu bilden nach Art der alten gediegenen, vielerfahrenen Haus- und Landärzte, die nicht nur einzelne Körperteile und Krankheiten, sondern den ganzen Menschen an Leib und Seele zu behandeln suchten. In der immer stärkeren Aufteilung der ärztlichen Wissenschaft in kleine Sonderfächer und dem dadurch bedingten Mangel an Einheitlichkeit sah er eine Verfallserscheinung und mühte sich, ihr zu begegnen. Die Art des Hochschulunterrichts schien ihm wenig geeignet, junge Menschen zu guten Ärzten heranzubilden, und deswegen versuchte er, an seinem Krankenhause eine Ärzteschule ins Leben zu rufen, die an staatlich geprüften Ärzten das nachholen sollte, was an der Universität versäumt war. Er hielt deswegen jede Woche zwanglose Ärzteabende ab, wo nach voraufgegangenen Krankenvorstellungen im Krankenhaus in gemeinsamer Aussprache bei Wein und

Bier das Für und Wider der Behandlung und Voraussage festgestellt wurde. Die Zahl und Art der erscheinenden Ärzte war recht verschieden, im ganzen eine etwas zusammengewürfelte Gesellschaft; neben Schw.s zum Teil sehr tüchtigen und ehrenwerten Assistenten einige anrüchige Herren oder Fanatiker, die viel weniger auf Grund praktischer Erfahrungen oder wissenschaftlicher Überlegungen, als aus politischen Gründen zu Gegnern der sogenannten „Schulmedizin" geworden waren.

Schweningers Hauptfehler, der ihn unnötigerweise in Gegensätzlichkeiten brachte, war sein Temperament und seine oft ganz übertriebene Ausdrucksweise. Ihm schwebte mitunter auch ein Zustand der herrschenden Heilkunde vor, wie er doch nicht mehr vorhanden war. Es hat eine Zeit gegeben, wo vor allem unter den inneren Klinikern eine geradezu leidenschaftliche Sucht nach der Diagnosenstellung herrschte und darüber alles andere in den Hintergrund trat, wo, um es etwas übertrieben auszudrücken, der Kranke nur in zwei Abschnitten seiner Krankheit die Aufmerksamkeit des Arztes erregte — solange die Diagnose noch nicht sicher gestellt war und, wenn er auf dem Sektionstisch lag und nun nachgesehen werden konnte, „ob gefunden wurde, was man erwartet hatte". Dem stellte Schw. nun den Ausspruch gegenüber, daß es nicht darauf ankäme, eine Diagnose zu stellen, ja daß man keine Diagnose stellen solle. Tatsächlich stellte er selbst Diagnosen und suchte sich ein klares Bild über die den Krankheitserscheinungen zugrunde liegenden Veränderungen zu machen, aber er ließ sich auch nicht abhalten, den Kranken zu behandeln, wenn ihm das nicht gelang. Auch stellte er seine Diagnosen oft genug, wie so viele große, geborene Ärzte rein intuitiv. Er richtete sich ferner scharf gegen die immer mehr zunehmende Mechanisierung der ärztlichen Kunst und suchte überall mit den einfachsten Untersuchungs- und Behandlungsweisen auszukommen. Er war auch ein Gegner des „furor operativus" und sagte wohl auch mal, daß die Leichtigkeit, mit der sich manche Chirurgen zur vollkommenen Entfernung eines erkrankten Organs entschlössen, dem Verfahren eines Dr. Eisenbart zu vergleichen sei, betonte auch daß die unmittelbaren und Spätfolgen eingreifender Operationen neue und schwerere Gesundheitsstörungen nach sich ziehen könnten, als die waren, derentwegen operiert wurde. Das alles, im Kern durchaus berechtigt und heute ziemlich allseitig anerkannt, brachte er in Rede und Schrift oft so zugespitzt und übertrieben heraus, daß es zum Widerspruch auch die reizen mußte, die grundsätzlich mit ihm übereinstimmten. Ich habe bei den Ärzteabenden recht oft Gelegenheit genommen, das näher auszuführen, was er eigentlich hatte sagen wollen, und dadurch den Kern seiner ganzen Lehre reiner hervortreten zu lassen, und er hat mir dann meist erfreut zugestimmt. Am meisten hat sich Schw. bei der Menge der Ärzteschaft wohl dadurch Feindschaft zugezogen, daß er die rücksichtslose Verfolgung anderer Richtungen in der Heilkunde nicht mitmachte und nicht jeder homöopathische oder Naturarzt für ihn ein sittlich minderwertiger Mensch war, oder daß er sogar die strafrechtliche Verfolgung von Kurpfuschern nicht immer billigte. Hierin stand ich ganz auf seiner Seite und stehe es auch heute noch. So wenig ich dem zugestimmt habe, daß nach dem Umsturz vom November 18 besondere Lehrstühle oder Lehraufträge für Naturheilkunde und Homöopathie errichtet werden sollten und schließlich auch wurden —denn von diesen Behandlungsmethoden konnten die der Heilwissenschaft Beflissenen auch ohne dem genug erfahren —, so unberechtigt und ungerecht erscheint mir immer noch die sittliche Verfehmung dieser Richtungen, die, wenn sie mit echt wissenschaftlichem Geist betrieben werden, ihre volle Daseinsberechtigung besitzen. — Daß Schweninger sehr zu Unrecht verketzert und verfolgt worden ist, das haben selbst seine schärfsten Gegner, als er 1923 starb, wenn auch oft unfreiwillig, anerkannt. Er war ein großer Arzt, dessen Wirken nicht nur vielen einzelnen zugute kam, sondern auch ein notwendiges Gegengewicht gegen die Auswüchse der neuzeitlichen Heilkunde bildete.

Alles, was kleinlich ist, war ihm fremd. Seine Großzügigkeit hat er auch mir gegenüber in reichem Maße bewiesen. Seitdem ich in den Kreis der Ärzteabende eingetreten war und vor oder nach den klinischen Demonstrationen pathologisch-anatomische abhielt, waren diese ein Hauptanziehungspunkt geworden. Weil es eben ungewohnt, neu und eigenartig war, zog es auch manche zur Teilnahme heran, die allein Schw.s wegen nicht gekommen wären. So kam es, daß bei den sich an die klinischen und anatomischen Vorweisungen anschließenden Besprechungen ich oft im Mittelpunkt stand und Schw. in den Hintergrund trat. Ein Mann, etwa von dem Format derjenigen, mit denen ich vorwiegend in Rostock und Posen zu tun gehabt hatte, würde das sehr störend empfunden und der Sache sehr leicht ein Ende haben bereiten können. Es fiel aber nie ein Schatten auf unsere Zusammenarbeit, Schw. war vielmehr, auch in Erinnerung an seine eigene pathologisch-anatomische Zeit, nur sehr erfreut über die Bereicherung seiner Abende und wünschte mich auf die Dauer an sein Krankenhaus zu fesseln.

Dieses freundschaftliche Verhältnis wurde noch erhöht dadurch, daß auch die Familien gut zusammenstimmten. Die beiderseitigen, zum Teil im Alter gut übereinstimmenden Kinder spielten viel zusammen, Schw.s liebenswürdige und geistreiche Frau, die die guten Eigenschaften einer in der großen Welt aufgewachsenen Dame besaß, jetzt aber nur ihrem Manne und Kindern lebte, verstand sich gut mit meiner Frau, und so blieben die Bande, die damals angeknüpft wurden, bis heute erhalten.

Das Jahr in Lichterfelde war für uns alle erholsam. Ich konnte mich meinen Kindern weit mehr widmen als früher und in viel gemäßigterem Zeitmaß arbeiten; meine Gesundheit kräftigte sich zusehends und, wenn mich auch gelegentlich ein bitteres Gefühl überkam über manche mir immer wieder zuteil werdende Zurücksetzungen, so waren das doch nur vorübergehende Schatten. An meiner allgemeinen Pathologie arbeitete ich so in einem Zuge, daß ich den ersten Band im Frühjahr 1905 herausbringen konnte. — Beziehungen zu Berliner Kollegen unterhielt ich in dieser Zeit gar nicht und mied auch die dortigen wissenschaftlichen Gesellschaften.

Im Frühjahr des Jahres erhielt ich durch die Vermittlung meines Kollegen Rud. Beneke, damals in Königsberg, die Anfrage, ob ich die Stelle des Vorstehers des neu zu errichtenden pathologisch-bakteriologischen Laboratoriums am Kgl. Krankenstift in Zwickau i. Sa. übernehmen wolle. Beneke war von seiner Leipziger Assistenten- und Privatdozentenzeit her mit dem Direktor des Krankenstifts, Obermedizinalrat Professor Karg, gut bekannt und hatte ihn auf mich aufmerksam gemacht. Verlockend schien das Angebot nicht, aber ich mußte doch allmählich wieder zusehen, in eine feste Stellung zu kommen. Der Name Zwickau, bekannt als sehr rußige sächsische Mittelstadt ohne landschaftliche Reize und geistige Anregungen, schreckte. Das Kgl. Krankenstift, ein rein chirurgisches Krankenhaus, schien auch für die wissenschaftliche Arbeit kein guter Boden. Aber es war selbstverständlich, daß ich hinfahren und verhandeln mußte. In den ersten Maitagen kam ich nach Zw., wurde von Professor Karg und seiner Frau sehr freundlich aufgenommen und sehr üppig bewirtet. Die Verhandlungen am Abend gingen sehr glatt, alles was ich für nötig hielt, wurde mir bereitwilligst zugesagt, die Art des zwischen uns bestehenden dienstlichen Verhältnisses zu beiderseitiger Zufriedenheit in den Grundzügen festgelegt. Das Laboratorium war noch nicht fertig gebaut, kleine Änderungen konnten noch zugestanden und die innere Einrichtung ganz mir überlassen werden. Als ich am späten Abend schied, schien alles in Ordnung, und meine Neigung, anzunehmen, war trotz des wenig günstigen Eindrucks, den die Stadt auf mich gemacht hatte, gewachsen. Wir verabredeten am nächsten Morgen noch mal zur Besprechung zusammenzukommen, worauf ich dann gleich nach Dresden fahren und im Ministerium des Innern, dem das Krankenstift unterstand, verhandeln sollte. Am nächsten Morgen war K. wie umgewandelt, und es ging aus seinem Verhalten immer deutlicher das Bestreben hervor, mich von der Annahme der Stellung abzuschrecken. Als ich ihn nach den klimatischen Verhältnissen Zwickaus fragte und hinzufügte, meine Frau brauche viel Sonne zum Leben, erwiderte er rasch: Sonne? Sonne gibt es in Zwickau überhaupt nicht! Durchaus suchte er mich auch davon abzuhalten, schon nach Dresden zu fahren. — Wir schieden höflich, aber frostig voneinander. — In Dresden fand ich in dem Ministerialdirektor Apelt einen Mann von vorbildlicher Klarheit, Bestimmtheit und Höflichkeit. Ich hatte von vornherein den Eindruck, daß man sich auf jedes seiner Worte verlassen könne, und er nur die Sache im Auge habe. Die ganze Luft schien mir eine reinere als im preußischen Kultusministerium und die Behandlung geistiger Arbeiter nach Form und Sache eine würdigere als dort. Dieser Eindruck ist in den $1^1/_2$ Jahren, die ich in sächsischem Staatsdienst war, nur verstärkt worden. Die äußeren Anstellungsbedingungen waren bessere als ich erwartet; in den zwei für mich wichtigsten Punkten — Bewilligung eines Assistenten und Erlaubnis zur Übernahme von Leichenöffnungen und Untersuchungen auch an dem städtischen Krankenhaus — wurde rasch Übereinstimmung erzielt. Trotzdem bat ich aber, mir zu gestatten, meine endgültige Entscheidung noch hinausschieben zu dürfen.

Meine Lage war so, daß die Entscheidung sehr schwer war. Ob eine Prosektur in Lichterfelde in absehbarer Zeit wirklich errichtet werden würde, war sehr zweifelhaft. Außerdem konnten die Arbeitsbedingungen auf die Dauer nicht genügen, da für experimentelle und bakteriologische Arbeiten Einrichtungen nicht bestanden, die Zahl der Untersuchungen und Leichenöffnungen auch recht gering war. Die Möglichkeit, mich etwa an der Berliner Universität als Privatdozent niederzulassen, bestand nach der grundsätzlichen Stellung, die die Fakultät, wie mir bekannt, zur Zulassung von Forschern einnahm, die, als Dozenten oder Professoren von anderen Universitäten kommend, in Berlin eine hauptamtliche Stellung außerhalb der Universität bekleideten, nicht. Die Verbindung mit Schweninger würde, bei der Stellung, die die Universitäten zu ihm einnahmen, mir auch schädlich sein. Auf der anderen Seite war das Verhalten Kargs am Tage meiner Abreise derartig gewesen, daß ich kaum daran zweifeln konnte, daß er mein Kommen nicht wünschte. Mich noch einmal in unklare Verhältnisse zu begeben, widerstrebte mir aufs äußerste, obgleich selbst meine Frau meinte, ich sollte mal meine Selbstherrlichkeit unterdrücken und mich demütigen, um wenigstens erst wieder Fuß zu fassen und bessere Gelegenheit zu umfangreicherer weiterer wissenschaftlicher Arbeit zu finden. Ich beschloß daher zu warten, bis ich mit meiner Frau nach Zwickau gefahren sei, um zu sehen, welchen Eindruck es auf sie mache. Mitte Juni fuhren wir hin, sahen uns einige Wohnungen an und gingen auch zu Professor Karg. Dessen Benehmen war nun aber derartig, daß wir sofort abreisten. Ich schrieb ihm gleich, daß ich es lebhaft bedauerte, nochmal hingekommen zu sein, daß es richtiger von ihm gewesen wäre, mir gleich zu sagen, daß ihm mein Kommen nicht erwünscht sei, worin ich keine Beleidigung gesehen haben würde; denn auch ich hätte den Eindruck, daß wir durchaus nicht zueinander paßten. Da ich aber bereits mit dem Ministerium verhandelt und dort größtes Entgegenkommen gefunden, fühlte ich mich verpflichtet, Herrn Ministerialdirektor Apelt die Gründe meiner Ablehnung ausführlich auseinanderzusetzen. — Noch bevor ich den Brief nach Dresden fertig hatte, erhielt ich einen Eilbrief von K., er lege den größten Wert auf mein Kommen, es seien alles Mißverständnisse, er sei durch Operationen mitgenommen und innerlich beschäftigt gewesen usw. — Nach längerem Überlegen mit meiner Frau schrieb ich ihm und dem Ministerium, daß ich mich nicht eher zu einer Annahme würde entschließen können, als bis in einer Dienstanweisung die beiderseitigen Rechte und Pflichten so klar wie möglich festgelegt seien. Ministerialdirektor A. forderte Karg auf, eine solche Dienstanweisung zu entwerfen und ihm und mir zur Prüfung zuzuschicken. Der Entwurf war nicht so schlimm wie die Dienstanweisung, die mir das Verbleiben in Posen unmöglich gemacht hatte, aber in nicht wenigen Bestimmungen für mich unannehmbar. Es bedurfte eines zähen bis in den August hinein dauernden Kampfes, bis die störendsten Bestimmungen entfernt und der Widerstand K.s gegen die mir vom Ministerium von vornherein gemachten Zusagen (Assistent, Verbindung mit dem städtischen Krankenhaus) überwunden waren. Ich war Juli bis Mitte August nochmal auf ärztlichen Rat mit meiner Familie in Hohenhonnef und fuhr mehrmals nach Bonn zu Professor Ribbert, um seinen Rat hinsichtlich der Dienstanweisungsbestimmungen einzuholen. — Erst nach meiner Rückkehr entschloß ich mich am 20. August, meine Annahme zu erklären und zuzusagen, wie K. es gewünscht hatte, am 1. Oktober die Stellung anzutreten. Es war kein freudiger Entschluß. Denn wenn ich auch nach Möglichkeit durch die Bestimmungen Reibungsflächen beseitigt oder wenigstens stark vermindert zu haben glaubte, so war eine tägliche Zusammenarbeit doch nur möglich, wenn eine grundsätzliche Übereinstimmung und guter Wille vorhanden war. Daß dieses bei K. der Fall war, war mir trotz aller freundlicher Redensarten, mit denen er meinen Annahmebrief beantwortet hatte, mehr wie zweifelhaft.

Die Lage, in die ich mich hineinbegeben wollte, war eine viel schwierigere als die in Posen, wo Reibungsflächen zwischen Wernicke und mir gar nicht von Natur aus bestanden, sondern erst künstlich geschaffen werden mußten. Hier dagegen, wo es sich um die fortwährende Berührung zwischen dem operierenden Kliniker und dem untersuchenden und überprüfenden Pathologen handelte, war genug Konfliktsstoff von vornherein vorhanden. Einen nochmaligen Krach konnte ich mir nicht leisten. Gelang es nicht, mit K. zu einem inneren Zusammenhang zu kommen, so würde ich mich in steten inneren Kämpfen aufgerieben und auch in der wissenschaftlichen Leistungsfähigkeit abgenommen haben. Auch meine Frau sah daher mit großer Sorge in die Zukunft, und ich äußerte mehrfach, ich hätte das Gefühl, es müsse noch irgendein Ereignis eintreten, das uns aus der qualvollen Lage befreien würde. Ich dachte dabei daran, daß sich mir eine neue und bessere Arbeitsgelegenheit bieten könnte.

Zwölf Tage nach meiner Annahme trat dies befreiende Ereignis ein, freilich in ganz anderer Weise, als man hätte annehmen können. Professor Karg verunglückte tödlich bei einer Kraftwagenfahrt nach Glauchau.

Es ist immer traurig, wenn das Unglück eines Menschen und seiner Familie einer anderen zum Vorteil gereicht. Aber für uns konnte der Tod K.s zunächst nur das Gefühl eines Aufatmens und einer Befreiung hervorrufen. Es war ein für meine Zukunft entscheidendes Ereignis, tatsächlich in noch viel höherem Maße, als ich damals ahnen konnte. Aber meine ganze Lage hatte sich von Grund aus verändert. Wer auch als Nachfolger K.s dorthin kommen sollte, er fand mich dort vor und hatte sich mit mir abzufinden, und er konnte, wenn es ihm zu schwer erscheinen sollte, mit mir zu arbeiten, die Stelle ablehnen. Schon hinsichtlich unseres Umzuges trat eine Erleichterung ein, indem das Ministerium meine Bitte, meinen Dienstantritt bis zu den ersten Novembertagen hinausschieben zu dürfen, sofort bewilligte.

Ein wie großer Vorteil K.s Tod für mich gewesen, sollten wir erst voll ermessen, nachdem wir in Zwickau waren und einerseits erfuhren, was für Gründe seinen Stimmungswechsel mir gegenüber bewirkt, als auch wie seine ganze Wesensart, Stellung zur Ärzteschaft und den übrigen Beamten und Ärzten des Krankenstifts war. Ich konnte daraus entnehmen, daß eine Zusammenarbeit mit ihm für mich auf die Dauer unmöglich gewesen wäre.

Nach herzlichen Abschiedstagen von der ganzen Familie Schweninger, den Ärzten des Kreiskrankenhauses und einigen wenigen Freunden und Bekannten aus Lichterfelde verließen wir, nachdem die Kinder noch den Geburtstag unseres Heinz-Adalbert zusammen gefeiert, am 5. November 1905 Berlin. Gleich nachdem meine Berufung nach Zwickau bekannt geworden, erhielt ich von Althoff und Geheimrat Elster Glückwunschschreiben, in denen sie versicherten, daß ich in Preußen nicht vergessen werden würde, und sie jede Gelegenheit, mich nach Preußen zurückzuberufen, wahrnehmen würden.

Zwickau

Wir kamen wieder einmal in ganz fremde Verhältnisse. Denn das Leben in einer „kgl. sächsischen" Mittelstadt, die keine äußeren Reize darbot, vielmehr durch ihre Lage mitten in einem staubigen Kohlenbezirk viele Unannehmlichkeiten mit sich brachte, war uns unbekannt, und die Vorstellungen, die man im allgemeinen mit der kgl. sächsischen Bevölkerung verband, nicht verlockende. Ausgesprochenes Philister- und Kleinbürgertum sollte die allgemeine Prägung sein, wozu noch für so ausgeprägte Preußen, wie meine Frau und ich, die gegenseitige Abneigung beider Stämme erschwerend hinzukam. Die Wohnungsverhältnisse waren, wie wir schon im Juni gesehen, sehr rückständig, und wir hatten uns schließlich im August dazu verstehen müssen, ein kleines Einfamilienhaus zu mieten, das für unsere vielen Möbel und besonders Bücher viel zu klein erschien.

Im Krankenstift herrschte ein Zwischenzustand. Die Vertretung in der Oberleitung und Verwaltung hatte der Oberarzt Dr. H. — Ein merkwürdiger Mann, der Schauspieler und Kaufmann gewesen und dann studiert hatte, begabt, gebildet, witzig, aber durch Alkoholismus und Morphinismus körperlich (er war unförmig stark) und geistig verfallen. Mein Laboratorium war noch nicht ganz fertiggebaut, die Innenausstattung und -einrichtung konnte erst beginnen, und ich mußte vorläufig in alten unzulänglichen Räumen arbeiten. Es war aber gut, daß ich da war und arbeiten konnte, denn es ging dort etwas sehr „gemiedlich" zu. Das Laboratorium war etwas klein und besonders mein eigenes Dienstzimmer etwas winzig und für mich kein besonderes Arbeitszimmer vorhanden; alles übrige aber recht zweckmäßig und geschmackvoll durch die in den sächsischen Anstalten üblichen grün-weißen Farben. Die für die Einrichtung vorhandenen Mittel waren ausreichend, die technischen Hilfskräfte ebenfalls und zum Teil bereits etwas geschult. Hinsichtlich der Vornahme der Leichenöffnungen waren Schwierigkeiten nicht zu erwarten; denn wenn es auch eine Neueinrichtung war, so waren die Bestimmungen in den staatlichen Anstalten doch derartige, daß man stets gedeckt war und die Aufsichtsbehörde hinter sich hatte. Bei meinem ersten amtlichen Besuch bei dem Kreishauptmann (Regierungspräsident) ersah ich, daß die Tätigkeit des Laboratoriums in größerem Umfang gedacht war, als ich nach den Besprechungen mit Professor K. hatte annehmen können — es sollte nicht nur für das Krankenstift, sondern für die gesamte Kreishauptmannschaft da sein und mit hygienisch-bakteriologischen Untersuchungen beschäftigt werden. Bei den Besprechungen mit dem Oberbürgermeister wegen Übernahme der Leichenöffnungen und Untersuchungen am städtischen Krankenhaus äußerte dieser den Wunsch, daß auch eine regelmäßige chemische und bakteriologische Untersuchung der Wasserleitung von mir übernommen würde, was ich, nachdem die Übernahme der Kostenfrage geregelt war, zusagte. Sehr bald wurden auch von der Bergwerksverwaltung Verhandlungen mit mir angeknüpft wegen regelmäßiger Untersuchung der Entleerungen der Bergarbeiter mit Rücksicht auf die damals im rheinisch-westfälischen Industriebezirk noch ziemlich stark ausgebreitete Wurmkrankheit, deren Weiterverbreitung in anderen deutschen Bergwerken nach Möglichkeit verhütet werden sollte. Der Umfang meiner Wirksamkeit stellte sich also sehr bald als wesentlich größer heraus, als ich zunächst hatte annehmen können.

Das Ministerium beeilte sich, möglichst bald einen Ersatz für den verstorbenen Direktor zu finden und wählte schon vierzehn Tage nach meinem Dienstantritt Professor Heinrich Braun in Leipzig, damaliger Leiter der chirurgischen Abteilung des evangelischen Diakonissenhauses und außerordentlicher Professor an der Universität, dazu. Er sah sich die Verhältnisse in Zwickau an und nahm bald darauf die Berufung zum 1. Januar 1906 an. Bald darauf hatten meine Frau und ich durch meinen früheren Mitarbeiter E. Krückmann, der damals 1. Assistent an der Universitätsaugenklinik und außerordentlicher Professor war und uns zusammen mit Brauns und einigen anderen Leipziger Kollegen zu sich einlud, Gelegenheit, Braun und seine Frau auch gesellschaftlich kennenzulernen.

War schon der plötzliche Tod Kargs ein unerhörter Glücksfall für meine Frau und mich gewesen, so in noch erhöhtem Maße die Berufung Brauns. Es ist selten genug, daß in der Mitte der vierziger Jahre stehende Männer noch wirkliche Freundschaft miteinander schließen können und noch seltener, daß nun auch die Frauen und ganzen Familien zueinander passen. Schon der Brief, mit dem mir Braun die Annahme der Berufung mitteilte, zeigte mir den ganzen Mann: kurz, schlicht, ehrlich und frei von allen den Eigenschaften, die ich bei den meisten Medizinern hatte kennenlernen müssen, mit denen ich bis dahin in amtliche Beziehungen getreten war. Deswegen gebe ich ihn hier wieder.

Leipzig, den 18. November 05.

Sehr geehrter Herr Kollege!

Ich teile Ihnen ergebenst mit, daß ich die Berufung nach Zwickau angenommen habe. Ich bin sehr erfreut darüber, daß ich Sie in gemeinsamer wissenschaftlicher Arbeit zur Seite habe und schäme mich fast der Stellung, die mir Ihnen gegenüber übertragen worden ist. Ich werde mich bemühen und dafür sorgen, daß Sie davon nichts merken. Ich bitte Sie, mir mit dem Vertrauen entgegenzukommen, mit dem ich Ihnen entgegenzukommen beabsichtige.

Hochachtungsvoll

Ihr ergebener

Braun.

Dieser Brief ohne Redensarten, mit seinen kurzen Sätzen flößte Vertrauen ein, und dieses Vertrauen ist in den $1^1/_2$ Jahren nicht einen Augenblick ins Wanken geraten, hat sich vielmehr immer mehr gefestigt. Ich kann wohl sagen, daß für mich die kurze Zeit der Zusammenarbeit zu den schönsten meines ganzen wissenschaftlichen Lebens gehört, und daß das Scheiden daher uns beiden recht schwer geworden ist. Was Braun für ein Mann ist, brauche ich für ärztliche Leser nicht auseinanderzusetzen. Aber ich will doch versuchen, ihn kurz zu kennzeichnen.

Er war ein Mann nicht des Wortes, sondern der Tat; im allgemeinen schweigsam, ruhig, abgeklärt, der alles erst innerlich verarbeiten mußte, bevor er sprach. Er stand zweifellos oft unter starken inneren Hemmungen und konnte daher zunächst den Eindruck eines steifen Menschen machen. Ohne jede Spur von Ehrgeiz und Eitelkeit war er von vorbildlicher Sachlichkeit. Seine akademische Laufbahn war von vornherein keine sehr aussichtsvolle gewesen, weil er sich nicht bei einem einflußreichen Ordinarius hatte habilitieren können, sondern ohne Beziehung zu der chirurgischen Universitätsklinik in Leipzig Privatdozent geworden war. Zwar war er Hilfsarzt bei dem berühmten Chirurgen Rich. Volkmann, von dem er eine Nichte geheiratet hatte, in Halle gewesen, hatte aber nach dessen Tode sich bei dessen Nachfolger nicht habilitieren können. Von V. hatte er auch die große Neigung zu pathologisch-anatomischen Arbeiten erhalten. Er war wissenschaftlich ausgezeichnet durchgebildet und begabt, hatte weiten und offenen Blick und ein gütiges Herz, ein Mann, der über menschliche Schwächen mit Humor und leichtem, oft sonnigem Lächeln hinwegkam. Mannigfaltig begabt — sehr musikalisch, zeichnerisch, technisch, organisatorisch — und von ungewöhnlich großer Allgemeinbildung wäre er eine Zierde jeder medizinischen Fakultät und jeder Universität geworden. Er und mehr wohl noch seine Frau haben es sicherlich auch bedauert, daß er nicht an eine Universität berufen wurde. Der Verlust liegt aber in sehr viel höherem Maße auf seiten der Universität. Br. wäre gewiß kein glänzender Lehrer geworden, aber, was viel mehr wert ist, durch Tat, Haltung und Vorbild ein wirklicher Erzieher der ärztlichen Jugend, wie man ihn nur ganz selten an Hochschulen findet; ein Arzt, der dem

Ideal des Arztes in selten vollkommener Weise glich und daher auch Ärzte bilden konnte nach seinem Geiste. Seine größten wissenschaftlichen Verdienste lagen auf dem Gebiete der örtlichen Betäubung, die überhaupt erst durch ihn zu einer praktisch verwendbaren Methode wurde, der Operationslehre und Krankenbehandlung und -pflege.

Nur wer das Kgl. Krankenstift in seiner äußeren und inneren Beschaffenheit gekannt hat, als Braun es am 1. Januar 1906 übernahm, und wer es heute sieht, kann voll ermessen, was Braun geleistet und geschaffen hat in nie ermüdender, zäher, schlichter und leiser Arbeit. Er hat sich dadurch ein Denkmal errichtet, das sein Andenken noch lange lebendig erhalten wird, wie er auch ein menschliches, schriftstellerisches Denkmal sich in seiner kurzen, wundervollen Lebensbeschreibung in der Groteschen Sammlung geschaffen hat.

Im Wesen waren wir beide starke Gegensätze und auch in manchen Anschauungen; er ohne Vorliebe für Geschichte und mehr in die Zukunft schauend und ihr lebend, ich von stark geschichtlichem Sinne und bemüht, aus ihr für Gegenwart und Zukunft zu lernen und allzu schnellem sogenanntem „Fortschritt“ abgeneigt. Aber in allem, was wissenschaftliche Freiheit, akademischen Geist, echtes Arzttum und Humanismus anbetrifft, übereinstimmend. Und so konnte das Zusammenleben für uns und unsere Familien ein überaus fruchtbares und freundschaftliches werden, zumal wir auch durch die Musik Verbindung fanden. Während meine Frau und ich in ihrer lebhaften, mitunter stürmisch-hemmungslosen und rücksichtslosen Art vielleicht vielzuviel Ähnlichkeit miteinander hatten und sich daher nicht ergänzten, war dies bei Brauns anders. Frau Braun war eine ungemein lebhafte, sehr tätige und praktische Frau, die, ihrem Mann an Geist und Bildung ebenbürtig, ihn in glücklichster Weise ergänzte und seine — trotz aller technischen Begabung und klarem Blick — öfters hervortretende Weltfremdheit mit Humor ertrug und ihre Folgen ausglich. Auch die beiderseitigen Kinder, wenn auch zum Teil durch Altersunterschiede voneinander getrennt, freundeten sich miteinander an, so daß ein sehr inniges und gut zusammenklingendes Familienleben uns vereinte. Auch die räumliche Trennung, die bald eintrat, und die Verheerungen, die Krankheit und Krieg unter unseren Kindern anrichteten, haben diese Bande nicht gelockert, sondern eher fester geknüpft, so daß wir uns oft besuchten und auch gemeinsame Reisen machten und besonders schöne Tage zweimal in Tremezzo am Comer See verlebten.

Wie es so im menschlichen Leben geht, daß dort, wo einmal ein günstiger Stern aufgegangen ist, er nicht so rasch erlischt, so ging es uns in Zwickau. In allem wurden unsere Erwartungen übertroffen und alles wendete sich zum Guten. So ging es uns auch mit dem gesellschaftlichen Verkehr.

Auch über die Ungelegenheiten und der Hausfrau viele Sorgen bereitenden Mängel, die das viel zu kleine Häuschen mit sich brachte, sollten wir in ungeahnter Weise fortkommen. Der Besitzer, der erste Baumeister der Stadt und Stadtverordnetenvorsteher, hatte in der Straße neben uns noch mehrere Bauplätze und beabsichtigte, sie zu bebauen. Zu unserer Überraschung ging er auf den Vorschlag meiner Frau, doch nach ihren Angaben ein Haus für uns zur Miete zu bauen, dessen Mietspreis wir im voraus vereinbarten, ein und verpflichtete sich, es im Laufe des Sommers, spätestens bis Ende des Jahres beziehbar fertigzustellen. Tatsächlich hielt er Wort, und wir konnten im Dezember 1906 das neue, nun sehr geräumige und mit neuzeitlichen Einrichtungen versehene Haus mit größerem Garten beziehen. Freilich haben wir es nur wenig mehr als ein halbes Jahr bewohnt.

Die wissenschaftliche Arbeit war außerordentlich erfreulich, die Zusammenarbeit mit Braun und seinen Hilfsärzten eine sehr rege und innige. Zunächst hatte ich freilich noch viel mit der Einrichtung des Laboratoriums zu tun. Dann war es aber auch in einem so schmucken und sauberen und für alle Arbeiten gut geeigneten Zustand, daß der Aufenthalt dort eine Freude war und alle meine bisherigen Arbeitsstätten — wenn auch nicht in der Größe — so doch in allen übrigen Punkten bei weitem übertraf. Bald konnte ich dann auch regelmäßige Kurse und Vorweisungen für die Ärzte des Krankenstifts, der Stadt und Kreishauptmannschaft einrichten, die eifrig besucht wurden und zu denen auch Braun, wenn er irgend konnte, erschien. In den Universitätsferien arbeiteten auch einige Studenten bei mir, von denen zwei größere, noch heute anerkannte wissenschaftliche Arbeiten fertigstellten. In Dr. Loele, jetzt Abteilungsleiter am staatlichen Landesgesundheitsamt in Dresden, fand ich einen sehr eifrigen, klugen und wissenschaftlich begabten Hilfsarzt, der vor allem für Grundfragen der geweblichen Färbetechnik großes Geschick und leidenschaftliche Hingabe besaß, was allerdings dazu führte, daß sein Arbeitskittel und Hände mehr der Palette eines ganz neuzeitlichen Malers glichen. Meine eigenen Arbeiten galten zunächst der Weiterführung meiner allgemeinen Pathologie, von der ich mehrere Kapitel fertigstellte — freilich um sie später zu verwerfen —, und mit der Geschwulstlehre zusammenhängenden Fragen. Über wichtige Punkte — die ortsfremden Epithelwucherungen und die Metaplasiefrage — konnte ich neue Beobachtungen machen und darüber auf der Tagung der Deutschen pathologischen Gesellschaft in Stuttgart im September 1906 vortragen und jedenfalls eine sehr angeregte und lebhafte Aussprache entfachen.

Seitdem ich in Zwickau war, fing man an, sich auch anderwärts meiner wieder zu erinnern. Schon im ersten Vierteljahr wurden Anfragen an mich gerichtet, ob ich bereit wäre, eine Prosektur am städtischen Krankenhaus in Schöneberg anzunehmen; eine gleiche Anfrage erhielt ich von Magdeburg durch Professor Unverricht. An beiden Stellen ließ ich mich auf keine Verhandlungen ein. Etwas anderes war es, als ich durch Dr. Meissen aus Hohenhonnef von Geheimrat Witzel aus Bonn die Anfrage erhielt, ob ich geneigt sein würde, eine Berufung an die in der Gründung begriffene Akademie für praktische Medizin in Düsseldorf anzunehmen. Da mußte ich meine grundsätzliche Bereitwilligkeit erklären. Es hatte aber weiter keine Folgen, denn ziemlich bald darauf wurde Professor M. B. Schmidt aus Straßburg dorthin berufen und siedelte zum 1. Oktober dorthin über, obgleich das Institut längst noch nicht fertiggebaut war.

Als Aschoff von Marburg nach Freiburg berufen wurde, kam ich durch Althoffs und als sehr bald danach der Göttinger Lehrstuhl frei wurde (Borst kam nach Würzburg) durch seine und Orths Bemühungen stark in Frage, schließlich wurden aber doch andere berufen. Es war für mich sehr befriedigend, daß ich alledem mit viel größerem Gleichmut zusehen konnte als früher und eine gewisse Genugtuung für mich, daß sich so viele Fachgenossen Mühe gaben, mich wieder an eine Universität zu bringen. Aber mir war es klar, daß ich in Zwickau ganz zufrieden sein konnte, und so schöne Zusammenarbeit, wie mit Braun, nicht leicht wiederfinden würde.

Aber die tatsächlich an mich gelangenden Anknüpfungen hatten doch den Vorteil, daß sie zur Verbesserung der Laboratoriumseinrichtungen und meiner persönlichen Stellung Anlaß gaben, besonders, als ich im Januar 1907 eine Berufung an die Universität St. Jago in Chile erhielt und ablehnte. Die Annahme kam damals schon mit Rücksicht auf Brauns, die durch die Erkrankung ihrer jüngsten Tochter in schwere Sorgen versetzt waren, nicht in Frage. Gerade in den Tagen, wo die Tochter starb, in der ersten Maihälfte, erhielt ich aber eine Berufung, der ich ernstlich nähertreten mußte. Professor M. B. Schmidt in Düsseldorf war, noch bevor sein Institut erheblich aus dem Boden herausgewachsen und die Akademie eröffnet war, an die Universität Zürich berufen worden. Nun wurde mir auf Vorschlag des akademischen Rates vom Oberbürgermeister im Einvernehmen mit dem preußischen Kultusministerium die Nachfolgerschaft angeboten. Wie ich später erfuhr, war auch Braun über mich befragt worden und hatte u. a. geschrieben: „Sie werden in L. einen Mann gewinnen, der stets nur im Interesse der Sache, offen und ehrlich, ja rücksichtslos seine Meinung sagen und danach handeln wird", was den als Leiter der Akademie und großen akademischen Krankenanstalten in Aussicht genommenen Geheimrat Witzel aus Bonn zu der Randbemerkung veranlaßte: „dürfte sich also für unser Kollegium nicht eignen".

Die Entscheidung, ob ich der Berufung überhaupt nähertreten wolle, war nicht leicht, jedenfalls viel schwerer als sie von Rostock, Posen oder Lichterfelde aus gewesen wäre. Ich hatte in Zwickau zum erstenmal eine gut eingerichtete Arbeitsstätte, ideales Zusammenarbeiten und ruhiges, angenehmes, von Aufregungen freies Leben gefunden; ich hatte gerade wieder eine wertvolle pathologisch-anatomische Sammlung geschaffen und vieles neu eingerichtet und manches angefangen, was ich zurücklassen mußte, ich hatte eine sehr geachtete Stellung bei der ganzen Ärzteschaft der Kreishauptmannschaft und darüber hinaus im Lande mir erworben, ich war Braun und dem Ministerium zu sehr großem Danke verpflichtet; mein Gefühl sträubte sich dagegen, dies alles zugunsten einer neuen Einrichtung mit unsicherer und unklarer Zukunft aufzugeben. Dieses Gefühl war begreiflicherweise bei meiner Frau noch viel stärker. Sie hatte in unserer damals knapp vierzehnjährigen Ehe bereits sechs Umzüge durchgemacht und schätzte das gar nicht, sie hatte gerade angefangen, sich in Zwickau gut einzuleben und sollte nun wieder in ganz neue, ihr und mir fremde Verhältnisse hineinkommen. Sie hatte, was bei ihr nicht leicht vorkam, einige wirkliche Freundschaften geschlossen und sah der Lösung oder wenigstens Lockerung dieser Beziehungen mit großer Abneigung entgegen. Auf der anderen Seite mußte ich mir sagen, daß die Ablehnung der Düsseldorfer Berufung für mich den Verzicht auf eine weitere akademische Laufbahn bedeuten würde, zumal, wie mir aus dem Kultusministerium geschrieben wurde, die Stellung eines ordentlichen Mitgliedes der Akademie, die der königlichen Bestätigung bedurfte, als im wesentlichen gleichbedeutend mit einem Universitätsordinariat dort angesehen wurde. Auch Braun redete, trotzdem er die Trennung sehr bedauern würde, zu. Als dann Mitte Mai der Dezernent für die Akademie, Beigeordneter Dr. Greve, zu mir nach Zwickau kam und ich durch ihn über alle Einzelheiten nähere Aufschlüsse erhielt und mir M. B. Schmidt brieflich auch über die schon an die Akademie berufenen und dort seit etwa einem halben Jahr tätigen Fachgenossen berichtet hatte, sahen meine Frau und ich ein, daß wir uns wenigstens alles erst mal ansehen müßten.

Kurz nach dem Pfingstfest fuhren wir bei herrlichem Wetter nach dem als Kunst-, Garten- und Rheinstadt berühmten Düsseldorf. Hofgarten, Königsallee, die Rheinpromenade (Cecilienallee) zeigten sich im prächtigsten Frühlingsblumenschmuck, Himmel und Sonne lachten und gegenüber dem schwarzen Zwickau strahlte alles, Landschaft und Menschen, in heiterem Festgewand. Die Verhandlungen mit dem sehr klugen und offenherzigen Oberbürgermeister Marx gingen sehr glatt von statten; er sagte, daß Althoff mich noch besonders ihm empfohlen habe, ebenso Schmidt-Ott, daß er aber auch erwarte, daß ich mich zur Lösung der gemeinsamen Aufgaben reibungslos in das Kollegium einfüge und dem Leiter der Akademie volles Vertrauen entgegenbrächte. Es entsprach dem, was mir etwas später Schmidt-Ott schrieb, daß er bei einer Besprechung mit Oberbürgermeister Marx im Hinblick auf unsere alten Beziehungen die Verpflichtung übernommen habe, mir mitzuteilen, daß man mir mit vollem Vertrauen entgegenkommen würde, das gleiche aber auch von mir erwarte. Ausfluß der Besorgnis vor meiner „Unverträglichkeit".

Die ganzen neuen Krankenanstalten prangten im Frühlingsschmuck der ausgedehnten gärtnerischen Anlagen und der ganzen geschmackvollen Bauweise. Das pathologische Institut, soweit es bereits fertig war, war groß, mit hohen schönen, auch für den Unterricht geeigneten Räumen. Die Erfüllung besonderer Wünsche, die ich noch aussprach, machte keine Schwierigkeiten. Insoweit war alles gut, und unsere Stimmung wurde immer rosiger.

Dann aber kam ein sehr starker Rückschlag, als ich Herrn Witzel kennenlernte. Er überschüttete mich zunächst mit einer derartigen Fülle plumper Schmeicheleien, daß ich, obgleich ich seine oben angeführte Randbemerkung erst erheblich später kennenlernte, an ihre Aufrichtigkeit nicht glauben konnte. Dann entwickelte er Pläne über die Aufgaben der Akademie von so übertriebener Großartigkeit und Großmannssucht und kam allmählich in eine derartige Gedankenflucht, daß ich immer bestürzter und einsilbiger wurde und ernstlich überlegte, ob W. nur im Vorstadium einer schweren Geistesstörung oder bereits mitten darin wäre. Der Eindruck wurde auch nicht besser, als wir bei ihm und anderen Kollegen zu Mittag und Abend eingeladen waren und alles im Stile einer derartigen Üppigkeit und Großartigkeit fanden, daß wir uns ernstlich fragen mußten, ob wir in diese Umwelt jemals hineinpassen und uns wohl darin fühlen könnten. Bei allen diesen festlichen Veranstaltungen lernten wir die Herren und Damen des Lehrkörpers kennen, dessen Organisation der der Universitätsfakultäten im wesentlichen entsprach: die Hauptfächer — innere Medizin, Chirurgie, Geburtshilfe und Frauenheilkunde, Kinderheilkunde, Hygiene und experimentelle Therapie, allgemeine Pathologie und pathologische Anatomie — waren Ordinariate, und ihre Vertreter bildeten den akademischen Rat; die übrigen Fächer waren Extraordinariate, und ihre Vertreter standen außerhalb des akademischen Rates, waren aber in den akademischen Krankenanstalten gleichberechtigte Kliniksdirektoren und gehörten auch dem Krankenhausärztekollegium an. Die ordentlichen Mitglieder der Akademie waren mit Ausnahme des inneren Klinikers Professor Hoffmann alle von auswärtigen

Hochschulen nach Düsseldorf berufen, die außerordentlichen aus den Kreisen Düsseldorfer Fachärzte oder städtischer, staatlicher und provinzieller Beamter entnommen. Unter ihnen war mir nur Professor Wendelstadt aus Bonn persönlich bekannt, da er während des letzten Teils meiner Breslauer Assistentenzeit freiwilliger Hilfsarzt am pathologischen Institut gewesen war. Diese den Universitätsverhältnissen nachgebildete Zweiteilung hatte trotz ihrer inneren Berechtigung schon gewisse Mißstimmung hervorgebracht, die noch dadurch verschärft wurde, daß auch die Düsseldorfer Ärzteschaft der neuen Gründung keineswegs freundlich gesinnt war.

Es ist ja eine Erfahrung, die überall immer wieder gemacht worden ist, daß die in starkem wirtschaftlichem Kampf stehende Ärzteschaft in neu errichteten Hochschulen oder Fakultäten und ihren Lehrern nicht eine Bereicherung für sich, sondern nur eine Beeinträchtigung, ein Heranziehen von neuen und gewöhnlich stark überlegenen Wettbewerbern sieht. So war es in Köln, in Düsseldorf und am stärksten wohl in Münster i. W., wo der Gegensatz bis beinahe zur „Boykottierung" ging. Oberbürgermeister Marx hatte gehofft, dem dadurch begegnen zu können, daß er eine Anzahl Düsseldorfer Fachärzte an die Akademie brachte, aber er hatte dabei übersehen, daß für jedes Sonderfach eine erhebliche Anzahl Fachärzte vorhanden war und, da höchstens einer davon an die Akademie kommen konnte, die anderen zu um so schärferen Feinden der Akademie gemacht wurden. Wenn ich alles dies auch noch nicht so klar übersah, wie später, so merkte ich doch, daß manches nicht stimmte.

Bei den Besprechungen mit den Herren der Stadtverwaltung und des akademischen Rats trat eins immer besonders deutlich hervor, eine gewisse Hurrastimmung, eine Sucht, vor allem nach außen zu wirken und zu blenden. Geld schien nirgendwo eine Rolle zu spielen. Den einfachsten und solidesten Eindruck machte noch der, der bei weitem am reichsten von allen war, Professor Wendelstadt, dessen schöne Villa doch eine gewisse Einfachheit und gediegenen Kunstsinn zeigte. Bei den übrigen, auf die ich erst später werde näher eingehen müssen, herrschte stärkste Hurrastimmung. Und dabei war es offensichtlich, daß alle im Kampf gegen Geheimrat Witzel lagen und trotzdem auch untereinander, bis auf diesen Punkt, nicht ganz einig waren. Den Ausdruck fand das an dem Abschiedsabend, der uns in dem sehr eleganten Parkhotel von den Professoren Schloßmann, Hoffmann, Wendelstadt mit ihren Damen und dem Gynäkologen Professor Sellheim gegeben wurde, wo der Sekt in Strömen floß und jede Zurückhaltung im Urteil über Witzel löste.

Ohne endgültig angenommen und Wohnung gemietet zu haben, fuhren wir nach Zwickau zurück. Auch die Wohnungsfrage machte Schwierigkeiten. Wir konnten gleich übersehen, daß wir weder so schön noch so bequem noch so billig würden wohnen können wie in Zwickau. Wir hatten nur die Wahl zwischen einer großen Stockwerkwohnung oder einem durch mindestens drei bis vier Stockwerke gehenden Einfamilienhaus ohne Zentralheizung und ähnliche Bequemlichkeiten. Meine Frau war zunächst unbedingt für Ablehnung. Sie sah, daß es mit dem friedlichen Leben und idealer Zusammenarbeit in Düsseldorf vorbei sein würde und mir wahrscheinlich wieder mannigfache Kämpfe bevorständen und bezweifelte, ob das durch die sonstigen Vorteile der Stellung und die Schönheit der Stadt und Nähe landschaftlicher Anziehungspunkte aufgewogen werden würde. Sie und ich wußten auch, daß ich im Falle einer Ablehnung eine sehr wesentliche Besserung meiner Stellung und Vergrößerung des Instituts in Zwickau erreichen würde. Obgleich Braun durch die frische Trauer um seine Tochter stark mitgenommen war, besprach er doch alles eingehend mit mir. Er hatte mir noch nach Düsseldorf geschrieben, wie leid es ihm und seiner Frau täte, wenn wir weggingen, daß sie aber nie daran hätten zweifeln können, daß sie uns nicht dort behalten würden. So sagte er auch jetzt, daß ich es nicht tun dürfe, mir die weitere akademische Laufbahn zu verscherzen, was aller Voraussicht die Folge der Ablehnung sein würde; denn ich gehörte nach meiner ganzen Eigenart an die Universität und „in den Strom der Welt". Deswegen sollte ich mich durch die bevorstehenden Stürme nicht abschrecken lassen. Auch Ministerialdirektor Apelt in Dresden, der mir im übrigen sehr erhebliche Vorteile für mein Institut und mich persönlich in Aussicht stellte, wenn ich bliebe, schrieb mir, er sehe ein, daß ich nicht gut ablehnen könne.

So nahm ich denn die Berufung zum 1. September an, mußte mich aber schon verpflichten, zur großen Eröffnungsfeier am 27. Juli nach Düsseldorf zu kommen. Zwei bis drei Monate konnte ich also noch in Zwickau bleiben und langsam abbauen. Die Einweihung der Akademie fand im größten Stil und Üppigkeit statt, sicherlich geschmackvoll, wie das die Düsseldorfer immer verstanden und verstehen, aber doch in einem gewissen Mißverhältnis zu dem Ereignis. Schließlich war es doch nicht etwas so Erschütterndes, wenn eine große, aufstrebende und außerordentlich wohlhabende Stadt, die bis in die neuste Zeit hinein überhaupt kein eigenes Krankenhaus besessen und sozusagen bei den konfessionellen Anstalten zu Gaste gegangen war, endlich ein großes, schönes, neuzeitliches Krankenhaus errichtete und damit eine Einrichtung verband, von der sich erst herausstellen sollte, was sie leisten könne, und ob sie überhaupt lebensfähig wäre. Der neue Kultusminister Holle, der erst vor ganz kurzem von dem Posten des Oberbürgermeisters der Nachbarstadt Essen in das Amt berufen war, erschien persönlich; zahlreiche deutsche und einige ausländische Universitäten waren vertreten, Ordens- und Titelsegen ergoß sich auf die um die Gründung der Akademie und Krankenanstalten verdienten oder irgendwie beteiligten Männer, und es wurde teils amtlich, teils nichtamtlich tagelang gefeiert. Es war anziehend und anregend, daß man auf Kraftwagenfahrten die liebliche Umgebung, das bergische Land, Schloß Burg und die Talsperre kennenlernte und alte akademische Bekannte und Freunde wiedersehen und mit neuen Männern Bekanntschaft machen konnte. Aber es wurde doch alles etwas im Übermaß verabfolgt. Auch die vielen Abbildungen in allen möglichen Zeitungen und Wochenschriften — von der Woche bis zur Leipziger Illustrierten — der Gebäude und der Personen, mit beinahe vollständigen Lebensläufen der berufenen Professoren waren vom Übel. Das empfand ich um so mehr, als selbst während der Festtage kleine Eifersüchteleien hervortraten, und es sich zeigte, daß trotz aller Großartigkeit die junge Anstalt nicht in Wettbewerb treten konnte mit alten gefestigten. Der Vertreter der Geburtshilfe und Frauenheilkunde Professor Sellheim hatte gerade in den Tagen eine Berufung an die Universität Tübingen erhalten und stand auf dem Sprunge, sie auch anzunehmen.

Nur einer fehlte, den man als Vater des ganzen Akademiegedankens und besonders der Düsseldorfer Akademie rühmen oder lästern konnte: Althoff. Denn er stand im Begriff, aus seinem Amte zu scheiden, da der Minister Holle ihn augenscheinlich als entbehrlich betrachtete. Vier Wochen nach der Eröffnung der Düsseldorfer Akademie reichte Althoff sein Abschiedsgesuch ein, das vom Minister nicht abgelehnt wurde. Die Einrichtungen der großen städtischen Krankenhäuser in den Dienst der ärztlichen Ausbildung zu stellen, war schon lange ein Lieblingsgedanke A.s gewesen. Nachdem durch die neuen Bestimmungen zur Ausbildung der Ärzte die Ablegung eines praktischen Jahrs nach bestandener Staatsprüfung vor Erteilung der Approbation eingeführt war, suchte A. sein Ziel in der Errichtung der Akademien für praktische Medizin zu erreichen. Mit der ihm eigenen Gewandtheit verstand er es, Oberbürgermeistern, die den Glanz und das Ansehen ihrer Städte zu vermehren trachteten, den Akademiegedanken einzuflößen. Freilich verfing er sich dabei diesmal in seinen Netzen. Als er bei Köln Schwierigkeiten fand, setzte er sich mit Düsseldorf in Verbindung, wo er in dieser mit der alten Rheinstadt in heftigem Wettkampf stehenden jungen Rheinstadt rasches Entgegenkommen fand, und zwar dadurch den Widerstand Kölns brach, aber nun auch bei Düsseldorf nicht mehr zurückkonnte und ihr ebenfalls eine Akademie für praktische Medizin bewilligen mußte. Althoffs Gedanke, der Unterstützung bei dem berühmten Berliner Chirurgen von Bergmann gefunden hatte, wäre vielleicht ein richtiger gewesen, wenn er aus ihm die Folgerungen gezogen hätte. Seine Absicht war es, den geprüften Kandidaten der Medizin in dem praktischen Jahr an den Akademien eine möglichst vielseitige und praktische Ausbildung zu verschaffen, die Fortbildung der bereits approbierten Ärzte zu fördern, den Ärzten, die ein Sonderfach ergreifen wollten, eine vertiefte wissenschaftliche Ausbildung und die Erwerbung der Bezeichnung „Spezialarzt" zu ermöglichen und endlich die Kliniken und Anstalten der Akademie für die wissenschaftliche Forschung heranzuziehen. Er dachte sich, daß es sich sozusagen von selbst machen würde, daß die „Medizinalpraktikanten" in großen Mengen an die Akademien zur Ablegung des praktischen Jahrs gehen würden. Denn er hatte in den Vorverhandlungen mit Düsseldorf verlangt, daß zur Unterweisung von mindestens 70—80 Praktikanten Einrichtungen geschaffen würden. Er bedachte nicht, daß die ärztliche Kunst schon damals stark „nach Brot ging", und die jungen Mediziner nicht dorthin gingen, wo sie am meisten lernen und sich namentlich in den Fächern gründlich ausbilden könnten, in denen sie zu wenig zu können sich selbst bewußt waren, sondern, wo sie am besten bezahlt würden und die größte Rolle spielten. Die Stellung der Akademien hätte nur dann nach dieser Richtung eine sichere Grundlage erhalten, wenn für die Ablegung des praktischen Jahres die Freizügigkeit aufgehoben worden und ähnlich wie bei den Referendaren eine Verteilung an die Gerichte erfolgt, die der Medizinalpraktikanten an Krankenanstalten unter Bevorzugung der Akademien stattgefunden hätte. Ebensowenig war das Ziel, die Ausbildung von Fachärzten (Spezialärzten) zu einem erheblichen

Teil an die Akademien zu verlegen, erreichbar, wenn nicht eine besondere Facharztprüfung eingeführt wurde und nur auf diese Weise die Bezeichnung „Facharzt für ....“ erworben werden konnte.

Wenn A. Sachse in seinem Buch „Friedrich Althoff und sein Werk“ schreibt, die Voraussage E. von Bergmanns, daß man einst „den für die Errichtung der medizinischen Akademie in Köln tätigen Männern, Oberbürgermeister Becker und Beigeordneten Brugger wie Althoff Bewunderung und Dank ohne Ende zollen würde“, habe sich erfüllt, so hat er nicht recht. Die beiden ersten Akademien für praktische Medizin sind vom Erdboden verschwunden, denn die Kölner ist, wie Sachse selbst schreibt, in die Universität aufgegangen, und die Düsseldorfer „blüht“ als eine nicht ganz vollständige medizinische Fakultät, deren Bestreben es natürlich weiter bleibt, zu einer vollständigen Fakultät ausgestaltet und womöglich mit den in Düsseldorf vorhandenen anderen akademischen Ansätzen zu einer Universität verschmolzen zu werden. Andere Akademien für praktische Medizin sind in Preußen wenigstens in den fünfundzwanzig Jahren nicht errichtet worden. Bei der Begründung der beiden rheinischen Akademien mag bei A. auch noch der Gedanke mitgespielt haben, Platz zu erhalten für medizinische Universitätsprofessoren, die ihr Ziel, das Ordinariat, nicht erreicht hatten und voraussichtlich nicht erreichen würden, in wenigstens ähnlichen Stellen unterzubringen. Dabei war freilich die Gefahr, daß die Akademien eine Zufluchtsstätte der Zurückgewiesenen (Salon des refusés) würden.

Gerade bei der Begründung der Akademien für praktische Medizin und der Posner Akademie hat Althoff eine Schwäche gezeigt, die doch neben seinen großen Verdiensten und Vorzügen nicht verschwiegen werden sollte, daß er nämlich gelegentlich schwierige und gefährliche Dinge anfing und sie dann doch nicht mit der Rücksichtslosigkeit und Folgerichtigkeit durchführte, wie es nötig gewesen wäre, und daß er gerade bei solchen Gelegenheiten in der Auswahl leitender Persönlichkeiten, nicht sich vergriff — denn das begegnet gelegentlich dem besten Menschenkenner —, sondern sich von außerhalb der Sache liegenden Gesichtspunkten mitbestimmen ließ.

Über Althoff sind so viele Urteile von hervorragenden Gelehrten abgegeben worden, daß es fast ganz überflüssig erscheinen könnte, wenn ich über ihn meine Meinung äußere. Schmoller, Wilamowitz, Sombart, Reinke, v. Harnack u. a. haben ihn nicht nur mit Recht als einen um die Hochschulen und das ganze geistige Leben Deutschlands hochverdienten Mann, sondern auch als weitsichtigen, genialen Staatsmann gefeiert. Naunyn, Ad. Michaelis, Tschirch, auch Ladenburg haben seine persönlichen Schwächen unterstrichen. Fr. Sachse, der sein Leben und Werk beschrieben, schildert als Grundzug seines Wesens Wohlwollen und Herzensgüte. Sein Charakterbild schwankt in der Geschichte, und deswegen ist es vielleicht doch nicht ganz überflüssig, wenn ich mich über ihn äußere. Er hat wiederholt in mein Leben eingegriffen, und ich habe trotz der Zusammenstöße, die ich mit ihm gehabt, keinen Grund, ihm irgend etwas nachzutragen. Ich bestreite auch nicht, daß es oft nur die Schale bei ihm war, die rauh und sehr stachlig sein konnte, und ich lege auf seinen Charakter so stark lobende Urteile, wie sie der von mir hochverehrte Schulmann Ad. Matthias über ihn gefällt hat, großen Wert — aber so rückhaltlos kann ich in das Lob seiner Gutmütigkeit nicht einstimmen. Denn ich habe zu oft die Beobachtung machen müssen, daß er seine Rücksichtslosigkeit und Grobheit vor allem und im stärksten Maße gegen die richtete, die wehrlos waren. Gerade weil ich mir auch von ihm nichts gefallen ließ und meiner Empörung hemmungslos Ausdruck verlieh, hat er mich nicht fallen lassen und hat mich immer wieder zu fördern gesucht. Aber, wenn es allgemein zugegeben wird, daß er vielfach die Hochschullehrer „en canaille" behandelte, und daß er es bei denen nicht tat, die es sich nicht gefallen ließen, so ist das doch eigentlich nicht gut mit dem Grundzug von

Herzensgüte vereinbar[1]. Denn es waren doch nicht etwa nur Streber und Kriecher, die sich alles bieten ließen, sondern auch sehr ehrenwerte Männer, denen es die Natur nicht gegeben hatte, auf einen groben Klotz einen groben Keil zu setzen, und es sind doch gerade sehr feinfühlige Naturen dadurch abgeschreckt worden, zu ihm oder überhaupt ins Ministerium zu gehen. Denn, wie es immer der Fall ist, A.s Art wirkte ansteckend wenigstens auf einen Teil seiner Mitarbeiter und drückte bis zu einem gewissen Grade der ganzen Hochschulabteilung des Ministeriums den Stempel auf — bis zu den Boten im Anmeldezimmer. Ein so weitschauender Mann wie A. mußte sich auch sagen, daß sein System der Begünstigung von Klatsch und Hintertreppenbeeinflussung entsittlichend wirken müsse, und es war dann billig, über die Charakterlosigkeit der Professoren zu klagen, zumal er auch gerade im Charakter recht minderwertige und offenkundige Ränkeschmiede gefördert hat. Nach meiner Meinung hat niemand mehr dazu beigetragen, die Überlieferungen aus den besten Zeiten der Universitäten und den Geist des Bekennermutes im Lehrkörper zu erschüttern wie er. Er hatte zwar vielleicht wirklich, wie er zu mir gesagt hat, eine Schwäche für unabhängige Naturen, aber er konnte sie doch nicht brauchen. Noch schlimmer war es vielleicht, daß er, um augenblickliche Schwierigkeiten zu überwinden oder Augenblickserfolge zu haben, gelegentlich an wichtige Stellen Männer hinsetzte, die dorthin paßten wie die Faust aufs Auge. Althoff war, wie Sachse schreibt, ein Gegner des „gewaltsamen Nationalismus" in Posen, und er wollte das Volk „durch eine konsequente und großzügige Kulturpolitik friedlich erobern". Ist es begreiflich, daß er dann bei der ersten und auf längere Zeit einzigen der-

[1] Ich finde auch die Geschichte, die Sachse selbst S. 89 erzählt, wie A. zum Minister gerufen, auf dem Flur von einem Professor angesprochen, diesen mit den ärgsten Schimpfworten zurückweist, gleich darauf einen Generaladjutant von S. M., der ihn nicht anspricht, selbst höflichst begrüßt und mit ihm eine kurze Aussprache hält, recht unschön.

artigen Einrichtung einen Mann wie Wernicke hinschickte, der im günstigsten Fall ein guter Techniker, nach seiner eigenen Meinung aber ein „subalterner Geist“ war, zumal fachlich bessere und geistig höher stehende für den Posten empfohlen waren? Es wird nur dadurch verständlich, daß er auf diese Weise augenblickliche persönliche Schwierigkeiten aus dem Wege räumte und durch die Berufung W.s nach Posen eine ganze Reihe von Augenblickserfolgen hatte. — Auch bei der Zustimmung zu dem Plane der Stadt Düsseldorf, Witzel zum Leiter der Akademie und der Krankenanstalten zu machen, haben persönliche Gründe mitgespielt; denn W. elendete Althoff mit Wünschen nach einem Ordinariat. Über die Unfähigkeit W.s für eine derartige Stellung konnte aber A. nicht einen Augenblick im unklaren sein, zumal ja der Bonner Gynäkologe Geheimrat Fritsch einer seiner einflußreichsten und häufigsten Berater war und die Eigenschaften, die W. zu der Stellung völlig ungeeignet machten, genau kannte. — Es ist ja richtig, daß das die Schattenseiten seiner großen Vorzüge sind. Aber man soll sie doch nicht künstlich verschleiern. Auch darüber kann man nicht gut zweifeln, daß A. oft hauptsächlich die Wissenschaftszweige förderte, von denen bald in die Augen springende Ergebnisse zu erwarten waren. — Nicht im geringsten sollen aber die großen Eigenschaften A.s verkleinert werden — seine volle Uneigennützigkeit, sein Tag und Nacht fortgesetztes Arbeiten für die Hochschulen, seine große Fähigkeit, selbst bei den sparsamsten Finanzministern Geld für sie zu lockern und seine großzügigen Pläne und weitschauender Blick. Zu den genialsten dieser Pläne rechne ich den, die Berliner Universität nach Dahlem zu verlegen, was damals sachlich und geldlich durchaus möglich gewesen wäre und nicht nur alle die Schwierigkeiten beseitigt hätte, unter denen heute Ministerium und Fakultäten Berlins seufzen, sondern auch ganz andere Entwicklungsmöglichkeiten für die Studenten, besonders auch in der Richtung der Leibesübungen, ermöglicht hätte.

In den letzten Augusttagen brachen wir unsere Zelte in Zwickau ab. Das Abschiedsessen, das mir nicht nur von den Ärzten, sondern auch anderen Freunden aus der Stadt gegeben wurde, wurde durch eine feine und herzliche Rede Brauns verschönt. Auch meine Frau wurde von den Damen abgefeiert; die ärztliche Gesellschaft ernannte mich zu ihrem Ehrenmitglied.

Wir schieden, obgleich wir beide nicht zu den empfindsamen Naturen gehören, mit dem Gefühl, uns einer Undankbarkeit schuldig zu machen gegen eine Gemeinschaft und einen Ort, in dem wir nichts als Gutes erlebt hatten.

Düsseldorf

Es schien, als ob die Sonne, die uns trotz allen Zwickauer Kohlenstaubes dort während der ganzen Zeit geleuchtet hatte, uns nach Düsseldorf begleiten sollte. Denn noch nie war unser Umzug unter so günstigen Umständen vonstatten gegangen. Herrliches Spätsommer- und Frühherbstwetter lachte uns bis in den Oktober hinein und lockte uns und die Kinder, sobald es ging, ins Freie, wo wir in den schönen Anlagen und am Rheine uns am Glitzern des Stromes und vielfältigen Färbungen des Laubes ergötzen konnten. Schon nach wenigen Wochen erhielten wir Besuch von lieben Freunden und kamen so zunächst aus heiterer Stimmung nicht heraus, nachdem auch die Schulfragen für Sohn und Tochter glücklich gelöst waren. Auch in der Akademie schienen sich zunächst die Wogen etwas geglättet zu haben, und ich konnte mich ganz der Einrichtung und Inbetriebsetzung des noch nicht ganz fertigen Instituts widmen. Ich mußte ja wieder in allem von vorn anfangen und mit mir bis dahin ganz unbekannten Hilfskräften arbeiten. Ein Glück war es, daß sie in recht genügender Anzahl zur Verfügung standen, und die Geldfrage, wo ich Ergänzungen brauchte oder neue Wünsche auftauchten, eine Rolle nicht zu spielen schien. Das Personal war mit Ausnahme des ersten Sektionsgehilfen wenig eingearbeitet, da M. B. Schmidt in dem Institut überhaupt noch nicht tätig gewesen und dann fast ein halbes Jahr lang, nachdem Schmidt nach Zürich gegangen, die Institutsarbeit ganz geruht hatte. Auch die Assistenten waren zwar zum Teil schon ältere Herren, aber in der pathologischen Anatomie noch nicht sehr erfahren und mit Düsseldorfer und überhaupt rheinischen Verhältnissen wenig vertraut. Von den Klinikern wurden, besonders nachdem das Institut im November fast vollständig eingerichtet war, große Anforderungen gestellt, und es begannen die Beratungen des akademischen Rats und des Ärztekollegiums über die abzuhaltenden Fortbildungskurse und den gesamten Haushaltplan. Und damit fingen Schwierigkeiten und Streitigkeiten an, die allmählich einen so hitzigen Charakter annahmen, daß das neue Gebäude von ihren Flammen verzehrt zu werden drohte.

Sie begannen schon in ihren Vorboten, als Professor Sellheim Ende September 1907 sich entschloß, die Berufung nach Tübingen anzunehmen. Schon bei den Versuchen der Stadtverwaltung, ihn in Düsseldorf zu halten, zeigte es sich, daß die Gebefreudigkeit abgenommen hatte und sich hemmende Einflüsse seitens der Stadtverordneten geltend machten. Noch größere Schwierigkeiten ergaben sich bei der Gewinnung des Nachfolgers. Der akademische Rat schlug an erster Stelle den außerordentlichen Professor Dr. Opitz in Marburg vor, der dem überalterten Ordinarius als Ersatzprofessor an die Seite gesetzt war und sich Hoffnungen auf seine Nachfolgerschaft machte. Deswegen stellte er, bestärkt durch einige Mitglieder des akademischen Rats, sehr hohe Forderungen, auf die das Kuratorium und der Oberbürgermeister nicht ohne weiteres eingehen wollten. Dazu kam, daß von einigen Stadtverordneten und recht einflußreichen Ärzten dahin gearbeitet wurde, die Stelle überhaupt nicht mit einem Akademiker, sondern mit einem der Fachärzte aus Düsseldorf zu besetzen. Da Witzel, der als geschäftsführender Professor (Rektor) der Akademie im Kuratorium saß, nicht allzu entschieden für die Vorschläge des akademischen Rats eintrat, wäre die Gefahr nicht gering gewesen, wenn die Ärzte sich über ihren Kandidaten hätten einigen können. So wurde denn doch Professor Opitz berufen, der seine Forderungen wohl herabgeschraubt hatte, weil seine Hoffnungen auf den Marburger Lehrstuhl sich als trügerisch erwiesen hatten. Immerhin war ihm eine Erweiterung seiner Klinik und die Errichtung einer für den Vertreter der Geburtshilfe und Frauenheilkunde ja sehr berechtigte, ja fast unentbehrliche Dienstwohnung in unmittelbarer Nähe der Klinik zugesagt worden. Bei den unter dem Vorsitz des Oberbürgermeisters stattfindenden Haushaltsberatungen, die zunächst ohne die Stadtverordneten nur innerhalb des Krankenhauskollegiums erfolgten, zeigte sich, daß der bisherigen Hurrastimmung ein leichter Katzenjammer Platz gemacht hatte — es sollte jetzt überall etwas gespart werden, und es wurden deshalb manche bisher gemachte Zusagen zurückgezogen. Der Oberbürgermeister ging auf meinen Vorschlag, erst innerhalb des Kollegiums die etwaigen Abstriche beraten zu lassen, ein — der Erfolg war aber kein günstiger, sondern es gab eine fast allgemeine Katzbalgerei, da die meisten nach dem Grundsatz: „Du lieber heiliger Florian, verschon mein Haus, zünd andere an" vorgingen. Die schließlich beschlossenen Abstriche waren übrigens keineswegs sehr erhebliche, und die bewilligten Mittel noch recht reichliche. Aber daß schon so bald nach der Eröffnung der Akademie diese Maßregeln für nötig erachtet wurden, war ein bedenkliches Zeichen, besonders weil dies nicht vorwiegend mit einem — nicht einmal sehr erheblichen — Rückgang der wirtschaftlich-geldlichen Verhältnisse, sondern mit viel tiefer gehenden Umständen der Kommunalpolitik zusammenhing.

Obgleich Düsseldorf eine Stadt mit zwei Drittel katholischer Bevölkerung war, hatte in der Stadtverordnetenversammlung die sogenannte „liberale Partei" eine Zweidrittelmehrheit, während das übrige Drittel aus Anhängern der Zentrumspartei bestand und trotz der großen Zahl der Fabrikarbeiter kein Sozialdemokrat in der Versammlung saß. Das war nicht nur die Folge des Dreiklassenwahlsystems, sondern der besonderen Art dieses Systems in den Rheinlanden. Es war nicht, wie z. B. in Berlin und dem größten Teil des übrigen Preußen, eine Einteilung in Wahlbezirke vorhanden, in denen jeder einzelne Stadtverordnete nach dem Klassenwahlrecht gewählt wurde, sondern die ganze Stadt war in die drei Klassen eingeteilt; so daß die Partei, die in einer Klasse, die unbedingte Mehrheit hatte, sämtliche Sitze der Klasse erhielt und also alle übrigen Parteien vollkommen ausfielen. So kam es, daß die erste Klasse unbestritten den Liberalen, die dritte ebenso unbestritten der Zentrumspartei allein gehörte und nur um die zweite gekämpft wurde, aber bisher die Liberalen keine großen Anstrengungen hatten zu machen brauchen, um auch hier zu siegen. Nun war gerade die Wählerschaft der zweiten Klasse für wirtschaftlich-geldliche Gesichtspunkte besonders empfänglich, und hier beschloß die Zentrumspartei, diesmal die Hebel anzusetzen. Sie hatte noch einen besonderen Grund, dem neuen Krankenhaus und der damit verbundenen Akademie wenig freundlich gegenüberzustehen. In den Krankenanstalten war von der liberalen Mehrheit eine weltliche, nicht aus einem Mutterhause kommende, sondern von der Berufsorganisation in Berlin genommene etwas zusammengewürfelte Schwesternschaft eingeführt worden, während das Zentrum katholische Schwestern gewünscht hatte. Die Politik des Zentrums ging nun dahin, zu zeigen, daß die neuen Krankenanstalten durch weltliche Schwesternschaft, Großartigkeit der Einrichtungen und des Betriebes, die durch die Verbindung mit der Akademie bedingt sei, den Steuersäckel der Stadt ganz ungebührlich belaste und daran die liberale Mehrheit schuld sei. Auf diese Weise hoffte es, in den Besitz der Mehrheit der zweiten Klasse und aus der Minderheit zur Zweidrittelmehrheit zu gelangen. Die liberale Partei sah die Gefahr und beschloß, dem dadurch zuvorzukommen, daß sie selbst auf Sparsamkeit drang.

Zunächst gelang es auch noch, die stärksten Angriffe abzuschlagen und einige Ruhe wiederherzustellen. Die Gegensätze im akademischen Rate und die Gegnerschaft gegen Herrn Witzel verschärften sich aber. Die Herren Hoffmann und Schloßmann waren unbedingte, unversöhnliche Gegner, während die Herren Wendelstadt, Opitz und ich zu vermitteln suchten. Das gelang wenigstens eine Zeitlang auf rein akademischem Gebiet. So wurde am 27. Januar 1908 zum Geburtstag des Kaisers ein Festakt in der Aula abgehalten, zu dem die Spitzen der Behörden erschienen, und bei dem ich die Festrede „Die Stellung der deutschen Hochschulen im naturwissenschaftlichen Zeitalter" hielt. Auch bei der Veranstaltung der akademischen Fortbildungskurse und der Aufstellung des Lehrplans für das Sommerhalbjahr konnte noch notdürftig eine gewisse Einigkeit aufrechterhalten werden. Im Laufe des Sommers brach aber der Sturm los, sowohl innerhalb des Lehrkörpers der Akademie wie innerhalb der Stadtverwaltung.

Ich habe oben schon die politischen Untergründe hervorgehoben, die bei diesen und allen späteren Vorgängen eine große Rolle spielten, ich muß jetzt aber auch das berühren, was die Persönlichkeiten des Lehrkörpers der Akademie betrifft. Ich habe oben schon erwähnt, daß es nicht sehr glücklich war, daß unter den außerordentlichen Mitgliedern der Akademie, soweit es die rein ärztlichen Fächer betraf, einige Fachärzte aus der Stadt sich befanden. Diese Herren waren schon ziemlich alt, keineswegs ohne weiteres als die hervorragendsten und wissenschaftlich verdientesten ihres Faches anerkannt, und es rief daher ihre Ernennung, die in absehbarer Zeit auch die Erteilung des Professortitels nach sich ziehen mußte, die Mißgunst aller der Ärzte hervor, die nicht etwa durch konfessionelle, Partei- oder ärztliche Standestätigkeit mit ihnen verbunden waren. Die ernannten Fachärzte selbst empfanden es wieder als unberechtigt, daß sie nur als außerordentliche und nicht als ordentliche Mitglieder in den Lehrkörper berufen waren, zumal ja der Düsseldorfer Facharzt für innere Medizin, Professor Hoffmann, nicht nur diese Würde erhalten, sondern sogar stellvertretender Direktor der akademischen Krankenanstalten und Mitglied des Kuratoriums der Akademie geworden war. Jeder der seit vielen Jahren in Düsseldorf ansässigen Herren hatte natürlich seine persönlichen Beziehungen zu diesem oder jenem

Stadtverordneten und machte ihnen gegenüber seinem schmerzerfüllten Herzen Luft.

Viel bedenklicher aber war die Zusammensetzung des akademischen Rats. Der Oberbürgermeister war natürlich mit akademischen Verhältnissen wenig vertraut und hatte sich bei den Berufungen vorwiegend von den Gedanken leiten lassen, möglichst viel Herren von großem wissenschaftlichen, möglichst internationalem Ansehen zu gewinnen. Dabei hatte er sich ganz vorwiegend auf den Rat des ihm von Althoff empfohlenen Geheimrats Professor Witzel aus Bonn verlassen, der ja zum Direktor der Krankenanstalten und ersten geschäftsführenden Professor der Akademie (Amtsdauer drei Jahre) ausersehen war.

Ich habe oben den Eindruck wiedergegeben, den Witzel bei dem ersten Zusammensein auf mich gemacht hat. Ich habe, als ich in Düsseldorf war und namentlich in der ersten Zeit beinahe täglich mit ihm zu tun hatte, in verstärktem Maße an seiner geistigen Gesundheit gezweifelt und diese Ansicht, daß er wenigstens in einem Vorstadium schwerer geistiger Störung sei, meinem Bonner Kollegen Ribbert gegenüber ausgesprochen, der mir aber sagte, so sei W. schon seit zwanzig Jahren, und ein so langdauerndes Vorstadium einer Geisteskrankheit gäbe es nicht. Witzel war sicher ein sehr guter Chirurg, soweit die Technik in Betracht kommt, und er hat auf diesem Gebiete sich zweifellose und anerkannte Verdienste erworben, aber er war ein sehr schlechter Arzt, weil ihm die Haupteigenschaft dafür fehlte: der Wahrheitstrieb. Er hatte nie den Drang, sich über die Krankheitsfälle wirklich klar zu werden, sondern er machte sich und den Kranken gern etwas vor. Es war beinahe sprichwörtlich, daß er zu seinen Kranken — namentlich den reichen Privatkranken — sagte: Welches Glück, daß Sie noch gerade im letzten Augenblick zu mir gekommen sind! Etwas später, und Sie wären verloren gewesen! oder „Es war die schwerste Operation meines Lebens, und ich habe meine ganze Kraft zusammennehmen müssen, um Sie zu retten!" gleichviel, um was es sich handelte. Je mehr er die Aussicht verloren hatte, eine ordentliche Universitätsprofessur zu erhalten, um so mehr steigerte sich seine Großmannssucht, und als er zum Leiter der akademischen Krankenanstalten in Düsseldorf berufen wurde, suchte er hemmungslos mit ihnen an Großartigkeit alles zu übertreffen. Wirklich hemmungslos, denn er fand in den Jahren der Entwürfe und der Bauten auch bei der Stadtverwaltung keine Hemmungen, da damals die geldliche Lage der Stadt eine überaus günstige war, und man auch dort wünschte, in dem Wettkampf mit Köln diese Nachbarstadt in allem zu übertreffen. So kannte er keine Grenzen auch in Versprechungen an jedermann und begriff nicht einen Augenblick, wie mit Eintritt wirtschaftlicher Schwierigkeiten bei den Besonderheiten der kommunalpolitischen Verhältnisse zwangsläufig Gefahren für die junge Akademie eintreten mußten, und dachte nicht daran, zeitig zu bremsen. Ihm fehlte auch ganz der Sinn dafür, daß er in seiner Stellung in erster Linie die gemeinsamen Belange wahrzunehmen habe, und er war nur darum besorgt, bei Stürmen mit heiler Haut und möglichst viel eigenem Gewinn davonzukommen. Dazu kam, daß er eigene Erfahrungen über die Leitung eines großen öffentlichen Krankenhauses gar nicht besaß — denn er war nur an konfessionellen Krankenhäusern, wo durch die Tätigkeit der Oberin sich alles reibungslos abzuspielen pflegt, als leitender Chirurg tätig gewesen. Er hatte daher von vornherein die Neigung, sich um den inneren Betrieb möglichst wenig zu kümmern und alles der Betriebsverwaltung zu überlassen.

Der Leiter der medizinischen Klinik, Professor Hoffmann, war ein recht guter Arzt, der viele Erfahrungen gesammelt und auch wissenschaftlich gearbeitet hatte. Er war sehr ehrgeizig, ich- und ränkesüchtig, dabei ein Lebemann, der viel von Weinen und Speisen verstand und an sich wohl die Neigung hatte, „Leben und leben lassen" zu seinem Feldgeschrei zu erheben, vorausgesetzt, daß er seine Ziele bereits erreicht hatte.

Seine Zwecke suchte er vor allem im privaten Verkehr mit einflußreichen Stadtverordneten und Großindustriellen zu erreichen, mit denen er häufig bei gutem Wein im „Malkasten" oder Parkhotel zusammentraf. Auch er hatte keine Erfahrungen über die Leitung einer großen Klinik. Ein enges Bündnis hatte er mit dem Leiter der Kinderklinik, Professor Schloßmann, geschlossen. Dieser war unbestritten der klügste und schwierigste der Akademiemitglieder. Er war von brennendem Ehrgeiz und Tatendrang, glänzender Organisationsbegabung, ein ausgezeichneter Redner, schlagfertig und witzig in der Aussprache, aber von ungemeiner Rücksichtslosigkeit in der Wahl seiner Mittel, dabei als persönlich sehr reicher Mann nicht gewöhnt, mit den Mitteln zu sparen, was durch die Leichtigkeit, mit der im Anfang große Geldmittel in D. zu erhalten waren, wesentlich verstärkt wurde. Dazu war er ungemein vielgeschäftig und laut, man hatte den Eindruck, als läge ihm viel daran, daß besonders seine Säuglingsfürsorgebestrebungen jeden Tag in der Zeitung genannt würden. Dabei stark demokratisch mit ausgeprägt national-sozialem Einschlag (Richtung Naumann), machte er sich alle Mittel neuzeitlicher Werbeart und Seelenfangs zu eigen, arbeitete mit Film, Volksreden usw. und erregte dadurch bei vielen Mißstimmung, zumal man mitunter den Eindruck nicht los wurde, daß sein Wirken und Schaffen nicht immer ausschließlich der Sache galt. Trotzdem wäre es sehr ungerecht, wenn man bestreiten wollte, daß er viel Gutes geschaffen und sich besonders um die Bekämpfung der Säuglingssterblichkeit große Verdienste erworben hat. Es ist ein Zeichen für die Sachlichkeit des königlich-preußischen Beamtentums, daß sein Wirken bei konservativen Beamten gerechtere Würdigung gefunden hat als bei Liberalen und demokratischen Zentrumsleuten. Aber sein auf die Kosten gar keine Rücksicht nehmendes Draufgängertum und die Großartigkeit seines ärztlichen und wissenschaftlichen Klinikbetriebes bot eine so starke Angriffsfläche, daß er in diesen Zeiten die Akademie stark belastete.

Neben diesen drei Männern kamen die anderen wenig in Betracht. Opitz war ein lebhafter Mann von ausgesprochen leicht aufflammender („sanguinischer“) Gemütsart, bald „zum Himmel hochjauchzend“, bald „zu Tode betrübt“, weder ein Organisator noch ein Menschenkenner und dadurch eben so leicht verletzend wie verletzt. Wendelstadt, der Direktor der Klinik für Infektionskrankheiten und des damit verbundenen Instituts für experimentelle Therapie, war von Bonn her mit Witzel bekannt und neigte zunächst zu ihm. Er war ein großer, breitschultriger Mann mit freundlichen Augen, ein gemütlicher, frohsinniger Rheinländer, ein wenig bequem und durch seinen Reichtum völlig unabhängig, dem Streit und Kampf ganz gegen die innere Natur gingen. Ich selbst war zunächst ganz von den wissenschaftlichen Aufgaben in Anspruch genommen, suchte früher schon gestellte Fragen mit den mir zur Verfügung stehenden viel reicheren Mitteln und Hilfskräften von mir und meinen Schülern der Lösung näherzubringen und war daher sehr abgeneigt, meine Zeit mit Kämpfen zu belasten. Daher habe ich, so wenig das meiner Natur auch lag, so lange es irgend ging zu vermitteln und Frieden herbeizuführen gesucht. Auch von der Stadtverwaltung wurde ich als der hauptsächlichste Vertreter der Wissenschaft und ihr ganz gewidmeter Mann angesehen, und es war kennzeichnend, daß der Oberbürgermeister, als er mich dem deutschen Kronprinzen, dem er die akademischen Krankenanstalten zeigte, in seiner behäbigen, immer einen Anklang von niederrheinischem Platt besitzenden Art mit den Worten vorstellte: „Hier kommen wir zu der Wissenschaft.“ Deswegen überwand ich auch meine starke Abneigung gegen Witzel und trat im Krankenhauskollegium und akademischen Rate, wo es irgend ging, auf seine Seite. Die Nachricht davon verbreitete sich sogar weiter. Als ich im April 1908 auf der Tagung der deutschen pathologischen Gesellschaft in Kiel, wo ich ein Referat über den Krebs zu erstatten hatte, mit Orth zusammentraf, sagte er lachend zu mir: „Lubarsch als Friedensstifter, ein ungewohntes Bild!“

Aber im Sommer 1908 spitzten sich die Dinge immer mehr zu. Es konnte nun übersehen werden, daß die Baukosten weit höher geworden waren, als man geplant — rund 7 Millionen gegenüber $5^1/_2$ Millionen, daß die Einführung der weltlichen Schwesternschaft mindestens 100000 Mark der Stadt mehr kostete, als wenn man geistliche Schwestern genommen hätte, und daß der ganze Betrieb etwa doppelt so teuer war, wie an der Kölner Akademie. Dazu kam, daß alle die in Aussicht gestellten Vorteile ausblieben — der mit großer Verschwendung ausgestattete Privatpavillon hatte, wie Geheimrat Witzel behauptet hatte, der Stadt so viel Geld einbringen sollen, daß die Kosten für die übrigen Abteilungen weit niedriger waren als anderswo. Witzel hatte in Aussicht gestellt, daß mindestens 50 Medizinalpraktikanten dauernd an der Akademie sein würden, es waren in $1^1/_4$ Jahr zusammengenommen und sehr reichlich gerechnet (auch solche mitgerechnet, die nur drei bis vier Monate blieben) neunzehn gewesen. Das war natürlich ein förmlicher Zusammenbruch, der von der Zentrumspartei in hetzerischer Weise ausgenutzt wurde. Man konnte die Zeitungen kaum einen Tag in die Hand nehmen, ohne nicht irgend etwas Ungünstiges über Krankenanstalten und Akademie zu lesen, und auch die Liberalen hüteten sich, aus den angegebenen politischen Gründen bestimmt für die Akademie einzutreten. Witzel, der zweifellos durch seine Großmannssucht und hemmungslosen Versprechungen an jedermann, sowie seinen völligen Mangel an Organisationsbegabung ein Hauptschuldiger war, suchte alle Schuld von sich auf die Kollegen abzuwälzen. Hoffmann und Schloßmann beantworteten das damit, daß sie in ihren Kreisen Stimmung gegen Witzel machten, und so stiegen die Zwistigkeiten auf einen Höhepunkt, der jede Zusammenarbeit unmöglich machte. Im September, zu einer Zeit, als gerade die Versammlung deutscher Naturforscher und Ärzte in Köln tagte, wurde von allen Mitgliedern des akademischen Rats (ausgenommen Witzel) die Bitte an den Oberbürgermeister gerichtet, sie zu empfangen, um die Lage mit ihm zu besprechen. Er erklärte gleich zu Beginn der Unterredung, er könnte nicht jeden einzelnen sprechen lassen und bäte, einen Herrn zu bestimmen, der die Beschwerden vortrüge. Die Kollegen bestimmten mich dazu, ich setzte alles Wesentliche auseinander und schloß damit, daß es unmöglich wäre, Herrn Witzel als Leiter der Akademie und Direktor der Krankenanstalten beizubehalten. Marx gab das zu und fragte, wen wir denn zum Nachfolger vorschlügen als geschäftsführenden Professor der Akademie — hinsichtlich der Leitung der Krankenanstalten müsse er sich alles vorbehalten. Es war verabredet worden, für den Fall, daß eine derartige Frage gestellt würde, Herrn Hoffmann vorzuschlagen, und ich nannte ihn daher. Marx suchte nun in sehr geschickter Weise den witzelgegnerischen Block zu sprengen, indem er seine Verwunderung darüber aussprach und fragte, warum ich nicht genannt sei, den er für den geeigneteren, weil die reine Wissenschaft vertretenden, hielte. Es war eine gewisse Verlegenheit für mich, und ich antwortete, daß die Beziehungen zwischen Akademie und Krankenhaus doch so innige seien, daß die Übertragung an den bisherigen stellvertretenden Direktor der Krankenanstalten uns zweckmäßiger schiene. Immerhin schien unser Schritt den Erfolg gehabt zu haben, daß Witzel ausgeschaltet wurde. Aber die Schwierigkeiten steigerten sich bald — es war das ein Gegenschlag, ob des Oberbürgermeisters oder der Freunde von Witzel, war nicht festzustellen — dadurch, daß in der Stadtverordnetenversammlung Ende September recht schonungslos über die Verhältnisse an Krankenanstalten und Akademie gesprochen und am 1. Oktober einstimmig ein Antrag angenommen wurde, einen Ausschuß zur Prüfung der Verhältnisse an den allgemeinen Krankenanstalten und der Akademie für praktische Medizin einzusetzen. Ein Teil von uns — besonders die Herren Hoffmann und Schloßmann — nahmen diesen Beschluß sehr leicht und meinten, es würde ihren Beziehungen gelingen, die Arbeit des Ausschusses unwirksam zu machen und schließlich die ganze Sache zu einem Ausgang zu führen, wie das Hornberger Schießen. Das war kurzsichtig — denn es handelte sich ja gar nicht um Herrn Witzel oder irgendeinen anderen von uns oder um die Krankenanstalten oder Akademie, sondern um einen sehr ernsten politischen Machtkampf, bei dem wir die Leidenden waren.

Die nächste Folge war die, daß Geheimrat Witzel als Leiter der Akademie und Krankenanstalten beurlaubt wurde und der ruhigste und feinste von uns, Professor Wendelstadt, seine Entlassung zum 1. Januar 1909 erbat. Er war es müde, in diese Streitigkeiten verwickelt zu sein, bei denen er mit Kopf und Herzen wohl auf der Seite seiner Kollegen war, aber den oft übermäßig scharfen Ton mißbilligte, und er wollte sich nicht den seiner Meinung nach zu erwartenden capitis diminutiones durch die Stadtverordneten aussetzen. Geldlich unabhängig, wie er war, zog er es vor, sich nach Godesberg zurückzuziehen und auf der Höhe eine schöne Villa und Arbeitsstätte nach seinem Geschmack und Bedürfnissen zu erbauen. Deshalb war er auch weder durch meine Bemühungen noch die des Oberbürgermeisters und einiger Stadtverordneter, denen der Verlust des vielleicht besten Steuerzahlers der Stadt an die Nieren ging, von seinem Entschluß abzubringen.

Für mich war der Verlust besonders empfindlich, weil ich in einem großen Gebäude mit ihm zusammen sehr friedlich gelebt und gern wissenschaftliche Fragen mit ihm besprochen und meine Frau und ich gern mit ihm und seiner schönen Frau gesellschaftlich verkehrt hatten. Ich legte mir damals ernstlich die Frage vor, ob ich nicht seinem Beispiel folgen und den Weg zurück nach Zwickau einzuschlagen versuchen sollte. Brauns hatten uns gerade wenige Wochen vor dem großen Krach besucht, und ich hatte mit ihm die Frage besprochen und größte Geneigtheit bei ihm gefunden. Aber, da meine Stelle ja besetzt war, ging es nur, wenn der Oberbürgermeister bereit war, meinen Zwickauer Nachfolger, Professor Risel, nach Düsseldorf zu berufen. Als ich ihm und dem Dezernenten, Beigeordneten Dr. Matthias, davon sprach, nahmen sie es zunächst nicht für meinen Ernst und erklärten, daß sie — ganz abgesehen davon, daß sie ja gar nicht allein zuständig wären — sich dem entschieden widersetzen würden. Mein Wunsch war nicht nur aus der Abneigung gegen diese Art von Kämpfen geboren, sondern weil ich sehr bald merkte, daß man bei der Stadtverwaltung bestimmte Absichten mit mir hatte, die mich vor sehr folgenschwere Entschlüsse stellen würden.

Im November legte Witzel zunächst die Stellung als geschäftsführender Professor der Akademie und bald darauf auch die des Direktors der Krankenanstalten nieder (hier war es allerdings mehr eine Entbindung von der Ausübung des Amtes, denn ein endgültiger Nachfolger sollte erst nach Beendigung der Arbeiten der sogenannten „Organisationskommission" erfolgen). Der Oberbürgermeister bot mir nun das Amt des geschäftsführenden Professors an und sprach auch schon davon, daß er mich mit der Wahrnehmung der Geschäfte des Direktors der Krankenanstalten bis auf weiteres betrauen wolle.

Beides mochte ehrenvoll sein, aber es war klar, daß mir ganz neue, mich in meiner wissenschaftlichen Tätigkeit stark behindernde Aufgaben gestellt würden, sehr dornenvolle und wahrscheinlich sehr undankbare Aufgaben. Das Amt des geschäftsführenden Professors war ja, selbst wenn man es sehr ernst damit nahm, kein allzu zeitraubendes; aber ich hatte meine Kollegen inzwischen genügend kennengelernt, um zu wissen, daß auch mir Zusammenstöße und Mißhelligkeiten nicht erspart bleiben würden, und daß ich vor allem in Hoffmann, dessen Ehrgeiz gerade nach dem geschäftsführenden Professor ging, und damit auch in Schloßmann gefährliche Gegner haben würde. Ich erklärte daher dem Oberbürgermeister, ich würde mich nur dann dazu entschließen, wenn ich vom erweiterten akademischen Rat, d. h. ordentlichen und außerordentlichen Mitgliedern, dazu einstimmig gewählt würde. Es war dabei meine Absicht, für den Lehrkörper das in den Satzungen nicht vorgesehene Recht, den geschäftsführenden Professor vorbehaltlich der Bestätigung durch den Oberbürgermeister zu wählen, wenigstens gewohnheitsmäßig einzuführen. Und das ist mir auch gelungen; denn bis zu der Umwandlung in die medizinische Akademie (Fakultät) ist der geschäftsführende Professor stets auf Vorschlag des Lehrkörpers ernannt worden. Dadurch beseitigte ich auch gleich Widerstände, die besonders von Hoffmann und vielleicht auch einigen Außerordentlichen zu erwarten waren, und so wurde ich wirklich einstimmig gewählt und zum Januar 1909 ernannt. Sehr bald wurde ich auch vor die Frage gestellt, ob ich die Geschäfte des Direktors der Krankenanstalten übernehmen wolle. Dieser Entschluß war naturgemäß viel schwerer. Ich mußte mir sagen, daß ich als Theoretiker, der den Betrieb einer großen Krankenanstalt aus eigener Erfahrung noch viel weniger kannte als Witzel und alle übrigen Kollegen, recht wenig geeignet dazu wäre und stellte dem Oberbürgermeister dies vor. Dieser erklärte aber, er würde unter keinen Umständen einen der anderen Akademiemitglieder oder Krankenhausärzte ernennen und deutete an, daß er dann einen eben aus dem Dienste geschiedenen Generaloberarzt zum stellvertretenden und später wohl auch zum endgültigen Direktor ernennen würde. Auch sachlich teilte er meine Bedenken nicht; es käme jetzt darauf an, mit Tatkraft darauf zu sehen, daß nicht mehr aus dem Vollen gewirtschaftet würde, und daß ein einheitlicher Geist in die Ärzteschaft und Schwesternschaft hineinkäme, sowie daß mit der Stadtverwaltung vertrauensvoll zusammengearbeitet würde. Die Fähigkeiten und den Willen dazu traue er mir zu.

Unter diesen Umständen mußte ich mir sagen, daß eine Ablehnung große Gefahren für uns alle mit sich bringen und wahrscheinlich dazu führen würde, daß auch endgültig ein außerhalb der Akademie stehender Arzt Direktor der Anstalten würde (wie es auch tatsächlich nach meinem Abgang geschehen ist). Auch würde es unmöglich sein, während der Arbeit der „Organisationskommission" einen berechtigten und unmittelbaren Einfluß auf diese auszuüben. Aber ich stellte auch hier die Bedingung, daß ich vorher die Zustimmung meiner Kollegen einholte. Ich glaubte sie nicht schwer zu erhalten, da jene durch meine Eigenschaft als nichtpraktischer Mediziner vor der Gefahr eines Eingreifens in ihre ärztliche Tätigkeit bewahrt blieben und auch sicher sein konnten, in ihrem gesamten Klinikbetrieb selbständig zu bleiben. Diese Gesichtspunkte wurden auch von allen anerkannt, zumal ich betonte, daß es sich doch voraussichtlich um eine kurze Zwischenlösung handeln würde. So wurde mir dann im Februar 1909 die Stellvertretung vom Oberbürgermeister nach Fühlungnahme mit den Stadtverordneten übertragen, aber nicht nur das, sondern auch die Leitung des Instituts für experimentelle Therapie (an Stelle von Professor Wendelstadt).

Es wäre unehrlich, wenn ich es so darstellen wollte, als hätte ich mich nur für die Kollegen und die Sache geopfert. Ich habe mir allerdings gesagt, daß bei der damaligen Lage niemand der Sache würde mehr nützen können als ich, und daß ich deswegen die gemeinsamen Aufgaben schwer schädigen würde, wenn ich ablehnte, also durch die Annahme allen nützen würde. Ich war mir auch darüber klar, daß ich der neuen Aufgabe den größten Teil meiner Arbeitskraft würde widmen müssen, aber ich hatte die Überzeugung, daß meine Fähigkeit, mich rasch umzustellen, mir trotz alledem auch die wissenschaftliche Arbeit gestatten würde. Auch ist es ja eine allgemeine Erfahrung, daß mit Erhöhung der Anforderungen auch die Kräfte zu steigen pflegen. Aber mich reizte auch die Aufgabe, die verfahrene Sache in Ordnung zu bringen, und es befriedigte mich, daß ich in so kurzer Zeit das Vertrauen der Verwaltung und der Kollegen gewonnen hatte und man in mir nicht mehr überall den schwarzen Mann sah, vor dem man sich fürchten müsse.

Zunächst freilich konnte ich, solange die Organisationskommission tagte, noch keine grundsätzlichen Änderungen treffen und mich nur bemühen, überall die erregten Wogen zu glätten.

Nur in der Betriebsverwaltung und der Schwesternschaft bestand die Möglichkeit, zum mindesten vorbereitende Maßnahmen zu treffen. Denn an beiden Stellen war viel versäumt worden. Geheimrat Witzel hatte sich um den wirtschaftlichen Betrieb, obgleich er in einer auf dem Gelände der Krankenanstalten errichteten Dienstvilla wohnte, sehr wenig gekümmert und fast alles dem Betriebsinspektor überlassen. Dieser, ein sehr stattlicher ehemaliger Wachtmeister von den Straßburger Ulanen, war vorher nicht längere Zeit in einem großen Krankenhausbetrieb selbständig tätig gewesen, sondern nur etwa ein halbes Jahr vorher „informatorisch" beschäftigt worden; seiner ganzen Wesensart entsprach es auch, aus dem Vollen zu wirtschaften und sich der bei Errichtung und Eröffnung der Anstalten herrschenden Großartigkeit anzupassen. Die Selbständigkeit war ihm auch zu Kopf gestiegen, und er liebte es, Verfügungen zu erlassen und dann mit Witzel spazieren zu reiten. Hier konnte ich sofort mit Erfolg eingreifen und allen im Krankenhaus tätigen zum Bewußtsein bringen, daß sie keinen Augenblick vor mir sicher wären, deswegen gab es bei mir keine Dienststunden; zwar kam ich gewöhnlich zwischen 6 und 7 Uhr früh dort an, aber ich kehrte auch wenn ich fortgegangen war, mal wenige Stunden später zurück, erschien unvermutet abends um 11 Uhr, nachts um 2 Uhr oder auch früh um 5 Uhr, so daß jeder wußte, er mußte auf dem Posten sein. Vor allem mußte der Inspektor mir jede seiner Anweisungen an die ihm unmittelbar unterstellten Beamten und Angestellten vorlegen, und ich habe zunächst absichtlich keins seiner Schriftstücke unverbessert durchgelassen.

Ich war schon durch frühere Erfahrungen zu der Überzeugung gekommen, daß die Wurzel des viel verlästerten und ziemlich in allen Staaten vorhandenen Bürokratismus in der Hauptsache in der mittleren und unteren Beamtenschaft liegt. Sie waren zwar, besonders in Preußen, auch die Träger der Vorzüge des Bürokratismus, sie sorgten in erster Linie für Ordnung und Pünktlichkeit in den Betrieben, aber sie waren im allgemeinen — Ausnahmen kamen natürlich vor — außerstande, sich von dem Wortlaut der Bestimmungen freizumachen und Gesetze und Verordnungen nicht nach den Buchstaben, sondern nach ihrem Sinn und dem ganzen Geist, in dem sie erlassen waren, anzuwenden. Je bequemer der höhere Beamte oder je mehr ihm selbst Großzügigkeit fehlt, um so empfindlicher macht sich das Verfügen „vom grünen Tisch" aus geltend. Deswegen machte ich es mir zur Pflicht, jeder „Federherrschaft" den Garaus zu bereiten und für alles jederzeit zur Verfügung zu stehen. Ich belastete mich freilich dadurch sehr, und ich habe nicht selten von früh morgens bis in den Mittag hinein kaum etwas anderes tun können, als Beschwerden von Kranken, Schwestern, Hilfsärzten und Medizinalpraktikanten entgegenzunehmen oder Streitigkeiten zu schlichten. Aber es war nötig, um zunächst mal Ordnung in die Betriebe hineinzubringen und das Bewußtsein an allen Stellen zu wecken, daß ein einheitlicher Wille und Gerechtigkeitssinn eingezogen sei. Widerstände waren natürlich an allen Ecken und Enden zu spüren, aber die wurden leichter überwunden, als ich erwartet.

Das wurde erleichtert durch die Unterstützung, die ich bei dem Dezernenten der Anstalten, Beigeordneten Dr. Matthias und der Oberin Elisabeth Tomitius fand, mit denen ich in den fast $4^1/_2$ Jahren einträchtig und erfolgreich zusammengearbeitet habe und mit denen später wieder in Berlin zusammenzutreffen mir eine Freude gewesen ist. Dr. M., ein Sohn des bekannten Schulmannes und vortragenden Rates im Kultusministerium, war der jüngste Beigeordnete, der sich aber durch klares Urteil, Arbeitskraft und vermittelndes liebenswürdiges Wesen auszeichnete, was gerade als Gegengewicht zu mir sehr günstig war. Die Oberin der Schwesternschaft, eine sehr stattliche, hoheitsvolle Dame, Tochter eines höheren Offiziers, von den Hilfsärzten der Kliniken recht wenig kennzeichnend „die heilige Elisabeth" genannt (man hätte sie eher wegen ihrer Klugheit, Tatkraft und eindrucksvollem Auftreten mit der gleichnamigen englischen Königin vergleichen können), war sehr tatkräftig, etwas herrschsüchtig und ein wenig eigensinnig, aber ganz erfüllt vom Geist strengster Pflichterfüllung und dem Willen, der Sache zu dienen. Deswegen sind wir trotz mancher Zusammenstöße immer in gegenseitiger Achtung und Vertrauen miteinander ausgekommen, ebenso wie später in Berlin im geschäftsführenden Vorstand der Mutterhäuser vom Roten Kreuz. Ihr ist es in erster Linie zu verdanken, daß allmählich ein einheitlicher Geist in die Schwesternschaft hineinkam.

Hier waren allerdings die schwersten und unbegreiflichsten Fehler gemacht worden. Man hatte wohl, als bei den Beschlüssen der Stadtverordnetenversammlung im Jahre 1905 auch das Zentrum der ganzen Vorlage zustimmte, geglaubt, dieses würde sich mit der weltlichen Schwesternschaft abfinden und daher die „Weltlichkeit" etwas zu sehr herrschend gemacht. Wie wenig man überhaupt zunächst von einer „Schwesternschaft" (d. h. einer Gemeinschaft) sprechen durfte, ergibt sich aus der Tatsache, daß in dem Jahre 1. April 1908 bis 31. März 1909 von 118 Schwestern fast der dritte Teil wieder ausschied und im ganzen in dieser Zeit 103 Schwestern austraten; auch war es nicht klug, Schwestern den Besuch von Redouten im Karneval und von Pferderennen zu gestatten. Das Schlimmste war aber natürlich der häufige Wechsel für Kranke und Ärzte. Die Klinikdirektoren hatten zunächst es unterstützt, daß die Schwestern von überallher und nicht aus einem bestimmten Mutterhaus kamen und keiner einheitlichen Leitung unterstanden; sie hätten es am liebsten gesehen, daß jede Klinik eine eigene Schwesternschaft hatte. Deswegen hatten sie auch der Einsetzung einer Oberin für alle Schwestern widersprochen. Erst Anfang 1908 hatte Elisabeth Tomitius die Befugnisse einer Oberin erhalten, aber zunächst mit beschränkten Vollmachten. Es war natürlich in der Zeit, wo die Organisationskommission arbeitete und die Frage, ob weltliche oder geistliche Schwestern, nicht endgültig entschieden war, nicht möglich, grundsätzliche Organisationsänderungen vorzunehmen, sondern es konnte nur durch persönliche Einwirkung und vorsichtige und strenge Auswahl Abhilfe geschaffen und einheitlichere Zucht erreicht werden. Dies auch schon in der Übergangszeit fertigbekommen zu haben, ist das Hauptverdienst der Oberin gewesen.

In der Zeit des Wirkens des Organisationsausschusses — und dies dauerte über ein Jahr — kam natürlich keine rechte Ruhe in die Anstalten, und es fehlte überall — wenn ich von der wissenschaftlichen Tätigkeit absehe — an rechter Arbeitsfreudigkeit. Die Schwestern wußten nicht, ob sie nicht bald ganz verschwinden mußten (wenn geistliche Schwestern eingeführt wurden), die jüngeren Ärzte, die geglaubt hatten, an akademische Anstalten zu kommen und sogar Gelegenheit zum Beginn einer akademischen Laufbahn zu finden, fühlten sich bedroht, als in den städtischen Körperschaften immer lauter der Ruf nach Aufhebung der Akademie erscholl und gaben ihrem Unmut oft in auf die Spitze getriebener Form Ausdruck. Die von auswärts nach Düsseldorf berufenen Direktoren, die zum Teil akademische Stellen aufgegeben hatten, sahen allein schon in der Erörterung der Frage nach Aufhebung der Akademie eine Untreue der Stadtverwaltung und begannen sich nach anderen Wirkungsmöglichkeiten umzusehen. Besonderen Unwillen erregte es mit Recht, daß die Organisationskommission ihre Prüfung der Verhältnisse vornahm, ohne die Klinikdirektoren oder wenigstens mich mit heranzuziehen, sondern dem Verwaltungsinspektor einer auswärtigen Krankenanstalt die Prüfung übertrug und die Leiter der Kölner städtischen Krankenanstalten um ihre Ansichten über Schwesternschaft, Notwendigkeit des wissenschaftlichen Betriebes usw. befragte. Durch alle diese Unsicherheiten wurde auch, wie das ja in dem engen Rahmen einer städtischen Verwaltung leicht möglich, allerlei Ränkespiel Tür und Tor geöffnet. Gerade um die Zeit, als mir die Leitung der Anstalten übertragen war, versuchte man mich an meiner Achillesferse zu packen und in die Luft zu sprengen.

Ich habe oben meinen Standpunkt in der Sektionsfrage auseinandergesetzt und führte ihn auch in Düsseldorf folgerichtig durch. Das erregte nicht nur Widerstände in manchen Kreisen des Publikums, sondern auch bei einem Teil der Kliniksdirektoren, die fürchteten, daß ihre Privatpraxis durch die Anwendung meines Grundsatzes von der unbedingten Gleichheit aller Kranken geschädigt werden könne. Immerhin war die Frage noch nicht Gegenstand öffentlicher Erörterungen gewesen. Im Februar 09 aber brach gelegentlich eines besonderen Falles ein wahrer Sturm in allen Zeitungen und der Stadtverordnetenversammlung gegen mich los. Es war ein Sohn eines auf der 2. Klasse Verstorbenen (Katholik) zu mir gekommen, und es war mir gemeldet, er wolle die Öffnung der Leiche seines Vaters verbieten. Ich mußte ihn zunächst einige Zeit warten lassen, empfing ihn aber dann sehr freundlich und nötigte ihn aufs Sofa, eine Methode, die im allgemeinen beruhigend wirkt. Der Mann besprach alles mit mir wegen der Beisetzung seines Vaters, fragte, ob er die Leiche gleich sehen könne, was ich bejahte, sagte aber kein Wort von der Sektionsverweigerung, auch nicht, als ich ihn zweimal fragte, ob er sonst noch ein Anliegen habe. Ich nahm daher berechtigterweise an, er habe sich eines anderen besonnen. $2^1/_2$ Stunden später erschien er wieder bei mir und sagte, daß er eine Leichenöffnung verbiete. Ich erwiderte, daß das nun zu spät käme, sie sei bereits vorgenommen. Darauf große Empörung usw. Beschwerde beim Oberbürgermeister, großes Schreiben an die Zentrumszeitung „Düsseldorfer Tageblatt" usw. In der nächsten Stadtverordnetensitzung ohne rechtzeitige Verständigung mit dem Oberbürgermeister[1] heftige Angriffe gegen mich, Antrag, die Dienstanweisung für den Direktor

[1] Ich erhielt als derzeitiger Direktor des A.K.A. zu jeder Stadtverordnetensitzung Einladung, erschien aber nur, wenn es nötig war. Auf eine am Sitzungstage an den stellvertretenden Oberbürgermeister gerichtete Anfrage, ob ich kommen solle, erhielt ich die Antwort, es sei nichts für mich Wichtiges zu erwarten.

des pathologischen Instituts zu ändern. In der nächsten Sitzung große Verhandlung. Vom Zentrum wurde mir vorgeworfen, ich hätte nicht offen und ehrlich gehandelt, ich hätte fragen müssen, ob die Leichenöffnung verweigert werden sollte. Ich führte in meiner Antwort eine sehr deutliche Sprache. Gegenüber einem der Stadtväter, der gesagt hatte, es müsse das Verbot der Leichenöffnungen erleichtert werden, selbst auf die Gefahr hin, daß die ärztliche Wissenschaft dadurch geschädigt würde, antwortete ich:

„Die deutsche und ausländische ärztliche Wissenschaft sind nicht auf das Wohlwollen der Düsseldorfer Bevölkerung angewiesen, sie werden nicht geschädigt, aber geschädigt werden die Kranken, geschädigt wird der ganze Charakter der Krankenanstalten. Wenn die Anbringung der Widersprüche gegen die Leichenöffnungen erleichtert wird, erleichtern Sie auch mir das Leben. Ich werde dann sehr froh sein, für meine eigenen wissenschaftlichen Arbeiten mehr Zeit übrig zu haben und gegebenfalls auch zum Spazierengehen, zusammen mit meinen Hilfsärzten und Angestellten. Ich werde mich dann nicht mehr mit derartiger Aufopferung dem Institut zu widmen haben, wie bisher. Aber ich würde es für eine unverantwortliche Verschwendung halten, erst ein derartig glänzend ausgestattetes Institut zu erbauen und hohe Gehälter zu zahlen, bloß damit die Herren, die dort arbeiten, ein möglichst bequemes Leben führen und viel ihren privaten Neigungen nachgehen können. Die Überlegungen, die Sie heute anstellen, hätten Sie machen müssen, bevor Sie sich zu der Errichtung einer Akademie und eines pathologischen Instituts entschlossen. Ich habe eine zu ideale Auffassung meines Berufes. Ich bin nicht dazu da, um das Verbot von Sektionen zu erleichtern, sondern im Gegenteil zu erschweren. Ich denke nicht daran, hier zu erklären, ich habe einen Fehler begangen und dadurch, wie einer der Herren Vorredner gesagt hat, alles wieder ins rechte Geleise zu bringen. Im Gegenteil: ich erkläre, ich habe nur meine Pflicht getan und werde in einem ähnlichen Fall wieder genau ebenso handeln[1]."

Diese Sprache war unerhört, hatte aber den Erfolg, daß die Liberalen, die bis dahin sich sehr vorsichtig verhalten hatten, offen auf meine Seite traten, und auch der Oberbürgermeister erklärte, er müsse mein Verhalten billigen, und es alles im wesentlichen beim Alten blieb. Daß hier ein beabsichtigtes Ränkespiel vorlag, wurde auch dadurch wahrscheinlich, daß sich

[1] Stenograph. Berichte der Verhandl. d. Stadtverordnetenversammlung.

herausgestellt hatte, daß der mit mir verhandelnde Herr überhaupt gar nicht der Sohn des Verstorbenen, sondern ein fremder, angeblich von einem der Söhne mit der Wahrnehmung seiner Interessen Beauftragter war. Jedenfalls veranlaßte dieses Ereignis mich, mit der Zentrums- und sozialdemokratischen Presse, die am stärksten gegen mich gewühlt hatten, in Verbindung zu setzen, ihre Schriftleiter zu mir ins Institut zu laden und ihnen an der Hand der Tatsachen zu beweisen, daß zwischen den Verstorbenen der dritten Klasse auf der einen und denen der zweiten und ersten auf der anderen Seite hinsichtlich der Sektionen keine Unterschiede gemacht würden. Auch klärte ich sie noch weiter über den Wert der Leichenöffnungen auf und hielt auch noch einen öffentlichen Vortrag darüber. Seitdem hörten die Zeitungsangriffe auf das pathologische Institut auf.

Dagegen gab ich nochmal Gelegenheit dazu in meiner Eigenschaft als Direktor der Krankenanstalten. Durch den Oberbürgermeister erfuhr ich gesprächsweise, daß die Organisationskommission folgende Vorschläge der Stadtverordnetenversammlung unterbreiten wolle: 1. Der Direktor der Krankenanstalten hat die Oberleitung der Anstalt in allen ärztlichen und hygienischen Angelegenheiten. 2. Er ist Vorgesetzter auch der Kliniks- und Institutsdirektoren. 3. Die Selbständigkeit der Kliniks- und Institutsdirektoren wird aufgehoben und ihnen das Verfügungsrecht über ihre Sonderhaushaltspläne genommen, dieses vielmehr auf den Direktor der Krankenanstalten übertragen. Gleichzeitig teilte er mir mit, daß er und die Mehrheit des Organisationsausschusses dafür wären, mich endgültig zum Anstaltsdirektor zu machen, eine Minderheit aber einen außerhalb der Akademie stehenden Militärarzt aus Düsseldorf oder von auswärts. Es war klar, daß es bei Durchführung dieser Absicht geradezu einen Umsturz geben würde, und daß kein Mittel unversucht bleiben würde, dies zu verhindern. Ich benutzte dazu als erste Gelegenheit die Anfang Juli in Düsseldorf stattfindende 8. Jahresversammlung der „Vereinigung der leitenden Verwaltungsbeamten von Krankenanstalten Deutschlands", zu der ich um einen Vortrag gebeten war. Ich sprach über „Die Bedeutung der wissenschaftlichen Einrichtungen für moderne Krankenanstalten" und schloß mit den Worten: „Es ist vielleicht gefährlich, das gerade an dieser Stelle auszusprechen, aber es muß doch einmal gesagt werden. Wenn jetzt vielfach eine gewisse Kleinmütigkeit herrscht und geglaubt wird, daß die Stadt Düsseldorf die Lasten nicht tragen kann, die ihr das Krankenhaus und die so verhaßte Akademie für praktische Medizin auferlegen, so möchte ich sagen, es ist einer Selbstverwaltung deutscher selbstbewußter Männer nicht würdig, erst zu jubeln und dann bei ungünstigen Verhältnissen, den Gleichmut zu verlieren; sie muß sich vielmehr klar sein, daß Selbstverwaltung Selbstzucht voraussetzt."

Die liberalen Zeitungen gaben das mit achtungsvollen Bemerkungen über meine Offenheit, aber starkem Widerspruch wieder, die Zentrumsblätter wüteten etwas. Der Oberbürgermeister sagte mir gelegentlich, meine Ernennung zum endgültigen Direktor der Krankenanstalten sei gefährdet, denn auch die Liberalen hätten jetzt Bedenken, worauf ich erwiderte, daß ich überhaupt noch keineswegs entschlossen gewesen wäre, eine etwa auf mich fallende Wahl anzunehmen. Unter dem 19. Juli reichte ich dann dem Oberbürgermeister eine Denkschrift ein, in der ich auf das schärfste den mir mitgeteilten Plänen widersprach und ausführlich und in rücksichtsloser Sprache die Folgen auseinandersetzte. Ich will nur einige Absätze aus diesem Schriftstück wiedergeben.

„... Die Vorschläge kommen darauf hinaus, vor der Öffentlichkeit für die bei Begründung der hiesigen Krankenanstalten von allen Seiten gemachten Fehler ausschließlich die jetzt amtenden Kliniks- und Institutsdirektoren verantwortlich zu machen, und das würde, ganz abgesehen davon, daß es ungerecht und unwahr wäre, einen Stachel bei allen Beteiligten hinterlassen und bereits in Vernarbung gegriffene Wunden wieder aufreißen, wodurch eine friedliche und gedeihliche Entwicklung der Krankenanstalten nicht gefördert würde; denn es würde die Folge haben, daß ein jeder der betroffenen Direktoren sich aus seinem Amt heraussehnen und jede Gelegenheit benutzen müßte, um von einer Verwaltung loszukommen, die sich ihm gegenüber als ungerecht und untreu erwiesen. Und selbst, wenn die vorgeschlagenen Organisationsänderungen gerade den Zweck haben sollten, die unbequemen und unbeliebten Herren sozusagen von hier „fortzuekeln", würde das den materiellen und ideellen Interessen der Stadt widerstreiten, da es nicht abzusehen ist, wie rasch dieses Ergebnis erreicht werden kann, und wenige Jahre widerwilligen Arbeitens an einer Krankenanstalt genügen, um ihren Ruf auf unabsehbare Zeit hinaus zu untergraben.

... Es ist ja offensichtlich, daß die bezüglichen Vorschläge ... ohne Rücksicht auf eine weitere Entwicklung der Akademie gemacht sind und darauf hinausgehen, sie, wenn nicht aufzuheben, so doch wenigstens zu ersticken. Um so mehr muß ich darum bitten, daß die Verhandlungen der Organisationskommission über das Schicksal der Akademie nicht wiederum in meiner Abwesenheit erfolgen, da selbst deren Herr Dezernent nicht in der Lage sein dürfte, den Herren der Kommission das gesamte Material so objektiv und vollständig zu unterbreiten wie ich.

... ich bin der Meinung, daß für das weitere Gedeihen der Krankenanstalten nichts notwendiger ist als ungeschminkte Wahrheit und Offenheit. Mich treibt nicht die Rücksicht auf eigne Interessen, auch nicht die Rücksicht auf meine Kollegen, die den Inhalt dieses Schriftstückes nicht kennen ... Ich weiß, daß auch jeder von uns Direktoren zu einem gewissen Grade Mitschuld an den unerquicklichen jetzigen Zuständen trägt. Aber gerade deswegen halte ich es für meine Pflicht, dringend davor zu warnen, zu den früheren Fehlern in blinder Abneigung und Voreingenommenheit schwerere und verhängnisvollere Fehler hinzuzufügen, die ein großartiges und der Stadt Düsseldorf zum Ruhme gereichendes Unternehmen in seinen Grundlagen erschüttern müßten."

Auch dieser Schritt hatte den gewünschten Erfolg. Ich wurde zu der folgenden Hauptsitzung der Organisationskommission über das Schicksal der Krankenanstalten und der Akademie eingeladen, und es gelang den vereinten Bemühungen von Dr. Matthias und mir, alle unerträglichen Bestimmungen zu beseitigen, so daß schließlich nur einige Streichungen von Hilfsärzten und Schwestern, sowie Herabsetzungen einiger Etats übrigblieben, Ersparnisse von knapp 100000 Mark, von denen einer der Redner in der endgültigen Stadtverordnetensitzung vom 30. November 09 sagte, daß sie zum größten Teil nur vorübergehende sein würden und die Arbeiten des Ausschusses mit der Aufschrift „pro nihilo" zu den Akten gelegt werden könnten. Ein Ausspruch, der, zwar etwas übertrieben, mich doch mit der größten Befriedigung erfüllte. Einige übriggebliebene Giftzähne wurden dann noch in der Schlußsitzung ausgebrochen. So verdichtete sich alles auf die Schwesternfrage. Denn darüber konnte kein Zweifel bestehen, daß die Einführung geistlicher Schwestern der Stadt eine Ersparnis von vielleicht 200000 Mark bringen würde. Daraufhin wurde von der Zentrumspartei einerseits und den Linksliberalen zusammen mit den Sozialdemokraten andrerseits eine maßlose Wühlerei in Volksversammlungen veranstaltet, von diesen zugunsten der weltlichen, von jenen zu der der geistlichen Schwestern, und es schlugen die wilden Wogen einer ungeheuerlichen Volksverhetzung sogar in die Stadtverordnetensitzung hinüber, so daß der Oberbürgermeister mehrmals mit Räumung des Zuhörerraums drohen mußte. Von wirklicher sachlicher Entscheidung war schließlich nicht mehr die Rede; der Kampf war ein rein politischer geworden, und es war in der entscheidenden Sitzung, die mit Reden vom Beigeordneten Dr. Matthias und mir eingeleitet wurde, sehr schwer für mich, zur Schwesternfrage Stellung zu nehmen, da ich innerlich davon überzeugt war, daß die Einführung von katholischen Ordensschwestern und Diakonissinnen für die Kranken besser sein würde, als die der bisherigen unorganisierten Schwestern der Krankenanstalten. Ich spielte daher die Frage auf das Gebiet, daß es sich vom ärztlichen Standpunkt nicht um die Frage *weltliches* oder *geistliches*, sondern *organisiertes* oder *nicht organisiertes* Pflegepersonal handle. Diese Organisation solle jetzt der Schwesternschaft gegeben werden.

Das Endergebnis war, daß der Antrag der Zentrumspartei, geistliches Personal (zur Hälfte Ordensschwestern und Diakonissinnen) einzuführen, mit 32 gegen 19 Stimmen abgelehnt wurde. Damit war ein fast einjähriger Kampf beendet, der mir sehr viel Arbeit gemacht und Nerven gekostet hatte. Der Oberbürgermeister hatte mich schon vorher endgültig zum Direktor der Krankenanstalten ernannt, nachdem ich die Zustimmung meiner Kollegen zur Annahme erhalten und darauf meine Bereitwilligkeit zur Annahme erklärt hatte. Es war ein sehr schwerer Entschluß für mich gewesen und ein Beispiel dafür, daß es nur der erste Schritt ist, der etwas kostet. So wie sich die Verhältnisse entwickelt hatten, blieb mir gar keine andere Wahl übrig, wenn ich wünschte, den Anstalten und der Akademie noch weitere Entwicklungsmöglichkeiten und ruhige Arbeit zu schaffen. Daß mir zu zusammenhängender wissenschaftlicher Arbeit, besonders wenn ruhige Zeiten kämen, genügend Zeit übrigbleiben würde, hatte ich in dem Kampfjahre gesehen. Denn ich hatte selbst in diesem mein Institut nicht zu vernachlässigen brauchen, den Unterricht ohne Störungen halten und organisieren können und auch weiter zusammen mit geeigneten Hilfskräften wissenschaftliche Fragen, die uns am Herzen lagen, zu fördern vermocht. Es war anzunehmen, daß jetzt, wo eine ruhige und stetige Arbeit zu erwarten war, die wissenschaftliche Arbeit noch weniger gestört werden würde. Zu kurz kam nur meine Familie, und es war ein Glück, daß weder unser Junge noch unsere Tochter uns mit Schule oder Gesundheit Sorgen bereiteten. Was für viele Kinder verhängnisvoll ist, häufiger Schul- und Ortswechsel (unser Junge hatte bis zur Obertertia keine einzige Klasse auf demselben Gymnasium und derselben Stadt durchgemacht) war für diesen ein Ansporn und Anreiz und brachte ihn nicht zurück. Und für meine Frau waren außer ihrer Häuslichkeit die Anregungen, die Kunst, Musik und Theater brachten, ein kleiner Ersatz dafür, daß sie von ihrem Manne wenig hatte. Aber auch ich behielt doch so viel Spannkraft übrig, daß ich ungefähr alle vierzehn Tage noch Quartett oder Trio spielen konnte, nachdem wir in der ältesten Tochter des Oberlandesgerichtspräsidenten, eines Musters eines altpreußischen Beamten von Schrot und Korn, eine ausgezeichnete Pianistin kennengelernt, und Assistenten von mir und ein Oberlandesgerichtsrat als Geiger und Bratschisten sich beteiligten. Auch nachdem wir diese vorzügliche Künstlerin durch die Versetzung der Familie nach Naumburg verloren, konnte ich diese musikalische Tätigkeit, wenn auch seltener, fortsetzen.

Nun begannen die Organisationsarbeiten. Drei Aufgaben betrachtete ich als die hauptsächlichsten: der Akademie eine festere Grundlage zu geben und ihre Lehraufgaben zu erweitern, die Schwesternschaft fest zu organisieren und für einen sicheren Ersatz zu sorgen, die Kliniksdirektoren und die Hilfsärzte mit den neuen Verhältnissen zu versöhnen und zu einheitlicher Arbeit mit Schwesternschaft und Betriebsverwaltung zu bewegen.

Für die erste Aufgabe waren die Wege vorgewiesen. Eine Vermehrung der Medizinalpraktikanten zu erreichen, war hoffnungslos und wurde daher auch gar nicht erstrebt, da, wie oben auseinandergesetzt, dies nicht erreicht werden konnte, solange die bisherigen Bestimmungen bestehen blieben. Durch künstliche Mittel, wie Gewährung von freier Wohnung und Verpflegung oder sogar barer Unterstützung mit kleinen Anstalten in Wettbewerb zu treten, kam schon deswegen nicht in Betracht, weil in der nächsten Zeit eine Bewilligung von Mehrausgaben für rein akademische Zwecke seitens der Stadtverordneten ausgeschlossen war. Aber auch abgesehen davon waren wir fast alle dagegen, Medizinalpraktikanten durch besondere Vergünstigungen heranzuziehen, und im Jahre 1911 habe ich sogar in einer Eingabe an den Herrn Unterrichtsminister im Auftrage des akademischen Rats ausgeführt, daß nur solche Anstalten als Ausbildungsstätten für Medizinalpraktikanten in Betracht kommen dürften, in denen Geldentschädigung für diese *nicht* gewährt würde. Tatsächlich war ja auch die Zahl der Praktikanten eine ungewöhnlich geringe — in nicht ganz $3^1/_2$ Jahren 27, von denen nur 4 ein ganzes und nur 9 länger als ein halbes Jahr, mehr als die Hälfte kürzere

Zeit als ein halbes Jahr blieben. Das zeigte, daß der Gedanke, die Ausbildung der Medizinalpraktikanten an Akademien zusammenzuziehen, zum mindesten nicht der Wesensart der Menschen entsprach, die die Staatsprüfung bestanden haben. Die Mehrzahl von ihnen sehnt sich nach anderer Kost, als sie der Hochschulbetrieb bietet, und von den Akademien erwarteten sie mit Recht im wesentlichen eine Neuauflage von dem, was sie durch fünf Jahre bereits genossen hatten — deswegen kam es ihnen darauf an, mal etwas ganz anderes zu genießen, selbst wenn es eine schlechtere Kost war, besonders wenn sie leichter verdaulich schien. Deswegen war es nur vernünftig, eine Entwicklung der Akademien nach der Richtung einer verstärkten Heranziehung von Medizinalpraktikanten gar nicht erst unter den gegebenen Verhältnissen zu versuchen. Etwas anderes war es, grundsätzliche Änderungen über das praktische Jahr und etwaige neue Berechtigungen der Akademien vorzuschlagen, wie das in einer Denkschrift an das Kultusministerium vom März 1911 von mir geschehen ist. In dieser wurde vor allem der Vorschlag gemacht, Studenten der Medizin, die die ärztliche Vorprüfung bestanden hatten, zum Studium an den Akademien zuzulassen und es ihnen bis zur Höhe von zwei Halbjahren auf das Universitätsstudium anzurechnen. Das ist ja auch die Entwicklung, die die Düsseldorfer Akademie genommen hat. Es mag allerdings zweifelhaft sein, ob dies ohne den politischen Umsturz so rasch und viel vollständiger erreicht worden wäre.

Anders lag es mit den Leistungen der Akademie für das ärztliche Fortbildungswesen. Hier konnte nicht nur mit sehr stattlichen Teilnehmerzahlen aufgewartet werden, sondern es konnte auch nicht gut bezweifelt werden, daß in dieser Hinsicht — auch was die Eigenart der Kurse betraf — die Akademien an der Spitze standen. So wurde in der erwähnten Eingabe an den Kultusminister angeführt, daß die Zahl der eingeschriebenen Hörer im Jahre 1910/11 420 und seit Beginn der Tätigkeit fast 1400 betragen habe. Aber es war auch nicht zu übersehen, daß die Neigung der deutschen Ärzte, an den Fortbildungskursen teilzunehmen, im Abnehmen begriffen war, und dies mit Verschärfung der Kämpfe zwischen Ärzten und Krankenkassen noch weiter zunehmen würde. Deswegen war es erwünscht, feste und sichere Teilnehmer zu gewinnen. Das ging bis zu einem gewissen Grade durch die Einrichtung von Sonderkursen, zu der auch Ärzte vom benachbarten Ausland (Niederlande, Luxemburg, Belgien) angezogen wurden. Das gelang eine Zeitlang. Wichtiger war es, mit der Militärbehörde wegen der Fortbildungskurse für die aktiven Sanitätsoffiziere und die des Beurlaubtenstandes, und wenn möglich, auch mit dem Kultusministerium wegen der Kreisarztfortbildungskurse zu einem Abkommen zu gelangen. Hier gab es doppelte Schwierigkeiten zu überwinden. Witzel hatte bei den vor der Eröffnung der Akademie mit dem Chef der Medizinalabteilung des Kriegsministeriums, Exzellenz v. Schjerning, gepflogenen Verhandlungen allerlei Versprechungen gemacht, die später nicht gehalten werden konnten, was eine sehr starke Verstimmung bei v. Schjerning hervorgerufen hatte, so daß er sich der Akademie durchaus ablehnend gegenüberstellte. In der Stadtverordnetenversammlung bestand sowohl bei den Liberalen wie beim Zentrum große Abneigung, irgend etwas zu tun, was die Stellung der Akademie stärken konnte. Der Oberbürgermeister billigte es zwar, daß ich neue Verhandlungen mit dem Kriegsministerium anknüpfte, von ihm selbst war aber eine tatkräftige Unterstützung nicht zu erwarten.

Die Verhandlungen mit Exzellenz v. Schjerning machten keine großen Schwierigkeiten, und es wurde ein Abkommen getroffen, wonach von den zweimal im Jahre stattfindenden dreiwöchigen sogenannten „Stabsarztkursen" einer an die Akademie verlegt werden solle. Dafür solle eine Chefarztstelle und eine Oberarzt- (Abteilungsvorsteher-) Stelle dauernd mit einem Sanitätsoffizier besetzt und eine Dozentur für Kriegschirurgie errichtet werden; außerdem sollten mehrere jüngere Sanitätsoffiziere Kommandos an akademische Kliniken erhalten. Diese Bedingungen waren mir zwar an sich nicht gerade sehr angenehm, im Augenblick aber sehr willkommen, weil sie mir die Haupthandhabe brachten, den Widerstand der Stadtverordneten zu sprengen. Zunächst sah es freilich nicht danach aus, denn es erhob sich nun ein weiterer Widerstand bei einem Teil der Ärzteschaft, der sich dagegen richtete, daß von den Militärärzten den „Zivil"ärzten bezahlte Stellen fortgenommen würden. Die von dieser Seite ausgehenden Einflüsse waren dann auch so stark, daß es in der ersten Sitzung der Krankenhausdeputation so aussah, als würde der Vertragsentwurf mit Dreiviertelmehrheit abgelehnt werden. Der außerordentlich geschickten Leitung des Beigeordneten Dr. Matthias, der zweimal die Abstimmung vertagte und die Sitzung abbrach, war es zu verdanken, daß Zeit gewonnen wurde und hinter den Kulissen auf die maßgebenden Stadtverordneten eingewirkt werden konnte. Schließlich siegte doch die von mir immer wieder betonte Begründung, daß es in der Öffentlichkeit nicht verstanden werden würde, daß Stadtverordnete, die über die zu hohen Ausgaben für die Krankenanstalten geklagt hatten, Maßnahmen ablehnten, die eine nicht geringe Ersparnis herbeiführen würden (die Sanitätsoffiziere erhielten ja von der Stadt kein Gehalt), und so wurde denn schließlich die Vorlage mit Dreiviertelmehrheit angenommen. Die Leitung der Hals-, Nasen- und Ohrenklinik, die durch den Rücktritt von Geheimrat Keimer frei geworden war, wurde dem Stabsarzt Dr. Oertel und die Stelle eines Oberassistenten und Leiters der bakteriologischen Abteilung an dem mir unterstellten Institut für experimentelle Therapie dem Sanitätsoberarzt Dr. Köhlisch übertragen. Beide Herren wurden gleichzeitig zu außerordentlichen Mitgliedern der Akademie ernannt, ebenso der Düsseldorfer Stabsarzt Dr. Graf, dem die Dozentur für Kriegschirurgie übertragen wurde. Chirurgische und Frauenklinik erhielten Kommandos junger Sanitätsoffiziere. — Die Verpflichtung, Fortbildungskurse für Sanitätsoffiziere abzuhalten, machte eine weitere Ergänzung des Lehrkörpers notwendig, in dem weder die normale Anatomie noch die Physiologie (die in Gestalt der physiologischen Chemie und Pharmakologie in den Stabsarztkursen nicht entbehrt werden konnte) vertreten waren. Auch hier stellten sich Widerstände bei den Stadtverordneten ein, die fürchteten, daß sich schließlich doch neue Ausgaben daraus entwickeln könnten (nicht ganz ohne Recht!). Aber schließlich wurde auch das genehmigt, daß der ordentliche Professor der Anatomie an der Universität Münster, Dr. Ballowitz, zum ordentlichen Mitglied der Akademie ernannt wurde und den Unterricht in der topographischen Anatomie übernahm, und der Privatdozent Dr. Joh. Müller von der Universität Rostock als Oberassistent der physiologisch-chemischen Abteilung meines Instituts und außerordentliches Mitglied der Akademie eintrat. — Dieses Ergebnis stärkte natürlich die Stellung der Akademie und konnte zum mindesten als ein erheblicher Gewinn an Ansehen („Prestige") gebucht werden.

Nicht ganz so glücklich verliefen die Verhandlungen mit der Medizinalabteilung des Kultusministeriums wegen der Kreisarztkurse, wo es vielleicht auch nicht günstig war, daß gerade ich mit Herrn Geheimrat Kirchner, meinem alten Gegner von Posen her, verhandeln mußte. Hier wurde kein bindendes Abkommen geschlossen, aber doch tatsächlich erreicht, daß mehrere Kurse für beamtete Ärzte der Akademie übertragen wurden.

Die Umwandlung der Schwesternschaft in einen geschlossenen einheitlichen Körper machte dank der tatkräftigen Unterstützung meiner Pläne durch die Oberin und ihrer zielsicheren Leitung keine nennenswerte Schwierigkeiten. Aber das genügte nicht. Wollte man dauernd Ruhe haben, so mußte erreicht werden, daß das Zentrum endgültig den Widerstand gegen die weltliche Schwesternschaft aufgab. Das war nur auf dem einen Wege möglich, daß unsere Schwesternschaft ein Mutterhaus des Roten Kreuzes wurde. Leicht war das nicht zu erreichen, da beim Roten Kreuz natürlich von den gegen unsere Schwesternschaft erhobenen Vorwürfen vieles bekannt geworden und erfahrungsgemäß „semper aliquid haeret“, immer etwas hängenbleibt. Aber die Beziehungen des neuen Oberbürgermeisters Dr. Oehler zum Vaterländischen Frauenverein und Roten Kreuz ebneten auch hier die Wege. Ich selbst hatte inzwischen von der parlamentarischen Technik so viel gelernt, daß ich wußte, es käme nur darauf an, die Führer der Zentrumsfraktion durch persönliche Besprechungen für den Plan zu gewinnen, um jeden Widerstand zu beseitigen. Es gelang mir dann auch dadurch, daß ich auf die engen Beziehungen zwischen Rotem Kreuz und Vaterländischem Frauenverein hinwies und betonte, daß sowohl aus vaterländischen wie allgemein humanitären Gesichtspunkten gegen das Rote Kreuz keine ablehnende Stellung eingenommen werden könnte, den Parteiführer zu dem Versprechen zu bewegen, daß das Zentrum in der Stadtverordnetenversammlung keine Opposition machen würde. Tatsächlich wurde dann die betreffende Vorlage in der Stadtverordnetenversammlung ohne eine gegnerische Stimme angenommen, nachdem der Führer des Zentrums die Erklärung abgegeben hatte, daß er und seine Freunde zwar nach wie vor die geistliche Krankenpflege für die bessere hielten, aber anerkennen müßten, daß die Aufnahme der Düsseldorfer Schwesternschaft in die Rote-Kreuz-Schwesternschaften ein großer Fortschritt sei, und sie sich deshalb der Stimme enthalten würden. — Das war ein außerordentlicher Erfolg, durch den jahrelange heftige, zum Teil leidenschaftliche Kämpfe ihren Abschluß fanden. Was sich von da an an Menschlichkeiten in dem Krankenpflegepersonal der Krankenanstalten ereignete, spielte sich in dem abgeschlossenen Kreise ab und beschäftigte nie mehr die Öffentlichkeit.

Die dritte Aufgabe, die ich mir gestellt, auch Ruhe und Verträglichkeit in die Ärzteschaft der Krankenanstalten und den Lehrkörper der Akademie hineinzubringen, habe ich dagegen nicht lösen können. An und für sich war sie schon ungeheuer schwer lösbar, und dann war ich dazu sicher nach Grundsätzen und Gemütsart nicht der geeignete Mann, dazu hätte einer gehört, der zum mindesten „suaviter in modo“ sein mußte und wahrscheinlich nicht einmal „fortiter in re“ sein durfte. Geschworene Gegner von mir waren natürlich in erster Linie Geheimrat Witzel und Professor Hoffmann. Jener, was ja menschlich ist, weil er seinem Nachfolger nicht die freundlichsten Gesinnungen entgegenbrachte und dieser schon deswegen, weil er als Vertreter des größten Fachs der praktischen Medizin die Bevorzugung des Vertreters eines theoretischen Fachs für unerträglich hielt. Er zeigte seine Gegnerschaft meist nicht offen, machte aber, wo es ging Schwierigkeiten. Zu ihnen gesellte sich Schloßmann, der eine andere Autorität als die eigene nicht anerkannte und außerdem in politischen und sozialen Anschauungen zu stark von mir abwich. Er war der rücksichtsloseste Gegner, der schließlich sogar sich gegen mich mit Witzel vereinigte, den er beinahe von Anfang an bis aufs Messer bekämpft hatte, und überall den Hebel einsetzte, wo er Aussicht hatte, mit Erfolg mir Ungelegenheiten bereiten zu können. Aber ich kann ihm die Anerkennung nicht versagen, daß er stets seine sachliche Feindschaft mir offen gezeigt hat. Dadurch wurde es uns auch möglich, die gesellschaftlichen Beziehungen zu seiner Familie aufrechtzuerhalten und den Verkehr mit seiner einfachen, ausgezeichneten Frau und den unserer Kinder mit den gut erzogenen Schloßmannkindern weiterzupflegen.

In dem ersten Jahre nach den leidenschaftlichen Kämpfen war freilich im allgemeinen Ruhe; man war abgekämpft und scheute sich vor neuen Erregungen. Aber allmählich kam der Kampfesmut wieder, um so leichter, als Veränderungen im Lehrkörper und starker Wechsel unter den Hilfsärzten erfolgte, somit immer mehr Persönlichkeiten eintraten, die die Zeiten der Unruhen nicht erlebt hatten. Frühjahr 1911 wurde Professor Opitz, der zwar nicht leicht zu behandeln, aber doch sehr gutartig war, an die Universität Gießen berufen, und sein Nachfolger, außerordentlicher Professor Dr. Pankow aus Freiburg, konnte, als ich nicht immer seine Wünsche zu erfüllen vermochte, unschwer in das gegnerische Lager hinübergezogen werden. Unter den Hilfsärzten hatte ich dadurch Mißstimmung erregt, daß ich zweien meiner Oberassistenten, um die Abmachungen mit dem Kriegsministerium durchführen zu können, hatte kündigen müssen. Dazu kam, daß im Kreise der Assistenten nicht die tüchtigsten, sondern die anspruchsvollsten und lautesten die Führung hatten und der Geist des Leipziger Verbands — Anwendung der Macht des Zusammenschlusses und Hervorkehrung der materiellen Gesichtspunkte — herrschte. Endlich entwickelte sich auch etwas, was man „Klinikspartikularismus" nennen kann, und was sich bald gegen die Betriebsverwaltung, bald gegen die Oberin, bald gegen mich richtete und zu einer Unmenge von kleinlichen Reibereien Anlaß gab, die mir recht viel Zeit wegnahmen. Am betrüblichsten war es, daß die Ansprüche der Hilfsärzte an die Verpflegung ins Ungemessene gingen, und die Wirtschafterin des Privatpavillons, in dem verwöhnte Herren und Damen recht zufrieden mit der Verpflegung waren, öfters weinend zu mir kam und klagte, was alles für Ansprüche von den Herren Assistenten gestellt würden. Mit derartigen Beschwerden kamen dann auch die oder der Vertreter der Assistenten zu mir, und wenn ich dann gelegentlich zur Prüfung ihrer Beschwerden mitten unter ihnen erschien und mit ihnen zu Mittag aß, wurde das auch störend empfunden und als eine Art Überwachung und Freiheitsbeschränkung aufgefaßt. Doch waren das schließlich Ärgernisse, über die ich mir keine grauen Haare wachsen ließ, zumal ich sonst mit allen Fortschritten und namentlich dem Verhältnis zur Stadtverordnetenversammlung recht zufrieden sein konnte. Die Voraussage eines der Stadtverordneten, daß die Arbeit der Organisationskommission pro nihilo gewesen wäre und die beschlossenen Ersparnisse in kurzer Zeit wieder verschwunden sein würden, bewahrheitete sich durchaus — die Zahl der Assistenten und Schwestern war bald nicht nur erreicht, sondern sogar überschritten, und es konnte, zumal die geldlichen Verhältnisse der Stadt sich wieder wesentlich gebessert hatten, wieder einigermaßen aus dem Vollen, wenn auch nicht gänzlich hemmungslos, gewirtschaftet werden.

Bedenklicher war die allmählich zunehmende und von Schloßmann sehr geschickt ausgenutzte Verstimmung unter den außerordentlichen Mitgliedern der Akademie, die bisher mir das Leben zu erleichtern gewillt gewesen waren. Sie litten allmählich alle an Ordinarien- oder Professorschmerzen, d. h. die außerordentlichen Mitglieder, die gleichzeitig Kliniksdirektoren waren (die Vertreter der kleinen Fächer: Augen-, Hals-Nasen-Ohren-, Hautkrankheiten) wollten ordentliche Mitglieder werden, und die anderen wollten den Professortitel erhalten. Wo ich mich dagegen stemmte, rief ich das Gefühl, ich sei undankbar, und damit je nach der Charakteranlage Entfremdung oder sogar Feindschaft hervor. Hätte ich ein Opfer meiner Überzeugung bringen wollen, wäre es mir unweigerlich gelungen, in weiten Kreisen Zufriedenheit mit mir hervorzurufen. Ich hielt aber an dem Standpunkt fest, daß nur die Hauptfächer im akademischen Rat vertreten sein müßten, die Vertreter der Nebenfächer aber nur in den Fällen, wo es sich um den Lehrbetrieb ihres Faches handelte, hinzuzuziehen seien, und daß der Professortitel eine Auszeichnung für besondere Leistungen sein solle und daher nicht wahllos verliehen und etwa dem Alter nach ersessen werden dürfe. Danach richtete sich meine Stellungnahme im Kuratorium und beim Oberbürgermeister, und da ich gewöhnlich mit meiner Meinung und meinem Urteil durchdrang, wurde ich für alles, auch das, woran ich nicht schuld war, verantwortlich gemacht. Einigermaßen unerträglich oder wenigstens eine sehr stark drückende Last wurde das, als im Januar 1912 meine Amtszeit als geschäftsführender Professor der Akademie ablief, und ich das Anerbieten des Oberbürgermeisters, mich wieder zu ernennen, entsprechend meinen Grundsätzen ablehnte und erwirkte, daß der akademische Rat wieder um einen Vorschlag gebeten wurde, der natürlich, wie ich selbst beantragte, auf Professor Hoffmann fiel. In vielen Dingen war eine Zusammenarbeit zwischen dem Leiter der Akademie und dem der Krankenanstalten unbedingt nötig, und Professor Hoffmann gewann nun einen festen Platz, von dem aus er mir Schwierigkeiten aller Art machen konnte. Meine beim Scheiden aus der Stellung erfolgte Ernennung zum Geh. Medizinalrat, die deswegen hätte begrüßt werden sollen, weil sie weniger eine persönliche Auszeichnung, als die Anerkennung einer gewissen Gleichstellung mit den staatlichen Hochschulen war (denn hier bekam der scheidende Rektor stets irgendeine Auszeichnung), wurde mir auch übelgenommen. Endlich wurden die Schwierigkeiten für mich noch dadurch verstärkt, daß ich bei der im Sommer 1912 stattfindenden Städtebauausstellung in Düsseldorf zum Leiter der großen Gruppe „Krankenhauswesen" ernannt wurde und auch bei dem im Anschluß daran Ende September stattfindenden 1. Kongreß für Städtewesen Vorsitzender der Gruppe III „Pflege der Wissenschaft, Kunst und Wohlfahrt in den Städten" wurde. Die Organisationsarbeit machte recht viel Mühe, und auch während der ganzen Ausstellung war durch die vielen Besuche, Veranstaltungen usw. ein sehr unruhiges Leben. Von allen Seiten fand ich in Deutschland großes Entgegenkommen, und es war selbstverständlich, daß die Düsseldorfer Anstalten möglichst glanzvoll auftreten sollten, was trotz mancher Eifersüchteleien auch gelang. Es ist immer so, daß in der Außenwelt das Gelingen hauptsächlich dem zugesprochen wird, der an der Spitze steht, auch wenn er sich bemüht, die Mitarbeit aller Mitwirkenden nach außen in die Erscheinung treten zu lassen, wie ich das reichlich tat. Gerade bei dieser Gelegenheit trat besonders deutlich hervor, daß die Vertreter der praktischen Fächer der Heilkunde, die ja unmittelbar der leidenden Menschheit mehr leisten als die der theoretischen Fächer, es sehr störend empfanden, daß sie auch bei dieser Gelegenheit unter einem Theoretiker arbeiteten. Menschlich begreiflich, aber für den, auf den alle Arbeit, natürlich aber auch die Anerkennung und, wenn es schief geht, die Vorwürfe gehäuft werden, lästig. Auch nahm die Verwaltungstätigkeit und viele damit zusammenhängende Verpflichtungen allmählich solchen Umfang an, daß ich fürchten mußte, schließlich mit der wissenschaftlichen Arbeit ganz zu kurz zu kommen. Von den Kollegen wurde mir vorgeworfen, daß ich alles an mich risse, während ich nur das annahm, was mir aufgedrängt wurde und oft nicht erreichen konnte, daß statt meiner einer meiner Kollegen an die Spitze trat, wie z. B. bei der Gründung eines Ortsausschusses des Komitees für Krebsforschung, den Vorberatungen über Errichtung eines Kaiser-Wilhelm-Instituts für Kohlenforschung, das dann aber nicht, wie ich dem Regierungspräsidenten vorgeschlagen hatte, nach Düsseldorf, sondern nach Mülheim an der Ruhr kam.

Besonders schmerzlich war es mir, daß ich nicht dazu kam, meine „Allgemeine Pathologie“ fertigzuschreiben. Ich habe zwar auch in diesen Zeiten einige Kapitel dafür nicht nur geschrieben, sondern auch zahlreiche experimentelle und anatomische Arbeiten dazu ausgeführt, von denen einige in Einzelarbeiten veröffentlicht wurden, aber einen weiteren abgeschlossenen Band herauszubringen war mir nicht möglich. So sehnte ich mich denn recht danach, von dem Nebenweg, auf den ich durch die besonderen Umstände geraten war, wieder fortzukommen. Das Einfachste wäre ja gewesen, ich hätte die Stelle des Direktors der Krankenanstalten niedergelegt; aber dazu konnte ich mich nicht entschließen, dazu war mir das Sorgenkind doch allmählich zu lieb geworden, als daß ich selber hätte mit ansehen sollen, wie vieles von dem, was ich aufgebaut, wieder umgebaut würde. So wollte ich wenigstens warten, ob ich nicht auf andere Weise wieder zu meinen eigentlichen Aufgaben zurückgelangen könnte. Und das sollte rascher kommen, als ich ahnen konnte.

Ende September fand in Münster die Tagung der Gesellschaft deutscher Naturforscher und Ärzte statt, wo ich, da dort ja nur die vorklinischen Semester vertreten waren, als Einführender der Abteilung für allgemeine Pathologie und pathologische Anatomie anwesend sein mußte. Außerdem hatte ich übernommen, in der gemeinschaftlichen Sitzung der medizinischen Hauptgruppen einen Bericht über „Wassersucht" zu erstatten. Der physiologische Teil war von dem Grazer Vertreter der allgemeinen und experimentellen Pathologie, Professor Klemensiewicz, der klinische von dem Freiburger Polikliniker Professor K. Ziegler übernommen worden, und mir fiel die bei weitem undankbarste Aufgabe zu, vom anatomischen Standpunkt aus das Thema zu behandeln. Viel Zeit zu neuen eigenen Untersuchungen hatte ich infolge der ungewöhnlich starken Belastung mit anderen Aufgaben in dem Jahre nicht gehabt, und ich habe nach meiner Meinung kaum je einen inhaltlich und der Form nach so mäßigen Vortrag gehalten. Aber mein Urteil wurde von anderen, namentlich einigen Klinikern, nicht geteilt, und besonders der Ordinarius der inneren Medizin in Kiel, Professor Lüthje, den ich damals zum ersten Male kennenlernte, war von ihm hochbefriedigt. Als kaum vier Monate später Geheimrat Professor Heller — am 1. Februar 13 — starb, trat er so warm für mich ein, daß die Fakultät mich an zweiter Stelle zu seinem Nachfolger vorschlug, und ich schon am 19. Februar die Berufung vom Kultusministerium erhielt, obgleich man dort, wie aus der Form des Schreibens hervorging, Zweifel hegte, ob ich jetzt noch bereit sein würde, meine auch in geldlicher Hinsicht glänzende Stellung in Düsseldorf mit der an einer preußischen Provinzialuniversität zu vertauschen. Geheimrat Elster empfing mich mit den Worten, daß, nachdem nun einmal eine Fakultät „den Mut gehabt habe, mich vorzuschlagen", das Ministerium nicht einen Augenblick gezögert habe, bei mir anzufragen.

Für mich war es, obgleich es sicher war, daß ich mich in mancher Hinsicht verschlechtern würde, von vornherein klar, daß ich diese mir vom Schicksal entgegengestreckte Hand nicht zurückweisen dürfte, und ich kann wohl sagen, daß ich, nachdem meine persönlichen und sachlichen Bedingungen angenommen waren, keine Berufung so freudig angenommen habe, wie die nach Kiel. Endlich kam ich dorthin, wohin ich meinen ganzen Fähigkeiten und Bestrebungen nach hingehörte. In einem Zeitraum von zwölf Jahren hatte ich dreimal unter zum Teil sehr starken Widerständen neue Einrichtungen fast aus dem Boden stampfen müssen, um sie nach längerer oder kürzerer Zeit wieder zu verlassen. Jetzt endlich kam ich in völlig geregelte und geordnete Verhältnisse, in ein erst vor etwa fünf Jahren neu gebautes großes Institut, in dem natürlich nicht alles nach meinem Wunsch, aber doch für den Unterricht und die wissenschaftliche Forschung in ausreichender Weise gesorgt war. Mich reizte auch, daß Kiel damals die zweitgrößte medizinische Fakultät Preußens war, und ich erwarten durfte, einen großen Widerhall für meine Bestrebungen finden zu können. Die Fakultät bestand damals aus zehn Mitgliedern, von denen namentlich die Kliniker mit Ausnahme des Vertreters der Nerven- und Irrenheilkunde, Geheimrat Siemerling, erst Anfang der vierziger Jahre standen; sie war harmonisch zusammengesetzt, und es waren Schwierigkeiten und Unstimmigkeiten, wie sie bis zum letzten Augenblick in Düsseldorf im akademischen Rat herrschten, nicht zu erwarten. Ich durfte also hoffen, in einen ruhigen Hafen zu gelangen.

Meine Frau war nicht so restlos einverstanden. Sie hatte sich jetzt eingelebt, und die Berufung kam in einem etwas ungeeigneten Augenblick. Acht Tage nach unserer Rückkehr von Kiel, wo wir zur Wohnungsbesichtigung und Besprechung mit den Fakultätsmitgliedern und dem Universitätskurator hingereist waren, bestand unser Junge, gerade siebzehnjährig, die Reifeprüfung und fuhr bereits in der folgenden Nacht nach Colmar i. Elsaß, um als Fahnenjunker im kurmärkischen Dragonerregiment 14 einzutreten. Er hatte schon seit der Obersekunda eine so ausgesprochene Neigung zum Offiziersberuf kundgegeben, daß alle die Schattenseiten dieser Laufbahn, die wir ihm vorstellen mußten, ihn nicht abschreckten, und er es nicht erwarten konnte, zu dem Regiment, dem er sich fast ein halbes Jahr vorher hatte vorstellen müssen, zu gelangen. Die Absicht, den Jungen, der uns, nachdem wir zwei verloren, besonders ans Herz gewachsen war, in nicht allzu weiter Entfernung von uns zu haben, wurde durch die Übersiedlung nach Kiel vereitelt, und das bedrückte meine Frau, ebenso wie, daß nun unsere inzwischen auch herangewachsene Tochter nochmals die Schule wechseln und aus einem netten Freundinnenkreis scheiden müsse.

Aber das waren doch nur leichte Schatten, die unsere Genugtuung trübten. In Kiel waren wir von den Fakultätsmitgliedern sehr freundlich begrüßt und beim Wohnungssuchen unterstützt worden. Der Dekan, Professor Anschütz, hatte uns zusammen mit den Fakultätsmitgliedern und ihren Frauen zu sich zu Abend geladen und, wie üblich, mit einer freundlichen Rede begrüßt. Ich konnte es mir nicht versagen, im Anschluß an die Worte von Geheimrat Elster, meine Antwort mit einem Hoch auf die „mutige Fakultät" zu schließen und zu versichern, daß auch eine weniger mutige nicht nötig gehabt haben würde, sich vor mir zu fürchten. — Die Wohnungssuche dauerte ziemlich lange, aber schließlich fanden wir eine besonders hübsche, wie für uns geschaffene Villa in der Moltkestraße mit sehr nettem Garten, die wir mieteten und an der wir uns bis zur Übersiedlung nach Berlin erfreut haben.

Überblicke ich die $5^1/_2$ Jahre meiner Düsseldorfer Tätigkeit, so muß ich sie auch hinsichtlich der wissenschaftlichen Ergebnisse als nicht unfruchtbar bezeichnen. Ich hatte gerade Lieblingsgebiete von mir — Tuberkulose, Krebs, Stoffwechselstörungen, wie Amyloid-, Fett- und Pigmentablagerungen — weiterfördern und für das Lehrbuch von Aschoff die ganze Entzündungslehre darstellen und meine Auffassungen über dieses so viel umstrittene Gebiet damit auch weiten Kreisen der Studierenden zugänglich machen können. Durch die Verbindung mit der bakteriologischen Abteilung des mir unterstellten, eigentlich nur noch dem Namen nach bestehenden und tatsächlich in das pathologische Institut aufgegangenen Instituts für experimentelle Therapie war es mir erleichtert, die Beziehungen zwischen pathologischer Anatomie und Bakteriologie eng zu knüpfen. Vieles von meinen Erfahrungen habe ich in den „Jahreskursen für ärztliche Fortbildung", die seit 1910 erschienen, und in denen ich bis zu meiner Berufung nach Berlin jedes Jahr einen größeren Aufsatz lieferte, für weitere ärztliche Kreise niedergelegt und immer wieder die Notwendigkeit kritischer Untersuchungen auch der Grenzen der einzelnen wissenschaftlichen Methoden in den Vordergrund gerückt. Die vergleichende Pathologie, die ich stets fester zu begründen versucht habe, konnte ich durch eine Reihe von Arbeiten, die in meinem Institute von Tierärzten des städtischen Schlachthofes ausgeführt wurden, fördern. Auch sonstige Fragen der Gewächspathologie hatte ich in Angriff nehmen können — außer weiteren Untersuchungen über Nierengewächse besonders solche über die Beziehungen der Häufigkeit der Gewebsmißbildungen in den einzelnen Organen zur Häufigkeit von Gewächsbildungen an den gleichen Körperstellen, worüber ich auf dem internationalen medizinischen Kongreß in Budapest im August 1909 vortrug. Ich war dort als amtlicher Vertreter der Düsseldorfer Akademie hingeschickt und überwand daher meine Abneigung gegen derartige Massenveranstaltungen. Es war mir sehr wertvoll, die herrlich gelegene Stadt und das eigenartige Volk der Ungarn kennenzulernen und den Glanz und die Pracht zu bewundern, die bei allen Empfängen und Veranstaltungen entfaltet wurden. Auch sah ich manche alte Bekannte wieder, so den damals schon schwerkranken Professor Pertik, der, als ich im Institut von Recklinghausen arbeitete, dort erster Assistent war, und einen andern alten Straßburger Bekannten, Jacques Loeb, damals in Berkeley in Amerika, der über seine genialen Untersuchungen über künstliche Jungfernzeugung (Parthenogenese) vortrug. Äußerst lehrreich war es und ist es mir geblieben, daß er mir sagte, er würde einen Ruf an die kleinste deutsche Universität annehmen, denn die Abhängigkeit von den Geldgebern der amerikanischen Universitäten wäre drückend und auf die Dauer unerträglich. In einem solchen Rufe standen damals die königlichen und großherzoglichen Universitäten Deutschlands; ob Loeb auch unter den jetzigen Verhältnissen, wo die Unabhängigkeit der Hochschulen durch die sozialistische Herrschaft in immer zunehmendem Maße bedroht wird, den gleichen Wunsch geäußert hätte, ist mir zweifelhaft. Daß sich aber die Verhältnisse in Amerika seitdem nicht wesentlich geändert haben und die fast ausschließliche Einstellung der meisten Amerikaner auf den Dollar deutschen und europäischen Gelehrten deutscher Vorbildung auf die Dauer das Leben dort verleidet, habe ich noch vor kurzem erfahren, als der vor einem Jahre verstorbene hervorragende russische Histologe und Pathologe A. Maximow bei seinem letzten Aufenthalt in Berlin mir die gleichen Klagen vorbrachte wie Loeb, und wieder etwas später ein österreichischer an einem der größten nordamerikanischen wissenschaftlichen Institut angestellter Pathologe über die ganze geistige Einstellung der amerikanischen Bevölkerung beweglich klagte. — Erfreulich war es auch, daß in meinem Institut dauernd wissenschaftliche Arbeiter und in den Universitätsferien mehrere Studenten tätig waren, die teils als Famuli beschäftigt wurden, teils zum Teil wertvolle wissenschaftliche Arbeiten machten, die sie als Doktordissertationen verwendeten. Auch meine Hilfsärzte arbeiteten eifrig und konnten in ihrer ganzen wissenschaftlichen Denk- und Arbeitsweise stark durch mich beeinflußt werden, fast die Hälfte von ihnen hat akademische Stellen oder Prosektorstellen erlangt (Professor Stahr, Leiter des pathologischen Instituts am städtischen Krankenhaus Danzig, Dr. Steinbiß, Leiter des pathologischen Instituts des städtischen Auguste-Viktoria-Krankenhauses in Berlin-Schöneberg, Professor Dr. Teutschlaender, außerordentlicher Professor an der Universität

Heidelberg und Leiter der wissenschaftlichen Abteilung des Instituts für Krebsforschung, Dr. Brüggemann, ordentlicher Professor der Hals-, Nasen- und Ohrenheilkunde an der Universität Gießen, Dr. Klestadt, außerordentlicher Professor der Hals-, Nasen- und Ohrenheilkunde an der Universität Breslau). — Ein besonderes Gebiet eröffnete sich mir dadurch, daß ich als Obergutachter in Unfallssachen von den Berufsgenossenschaften sehr stark in Anspruch genommen wurde und schließlich mit der Knappschaftsberufsgenossenschaft in Bochum ein Abkommen traf, daß von allen wichtigen Unfallssektionen, soweit sie von Kreisärzten ausgeführt waren, die Organe meinem Institut zur weiteren Untersuchung zugeschickt wurden. Eine zunächst ganz wertvolle, schließlich aber doch recht lästige Tätigkeit.

Einen viel größeren Gewinn als für meine besondere wissenschaftliche Tätigkeit hatte ich aber für das allgemein Menschliche aus meinen Düsseldorfer Jahren und meinen gesamten abseits von der Universität verbrachten Jahren zu buchen. — Es ist die Regel, daß Wissenschaftler, die nach längerer akademischer Lehrtätigkeit von der Universität scheiden müssen, dies mit ähnlichen Gefühlen tun, wie Publius Ovidius Naso, als er von Rom nach Tomi zu den Skythen verbannt wurde. Sie glauben in eine Umwelt von Banausen zu kommen, in eine Luft, in der nicht eine Spur akademischen Hauches weht. Verfolgt man die Geschichte der Neugründungen von Universitäten, Akademien und ähnlichen Einrichtungen in Deutschland, so kann man fast regelmäßig nachweisen, daß sie dem Einfluß von Männern ihre Entstehung verdanken, die eine Universitätsstellung hatten aufgeben müssen. Auch ich war, als ich nach Posen ging, nicht ganz frei von derartigen Gefühlen gewesen, hatte aber schon dort erfahren müssen, daß es in allen Berufen geistig angeregte und hochgebildete Menschen gibt, die einen akademischeren Hauch um sich verbreiten als mancher Universitätsprofessor. Zweifellos fehlen außerhalb der Hochschulen manche dem Akademiker zum Lebensbedürfnis gewordenen

Anregungen und Einrichtungen; das wissenschaftliche Arbeiten ist erschwert, man kann nicht jederzeit einen Kollegen des gleichen oder eines benachbarten Faches in Zweifelsfällen um Rat fragen, die Beschaffung der wissenschaftlichen Hilfsmittel ist erschwert, und man muß Menschen entsprechender Geistesart und Lebensrichtung mühsamer suchen als an der Universität. Dafür findet man aber ein kräftiger schlagendes Leben, oft weniger Engherzigkeit und Kleinlichkeit und bewunderungswürdigen Weitblick. In Posen war das durch Lage und politische und völkische Verhältnisse nur in schwächerem Maße, in Zwickau fast gar nicht, in Düsseldorf dagegen in hohem Maße vorhanden. Meine Stellung brachte mich mit zahlreichen verschiedenen Kreisen in Verbindung, und überall war ich angenehm berührt von dem frischen Zug und der Großzügigkeit des Lebens. Ob es sich um Großindustrielle, wie Kirdorf, Thyssen, Stinnes u. a., handelte, mit denen ich gelegentlich zu tun hatte, oder um Künstler und Schriftsteller oder Herren von der Regierung und Stadtverwaltung, fast überall fehlte das, was man den Deutschen so oft vorwirft, daß erst nach Herkunft und Stand und dann erst nach dem Wert des Menschen gefragt wird. Natürlich waren auch in Düsseldorf die Menschen nicht frei von menschlichen Schwächen, und es gab unter den aus dem Osten dorthin gekommenen Offizieren und Beamten manche, die sich an das ungezwungene und freie Wesen nicht recht gewöhnen konnten und sich über kleine Formlosigkeiten aufregten. Im ganzen wirkte doch aber die frische Luft, die am Rhein weht und die harmlos-fröhliche und doch selbstbewußte Art der Rheinländer erfrischend und anregend auf alle Bewohner. Es mag sein, daß gerade wir dies besonders empfanden, weil Düsseldorf in der Zeit, in der wir dort waren, im stärksten Aufstreben begriffen war und sich immer mehr zum Mittelpunkt der rheinisch-westfälischen Industrie und damit auch zum geistigen Mittelpunkt eines großen und volkreichen Bezirkes entwickelte. Düsseldorf bot viel an Anregungen in

Kunst, Theater und Musik; bedeutende Künstler, wie Professor Kreis, der das Kunstgewerbemuseum leitete, der zu früh verstorbene, sehr feine Musikdirektor Professor Panzner, wurden hingezogen. Das Schauspielhaus unter Dumont-Lindemann bot ausgezeichnete Vorstellungen, und die in jedem Sommer stattfindenden Goethe-Festspiele im Stadttheater unter Grubes künstlerischer Leitung gestatteten, die Meisterwerke unserer klassischen und romantischen Dichter und Shakespeares in zum Teil musterhaften Vorstellungen zu genießen. Durch die Errichtung der kommunalen Akademie und der Akademie für allgemeine Fortbildung (Volkshochschule) wurden auch Gelehrte geisteswissenschaftlicher Fächer nach Düsseldorf gezogen, mit denen wir Fühlung und Verkehr unterhielten. Und mit welcher Heiterkeit und feinem Geschmack verstanden die Düsseldorfer Feste zu feiern, sei es nun in der Karnevalszeit oder zu besonderer Gelegenheit; trotz aller Ausgelassenheit und auch erotischem Spiel wurde nur selten die Grenze überschritten, und es war nicht nötig, durch Alkohol, der die Gefahr des Fortfalls aller Hemmungen bewirkt, erst Stimmung zu schaffen, sie war in ungezwungener Fröhlichkeit schon von vornherein vorhanden. Die Kunst, große Feste geschmackvoll, glanzvoll und doch nicht übertrieben zu feiern, besaßen die Düsseldorfer in hohem Maße und haben es trotz aller Nöte der Kriegs- und Nachkriegszeit sich erhalten, was wir wieder bewundern konnten, als wir zur Eröffnung der „Gesolei" von der Stadt im Jahre 1926 eingeladen waren.

Der Einblick, den ich bei meiner organisatorischen Tätigkeit, zum Teil schon in Posen, besonders stark aber in Düsseldorf in die verschiedensten Bevölkerungsschichten und in das kommunalpolitische Getriebe tun konnte, ist für meine Beurteilung auch der gesamten politischen Verhältnisse immer maßgebender geworden. Trotzdem damals, verglichen mit unseren heutigen Zuständen, geradezu ein goldnes Zeitalter herrschte, zeigte doch der Blick hinter die Kulissen und die Beteiligung an dem kommunalpolitischen Theater, daß jede Art von Parlamentarismus in erster Linie Hemmschuh und Zeitvergeudung, in zweiter Erziehung zur Oberflächlichkeit und letzten Endes großer Schwindel und im günstigsten Fall ein notwendiges Übel ist. Es kam doch fast immer nur darauf an, sich mit wenigen vernünftigen Männer zu verständigen, denen alle anderen folgten. In dem ziemlich kleinen Kreise von 50—60 Stadtverordneten waren ja die Mängel parlamentarischer Verfassung verhältnismäßig gering, und der sehr geschickte Oberbürgermeister Marx konnte fast immer durchsetzen, was er wollte, und hatte seine Stadtverordneten sozusagen in der Tasche. Aber es kam bei den Beratungen auch in den Ausschüssen, wo recht kluge und für verschiedene Gebiete sachverständige Männer zusammensaßen, fast nie dazu, daß sich die Klugheit und das Sachverständnis summierte, sondern daß umgekehrt dem Mangel an Klugheit und Sachverständnis Zugeständnisse gemacht wurden. — Auch die ungeheure Macht der Suggestion war fast in allen Kreisen, auch bei sehr kritischen Menschen, zu beobachten. Die letzten Jahre unseres Düsseldorfer Lebens waren ja bereits Zeiten stärkster außenpolitischer Spannungen, und es wurde besonders von den vielgeschmähten Alldeutschen, zu denen ich ja auch gehörte, immer stärker betont, daß wir uns in ganz anderer Weise militärisch und wirtschaftlich auf einen großen Verteidigungskrieg, bei dem es um unser Dasein ginge, vorbereiten müßten. Demgegenüber tauchten zuerst leise, dann immer lauter und in immer größerer Verbreitung zwei Sätze auf, die schließlich allgemeine Glaubenssätze wurden: 1. ein europäischer Krieg könne nicht länger als drei bis vier Monate dauern, weil dann alle Geldmittel erschöpft seien; 2. die europäischen Großstaaten wären wirtschaftlich so innig miteinander verbunden, daß europäische Kriege zur Unmöglichkeit geworden wären, weil selbst die Sieger dadurch ihre Wirtschaft zugrunde richten würden. Ich habe noch Ende 1912 in einer großen Gesellschaft beim Landeshauptmann von Renvers, wo Großindustrielle, Generäle, Generalstäbler und hohe Regierungsbeamte waren, diese Sätze fast ohne Widerspruch vortragen hören und aus der Überlegenheit, mit der die wenigen Widersprechenden abgefertigt wurden, bemerkt, wie fest sich diese Glaubenssätze bereits in die Gehirne eingegraben hatten. Der Verlauf und Ausgang des Weltkriegs hat bewiesen, daß beide Sätze Wahrheiten enthielten, daß aber mit der menschlichen Natur und den nationalen Leidenschaften dabei nicht gerechnet war. Alles das war äußerst anregend und weitete den Gesichtskreis. Ich habe es daher schließlich als Glück betrachtet, aus der Universitätslaufbahn eine Zeitlang herausgekommen zu sein, und ich möchte beinahe wünschen, daß jeder Dozent namentlich aus den kleinstädtischen Universitäten und lieblichen Universitätsdörfern, bevor er zu einer ordentlichen Professur kommt, mal aus dieser Umwelt herauskäme, wo er der Gefahr ausgesetzt ist, das Maß der Dinge zu verlieren, und wo er leicht zu einer gewissen Weltfremdheit kommt. Auch das Arbeiten unter erschwerten äußeren Bedingungen ist erzieherisch wertvoll, und es ist für jeden Menschen gut, wenn er sich mal den Wind recht kräftig um die Nase wehen läßt.

Die letzten Monate und Wochen in Düsseldorf — ich hatte die Berufung erst zum 15. Mai angenommen — brachten noch viel Mühe und Arbeit. Die Stadtverwaltung suchte mich zunächst zu halten und benutzte augenscheinlich dazu auch die Presse, indem nun in den Blättern aller Richtungen Lobeshymnen über mich angestimmt wurden. Doch konnte das keine Wirkung auf mich haben. Schwierigkeiten machte vor allem die Nachfolgerschaft für meine verschiedenen Ämter, und hierbei stellte ich mich natürlich dem Oberbürgermeister und den Kollegen zur Verfügung. Am leichtesten hätte es sein sollen, die Professor für allgemeine Pathologie und pathologische Anatomie zu besetzen, aber auch darüber kam es bei der Kampfstimmung, die immer noch herrschte, zu heftigen, zum Teil sogar persönlichen Streitigkeiten im akademischen Rate. Man war sich zwar darüber einig, daß an erster Stelle Professor Mönckeberg aus Gießen vorgeschlagen werden müsse, aber ob an gleicher Stelle noch ein anderer käme und wer weiter noch auf die Liste kommen solle, darüber erhitzten sich die Gemüter, vielleicht gerade deswegen, weil es allen klar war, daß das Kuratorium doch nur das tun würde, was ich vorschlug. Auch hinsichtlich der Frage, ob das Institut für experimentelle Therapie erhalten bleiben oder ganz oder teilweise dem pathologischen Institut zugeschlagen werden solle, entstanden sowohl mit der Stadtverwaltung als auch dem akademischen Rate Schwierigkeiten. Ich hätte es am meisten gewünscht, daß beide Abteilungen — die bakteriologische und physiologisch-chemische — als Unterabteilungen in das pathologische Institut aufgingen, was auch Oberbürgermeister und Stadtverordnete wünschten; der akademische Rat wollte beide Abteilungen selbständig machen. Da ich einsah, daß wegen der Eigenart meines sehr tüchtigen, aber etwas weichen und mehr eine stille Gelehrtennatur besitzenden Nachfolgers und der des sehr schwierigen, zu starker Selbstüberschätzung und dem bequemen Leben zuneigenden Vorstehers der physiologisch-chemischen Abteilung eine Zusammenarbeit kaum möglich sein würde, machte ich dann den Vorschlag, die chemische Abteilung selbständig zu machen, die bakteriologische aber nach wie vor dem Leiter des pathologischen Instituts zu unterstellen und fand dazu die Zustimmung beider Parteien. — Am schwierigsten war natürlich die Frage nach der Neubesetzung des Amts des Direktors der Krankenanstalten. — Die Klinikdirektoren wünschten begreiflicherweise, zum mindesten in der Mehrzahl, daß nur einer aus ihren Reihen genommen würde. Der einzige, der nach Organisationsbegabung und Arbeitskraft dazu geeignet gewesen wäre, und der es etwa 14 Jahre später auch geworden ist, Professor Schloßmann, war aber weder seinen Kollegen noch der Stadtverwaltung genehm, und es wurde dann, obgleich ich grundsätzliche Bedenken hatte, ein eben in den Ruhestand übergetretener Generalarzt gewählt.

Daß sich nach meinem Abgang vieles ändern und manches, was ich erreicht, wieder verschwinden würde, bezweifelte ich nicht. So wurden denn auch fast alle Professor- und Ordinarienschmerzen in den nächsten Jahren gestillt. Aber die Grundlagen blieben doch im wesentlichen erhalten, und die Schwesternschaft, was besonders wichtig war, unerschüttert. — Wegen einer Abschiedsfeier für mich entstanden auch noch Unstimmigkeiten. Mit Rücksicht auf die Mannigfaltigkeit meiner Tätigkeit war es der Wunsch der Stadtverwaltung, daß die Feier nicht von der Akademie allein, sondern von der Stadt ausginge. Das verstimmte den akademischen Rat, und er beschloß, sich an der Feier nicht zu beteiligen, und der geschäftsführende Professor mußte, um es doch tun zu können, sein Amt — allerdings nur für 24 Stunden — niederlegen. So wurde mir ein Dank für meine Tätigkeit von meinen Kollegen nicht ausgesprochen, in um so übertriebener Weise aber von der Stadtverwaltung. Ich gebe im folgenden einen Bericht über die Feier, wie sie in einer Düsseldorfer Zeitung stand, nicht aus Eitelkeit, aber weil er die gehaltenen Reden gut wiedergibt und besonders auch das, was ich, nicht in Festesstimmung, sondern überhaupt beim Scheiden aus Düsseldorf wirklich empfand.

„Eine Abschiedsfeier für Herrn Geheimrat Lubarsch, der am heutigen Tage unsere Stadt verläßt, fand gestern abend in den oberen Räumen der Tonhalle statt, an der etwa fünfzig Herren aus dem Kreise der städtischen Verwaltung und Vertretung, der Akademie für praktische Medizin und der städtischen Krankenanstalten, sowie Herr Geheimer Obermedizinalrat Dietrich, der Dezernent des Ministeriums, teilnahmen. Der Abend stand unter dem Zeichen des aufrichtigen Bedauerns darüber, daß der verdiente Leiter unserer Krankenanstalten, der sie aus den Krisen ihrer Kinderjahre zur Blüte gebracht hat, sie nun verläßt, um künftig wieder seinen rein wissenschaftlichen Zielen in erhöhtem Maße nachstreben zu können; nicht minder aber trat die Genugtuung darüber hervor, daß ein Mitglied unserer jungen Akademie auf einen hervorragenden Posten an der zweitgrößten medizinischen Fakultät Preußens berufen worden ist, eine Ehrung, die auf die Akademie und auf Düsseldorf zurückfällt. Herr Oberbürgermeister Dr. Oehler gab in einem Trinkspruch auf Herrn Lubarsch diesen Gefühlen beredten Ausdruck; er zeichnete in knappen Linien das Wirken und die Erfolge des Scheidenden, rühmte die Geistesschärfe und den Fleiß, die Genauigkeit und die Sorgfalt, mit der Geheimrat Lubarsch die verschiedenartigen ihm obliegenden Aufgaben als Gelehrter, Forscher und Lehrer wie als Verwaltungsleiter erfüllt habe, gedachte der Schwierigkeiten, die er siegreich überwunden, und der besonderen Verdienste, die er sich durch Einbeziehung des ärztlichen und besonders des militärärztlichen Fortbildungswesens in die Aufgaben der Akademie erworben habe. Besonderer Dank gebühre Herrn Geheimrat Lubarsch auch für die mustergültige Durchführung der Organisation der medizinischen Abteilung auf der Städte-Ausstellung des vorigen Jahres. So klang die Rede in Bedauern und Befriedigung zugleich aus. Herr Geheimrat Lubarsch dankte für die ihm erwiesene Ehrung in warmen und nachdenklichen Worten, die einen Vergleich zogen zwischen dem Wesen der Universitäten, an denen er früher gewirkt, mit ihrer besonders in kleinen Orten naheliegenden Selbstüberschätzung des reinen Gelehrtentums und den blühenden Geisteskräften, die in unsern aufstrebenden Großstädten Handel und Industrie entfalteten, und die als Pionier auf noch unkultiviertem Boden auszunutzen eine dankbare Aufgabe für ihn gewesen sei. So rechne er die fast sechs Jahre in Düsseldorf, wo man wahrlich kein Schlaraffenleben führe, zu den schönsten seines Lebens. Wenn er jetzt zu seiner Lieblingsaufgabe als Bildner der Jugend zu Männern, auf die sich das Vaterland verlassen könne, zurückkehre, so würden ihm die hier im Zuammenarbeiten freier Männer gemachten Erfahrungen, der Rückblick auf den jugendkräftigen Sinn einer Bürgerschaft, die auch der Phantasie in ihrem Vorwärtsstreben freien Spielraum lasse, besonders wertvoll sein. So galt sein Hoch der Stadt Düsseldorf, und die Anwesenden stimmten gern ein. Den letzten Trinkspruch brachte Herr Professor Dr. Pfalz in launig-heitern Worten der Gattin des Gefeierten." (Düsseldorfer Generalanzeiger vom 7. Mai 1913.)

Der Dank der Akademie ist mir erst fast 17 Jahre später, zu meinem 70. Geburtstage, zuteil geworden, dadurch, daß die inzwischen zu einer Art medizinischen Fakultät umgewandelte und jetzt medizinische Akademie heißende, mich zu ihrem Ehrenbürger ernannte. Daß die mir beim Abschied von der Stadt erwiesenen Freundlichkeiten nicht nur einer Augenblicksstimmung entsprangen, konnte ich bei derselben Gelegenheit erfahren, da mir von dem mir persönlich unbekannten Oberbürgermeister in einem längeren, überaus anerkennenden Schreiben die Glückwünsche der Stadt übermittelt wurden.

Kiel

Bevor wir nach Kiel abreisten, verbrachten wir noch acht Tage in Baden-Baden und besuchten von dort aus unsern Jungen in Kolmar. Auf der Durchreise blieben wir einige Stunden in Straßburg, und ich benutzte die Gelegenheit, um meine alten Gönner, Geheimrat Madelung, und meinen engeren Fachgenossen, Professor Chiari, zu besuchen, vor allem aber auch, um mir die Stadt anzusehen, die jetzt die Bezeichnung des alten Volksliedes „wunderschöne Stadt" mit sehr viel mehr Recht trug als 30 Jahre vorher, als ich dort studiert hatte. Seit meiner Studentenzeit Ende 1884 hatte ich Straßburg nur noch einmal im Jahre 1891 wiedergesehen und mich schon damals daran erfreut, wie sehr und wie rasch das Gesicht der Stadt sich zum Gunsten geändert. Aber in den 22 seitdem vergangenen Jahren war wirklich kaum noch etwas von der französischen Unsauberkeit übriggeblieben; selbst Gegenden, wie „Wo der Fuchs den Enten predigt" sahen sauber und freundlich aus. Straßburg unterschied sich in nichts mehr von anderen deutschen Großstädten, die neben alter deutscher Kultur, Ordnung, Wohlhabenheit und pochendes Leben erkennen lassen. Die deutsche Verwaltung hatte hier wie im ganzen Elsaß gewaltige Kulturarbeit geleistet. Es ist nicht zuviel gesagt, wenn der wirklich nicht „nationalistischer" Gesinnung verdächtige einstige demokratische preußische Minister des Inneren, Dominicus, die deutsche städtische Verwaltung kennzeichnet als ausgezeichnet im wesentlichen durch die deutschen Eigenschaften des Strebens „nach Gerechtigkeit und Sachlichkeit", und daß ihre Folge „eine Blüte der materiellen, wirtschaftlichen Entwicklung, ein Aufblühen aber auch der

Kultur war"[1], wie mit Stolz festgestellt werden konnte. Das war der Eindruck, den man in Straßburg und selbst in dem Mittelpunkt deutschfeindlicher Wühlerei, in Kolmar, gewann. Noch einmal haben wir beide Städte wiedergesehen — am ersten Tage der Mobilmachung 1914!

Als wir am 15. Mai in Kiel ankamen, war strahlendes, warmes Frühlingswetter, wie wir es in Kiel nicht oft und auch in dem Jahre nur knapp acht Tage erlebt haben. Die ganze Föhrde und besonders der Kriegshafen zeigten sich im vollsten Glanze; man erhielt sofort einen großen Eindruck von der mächtigen Flotte. Die ersten $1^1/_2$ Jahre, die wir in Kiel verlebten, waren ja die Glanzzeiten der Stadt und Universität, die gerade in den letzten Jahrzehnten eine ungeahnte Entwicklung genommen hatte. Es war kein Zweifel, daß für die studierende Jugend die Flotte und der damit verbundene Segelsport eine größere Anziehungskraft ausübten, als die Universität. Wer nur irgend konnte, suchte wenigstens ein Sommerhalbjahr in Kiel zu studieren, um die Flotte bewundern zu können und so kam es, daß unter den Studenten fast alle deutschen Stämme vertreten waren. Kiel war eine Sommeruniversität geworden, wie keine andere in Norddeutschland. Trotzdem war sie keine reine Vergnügungshochschule, sondern es wurde auch ganz fleißig gearbeitet, und die meisten von uns Professoren der medizinischen Fakultät, die viel herumgekommen waren, fanden, daß das Studentenmaterial zum besten in ganz Deutschland gehörte.

Die einzelnen Fakultäten, deren Mitglieder noch stark durcheinander verkehrten, waren sehr verschieden zusammengesetzt. Theologische und philosophische waren reich an alten Herren, die seit langer Zeit in Kiel heimisch geworden, zum Teil auch Schleswig-Holsteiner waren, rechtswissenschaftliche und medizinische waren reicher an jüngeren Kräften. In unserer Fakultät

[1] A. Dominicus: Die deutsche Verwaltung in Elsaß-Lothringen 1871 bis 1918. Elsaß-Lothring. Jb. 8, 327 (1929).

waren mir am reizvollsten die beiden Vertreter der Physiologie, der alte Hensen und der junge Bethe, beides Persönlichkeiten eigner Art. Hensen, einer der hervorragendsten allgemeinen Physiologen, die wir gehabt, der, schon nahe der Achtziger, keine Sitzung der Fakultät oder des Konsistoriums versäumte und an allen Angelegenheiten der Universität und seiner Wissenschaft lebhaften Anteil nahm, dabei aber zu Herrschaftsgelüsten neigte. Bethe, ein ungemein lebhafter Geist, Feuerkopf, stark zum Widerspruch geneigt und zu Widerspruch reizend, aber im Grunde doch immer sachlich und offen und ehrlich seine Meinung sagend. Von den Klinikern hingen Anschütz, Lüthje, Stöckel und Heine besonders eng zusammen, zum Teil weil sie alle fast gleichaltrig, zum Teil weil sie von ihrer Hilfsarzttätigkeit in Breslau her schon enger befreundet waren. Zwischen ihnen bestand eine enge Zusammenarbeit, und das erleichterte auch die Zusammenarbeit mit dem pathologischen Institut, die in den $4^1/_2$ Jahren meines dortigen Wirkens, trotz des großen Krieges, eine immer engere werden konnte. Etwas abseits stand der Leiter der Nerven- und Irrenklinik, Geheimrat Siemerling, der damals die Mitte der Fünfziger schon überschritten hatte und auch durch die räumliche Entfernung von den anderen Kliniken in weniger inniger Verbindung mit ihnen stand. Mit meinem Amtsvorgänger Heller hatte er irgendwelche Zwistigkeiten gehabt, so daß er sein Leichenmaterial dem pathologischen Institut entzog. Er hatte zu denen gehört, die bei der Aufstellung der Berufungsliste am meisten Bedenken gegen mich geäußert hatten, und es gereichte mir zu besonderer Genugtuung, daß ich gerade mit ihm, wie das auch später noch vorgekommen ist, in die nächsten freundschaftlichen Beziehungen getreten bin, die sich auf die ganze Familie erstreckten und auch, als er nach seiner Entpflichtung nach Berlin zog, aufrechterhalten wurden. Siemerling war durch sein kluges und ruhiges Urteil ein sehr einflußreiches Mitglied der Fakultät.

Im Institut fand ich natürlich nicht alles so, wie ich es gewünscht hätte. Der Mikroskopiersaal war zwar in gewisser Hinsicht ein Meisterstück und entsprach, nachdem einige kleine Änderungen vorgenommen waren, ganz meinen Anforderungen, aber daß die Säle für die Leichenöffnungen geradezu in die Mitte des Instituts und unmittelbar neben den großen Hörsaal gelegt waren, anstatt sie in einen besonderen, abseits und nur durch einen Gang mit den übrigen Institutsräumen verbundenen Flügel zu legen, war doch ein großer, nicht mehr gut zu machender Fehler. Auch die Tische für die Leichenöffnungen waren recht ungeeignet und erschwerten die Erfüllung von Anforderungen, die man heutzutage an die Sauberkeit in Sektionssälen stellt. Wäre nicht der Krieg dazwischengekommen, oder wäre ich länger in Kiel geblieben, so würden in dieser Hinsicht grundlegende Änderungen vorgenommen worden sein. Die übrigen Institutsräume und Einrichtungen waren im ganzen zweckmäßig und ausreichend und das ganze Institut so groß, daß auch noch weitere Entwicklungsmöglichkeiten bestanden. Von den Hilfsarbeitern Hellers übernahm ich den Prosektor, außerordentlichen Professor Dr. Doehle, und den Privatdozenten Dr. Wilke, während ich aus Düsseldorf Dr. Borchers, der dort kurze Zeit bei mir Hilfsarzt gewesen, mitbrachte. Er hatte vor, später Chirurg zu werden und ging schon nach etwa 1/2 Jahr an die chirurgische Klinik in Tübingen, wo er später Oberarzt und außerordentlicher Professor wurde und jetzt Direktor der chirurgischen Abteilung des städtischen Krankenhauses in Aachen ist.

Doehle, der die Tagungen der Deutschen pathologischen Gesellschaft nie besuchte, war mir seit mehr als 20 Jahren bekannt, als er als Marineoberarzt der Reserve in Rostock an einem von mir für die zum Stabsarzt kommandierten Sanitätsoffiziere gehaltenen Kurs der pathologischen Histologie teilnahm, obgleich er es nicht nötig hatte und ihn ebensogut selbst hätte halten können wie ich. Er war fast sechs Jahre älter als ich und hatte mir, nachdem er mich, als ich Ende Februar zur Besichtigung des Instituts nach Kiel gekommen war, dort herumgeführt und mir nachdem sein Amt zur Verfügung gestellt. Er begründete es damit, daß er nun lange genug nach dem Willen eines anderen gearbeitet habe, daß ich ihn doch sicher aus dem Prüfungsausschuß hinaustun würde und er nur bäte, ein Zimmer für seine wissenschaftlichen Arbeiten im Institut zur Verfügung gestellt zu erhalten. Ich erwähne dies, weil es zeigt, wie allgemein die Unsitte in der medizinischen Fakultät verbreitet ist, daß ein neuer Anstaltsleiter die Mitarbeiter seines Vorgängers so rasch wie möglich beseitigt. Es kann das unter Umständen sicher unvermeidlich sein, ist aber, zum Grundsatz erhoben, ein großes Unrecht und mit der oft gegebenen Begründung, daß man nur auf diese Weise zur Gründung einer eigenen Schule kommen könne, ein Zeichen der eigenen Schwäche. Ist man den jüngeren oder älteren Herren geistig und wissenschaftlich wirklich überlegen, so wird man auf sie, soweit es nötig ist, schon den Einfluß gewinnen, daß sie zum mindesten einen Teil ihrer eigenen Arbeiten in die gleiche Richtung verlegen wie der „Chef", ist man aber nicht überlegen, so wird man eine wirkliche Schule doch nicht gründen können. Ich habe damals Doehle geantwortet, ich dächte nicht daran, erworbene Rechte zu verletzen und würde ihn, auch wenn er aus dem Institut schiede, so lange im Prüfungsausschuß belassen, bis etwa ein Nachfolger von ihm neben ihm oder statt seiner für seine Erziehung und Entfaltung die Beteiligung an den Prüfungen nötig hätte; ich riete ihm, zunächst zu bleiben und abzuwarten, ob und wie er mit mir zusammenarbeiten könne. D. ist denn auch bis zu meiner Berufung nach Berlin und eine Zeitlang auch noch unter meinem Nachfolger Prosektor am Institut geblieben. Er war ein ausgezeichneter Beobachter, vorzüglicher Mikroskopiker und sehr sorgsamer und genauer Obduzent, der auch die histologische Technik ganz beherrschte. Seine Sektionstechnik wie die der ganzen Hellerschen Schule mißfiel mir durch ihren

Mangel an Sauberkeit. Wissenschaftlich war er in mancher Hinsicht seinem früheren Lehrer und Chef Heller überlegen, und er hat durch feine Beobachtungen und gute Gedanken unsere Wissenschaft bereichert, aber er hat nur sehr wenig und mit Ausnahme einer Arbeit fast nichts Abgeschlossenes und Durchgearbeitetes veröffentlicht. Er stand seinem ganzen Typus nach wohl stets unter Hemmungen, die allmählich unter der Einwirkung des Alkohols in ausgesprochene Willensschwäche und Entschlußunfähigkeit übergingen. Er bestritt zwar bestimmt, daß er ein Trinker sei, denn er wäre nach dem Genuß von zehn bis fünfzehn Litern Bier oder drei bis vier Flaschen Wein noch durchaus nüchtern. Das war richtig, und ich glaube nicht, daß D. in den letzten 20 Jahren seines Lebens je eine akute Alkoholvergiftung (Betrunkenheit) erlitten hat. Aber seine Begriffsbestimmung des Trinkers ist falsch; ein Trinker ist ein Mensch, dem ständiger und erheblicher Genuß alkoholischer Getränke zum Lebensbedürfnis geworden ist. Und so aufgefaßt war D. allerdings leider ein „chronischer Alkoholist", und ich bezweifle nicht, daß seine fortschreitend zunehmende Willensschwäche und seine immer stärker werdende Langsamkeit und Behäbigkeit die Folge dieses Übels war. Das war für unsere Wissenschaft sehr bedauerlich, denn er gehörte zu ihren begabtesten Vertretern, der ihr viel Wertvolleres und Bedeutendes hätte schenken können. Das zeigte sich auch in seinem Unterricht. Die Studenten kamen zwar ganz gern zu ihm in den mikroskopischen Kurs, weil sie merkten, daß sie bei der praktischen Unterweisung viel lernen konnten. Seine Vorlesungen waren dagegen wenig besucht, weil ihm jeder Schwung und jedes Feuer fehlte. Deswegen konnte ich ihm auch den Wunsch nicht erfüllen, der ihm am Herzen lag, bei der Fakultät kräftig dafür einzutreten, daß er zu meinem Nachfolger zum mindesten mit vorgeschlagen würde. Ich hätte es gern getan, weil ich ihm zu Dank verpflichtet war. Denn er hatte sich in bewunderungswürdiger Weise bemüht, sich in meine ganz andere Arbeitsweise hineinzufinden und auch genaueste Leichenöffnungsbefunde zu verfassen, die er, da wir nicht genügend Schreibhilfskräfte hatten, selbst schreiben mußte. Er war überhaupt ein ausgezeichneter und vornehmer Charakter, dem ich sonst jede Anerkennung gern verschafft habe.

Dem sehr viel jüngeren Dr. Wilke, der freilich von meinem Vorgänger etwas verwöhnt worden war, wurde es natürlich viel leichter, sich mir anzupassen, und er hat mich in den Friedensjahren und erstem Kriegsjahr bis in die zweite Hälfte 1915 hinein nach Kräften unterstützt. Dann beging er den Fehler, mir die Pistole auf die Brust zu setzen und mir zu erklären, er würde nur noch bleiben, wenn ich die Verleihung des Professortitels sofort für ihn erwirkte. Er war damals meine einzige ständige Hilfskraft — Doehle war als Marinegeneraloberarzt doch viel vom Institut abwesend und die übrigen jüngeren Herren im Felde — und ich kam durch seinen Weggang in einige Verlegenheit; aber ich konnte meine gerade in diesem Punkte unerschütterlichen Grundsätze nicht aus Bequemlichkeit aufgeben. Er hatte damals die Anforderungen, die ich an die wissenschaftliche Tüchtigkeit für eine derartige Auszeichnung stelle, nicht erfüllt; so ließ ich ihn denn ziehen, und er hat es, solange ich in Kiel war und obgleich der Kurator seine Wünsche unterstützte, nicht erreicht. Später hat er eine Berufung als Prosektor nach Bochum angenommen, wozu er sehr gut paßte, und wo er, wie später auch in Essen, eine verdienstvolle Tätigkeit entfaltet hat. — An jüngeren Assistenten waren dann noch bei mir Dr. Ewald Fritze, der schon als cand. med. in Düsseldorf mehrfach bei mir gearbeitet hatte, ein Sohn des Rostocker Ehepaars, in dessen Hause ich meine Frau kennengelernt hatte, und dem wir stets freundschaftlich verbunden blieben, und Dr. Karl Westphal. Beide haben in Friedens- und Kriegszeiten mir treu zur Seite gestanden und die sehr hohen Anforderungen, die ich an meine Mitarbeiter hinsichtlich Arbeitskraft und -lust stellte, erfüllt, in besonders hohem Maße Westphal. Es war eine sehr glückliche ausgeglichene, sonnige Persönlichkeit, lebhaften Geistes, wissenschaftlich und praktisch sehr begabt, der die Kunst besaß, dem Leben vorwiegend die guten Seiten abzugewinnen, und der höchstens dann mal unmutig wurde, wenn ich ihn nicht einmal für Sonntag vormittag beurlauben wollte. Ich hätte ihn gern ganz an meine Wissenschaft gefesselt, und er ist vielleicht der einzige meiner Mitarbeiter gewesen, dem ich die Habilitation angeboten habe. Er zog es aber nach einiger Überlegung doch vor, zur inneren Medizin — er kam von Professor v. Bergmann aus Altona zu mir — und zu ihm zurückzukehren, und er hat recht daran getan. Denn zweifellos konnte er seine Gesamtbegabung in der Vereinigung praktischer und wissenschaftlicher Tätigkeit vollständiger zur Entwicklung bringen, als wenn er bei einem theoretischen Fach geblieben wäre. Er ist später, wenn auch nur auf kurze Zeit, als v. Bergmann Nachfolger von Fr. Kraus in Berlin geworden war, als Oberarzt der 2. medizinischen Klinik und außerordentlicher Professor wieder mit mir zusammengetroffen, hat dann aber bald die Berufung als Direktor der inneren Abteilung des städtischen Krankenhauses in Hannover angenommen.

In den ersten Monaten galt meine ganze Tätigkeit der Organisation des Unterrichts und der Verwertung des Sektionsmaterials. Hier war vieles zu ändern. Ich stellte in den Mittelpunkt die allgemeine Pathologie und den Demonstrationskurs, den ich so ausstattete, daß nach Möglichkeit die klinischen und anatomischen Zusammenhänge und nicht die diagnostisch-anatomischen Einzelheiten in den Vordergrund gestellt wurden und auch möglichst viel mikroskopisch projiziert wurde, wodurch natürlich die Kursvorbereitung sehr viel mehr Zeit in Anspruch nahm. Auch in den mikroskopischen Kursen führte ich ein, daß zunächst eine mikroskopische Projektion der zu untersuchenden Präparate mit den verschiedensten Methoden und Vergrößerungen gleichzeitig mit der Besprechung erfolgte und dann die Untersuchung durch die Studierenden anschloß. Ich habe, je mehr ich in dieser Weise vorging, diese Art der durch Zeichnungen, Tafeln oder

Diapositivprojektion bei weitem vorgezogen. Alle noch so guten Zeichnungen und Tafeln sind mehr oder weniger schematisiert, Diapositive geben nur eine Vergrößerung und ein Gesichtsfeld, während bei der Projektion der mikroskopischen Präparate selbst eine beliebige Zahl von Gesichtsfeldern und Vergrößerungen gezeigt und auch der Wert der verschiedenen Methoden und ihre verschiedene Leistungsfähigkeit rasch hintereinander verglichen werden kann. Es wird dadurch Zeit gespart und mehr erreicht als auf irgendeine andere Weise. Die Studenten fanden sich auch bald in die veränderte Unterrichtsweise und gewöhnten sich auch daran, daß ich die Zeit der Kurse meist $^1/_2$—$^3/_4$ Stunden über die angekündigte Stundenzahl ausdehnte. Nur beim Demonstrationskurs, der von $^1/_2$12—1 Uhr angekündigt war, wurde es ihnen zunächst lästig, wenn ich ihn erheblich über die Zeit ausdehnte, und sie fingen an zu scharren — als ich dem aber in Abwandlung eines bekannten Spruchs mit den Worten „docere et discere necesse est, coenare non necesse“[1] begegnete, benutzten sie dies zu einem sinnigen Bild in einer Bierzeitung für die Weihnachtskneipe. Überhaupt kam ich bald in ein sehr freundliches Verhältnis zu den Studenten, die zunächst mit großem Mißtrauen und Angst mir gegenüberstanden. Denn es hatte sich merkwürdigerweise von Rostock her der Ruf erhalten, daß ich ein sehr strenger Prüfer und überhaupt ein sehr anspruchsvoller Herr sei. Da ich aber von vornherein auch Vorsitzender des ärztlichen Prüfungsausschusses wurde und als solcher zwar auf rascheste Erledigung der Prüfungen hielt, aber stets gerecht zu sein mich bemühte und in meinem Fach weniger auf Einzelkenntnisse als auf Verständnis Wert legte, fanden sie bald heraus, daß ich längst nicht so schlimm wäre wie mein Ruf, und freuten sich, wenn sie meine Ansprüche erfüllen konnten. Sie merkten auch, daß hinter meiner scharfen, strengen und mitunter schroffen Art doch ein großes Wohlwollen für sie und ein großer Wunsch, ihnen mit Hingabe meiner ganzen Kräfte

[1] Lehren und lernen ist notwendig, zu speisen aber nicht.

zu nutzen, stand. Eine besondere Freude machte den Vorgeschritteneren und mir die Einrichtung eines pathologischen Seminars, in dem ich die Teilnehmer auf 30 beschränkt hatte und neben diagnostischen Übungen Anleitung zu Vorträgen und Aufsätzen gab. Ich halte eine derartige Einrichtung, die ich leider in Berlin bei der sonstigen ungeheuren Belastung nicht aufrechterhalten konnte, deswegen für besonders notwendig, weil die Studierenden der Heilkunde während ihrer ganzen langen Vorbereitungszeit für ihren Beruf so gut wie keine Gelegenheit haben, sich im mündlichen und schriftlichen Ausdruck zu üben und die Verwilderung des ärztlichen Schrifttums und die Mißhandlung der deutschen Sprache zu einem großen Teil darauf beruht. Dieses Seminar sollte keine Anleitung zur Anfertigung von Doktordissertationen sein — ich habe stets nur sehr wenig Doktoranden gehabt, da ich viele monatelange Arbeit dafür verlangte, und die meisten Mediziner ja zu ernstlicher wissenschaftlicher Arbeit sich nur recht ausnahmsweise entschließen können —, sondern vor allem die Teilnehmer zur klaren Darstellung ihrer eigenen Gedanken, sowie zu geschichtlicher Betrachtungsweise erziehen. Auch das ist ja ein besonders wunder Punkt bei den Medizinern, daß ihnen die geschichtlichen Grundlagen ihrer Wissenschaft und Kunst vollkommen fremd sind. Schon Virchow klagte 1870 beweglich darüber und schrieb: „Es ist eine der schlimmsten Seiten unserer gegenwärtigen Entwicklungsperiode in der Medizin, daß die historischen Kenntnisse der Dinge mit jeder Generation von Studierenden abnimmt. Sogar von den selbständigen jungen Arbeitern kann man in der Regel annehmen, daß ihr Wissen im höchsten Falle nur bis auf drei bis fünf Jahre rückwärts reicht. Was vor fünf Jahren publiziert ist, existiert nicht mehr." — Das war nicht besser, sondern eher schlimmer geworden. Nicht einmal das, was zur allgemeinen Bildung gehören sollte und gehört, die Zeiten großer umwälzender Entdeckungen (Tuberkelbazillus, Röntgenstrahlen) waren auch nur einigermaßen bekannt, und ein Verständnis für die geschichtlichen Zusammenhänge fehlte gänzlich. Fragte man nach dem hauptsächlichsten geschichtlichen Verdienst von Virchow, so lautete die Antwort, falls überhaupt eine erfolgte, meist: er hat die Zelle „erfunden", nach dem von Rob. Koch, „er hat den Milzbrandbazillus (was bekanntlich falsch ist) entdeckt", viel seltener wurde er als Entdecker des Tuberkelbazillus bezeichnet, womit aber auch sein wesentliches geschichtliches Verdienst nicht genügend gekennzeichnet gewesen wäre. Diese persönliche Erziehung der Studenten in Kleinarbeit war natürlich erfolgreicher als die großzügige vor mehr als 100 Teilnehmern, wo eine dauernde Wirkung doch kaum auf den zehnten Teil möglich war.

Auch die Zusammenarbeit mit den klinischen Kollegen (Lüthje, Anschütz, Stöckel, Siemerling) war in den knapp $1^1/_2$ Normaljahren eine lebhafte und erfreuliche und hörte auch in den Kriegsjahren nicht ganz auf. Das Ziel, das der Vertreter der allgemeinen Pathologie und pathologischen Anatomie immer unverrückt im Auge haben muß, sein Fach und seine Anstalt zu einem Mittelpunkt für alle Sonderfächer zu machen, wurde damals erreicht. Nicht in dem Sinne, daß seine Methoden beherrschend sind — das ist längst überwunden —, wohl aber, daß alle Fäden bei ihm zusammenlaufen und ein Mittelpunkt für gegenseitigen Gedankenaustausch und -befruchtung geschaffen wird. Vielfache Unterstützung fand ich dabei bei einem Teil der jüngeren klinischen Dozenten, wie Lüthjes Oberärzten Michaud und Schlecht, Anschütz' Oberärzten Baum und vor allem Konjetzny, die, für jede Anregung zugänglich, auch selbst Anregungen gaben.

Die wissenschaftliche Arbeit im Institut schritt gut fort; die jugendlichen Mitarbeiter, allen voran Westphal, arbeiteten mit sichtlicher Freude und Erfolg, zumal auch nicht nur eine genügende Zahl von Hilfskräften vorhanden war, sondern auch mit den Institutsmitteln nicht ängstlich gespart wurde. Denn mein Wort, daß ich bei der Berufung dem Referenten für die

Hochschulinstitute, Geheimrat Richter, später Präsident der Klosterkammer in Hannover, gegeben hatte, daß ich mit den bisher zur Verfügung gestellten Mitteln nicht auskommen könnte und den Etat sehr erheblich überschreiten würde, hielt ich, was zwar zunächst einiges Entsetzen bei ihm und den Herren aus dem Finanzministerium hervorrief, dann aber doch zu einer beträchtlichen Erhöhung meines Etats führte. Von meinen eigenen Arbeiten nahm ich hauptsächlich die wieder auf, die ich in Rostock und Posen begonnen hatte, zur Frage der Überlebensfähigkeit und Widerstandsfähigkeit der Gewebe und Zellen außerhalb des Körpers. Schon in Düsseldorf hatte ich, nach dem Bekanntwerden der Arbeiten von Harrison und Carrel über die Möglichkeit, tierische Zellen, wie Spaltpilze, auf geeigneten Nährböden zur Vermehrung zu bringen, versucht, mit Hilfe des physiologischen Chemikers Joh. Müller in dieser Richtung weiterzuarbeiten, allerdings ohne Erfolg. Gerade dieses Gebiet fesselte mich besonders, weil ich selbst schon im Anschluß an Gespräche mit dem Physiologen Professor Langendorff in Rostock mit ihm zusammen Versuche darüber gemacht hatte. Freilich hatten wir gerade solche Zellen zu unseren Versuchen genommen, die auch in der durch Carrel ins Leben gerufenen Zeit der „Zell- und Gewebszüchtung" erst recht spät mit Erfolg verwendet sind — die weißen Blutkörperchen. Sichere Erfolge hatten wir weder bei Kaltblütern noch bei Säugetieren, obgleich wir auch im hängenden Tropfen auf hohlgeschliffenen Objektträgern untersuchten, aber nicht die geeignete Nährflüssigkeit benutzten. Ich verband die neuen Untersuchungen in Kiel mit solchen über die Frage, wie lange sich aus dem Körper entnommene Organ- und Gewebsteile unter den verschiedensten Bedingungen lebens- und vermehrungsfähig erhielten. Die ersten Erfolge, die ich auf diesem Gebiete hatte, waren erst kurz vor dem Kriegsbeginn, und während des Krieges war an derartige Arbeiten nicht zu denken, so daß ich sie erst später mit einigem Erfolg in Berlin wieder aufnehmen konnte. Daneben gingen immer wieder Untersuchungen über das so dunkle Gebiet der Pigmentbildungen im tierischen Körper.

Das Leben in Kiel war für mich wie immer recht arbeitsam, aber doch verhältnismäßig bequem. Außer dem Vorsitz im Prüfungsausschuß, der ja zeitraubend war, und der Mitgliedschaft im Provinzialmedizinalkollegium, die sehr wenig Zeit kostete, hatte ich keine Nebenämter, was gegenüber Düsseldorf eine wesentliche Erleichterung war. So konnte ich mich mehr als sonst meiner Familie und des schönen Hauses und Gartens erfreuen. Durch Siemerlings lernten wir zwei Seeoffizierfamilien kennen, mit denen wir in regen musikalischen Verkehr traten, und auch in der Universität fanden wir Anschluß an musikliebende und -ausübende Kollegen. In die ersten Wochen unserer Kieler Zeit fiel die Feier der 25jährigen Regierung Kaiser Wilhelms II. Nicht nur die amtlichen bei dieser Gelegenheit gehaltenen Reden waren, wenn sie auch keineswegs immer so byzantinisch waren wie die 1915 und 1916 gehaltenen Reden des späteren Kultusministers Becker und Oberstudiendirektors Kawerau, sondern meist auch die privaten Äußerungen auf den Ton hoher Bewunderung und Anerkennung eingestellt, und besonders war zum Teil wohl durch den Einfluß des damals noch in Kiel lehrenden Historikers Rachfahl die Meinung stark hervortretend, daß die Entlassung Bismarcks eine unbedingte Notwendigkeit gewesen wäre, die Kaiser Wilhelm nur im Staatsinteresse sich schwer abgerungen habe. Gerade solche Kollegen, die jetzt ausgesprochenste Demokraten und „zuverlässige" Republikaner sind, haben damals, wie ja bekanntlich auch eine große Zahl stark linksgerichteter und Zentrumszeitungen, nur in den höchsten Tönen von den Verdiensten des Kaisers um das deutsche Volk gesprochen; während die vielgeschmähten „Alldeutschen" seit 1890 mit steigender Besorgnis der Regierungsweise des Kaisers, die der Festredner der Universität als „stetig und zielsicher" bezeichnete, entgegenstanden — jetzt aber keine

Schmähworte für ihn finden und Verständnis und Mitgefühl für die ungeheure Tragik seines Lebens und des in hohem Maße mitschuldigen deutschen Volkes besitzen.

Kiel stand auf der Höhe seiner Entwicklung. Stolze, kriegstüchtige Schiffe lagen in großer Zahl in seinem Hafen, der Kaiser-Wilhelm-Kanal war im Begriff, erweitert und vertieft zu werden. Die Seeoffiziere und -soldaten standen im Mittelpunkt des ganzen Lebens und allen, Offizieren, Deck- und Unteroffizieren sowie Mannschaften merkte man fast schon von weitem den Stolz an, zu S. M. Kriegsflotte gehören zu dürfen. Einem Teil des Offizierskorps in fast zu hohem Maße. Es war nicht nur die vielleicht mehr scherzhaft als wegwerfend gemeinte Bezeichnung des ganzen gewaltigen Landheeres als „die 85er“ (nach dem 85. Infanterieregiment, von dem ein Bataillon in Kiel lag), als das ganze öffentliche Auftreten nicht weniger Offiziere und ihrer Damen. Sie kannten z. B. Höflichkeit nur zu ihnen persönlich bekannten Damen. Auch viele der jüngsten Offiziere machten in der Straßenbahn älteren Damen nicht Platz, wenn sie sie nicht persönlich kannten. — Natürlich gab es auch genügend Seeoffiziere, die sich sehr höflich und zuvorkommend benahmen. Nach außen konnte man wohl zwei Typen von Seeoffizierfamilien unterscheiden — die eine Gruppe, die in der ganzen Lebensführung die guten Überlieferungen des altpreußischen Offizier- und Beamtentums bewahrte, und die andere, die die Lebensgewohnheiten der großen Welt und internationalen Gesellschaft angenommen hatte. Das hatte natürlich nicht unbedingt etwas mit der militärischen Tüchtigkeit zu tun, fiel aber dem aufmerksamen Beobachter doch auf. Das Verhältnis zwischen Universität und Marine war im ganzen ein gutes; zweifellos überwog in der Stadt der Einfluß des Seeoffizierkorps, und das wurde von vielen Professoren, die, namentlich wenn sie von kleinen Universitäten kamen, daran gewöhnt waren, sich als Götter oder wenigstens Halbgötter zu fühlen, störend empfunden. Aber schon das dichte Aneinanderwohnen — in manchen der Villenstraßen wechselten förmlich Professoren mit Seeoffizieren in den Häusern ab — führte zu einem freundnachbarschaftlichen Verhältnis. Auch der Umstand, daß ein Teil der Professoren gleichzeitig an der Marineakademie lehrte, ein anderer Teil regelmäßig Fortbildungskurse für die Marinesanitätsoffiziere hielt, durch Heirat und Beruf von Söhnen und Töchtern ein Teil der Familien miteinander verbunden war, brachte es mit sich, daß Gegensätze zwischen den beiden ziemlich gleichmäßig zu einer gewissen Überhebung neigenden Gesellschaftskreisen nicht auftraten oder wenigstens sich rasch milderten.

Seitdem wir in Düsseldorf waren, hatten wir meist die Osterferien benutzt, um einige Wochen im Süden — italienische oder französische Riviera oder Comersee — zu verbringen und uns an der herrlichen Natur zu erfrischen. Nicht selten hatte man das Glück, den Frühling dreimal zu erleben — im ersten Beginn noch in Düsseldorf, dann in vollster Pracht an der Riviera und auf der Rückreise am Rhein, wo der deutsche Wald und Feld immer wieder das Auge entzückte. In den Osterferien 1914, die wir allerdings wegen eines marineärztlichen Fortbildungskurses erst Mitte März beginnen konnten, hatten wir uns ein weiteres Ziel gesetzt, das Wunderland der Pharaonen, Ägypten. Auf der Reise nach Genua besuchten wir noch unsern Jungen, der seit September 1913 auf der Kriegsschule in Kassel, zu Weihnachten nur auf kurzem Urlaub bei uns in Kiel gewesen war, und fuhren dann mit dem Norddeutschen Lloyddampfer „Fürst Bülow“ in fünf Tagen nach Port Said und gleich weiter nach Kairo. Hier blieben wir zunächst nur zwei Tage und fuhren, um der vorgeschrittenen Jahreszeit wegen nicht in zu unerträgliche Hitze zu kommen, gleich nach unserem südlichsten Ziel Assuan. In Kairo konnte ich in allen Buchhandlungen der Hauptstraßen eine Auslage finden, die mich nur vorübergehend recht nachdenklich stimmte. Es war eine Broschüre „Le partage de l'Allemagne“, die schon auf dem Umschlag eine kleine Karte zeigte, auf der das Deutsche Reich bis auf einen kleinen, aus den thüringischen Staaten und einem Teil der Provinz Sachsen bestehenden „principauté thuringe" bezeichneten Rest zwischen Frankreich, England, Rußland und Italien aufgeteilt war. Ich meinte, es handle sich um eine der nicht seltnen Phantasieerzeugnisse eines Zeitungsschreibers oder französischen Offiziers und glaubte auch der starken Ausbreitung in den Buchhandlungen Kairos keine wesentliche Bedeutung beimessen zu dürfen. Etwas anders war das schon, als ich in Assuan und Luksor, wo es Buchhandlungen nicht gibt, in je einem Laden, in dem es neben allen möglichen Gegenständen für Fremde europäische und ägyptische Zeitungen gab, wieder diese Broschüre erblickte. Das ließ auf eine ganz systematische Propaganda in diesem damals von England ganz beherrschten Land schließen, und es schien mir daraus eine unverändert feindliche Haltung Englands gegen uns hervorzugehen. Damit stimmte auch die höfliche, aber kühle Behandlung überein, die den Deutschen in Ägypten überall dort zuteil wurde, wo die Engländer vorherrschten. Diese Beobachtungen störten freilich nicht den Genuß der Reise, die uns in eine ganz neue, alte Kulturwelt mit ihren wohlerhaltenen Bau- und Kunstwerken und in eine in ihrer einfachen Großartigkeit besonders eindrucksvolle Landschaft versetzte. Assuan mit dem Staudamm und der Insel Philä und Luksor, die Königsgräber, Karnak, Edfu, Kom Ombo, die Pyramiden von Sakkara und Gizeh, eine Fahrt in das Wüstensanatorium bei Assuan, ein Ritt durch das weite Wüstental zum westlichen versteinerten Wald und nach Wadi Hof boten Eindrücke von einer Mannigfaltigkeit und Eigenart, daß sie fast erdrückten und in der Zeit von 2—3 Wochen uns kaum zur Besinnung kommen ließen, aber vielleicht um so nachhaltigere und unauslöschlichere Eindrücke und eine Sehnsucht nach einem Wiedersehen hinterließen. Kairo mit seinem Gemisch von orientalischem und europäischem Leben, dem Dichtaneinanderliegen von breiten Großstadtstraßen und -plätzen und engsten, schmutzigen Gassen mit den vor den Türen arbeitenden Handwerkern, den Basaren, von denen man sich gewöhnlich eine falsche Vorstellung macht, den Moscheen und Kunstdenkmälern und Museen aus den verschiedensten Zeitaltern wirkte zunächst eher noch verwirrender. In das Straßenbild mit dem Gemisch von Arabern, Fellachen, Juden, Kopten und Europäern aller Art brachte das Erscheinen zahlreicher Kookwagen mit ganzen Haufen von Amerikanern unschöne Flecke hinein. Denn in diesem Lande, in dem auf Schritt und Tritt alles von großer Vergangenheit und nachdenklichst stimmender Gegenwart atmet, ist das Erscheinen von Massen Vergnügungsreisender, die ohne innere Anteilnahme im Fluge sich alles ansehen, was man angeblich gesehen haben muß, schwer zu ertragen.

Ich habe mich während des ägyptischen Aufenthalts gar nicht um medizinische Dinge gekümmert und auch das Zusammentreffen mit Ärzten, gleichviel welchen Volksstammes, ängstlich gemieden, aber um so mehr versucht, so weit das ohne genügende Kenntnis der Sprache möglich ist, einen Eindruck von dem Volke in Stadt und Land zu bekommen, was durch gewandte, deutschfreundliche und englandfeindliche Dragomans erleichtert wurde. Ich kann nicht finden, daß sie so ganz entbehrlich und ungebildet sind, wie Baedeker in seinem Reisehandbuch schreibt, man darf natürlich keine geschichtlichen und künstlerischen Kenntnisse von ihnen erwarten; aber die uns von dem Reisebüro zugewiesenen Führer haben uns mit wenigen Ausnahmen sehr gute Dienste geleistet. Am reizvollsten erschienen uns von der Bevölkerung, besonders in Luksor, wo wir uns acht Tage aufhielten und uns sehr schweren Herzens trennten, die wasserschöpfenden Fellachinnen, die, den Krug auf dem Kopf tragend, in wahrhaft majestätischer Haltung einherschritten, und die Kinder, besonders auch die der Sudanneger, die nackend von geradezu entzückender Anmut und harmloser Liebenswürdigkeit und Heiterkeit den Fremden nachliefen oder, wie bei Philä, nachschwammen oder auch in bewunderswerter Gelassenheit und Unbeweglichkeit es duldeten, wenn sich ihnen zahllose Fliegen in Nasen- und Ohrlöcher, sowie Augenspalten setzten.

Auf der Rückreise, die wir in Alexandria antraten und mit dem Lloyddampfer „Prinz Heinrich" nach Neapel machten, war es mir eine besondere Freude, meiner Frau Neapel und Umgebung, wo wir noch ungefähr 14 Tage blieben, und Rom, wenn auch nur in 3 Tagen, zeigen zu können. Als wir bei beginnender Dunkelheit an Sizilien vorbeifuhren, schmiedeten wir Pläne und bauten Luftschlösser, daß wir in den nächsten Osterferien mit Tochter und Sohn, der dann wohl Urlaub erhalten würde, auf 3 Wochen nach Taormina gehen wollten, um den Zauber von Vergangenheit und Gegenwart dort einzuatmen. Es sollte anders kommen. In Neapel konnte ich noch alte, gute Bekannte von vor 25 Jahren wieder aufsuchen, besonders Dr. Scotti vom internationalen Hospital. Als wir am 29. April mit dem Schnellzug von Neapel nach Rom fuhren, hatte ich noch ein besonderes Erlebnis. Ich kam mit zwei italienischen Herren ins Gespräch, die sich als Mitglieder der Deputiertenkammer vorstellten. Sie erzählten, daß sie gerade von Korfu kämen, wo der deutsche Kaiser, von dem sie mit hoher Achtung und Bewunderung sprachen, mit dem König von Griechenland zusammengekommen war, machten sich etwas über die Absperrungsmaßregeln lustig und sagten dann plötzlich: aber wenn es nun nächstens zum Kriege kommt, kann Italien seine Bundespflichten nicht erfüllen. Ich war etwas erstaunt und fragte, ob denn so starke Sympathien für Frankreich in Italien wären. Nein, sagten sie, gar nicht, aber da England unter allen Umständen gegen Euch sein wird, können wir uns an einem Kriege mit Euch nicht beteiligen.

Das alles gab mir zusammen mit den ägyptischen Erfahrungen sehr zu denken und ich erzählte, nach Kiel zurückgekehrt, im Jachtklub davon, wo gerade einige Monate vorher in meiner Gegenwart Prinz Heinrich davon gesprochen hatte, daß ihm der König von England selbst die Versicherung gegeben habe, daß, so lange er etwas zu sagen habe, ein Krieg zwischen England und Deutschland unmöglich sei. Diese Ansicht war ja tatsächlich so festgewurzelt, daß die prinzliche Familie die am 4. August 1914 erfolgende Kriegserklärung zuerst nicht glauben wollte.

Diese Beunruhigungen und das Wetterleuchten hielten aber bei der Arbeit, die das Sommerhalbjahr brachte, nicht an. Auch die ärgsten Schwarzseher glaubten den Krieg doch nicht so nahe. Ein ungewöhnlich reges Leben herrschte in dem Sommer in Kiel, auch noch bevor die „Kieler Woche" in Sicht war. Der Besuch der ganzen Universität hatte eine ungewöhnliche Höhe erreicht und blieb nicht viel unter 3000 Studierenden. Der Besuch der medizinischen Fakultät war so stark, wie sie bisher nur an den größten Universitäten vorgekommen — 1050 Studierende zählte das Fakultätsalbum. Hörsäle und Kliniken, Arbeitssäle und wissenschaftliche Anstalten waren überfüllt, und zu den zahlreichen Studierenden kamen noch viele junge Ärzte aus In- und Ausland, die zur Vervollkommnung ihres Wissens sich praktischer und theoretischer Arbeit als freiwillige Hilfsärzte oder einfache Arbeiter hingaben. Viel Studenten betrieben besonders eifrig den Segelsport, da die bevorstehende Eröffnung des vertieften und verbreiterten Kaiser-Wilhelm-Kanals Segelsportsleute aus aller Herren Länder in vermehrtem Maße nach Kiel zu locken versprach. Hier wurde noch fieberhaft gearbeitet, um rechtzeitig bis gegen Ende Juni mit dem Werk fertig werden zu können. Die Eröffnung des Kanals bot ein großartiges militärisches und sportliches Schauspiel — fast die ganze große prächtige deutsche Flotte war zusammengezogen und bot in ihrer schmucken Sauberkeit einen mehr glanzvollen als drohenden Anblick, während die zum Besuch anwesenden englischen Schiffe mit ihrem schwarzen Äußeren düster und drohend wirkten. Als das Kaiserschiff aus dem Kanal in die Föhrde fuhr, der Kaiser mit dem Marschallstab in vielleicht etwas theatralischer, aber doch eindrucksvoller Haltung am Bugspriet, und der ganze Hafen von Dampfern, Segeljachten und -booten neben den zahlreichen Kriegsschiffen wimmelte, dazu die militärischen Signale, Schüsse und Musik erschallten, da hatte wohl jeder den Eindruck eines großen geschichtlichen Augenblicks, der das deutsche Kaiserreich auf dem Höhepunkt seiner Macht zeigte. Zahlreiche Feste schlossen sich an, und der Höhepunkt der Regatten und der ganzen Kieler Woche war der Sonntag des 28. Juni, als an dem Nachmittag die Schreckensnachricht von der Ermordung des österreichischen Thronfolgeehepaars wie eine Bombe hineinschlug und selbst die leichtsinnigsten Gemüter, wenigstens vorübergehend, erschütterte. Aber wenn auch alle amtlichen festlichen Veranstaltungen abgesagt wurden und mit den englischen Schiffen sich auch sonst viele aus- und inländische Gäste empfahlen, der Ernst der Lage wurde von den wenigsten empfunden, und die Folgen des Ereignisses selbst in den Kreisen vieler Seeoffiziere um so geringer eingeschätzt, je länger es dauerte, bis die österreichische Regierung amtliche Schritte unternahm. Und selbst, als am 25. Juli das österreichische Ultimatum an Serbien bekannt wurde, gab es noch genug Kollegen, die an einen Krieg — und vor allem einen allgemeinen europäischen Krieg — nicht glauben wollten. Ich war schwarzseherischer und drahtete sofort an unsern Jungen nach Kolmar, der gerade 14 Tage vorher Leutnant geworden war, ob wir ihn dort noch besuchen oder uns vielleicht in der Nähe von Kolmar treffen könnten. Wir hatten ihn seit März nicht gesehen und wollten ihn noch einmal an unser Herz drücken, bevor er uns vielleicht genommen würde. Seine Antwort lautete allerdings: „Hier alles ruhig. Oberst und Brigadekommandeur noch in Urlaub." Es folgten dann die Tage banger Sorge und schwankender Hoffnungen, bis am Donnerstag, dem 30. Juli, ich während einer Sitzung der medizinischen Gesellschaft um 7 Uhr meine Frau anrief, daß wir um 9 Uhr abends nach Kolmar fahren müßten, da die Würfel gefallen wären.

Der Betrieb auf den Eisenbahnen war noch ein vollkommen geordneter, mit geringer Verspätung von 20 Minuten trafen wir am 31. Juli gegen 2 Uhr in Kolmar ein. Aber das ganze Bild auf der Fahrt war doch schon verändert. Überall ernst oder erregt aussehende Menschen, überall Neigung, sich die drückenden Sorgen gegenseitig mitzuteilen, so daß die gewohnten Schranken der Zurückhaltung unter Fremden fielen. Vielfach Offiziere, die aus Nord- oder Ostseebädern oder sonstigen Urlaubsorten zu ihren Standorten eilten. Auf dem Bahnhof in Kolmar empfing uns unser Junge, schon in Feldgrau, ernst, aber doch strahlend, seine Eltern zu sehen. Er hatte nur wenig Zeit für uns, denn schon um 6 Uhr mußte er mit 14 Dragonern eine Patrouille in die Vogesen reiten, hoffte aber am nächsten Tage noch einmal zurückkehren zu können. Wir blieben in seiner in der Nähe der Kaserne gelegenen Wohnung, hörten ihn mit seiner Mannschaft unter fröhlichem Gesang davonreiten und verlebten einen unruhigen Abend und schlaflose Nacht. Nicht nur die schweren Gedanken, die sich um des Vaterlandes und des einzigen, uns noch gebliebenen Sohnes Geschick zusammendrängten, ließen uns nicht zur Ruhe kommen, sondern auch das unaufhörliche Getrappel der für die Aushebung bestimmten Pferde, das Rattern und Tuten der militärischen und anderen Kraftwagen, die gerade in der Nähe der Kaserne in einem fort vorübersausten. Unruhig erwarteten wir am Morgen die Rückkehr unseres Jungen, die aber erst um etwa 11 Uhr erfolgte, wo er dann nach 16stündigem Ritt etwas erschöpft sich zunächst hinlegte. Erst dann gingen wir in die Stadt, wo meine Frau mit mütterlicher Sorgfalt die notwendigste Wäscheausrüstung für ihren Sohn besorgte und wir dabei die Stimmung in der Stadt wahrnehmen konnten. Die Mobilmachung war ja inzwischen im Gange, und ungeheures militärisches und bürgerliches Treiben herrschte in der Stadt. Fast die ganze Bevölkerung war auf den Beinen, nirgends mehr hörte man ein französisches Wort und überall in den Läden und auf den Wegen war der Eindruck der, daß auch jeder Altelsässer nur von einem Wunsch beseelt war: „Um Gottes willen keine Änderung der bestehenden Verhältnisse“. Das bedeutete gewiß keine bewußte Deutschfreundlichkeit und Anerkennung der Leistungen der deutschen Verwaltung, wohl aber eine unbewußte Empfindung, daß ihr Schicksal mit dem des deutschen Volkes eng verbunden sei, und es ihnen nicht gut besser gehen könne als unter deutscher Herrschaft. Daß das in dieser Stadt, dem Sitze der Blumenthal und Hansi, so war, zeigt, daß das, was von unseren äußeren und inneren Feinden als berechtigte Auflehnung gegen die „preußische Junkerherrschaft“ hingestellt wurde, nichts anderes war als Ausdruck der den Deutschen und den Elsässern, als echten Alemannen, besonders eignen Nörgelsucht, die im Augenblick des Lebensernstes besseren Eigenschaften wich.

Wir konnten dann noch einige Stunden mit unserem Jungen verbringen, die notwendigsten Dinge mit ihm erledigen, mußten ihn aber gegen abend wieder zu einer großen Besprechung des Offizierkorps mit dem neuen Regimentsführer entlassen, sahen inzwischen den unter heller Begeisterung der ganzen Bevölkerung erfolgenden Ausmarsch des Oberelsässischen Infanterieregiments Nr. 171 mit zu und mußten uns dann zur Abreise rüsten. Nur noch 1/2 Stunde war uns mit unserem Jungen vergönnt, der uns noch auf die Bahn brachte und der mit einer gewissen ruhigen Heiterkeit von uns Abschied nahm. Auch meine Frau hatte bis zum letzten Augenblick, solange wir ihn noch sehen konnten, ihre Fassung völlig bewahrt, dann brach der Mutterschmerz und -sorge übermächtig hervor, und sie erstickte fast in Schluchzen und Tränen in dem überfüllten Abteil, in dem alles in Hoffnungen, Befürchtungen und auch Klagen über die unterbrochene Sommerreise laut durcheinander redete. Gegen 10 Uhr kamen wir in Straßburg an, hier war schon alles in vollster Kriegsbereitschaft, Scheinwerfer, Raketen, Fesselballone, weite Umgebung beleuchtend, und hier und da auch Flugzeuge zur Erscheinung bringend. Mir ging durch den Kopf, was alles für Ereignisse und Schicksale über das Vaterland und mein eignes Leben hinweggegangen, seitdem ich vor 31 Jahren die „wunderschöne Stadt" zum ersten Male erblickt und in ihr für mehr als $1^1/_2$ Jahr heimisch geworden war.

Auf dem Straßburger Bahnhof herrschte ungeheures Gedränge, das sich fast von Minute zu Minute erhöhte. Immer mehr Züge trafen ein, die hauptsächlich aus der Schweiz nach Hause eilende Deutsche oder auch Ausländer brachten, die den am Kriege zunächst nicht beteiligten Staaten angehörten. Mit der wachsenden Menschenmenge wuchsen auch die Gerüchte. Dort erzählte ein augenscheinlich gebildeter Herr, eben sei die Drahtnachricht eingetroffen, daß Japan Rußland den Krieg erklärt habe, dort ein andrer von einem großen Siege der Österreicher über die Serben. Dann wieder klagten Damen über schlechte Behandlung durch schweizerische Zollbeamte an der Grenze, und so mehrten sich die Beispiele, daß das ungeheure Ereignis des zunächst doch nur als Zweifrontenkrieg angesehnen Krieges die Gemüter erregte und die Hirne bis zur völligen Urteilslosigkeit erschütterte. Der Zug, mit dem wir nach Frankfurt weiter wollten, sollte um 12 Uhr eintreffen; aber Stunde auf Stunde verrann, es kamen verschiedene Züge, aber keiner, der nach Frankfurt fuhr. Die Warte- und Speisesäle waren inzwischen so überfüllt worden, daß ein großer Teil der Reisenden es vorzog, auf dem Bahnsteig zu warten und sich auf ihre Handkoffer zu setzen. Schließlich war der Bahnsteig so schwarz voll Menschen, daß es unmöglich erschien, in den Zug hineinzugelangen, wenn er wirklich kam, und meine Frau dies Wagnis zunächst nicht unternehmen wollte. Als endlich nach $^1/_2$4 Uhr der Zug eintraf, wurden wir mit unserem Handgepäck immer weiter gedrängt, als plötzlich sich die Tür eines Wagens öffnete und ein Schaffner fragte: „Wollen Sie Schlafwagen?" Wir bejahten sofort, und er half uns in den noch ganz leeren Schlafwagen

— wir hatten gar nicht bemerkt, daß es ein solcher war — hinein und führte uns gleich in ein Abteil, wo wir von den körperlichen und seelischen Anstrengungen ausruhen zu können hofften. Aber so weit war es noch nicht, nirgends waren die Schlafabteile in Ordnung gebracht, und während der Schaffner es tun wollte, füllte sich von allen Seiten her der Wagen, so daß der Mann den Kopf verlor. In dieser Lage erwachte wieder die Tatkraft meiner Frau, sie beruhigte und half ihm mit der Gewandtheit einer erfahrenen Hausfrau beim Bettenmachen, so daß wenigstens alle Abteile rasch in Ordnung gebracht wurden, während, weil der Zug sich inzwischen in Bewegung gesetzt hatte, auch keine neuen Reisenden hineinströmten. Endlich konnten wir uns hinlegen, hörten aber, wie fast auf jeder Haltestelle neue Reisende hinzukamen. Nachdem wir etwas geschlafen hatten und vor unserem Abteil Kinderweinen hörten, standen wir auf und überließen es ganz ermatteten und hungrigen Eltern mit Kindern, denen wir noch mit inzwischen recht trocken gewordenen belegten Butterbrötchen, die wir vor fast 3 Tagen aus Kiel mitgenommen, aushelfen konnten. Zahlreiche Erzählungen, die wir hörten oder an uns gerichtete Gespräche zeigten, mit welch rauher Hand der Krieg ins bürgerliche Leben eingriff und eben aufgebautes Glück zu zerstören im Begriff war.

Die weitere Reise ging stets in überfüllten Abteilen, aber in musterhafter Ordnung vor sich; man begegnete vielen Soldatenzügen, überall herrschte ernste, aber begeisterte Stimmung. Mannigfache Gerüchte tauchten auf; am meisten Beunruhigung gab es, als in Gießen, während der Zug sich eben in Bewegung setzte, ein Kellner aus dem Speiseraum herausstürzte und rief, eben sei die Nachricht gedrahtet, daß die Franzosen ins Elsaß eingebrochen und zwei deutsche Regimenter — das 171. und 111. Regiment — aufgerieben seien. Es hielt schwer, die meisten Reisenden davon zu überzeugen, daß das Unsinn sei und weder Truppen des 14. Armeekorps noch französische

Truppen in solchen Mengen schon im Elsaß sein konnten. — Bewunderungswürdig war es zu sehen, wie fast auf allen Bahnhöfen auf den Bahnsteigen ungeheure Mengen von Reisegepäck in Ordnung aufgetürmt waren, die natürlich bei der plötzlichen Beschränkung der Hilfskräfte durch die Mobilmachung nicht bewältigt werden konnten. Damals war der Ordnungssinn und die Ehrlichkeit der Hilfsbeamten und des ganzen deutschen Volkes noch so groß, daß nicht ein einziges Gepäckstück verlorenging oder verwechselt wurde, wie zuverlässig festgestellt ist. Umsturz und Freistaatsregierung haben das alles so erschüttert bis in hohe Stellen hinein, daß man es heute nicht wagen könnte, auch nur einen Versuch von einem Zehntel des Ausmaßes zu machen.

Mit etwa 12 Stunden Verspätung trafen wir in der Nacht zum 3. bei regnerischem Wetter wieder in Kiel ein. Amtliche Schreiben erwarteten mich schon, besonders in meiner Eigenschaft als Vorsitzender des ärztlichen Prüfungsausschusses, wegen der sogenannten Notprüfung. Als ich am frühen Morgen ins Institut kam, fand ich es leer und verödet. Als die Entscheidung gefallen war, entleerten sich wie mit einem Zauberschlage die eben noch überfüllten Stätten friedlicher Arbeit, und in alle Winde zerstreuten sich die Jünglinge und Männer, um nur noch von einem Gedanken, der Verteidigung des schwer bedrohten Vaterlandes, erfüllt zu bleiben. Auch uns ältere ergriff der Drang, sich in die Schar der Krieger einzureihen, und als am nächsten Tage die Nachricht von Englands Kriegserklärung eintraf, mit der man gerade in Kiel nicht als mit einer Selbstverständlichkeit gerechnet hatte, da war für viele kein Halten mehr. Mancher von denen, der begeistert hinauszog, ging freilich doch schweren Herzens mit Abschiedweh hinaus — aber auch die, die zurückbleiben mußten, waren bedrückt; denn der Gedanke bei dem ungeheuren Schicksal, das unser Land und Volk betroffen, nicht unmittelbar handelnd, Feinde und Leiden des Krieges abwehrend, mitbeteiligt sein zu dürfen, wollte niemand recht in den Sinn. Und in den ersten Tagen der kriegerischen Begeisterung und dem Jubel und Rausche der ersten Siege, dämmerte kaum einem eine Ahnung davon auf, daß in diesem Kriege jeder Deutsche ein Kämpfer und Dulder sein würde, ob er im Felde stände oder zu Hause bliebe.

Die unmittelbaren Pflichten und Aufgaben, die sich für den theoretischen Mediziner ergaben, waren aber doch andere. Es ist sicher im Beginn des Krieges und auch noch späterhin mancher Fehler dadurch gemacht worden, daß sich alles an die Front drängte und unter den Ärzten ihre Verwendung mehr nach dem zufällig erreichten Dienstgrad und Dienstalter erfolgte, als nach ihrer Eignung. So kam es, daß monatelang manch trefflicher Chirurg, auch wenn er Privatdozent oder außerordentlicher Professor an einer Universität und langjähriger Oberarzt an einer großen chirurgischen Klinik war, falls er es militärisch nur bis zum Oberarzt oder jungen Stabsarzt gebracht hatte, sein Können und Wissen durch die ihm zugewiesene Stellung als Truppen- oder Verbandsplatzarzt nicht in genügender Weise verwenden konnte, während Vertreter der normalen oder pathologischen Anatomie oder Kehlkopfs- und Hautärzte, die Oberstabsärzte der Reserve oder Landwehr waren, wichtige chirurgische Stellen erhielten oder als Leiter von Kriegslazaretten u. dgl. Verwendung fanden. In dieser Hinsicht war die Kriegsvorbereitung seitens der Medizinalabteilung des Kriegsministeriums nicht ausreichend gewesen, man hatte wohl auf dem Gebiete der Chirurgie, innerer Medizin und Hygiene für die höchsten Stellen (beratende Chirurgen, beratende innere Mediziner und Hygieniker) Auswahl und Vorsorge getroffen, aber die große Masse der Ärzte des Beurlaubtenstandes so behandelt, als hätte man bei den Offizieren des Beurlaubtenstandes die der Infanterie, Kavallerie, Feld- und Fußartillerie, Verkehrstruppen wahllos nur nach Dienstgrad und -alter verteilt. Und es wurde auch den Wünschen älterer Professoren, an den Kriegsschauplatz zu kommen, zunächst zu bereitwillig nachgegeben. Es gab manche Herren, auch unter den Kieler medizinischen Professoren, die es geradezu für eine Pflichtverletzung hielten, wenn man sich nicht zur Front drängte. Etwa 8 Tage nach Kriegsbeginn war ein Kollege sehr unzufrieden mit mir, als ich seine Frage, ob ich mich nicht zur Verfügung gestellt hätte — zwar bejahte, aber hinzufügte, daß ich dazu bemerkt hätte, daß ich mich zur Zeit als Vorsitzender des Prüfungsausschusses für unabkömmlich hielte.

Ich war der Meinung und bin es noch, daß in dem großen Kriege jeder suchen sollte, dem Vaterland dort zu dienen, wo er am meisten leisten und helfen konnte, nicht aber, wohin Begeisterungsrausch und mitunter auch Eitelkeit und Ehrgeiz ihn zogen.

Nachdem ein so außerordentlich großer Teil der männlichen Bevölkerung aus Ämtern und Berufen gerissen, gab es für die Zurückgebliebenen genug Aufgaben, die mit Ernst, Verantwortungsgefühl und Schnelligkeit erledigt werden mußten. Zu ihnen gehörte auch die Abhaltung der sogenannten Notprüfungen. In den ersten Tagen drängten sich zahlreiche Studenten zu ihnen, nicht nur solche, die gerade noch in Kiel studiert hatten, sondern auch noch von anderen Universitäten und auch manche „bemooste Häupter“, die bis dahin den Mut zur Ablegung einer regelrechten Staatsprüfung nicht hatten aufbringen können und um so mehr den Augenblick benutzen wollten, um auf billigste Weise die Approbation als Arzt zu erlangen. Es handelte sich ja um eine rein theoretische, in ein bis zwei Tagen abzulegende Prüfung, in der ein Überblick über die Kenntnisse und das Können der Prüflinge gewonnen werden sollte. Wenn auch die verhältnismäßig kurze Zeit, die jedem einzelnen Prüfer zur Verfügung stand, es nur unvollkommen gestattete, der Eigenart jedes Prüflings gerecht zu werden und ein richtiges Bild von dessen wirklichem Können zu erhalten, so waren diese Prüfungen doch recht lehrreich. Denn sie gestatteten einen genaueren Einblick als sonst in das, was wirklich festes geistiges Besitztum des Lernenden geworden war. Denn hier fiel alles weg, was sonst das Bild trüben kann: Prüfungsangst und Prüfungsvorbereitung für jeden einzelnen Abschnitt. Frisch, fromm, fröhlich und frei, in dem Bewußtsein, daß mehr einer Form genügt werden solle, und ein Vaterlandsverteidiger nicht durch die Strohhalme von Prüfungen behindert werden dürfe, gingen die Prüflinge in die Prüfung so wie sie nach eben beendetem Sommerhalbjahr in die Ferien hatten eilen wollen. Und so konnten die Prüfer ihre und anderer Universitäten Schüler sozusagen ohne Bekleidungsstücke vor sich sehen und erkennen, was ihnen fest beizubringen gelungen war.

Das Ergebnis war im allgemeinen kein erfreuliches. Es war doch nur ein geringer Bruchteil der Prüflinge, von dem man den Eindruck gewann, daß sie mit Verstand und offenen Sinnen dem Unterricht gefolgt und wenigstens einen Teil davon verarbeitet und zu eigenem geistigen Besitztum gemacht hatten. Viele versagten ganz, manche hatten Kenntnisse, die aber im wesentlichen äußerliche Gedächtnisbestandteile waren. Die vom Ministerium in der Eile gegebenen Vorschriften waren unklar und es blieb zweifelhaft, ob die Prüfung als bestanden gelten konnte, wenn Prüflinge in einem oder mehreren Fächern ganz versagt hatten. Ich stand auf dem Standpunkt, daß bei einer derartig erleichterten Prüfung das Mindeste, was verlangt werden mußte, das restlose Bestehen aller Fächer wäre und entschied in einigen Fällen dementsprechend. Das hatte zwei Folgen: erstens, daß kaum noch einer der klinischen Prüfer das Urteil ungenügend gab, zweitens, daß der Minister in einem Zweifelsfalle gegen mich entschied und dadurch tatsächlich die „Notprüfung" zu einer leeren Form wurde, die man sich hätte ersparen können. Es wäre viel zweckmäßiger gewesen, den kurz vor der Prüfung stehenden Heilkunde Studierenden für die Dauer des Krieges eine Approbation ohne Prüfung zu erteilen, um ihnen die Wahrnehmung ärztlicher Stellen in Heer und

Flotte zu ermöglichen. Besonders verkehrt aber war es, daß man die Bestimmungen über die Notprüfung viel zu lange bestehen ließ. Konnte man ihnen eine bedingte Berechtigung für die ersten Tage des Krieges zubilligen, so doch gar nicht für spätere Wochen und Monate. Denn nun sammelten sich allmählich immer mehr solche Mediziner an, die schon längst nicht mehr regelrecht studiert hatten und nun die Gelegenheit, billig zur ärztlichen Approbation zu gelangen, begierig ergriffen. Erst im Januar 1915 wurden die sämtlichen Prüfungsvorsitzenden zu einer Beratung nach Berlin berufen, um eine andere Regelung herbeizuführen. Die damals für die sogenannte Kriegsprüfung getroffenen Bestimmungen, die aber nur für die Zeit von März bis Mai 15 Geltung hatten, hätten eigentlich als Muster für die nach dem Kriege erlassene Prüfungsordnung dienen können — denn sie brachen mit dem Unfug der Abschnittswiederholungen und ermöglichten eine zwar abgekürzte, aber durchaus ernste Fachprüfung, die in einem Zuge abgelegt werden mußte und bei der das Versagen in einem Fache das Nichtbestehen der Gesamtprüfung bedeutete.

Für die Vorsitzenden der Prüfungsausschüsse brachten die neuen Bestimmungen natürlich viel Arbeit und Schreibereien, zumal wenigstens in Kiel die Zahl der Prüflinge eine erhebliche war. Dabei mußte der Unterricht für die aus irgendeinem Grunde nicht zum Kriegsdienst einberufenen männlichen und die weiblichen Studenten aufrechterhalten werden, was mit Schwierigkeiten verknüpft war, weil fast alle Professoren der klinischen Fächer im Felde standen und Kliniken und Institute zunächst fast vollkommen von Hilfskräften entblößt worden waren. Erst später wurde auch für die bürgerliche Bevölkerung im Lande besser gesorgt und, soweit wie irgend angängig, eine Versorgung der Kranken in Kliniken und Krankenhäusern ermöglicht. Die wissenschaftlichen Anstalten mußten natürlich zurückstehen, und ich habe den — hinsichtlich der Leichenöffnungen und sonstigen Untersuchungen verstärkten — Betrieb mit einem Diener und einem Assistenten, zeitweise sogar ohne einen solchen, und ein bis zwei Medizinalpraktikanten aufrechterhalten und dabei noch die Geschäfte als Dekan und militärärztliche Arbeit leisten müssen. Denn ich hatte seit 1915 die Stelle eines beratenden Pathologen des 9. Reservekorps für die Provinz Schleswig-Holstein nördlich der Eider übernommen.

Der Unterricht für die Studierenden war nicht mehr ganz so zeitraubend wie im Frieden, vor allem in den praktischen Kursen. Denn die Zahl der Studenten hatte, am wenigsten noch im ersten Kriegshalbjahr, sehr erheblich abgenommen, in Kiel wohl stärker als an vielen anderen Universitäten. Denn schon im allgemeinen bildete sich bei den Studenten die Neigung aus, die an den Grenzen des Reiches gelegenen Universitäten zu meiden. Dazu kam, daß in Kiel keine Reservelazarette des Landheeres eingerichtet waren wie an allen anderen Universitäten, an denen ältere Kandidaten der Medizin als Feldunterärzte tätig waren oder wohin beschädigte oder erkrankte Mediziner aus dem Felde auf längere Zeit beurlaubt werden konnten und dann ihren Studien weiter nachgingen. Die Zahl der an den Reservelazaretten der Flotte tätigen Sanitätsunter- und Feldunterärzte war sehr gering, und auch diesen wurde eine Zeitlang durch Verfügung des Generalstabsarztes der Marine der Besuch von Vorlesungen an der Universität verboten und damit das Studium unmöglich gemacht — eine Verfügung, deren Zurücknahme erst nach mehr als einem halben Jahre nach wiederholten Bemühungen der medizinischen Fakultät und Vermittlung des Kultusministeriums gelang. So kam es, daß im Sommerhalbjahr 1915 und Winterhalbjahr 15/16 kaum der zehnte Teil der Studierenden wie im Frieden, namentlich in den klinischen Semestern, vorhanden war, also dort, wo sonst 2—300 Teilnehmer gewesen waren, kaum noch 20—30 sich zusammenfanden. Das erforderte natürlich eine Änderung der Unterrichtsweise, die allerdings nur als vorteilhaft betrachtet werden konnte. Der Großbetrieb, in dem mit großen Mitteln und all den technischen Einrichtungen der Vorweisung durch Projektionsapparat, große Tafeln usw. gearbeitet werden muß, in dem der Professor gar nicht mit allen Studierenden in dauernde persönliche Beziehung, ja zum Teil kaum in persönliche Berührung tritt, und wo sich Assistenten, Famuli und Demonstratoren als wichtige Bindeglieder einschieben, machte wieder dem Kleinbetrieb, der unmittelbaren persönlichen Unterweisung am Krankenbett, im chemischen Arbeitssaal, am Leichentisch und Mikroskop Platz. Und es stellte sich vielfach dadurch von selbst bei den Studierenden die Neigung heraus, ihre Kräfte auf einige Fächer zu sammeln und nicht mehr, wie im Frieden, von einem Institut und einer Klinik zur andern zu stürzen und sich den ganzen Tag mit den verschiedensten wissenschaftlichen Ausdrücken und Vorstellungen derartig zu überladen, daß an eine Ausnutzung und Durcharbeitung gar nicht mehr gedacht werden konnte. Freilich standen diesen Vorteilen auch manche Nachteile gegenüber; namentlich im pathologisch-anatomischen Demonstrations- und mikroskopischen Kurs machte sich der durch den Mangel an geschulten Hilfskräften erzwungene Verzicht auf das wichtige Lehrmittel der mikroskopischen Projektion sehr störend bemerkbar, da sie weder durch Zeichnungen und Tafeln noch Aufstellung selbst zahlreicher mikroskopischer Präparate ersetzt werden kann. Immerhin gelang auch hier, wie auf so vielen anderen Gebieten, die Einstellung auf die veränderten Verhältnisse des Krieges.

Die eigentliche wissenschaftliche Forschungsarbeit war natürlich sehr gestört; innere und äußere Hemmungen bewirkten es. Die steigende Sorge um das Wohl und die Zukunft des Vaterlandes, die mit der Dauer des Krieges trotz aller militärischer Erfolge von Tag zu Tag zunahm, die Sorge um das Leben des einzigen Sohnes, die freilich, wie es menschlich ist, abnahm je länger er mit zunehmendem Glück aus schwersten Gefahren herauskam, hemmten doch bei mir die Zusammenraffung der Gedanken, die zur Durchführung wissenschaftlicher Arbeiten nicht entbehrt werden kann. Dazu kamen die äußeren Störungen — das Fehlen an Hilfskräften und -mitteln, die Belastung mit anderen Arbeiten und schließlich die Ernährungsnöte, die allmählich namentlich die Vornahme von Tierversuchen fast ganz unmöglich machten. So mußten aussichtsvolle angefangene Arbeiten ganz liegenbleiben und neue konnten nicht oder nur in sehr beschränktem Maße angefangen werden. Um so mehr ist aber anzuerkennen, was von allen im Institut Beschäftigten geleistet wurde, und wie jeder mit vermehrter Kraft arbeitete und den Ausfall an Arbeitskräften zu ersetzen suchte auch unter den ungünstigsten äußeren Umständen. Denn zu den Ernährungsschwierigkeiten, die namentlich in dem berüchtigten Kohlrübenwinter 16/17 einen fast unerträglichen Grad erreichten, kam noch die Kälte- und Heizungsnot, die in dem hoch und frei gelegenen, allen Winden ausgesetzten Institut besonders stark sich auswirkte. Wie oft kam es namentlich im März 17, wo es dem Institut an Heizmaterial wiederholt ganz fehlte, vor, daß die Flüssigkeiten in den Leichen zu Eis gefroren waren und die Leichenöffnungen mit blau gefrorenen Händen bei blau gefrorener Nase und Ohren gemacht wurden! Trotzdem hielten alle, besonders auch die weiblichen Hilfskräfte, tapfer aus.

Kiel war hinsichtlich der Ernährung besonders schlecht daran. Was etwa durch die Kriegsschiffe, besonders U-Boote, erbeutet war und nach Kiel kam, ging so gut wie restlos an die Marine und deren Angehörigen sowie die Werftarbeiter; die übrige Bevölkerung ging leer aus, einen Hintertürhandel, wie er in anderen Städten, besonders Berlin, förmlich organisiert war, gab es nicht. So herrschten dort Verhältnisse, die an Hungersnot grenzten, und es gab in den Professorfamilien nicht wenige, die in ihrer Gesundheit stark geschädigt wurden und 50—60 Pfund an Gewicht abnahmen. Wir selbst hatten es insofern etwas besser, weil wir auf dem Rasenplatz unseres Gartens Kartoffeln gelegt und fast drei Zentner ernteten und außerdem von unseren etwa 50 Hühnern mit Eiern versorgt wurden, so daß wir in der Lage waren, weniger Begünstigten abzugeben. Freilich war das Durchbringen der Hühner auch mit großen Schwierigkeiten und Mühen verknüpft, und ohne die Hilfe unseres trefflichen Fräulein Gertrud und der recht willigen Mädchen, die sich der sehr anstrengenden Arbeit des Zermahlens von Knochen, deren Mehl zur Ernährung der Hühner dienen mußte, unterzogen, wäre es uns nicht gelungen, die Hühner durchzubringen.

Der Lehrkörper der Universität war durch den Krieg stark gelichtet; denn nicht nur von der medizinischen Fakultät, sondern auch von anderen, besonders der philosophischen Fakultät, hatten sich auch die älteren zur Verfügung gestellt und gingen ins Feld. So fielen schon im ersten Kriegsjahr in den Kämpfen an der Yser als Hauptleute der Landwehr die Professoren der alten Geschichte Strack und der klassischen Philologie Sudhaus an der Spitze ihrer Kompanien. Die medizinische Fakultät verlor im Mai den ausgezeichneten inneren Kliniker, den begeisterten und begeisternden Lehrer und Freund der akademischen Jugend Hugo Lüthje. Bei dem Besuch eines Gefangenenlagers, in dem noch nicht sicher erkannter Flecktyphus herrschte und daher die später eingeführten Vorsichtsmaßregeln außer acht gelassen waren, infizierte er sich und starb nach acht Tagen. Er hatte, gleich als er von dort zurückkam, das Gefühl, ein Opfer der Krankheit zu werden. Im August desselben Jahres folgte ihm im Tode der Hygieniker Professor B. Fischer, der als ehemaliger aktiver Stabsarzt der Marine es sich nicht hatte nehmen lassen, trotz seiner 62 Jahre als beratender Hygieniker des 27. Reservekorps nach Flandern zu ziehen. Er hatte es gleich nach Kriegsbeginn übernommen, Cholera- und Typhusimpfstoffe für Heer und Flotte in großen Mengen und beschleunigt herzustellen und dies in überaus einfacher und praktischer Weise organisiert, so daß in verhältnismäßig kurzer Zeit 4500 Liter Impfstoff hergestellt wurden. Als er Anfang Juli 15 ins Feld zog, war die nicht leichte Aufgabe so weit vorbereitet, daß auch ohne ihn sich alles glatt abwickeln und er hoffen konnte, im Kriegs- und Etappengebiet seine Kenntnisse und Fähigkeiten noch nutzbringender für das Vaterland verwerten zu können. Aber er erlag schon nach kaum fünf Wochen den ungewohnten Anstrengungen des Kriegslebens und starb plötzlich an schlagartigem Versagen des Herzens. Andere Mitglieder der Universität erkrankten wie so viele an Ruhr oder Fleckfieber, wiederum andere gerieten als Sanitätsoffiziere vorübergehend in französische oder dauernd in russische Gefangenschaft. Sehr bemerkenswert war mir, daß einer dieser Herren, Professor Z., als er nach etwa sechswöchiger französischer Gefangenschaft zurückkehrte, mir sagte, er wäre fast jedes Jahr nach Frankreich gereist und wäre stets „dem Zauber der französischen Kultur" verfallen, jetzt erst hätte er das wahre Gesicht Frankreichs kennengelernt, von dem er sich mit Abscheu abwenden müsse.

Im übrigen gingen die Universitätsangelegenheiten ihren gewohnten Gang. Die Zahl der Studenten und Studentinnen vermehrte sich allmählich wieder etwas, teils weil stärkere Beurlaubungen zur Fortsetzung der Studien oder Ablegung von Prüfungen erfolgten, teils weil auch die Zahl der höchstens noch garnisondienstfähigen oder gänzlich kriegsuntauglichen Studenten zunahm. Fakultäts-, Senats- und Konsistoriumssitzungen fanden in unveränderter Weise statt. Die Fakultätsgeschäfte waren während meines Dekanats, das ich Juni 15 antrat, recht erheblich, weil drei Berufungen zu erledigen waren — für Bethe, der nach Frankfurt a. M. ging, und für die beiden verstorbenen Mitglieder Lüthje und Fischer. Keine ging ganz glatt vor sich, da teils die Verhandlungen innerhalb der Fakultät Schwierigkeiten bereiteten, teils Einmischungen von anderer Seite versucht wurden. Mehrfache Reisen nach Berlin waren nötig, um das durchzusetzen, was wir wünschten. Eine besondere Aufgabe ergab sich dadurch, daß neue Fakultätssatzungen ausgearbeitet werden mußten.

Dazu kam es auf folgende Weise. Der seit mehreren Jahren entpflichtete („emeritierte") hochverdiente Professor der Physiologie Hensen hatte wiederholt bei fast schon gefaßten Beschlüssen der Fakultät Einspruch erhoben, weil sie gegen die Fakultätssatzungen verstießen. Keiner kannte sie und niemand wußte, wo sie eigentlich waren. Gleich nach Antritt meines Dekanates forschte ich danach und konnte feststellen, daß es zwei Satzungen gab: eine aus dem Jahre 1665, aus sieben lateinischen Sätzen bestehende, von denen keiner mehr auf die jetzigen Verhältnisse paßte, und eine zweite sehr umfangreiche in deutscher Sprache, wenn ich nicht irre, aus dem Jahre 1787, in der entsprechend den damaligen Verhältnissen sehr viel über die Rolle der Fakultät als eine Art Medizinalkollegium und Prüfungsbehörde für Hebammen und Wundärzte, aber mit Ausnahme der Bestimmungen über die Dekanatswahl nichts mehr auf die Aufgaben der jetzigen Fakultät Anwendung finden konnte. Die Arbeit war nicht gering, aber es kam eine neuzeitlichen Anforderungen entsprechende Satzung zustande. Bemerkenswert war, daß die einzige erhebliche Unstimmigkeit mit dem Ministerium sich auf die Stellung der „entpflichteten" Professoren erstreckte. Die Fakultät hatte beschlossen, daß diese weder Sitz noch Stimme in der Fakultät hätten und auch keine Einladung zu den Sitzungen erhielten. Ministerialdirektor Naumann erklärte mir, daß das nicht anginge, und daß die „Entpflichteten" eben nur von ihren amtlichen *Pflichten* befreit würden, aber alle ihre *Rechte* behielten. Würde von einer Fakultät dagegen verstoßen und es beschwere sich ein Professor beim Minister, so würde dieser sicher gegen die Fakultät entscheiden. Man kann fragen, worauf die Stellung unserer Fakultät, die doch im Gegensatz zu der der heutigen Fakultäten steht, beruhte. Zweifellos darauf, daß es damals keine „Zwangsentpflichtung" gab, und es eine Ausnahme war, daß eine Fakultät überhaupt einen „Emeritierten" in ihrer Mitte hatte und das meist sehr alte Herren waren, während jetzt bei der Zwangsentpflichtung eine große Anzahl noch sehr wertvoller Männer im Alter von 65 und 68 Jahren entpflichtet werden und deren völliges Ausscheiden aus der Fakultät einen erheblichen Verlust und eine Störung der Überlieferung bedeuten würde. Die Regierungen der Länder wünschen dies jetzt gerade, und daher ist jetzt die Rolle der beiden Stellen vertauscht, während sich die damalige Regierung auf den einfachen Rechtsstandpunkt stellte.

Die Arbeit in Senat und Konsistorium hängt ja stets in der Hauptsache von dem Geschick und der Eignung des Rektors für sein Amt ab. Und das ist bekanntlich die schwächste Seite der akademischen Selbstverwaltung, daß das höchste Amt der Universität jedes Jahr wechselt und die Wahl nach einem Gewohnheitsrecht in einer bestimmten Reihenfolge der Fakultäten und in diesen wieder oft mehr nach dem Dienstalter als der Befähigung für Verwaltungsgeschäfte erfolgt. So kommt es oft, daß, wenn sich der Rektor gerade eingearbeitet hat, er schon bald wieder sein Amt in die Hände eines mitunter dafür nicht besonders befähigten Nachfolgers legen muß. Während meiner Kieler Zeit war nur ein Rektor, der erfahren und geschickt vor allem auch die Verhandlungen des Konsistoriums zu leiten verstand. Gerade diese Verhandlungen der Gesamtheit aller ordentlichen Professoren der Universität waren schon im Frieden wenig erfreulich und dehnten sich unter Rektoren, die nicht durch gute Vorbereitung der Sitzungen und strenge Handhabung der Geschäftsordnung die Verhandlungen wirklich zu leiten verstanden, ungebührlich aus, und es wurde manchmal leeres Stroh gedroschen, wie das ja immer in vielköpfigen Versammlungen der Fall ist. Namentlich unter den Juristen, Theologen und einigen der philosophischen Fakultät befanden sich gefährliche Herren, die stets Schwierigkeiten machten, während sich Naturwissenschaftler und namentlich Mediziner meist durch große Gleichgültigkeit auszeichneten. Das hatte zur Folge, daß es vor dem Kriege nicht möglich gewesen war, einige selbstverständliche Verbesserungen der Verfassung durchzusetzen und sie dann gegen den Willen der meisten Senate,

Konsistorien oder Konzile, wie sie auch heißen mochten, von der Regierung eingeführt wurden.

Das Jahr 1915 hatte ein Festjahr für die Universität sein sollen — die Feier des 250jährigen Bestehens. Ein eigenartiges Geschick hatte es gewollt, daß die Universität noch niemals eine Gründungsfeier hatte veranstalten können. Diesmal sollte es die erste Feier sein, die sie überhaupt und als preußische Hochschule im neuen Deutschen Reiche begehen sollte. Universität, Stadt und Provinz hatten sich zu einer Feier besonderer Art gerüstet, und noch im Winter 14/15 hatte man gehofft, Gründungsfeier mit Friedens- und Siegesfeier vereinigen zu können. Aber diese Hoffnung erwies sich bald als trügerisch, so daß Rektor und akademisches Konsistorium beschlossen, einen Teil der für die Gründungsfeier gesammelten Gelder — 10000 Mark — zu einer Stiftung zu verwenden, deren Mittel der wissenschaftlichen Forschung zur Geschichte der Kieler Universität dienen sollten. Aber auch dies wurde ja durch den späteren Währungsverfall vereitelt.

Die Gesamtstimmung in der Professorenschaft entsprach im wesentlichen der der übrigen Bevölkerung. Es gab nur wenig „Flaumacher" oder gar „Defaitisten". Viele traten der schon 1915 gegründeten „Freien Vaterländischen Vereinigung", später aber auch der „Vaterlandspartei" oder dem „Unabhängigen Ausschuß für einen deutschen Frieden" bei. Ich selbst war schon in einer der ersten Versammlungen oder besser „Vorversammlungen" der Vaterlandspartei in Berlin anwesend und habe damals verschiedene einflußreiche Mitglieder gebeten, lieber einen Namen zu wählen, in dem die Bezeichnung „Partei" fehle. Ich glaube, es hätte auch nicht viel genützt, wenn es geschehen wäre; die Gegner hätten dann schon etwas anderes herausgefunden, um die Ziele der Vereinigung zu bekämpfen. Es wurde auch unter den Professoren viel über die Friedensziele gesprochen, und es waren selbst in diesen Kreisen wenige, die mir zustimmten, als ich sagte, es würde schon ein ungeheurer

Sieg für uns sein, wenn wir gegen diese Welt von Feinden mit völliger Erhaltung des „status quo" herauskämen, wobei ich selbst freilich das nicht als das erstrebenswerteste Ziel betrachtete. Es gab auch manche, die den unsinnigen Standpunkt einiger Admiräle a. D. teilten, daß der Krieg verloren sei, wenn wir nicht ganz Belgien und die französische Nordküste in unsere Hand bekämen. Es fehlte auch bei manchen aktiven Seeoffizieren noch die richtige Beurteilung und Einschätzung des Heeres. Von ihnen ging mitunter selbst eine gewisse Verkleinerung der ungeheuren Leistungen und Siege des Heeres aus, so daß die Stimmung in den der Marine nahestehenden Kreisen eher eine herabgesetzte wurde als in anderen. Für diese Beeinträchtigung der Stimmung sorgte freilich auch die sich immer weiterverbreitende Trauer und die sich bis zur Hungersnot steigernden Ernährungsschwierigkeiten, die Körper und Seele zerrütteten. Das fing etwa 1916 an und nahm dann reißend zu. Auf meinen zahlreichen Reisen an die dänische Grenze konnte ich das immer deutlicher beobachten. Während bis zu diesem Zeitpunkt die Gespräche der Mitreisenden sich auf die kriegerischen Ereignisse, die Erlebnisse ihrer im Felde stehenden Angehörigen usw. erstreckt hatten, hörte das fast ganz auf, und es traten in den Vordergrund die wirtschaftlichen und Ernährungsschwierigkeiten, wie und wo man dies und das „hamstern" oder auf Schleichwegen erhalten könne, wie die Preise für die wichtigsten Nahrungsmittel seien, wozu sich meist eine mehr oder weniger abfällige Beurteilung der Anordnungen und Maßnahmen der Regierung gesellte. Wenn gerade Nachrichten über große militärische Erfolge eingetroffen, so wurden sie mit wenigen Worten abgemacht, und ebenso ging es mit den innen- und außenpolitischen Ereignissen. Weder die Frage des unbeschränkten U-Bootkrieges noch die Nachrichten über die russische Revolution vermochten die Gemüter dauernd zu erregen und zu beschäftigen, immer kehrte die Aufmerksamkeit zu den des Leibes Notdurft betreffenden Angelegenheiten zurück. Es war eine starke Wandlung eingetreten, die Begeisterung war vollkommen verraucht und nicht wieder zu entfachen; gerade in den Schichten des kleinen Mittelstandes und des Landvolkes, die ich hauptsächlich auf meinen Reisen traf, herrschte eine Stimmung fast stumpfer Ergebenheit in das Schicksal oder verärgerter Nörgelei. In den Kreisen der städtischen Arbeiterschaft, der nicht im Heeresdienst stehenden niederen Angestellten in Krankenhäusern und Lazaretten war es zum Teil anders; hier konnte man lebhafte Erörterungen über die Wahlrechtsfrage oder die Friedensbedingungen hören. Aber es war bemerkenswert, daß gerade in diesen Kreisen sehr starke „Annexionsgelüste" — allerdings vorwiegend nach Osten — vorherrschten. Bemerkenswert auch deswegen, weil auch in den gebildeten Kreisen Schleswig-Holsteins jedes Verständnis für die Ostfragen fehlte. In Kiel, wo im Lehrkörper der Universität einige Balten gewesen waren, wurde freilich von diesen oder ihren Angehörigen die Auffassung vertreten, daß die ganzen baltischen Provinzen bis über Esthland hinaus in irgendeiner Form unter deutsche Herrschaft kommen müßten (obgleich uns das die Todfeindschaft Rußlands zugezogen haben müßte), aber für die Polenfrage fehlte es an Verständnis, und als ich in einer Gesellschaft die Errichtung eines selbständigen Königreichs Polen geradezu für ein Verbrechen erklärte, begriff das niemand recht.

Die Tätigkeit als beratender Pathologe wurde von Monat zu Monat umfangreicher und anstrengender, da sie neben meiner sonstigen einherging und in einigen Monaten kaum ein Tag oder eine Nacht verging, wo ich nicht nach stundenlangen Fahrten in ungeheizten Eisenbahnabteilen noch bis 12, 1 Uhr nachts Leichenöffnungen ausführen und mit dem frühsten Zug wieder nach Kiel zurückfahren mußte, ohne daß ich Zeit zum Frühstücken gehabt hätte. Aber die Tätigkeit war wissenschaftlich und menschlich anregend und wertvoll, und es gelang mir besonders auch, bei Sanitätsoffizieren und Offizieren herrschende

Vorurteile über Krankheitsvortäuschung in den Lagern militärischer Strafgefangner zu durchbrechen. In den Lagern waren wiederholt und im Kälte- und Kohlrübenwinter 1916/17 sich häufende zahlreiche Krankmeldungen vorgekommen, bei denen die Ärzte nichts finden konnten und die, wenn sie sich wiederholten, zu strengen Bestrafungen der Leute geführt hatten. Als einige Todesfälle vorgekommen waren, gelang es mir festzustellen, daß es sich auch in den nicht tödlich verlaufenden Fällen um weniger bekannte Erschöpfungs- und Unterernährungskrankheiten handelte, wie sie schon im Anfange des Jahrhunderts in den englischen Konzentrationslagern der gefangenen Buren vorgekommen waren. Den Einwänden, daß die Leute gar nicht schlecht ernährt würden, konnte ich damit begegnen, daß „genügende Ernährung" ein Verhältnisbegriff sei und im Verhältnis zu den ungeheuren körperlichen Anstrengungen und den dazukommenden Witterungseinflüssen die Ernährung nicht genügend sei. Die Leute mußten an der dänischen Grenze Befestigungsarbeiten ausführen, hatten — morgens um 4 Uhr aufstehend — einen dreistündigen Anmarsch an die Grenze, arbeiteten im Freien bei eisigen Winden und kehrten erst nach 8 Uhr abends in ihre Lager zurück. Es war nicht überraschend, daß unter diesen Leuten die Fälle kruppöser Lungenentzündung sich häuften und die Sterblichkeit an dieser Krankheit, sowie deren Verwicklungen (Komplikationen) — besonders Gehirnhautentzündungen — eine nie gekannte Höhe erreichten.

Schon zweimal hatte ich jahrelang an den äußersten Grenzen des Reiches — im Westen und Osten — verlebt und nun sollte ich auch im Norden die Grenzkämpfe kennenlernen. Es war freilich ein ganz anderes Bild als im Osten, wo eine durch Sprache, Religion und Überlieferung ganz entgegengesetzte Bevölkerung in großen Mengen mit der deutschen gemischt war, und im Westen, wo zwar innigste Stammes- und Kulturverwandtschaft bestand, der Religionszwiespalt aber ebenso wie manche Überlieferung trennte. — Das war hier alles nicht vorhanden. Gleiche Religion, nahe Verwandtschaft der Stämme, mannigfache gemeinsame Überlieferung. Schon äußerlich weder in Landschaft noch Ackerwirtschaft noch Bauweise der Städte noch dem Aussehen der Bevölkerung ein Unterschied. Ob ich in Tondern oder Tingleff, in Apenrade oder Husum war, überall der Eindruck nordischer deutscher Orte. Einzig Hadersleben machte eine Ausnahme; hier sah man viel dänische Schilder, und hier hörte man auch verhältnismäßig viel dänische Laute auf der Straße. Auch auf dem Lande war es nicht wesentlich anders, und niemand, der die Verhältnisse wirklich kannte, wird bezweifeln können, daß die Grenzführung, wie sie nach dem Versailler Machtspruch erfolgte, weit ungerechter gewesen ist als die im Jahre 1864 vorgenommene, die noch dazu durch die Bestimmungen des Prager Friedens die Möglichkeit von Ausgleichen offenbarer Ungerechtigkeiten zuließ.

Für mich war es wertvoll und anregend auch die Landbevölkerung kennenzulernen, die doch stets die Eigenart des Stammes viel reiner und unverfälschter zeigt als die städtische. Auch der Vergleich mit der mir gut bekannten mecklenburgischen war reizvoll. Land und Leute zeigten große Unterschiede. Mecklenburgische Landschaft und Menschen behäbig, gemütlich, ohne Erdenschwere, bis zu einem gewissen Grade nüchtern, prosaisch. Schleswig-holsteinische Landschaft und Leute herb, hart, verschlossen, verträumt, oft wie in einer anderen Welt lebend. Die Landschaft von seltsamem Zauber poetischer Verträumtheit — welch entzückende Gedichte sind nicht Husum, Apenrade, Glücksburg und das allerdings weit entfernte, aber doch innerlich zugehörige Eutin. Wie eine Märchenwelt für den an Lärm und Hasten gewöhnten Großstädter! Die Bevölkerung wortkarg und eckig, der Landmann, wie überall, eigensüchtig, aber doch dankbar. Oft wurde ich von Müttern um ärztlichen Rat für erkrankte Kinder gebeten — wenn sie erfahren hatten, daß ein Professor aus Kiel käme und sie den Militärkraftwagen herankommen hörten, standen sie vor ihren

Häusern und winkten, daß ich halten ließ. Stets suchten sie sich durch irgend etwas, was dem Städter fehlte, erkenntlich zu zeigen, durch Eier oder Butter, auch wenn es noch so wenig war. Immer hatte man das Gefühl, daß hinter der harten Außenseite ein warmes Herz schlug.

Als ich am 27. Mai 1917 — es war wohl der Pfingstsonntag — recht durchfroren — denn überall hatte noch Eis und Schnee gelegen — nach Kiel zurückkehrte, empfing mich meine Frau mit der Nachricht, daß unsere schöne Villa, in der wir nun über vier Jahre wohnten, verkauft werden sollte. Nun drohte uns, wenn das Haus verkauft würde, ein baldiger Wohnungswechsel. Nachdem wir uns zunächst nach gleichwertiger Wohnung vergeblich umgesehen, schlug ich meiner Frau vor, daß wir es selbst kauften. Wir hatten den Preis, über den noch keine Einigkeit erzielt war, erfahren, und ich wollte etwas mehr bieten. Ich sagte meiner Frau, daß es als sicher anzusehen sei, daß wir immer in Kiel blieben — ich sei 57 Jahr alt und in dem Alter Wegberufungen selten; in Berlin, wo Orth zum 1. Oktober abgehen wolle, sei ich zwar an zweiter Stelle auf der Liste, aber der an erster Stelle vorgeschlagene Aschoff würde ganz sicher annehmen. An den anderen für mich etwa erstrebenswerten Universitäten — Leipzig, München — wäre ein Wechsel in absehbarer Zeit nicht zu erwarten, und in Freiburg, wohin ja die schöne Gegend locken könne, würde ich sicher nicht in Frage kommen; es sei also schon das beste, wenn wir das Haus kauften. Meiner Frau war zwar die Aussicht, immer in Kiel zu bleiben, zunächst nicht sehr angenehm, dann aber erklärte sie sich damit einverstanden und, als am 15. Juni der Kauf abgeschlossen war, wurde sie immer froher. Sie war im Grunde doch bodenständig, und der Gedanke, einen eigenen Grund und Boden zu besitzen, hatte für sie viel Verlockendes, ja es war der Kauf für sie doch die Erfüllung eines innerlich lang gehegten Wunsches. Mir ging es nicht so, im Gegenteil, nach abgeschlossenem Kauf bekam ich einige Sorgen, da wir in dem eigenen Hause doch erheblich teurer wohnen würden, und es mir fast leichtsinnig erschien, mitten im Kriege, der nun schon so lange dauerte und dessen Ausgang wenigstens nicht sicher war, einen so großen Teil des Vermögens in einem Grundstück anzulegen. Aber alle diese Wolken wurden doch auch zerstreut durch die fast von Tag zu Tag zunehmende Freude meiner Frau, die ihren Höhepunkt erreichte, als Mitte Juli bei herrlichstem Sommerwetter sie zu ihrem Geburtstage durch die Ankunft unseres Jungen überrascht wurde, der zum ersten Male einen längeren Urlaub — unverwundet — bei uns verbringen wollte. Es folgten unvergeßliche, durch herrliches Sommerwetter begünstigte Tage, in denen wir uns unseres Jungen und unseres neuen Besitzes immer wieder erfreuten. Ich mußte freilich oft fort und hatte auch für die letzten Tage des Juli mit Aschoff eine Besprechung wegen der kriegspathologischen Sammlung in Berlin verabredet, wohin mich mein Sohn begleiten konnte, da er einen dienstlichen Auftrag zum Flugplatz Breslau erhalten hatte. In Berlin teilte mir Aschoff mit, daß er gerade die Berufung nach Berlin abgelehnt habe und nun der Ruf an mich ergehen würde. — Damit wurde ich in ein Meer von Zweifeln und Unruhen geworfen, denn ich wußte, daß es einen heißen Kampf mit meiner Frau und mir selbst geben würde.

Ich war kaum nach Kiel zurückgekehrt, als die Berufung eintraf, die alle meine wenige Wochen vorher angestellten Überlegungen und Handlungen über den Haufen warf. Es war sicher, daß sich meine Frau stärker als je gegen die Annahme des Rufes sträuben würde, nachdem wir das Haus als Besitztum erworben hatten. Sie freute sich natürlich über die Anerkennung und Auszeichnung, die mir nach langer Zurücksetzung geworden war, meinte aber, es würde eine besondere Genugtuung für uns sein, wenn ich jetzt ablehnte. Ich konnte natürlich diese Gesichtspunkte nicht maßgebend sein lassen, hatte aber manche andere Bedenken, ob ich wirklich in dem Alter, in dem ich stand, den ganz großen Aufgaben, die das Amt mit allen seinen Nebenämtern stellt, gewachsen sein und dabei auch die wissenschaftliche Forscher- und schriftstellerische Tätigkeit würde aufrechterhalten können. Auch die Unruhe des Weltstadtlebens, der ich doch seit fast 40 Jahren entwöhnt war, schreckte mich. Und dazu kam noch die starke Abneigung gegen die besondere Art des Wissenschaftsbetriebes der Berliner Medizinerschaft, die sich nicht nur auf ärztliche Gesellschaften, sondern auch einen Teil der Dozentenschaft bezog. Auf der anderen Seite lockte vieles: die Ehre, Rudolf Virchows Erbe verwalten zu dürfen, die gesteigerte Möglichkeit, auf einen weit größeren Kreis von Studierenden und Ärzten wirken zu können, die in soviel höherem Maße für wissenschaftliche Forschung zur Verfügung stehenden Hilfsmittel und Hilfskräfte. Besonders dieser Punkt gab mir immer wieder zu denken. Ich hatte in Kiel erfahren, wie gering die Mittel für die wissenschaftliche Forschung dort waren. Trotzdem mir die Gesamtmittel um etwa 20 vom Hundert erhöht worden waren, ging doch der größte Teil für die wirtschaftlichen Bedürfnisse weg, und man konnte nicht recht vorausbestimmen, wieviel für die Lehr- und Forschungsaufgaben übrigblieb. Ein Winter, wie der des Jahres 16/17, mit seiner ungewöhnlichen Kälte und Dauer riß ein solches Loch in die Geldmittel, daß für die Forschungstätigkeit geradezu lächerlich geringe Summen übrigblieben. Das war in Berlin anders, wo die ganzen wirtschaftlichen Bedürfnisse von der Charité bestritten wurden und sich von vornherein genau übersehen ließ, welche Summen für Lehr- und Forschertätigkeit zur Verfügung standen. Es war auch klar, daß nach dem Kriege überall würde gespart werden müssen, und daß dabei die Provinzialuniversitäten und an diesen wieder die rein theoretischen Institute am schlechtesten fortkommen würden. Endlich sprachen auch geldliche Gesichtspunkte für die Annahme. Die Einnahmen aus der Stellung waren so große, daß ich sicher sein konnte, durch sie für die Zukunft meiner Familie ganz anders sorgen zu können wie in Kiel oder überhaupt an einer anderen Universität. Ich war berechtigt anzunehmen, daß dadurch ein Ersatz für das Aufgeben des Kieler Hauses meiner Frau geboten werden könnte. Die Berliner Kollegen, die mich berieten, Krückmann, Bier, Kraus, rechneten ebensowenig wie ich mit einem für uns wirklich ungünstigen Ausgang des Krieges. — Bei den Verhandlungen im Ministerium fand ich sowohl für die persönlichen wie sachlichen Bedingungen großes Entgegenkommen. Exzellenz Naumann, der die Posner Katastrophe miterlebt hatte, zeigte seine besondere Freude darüber, daß ich — der einst so Verfehmte — nun an die erste Stelle käme, und als ihm später die von meiner Frau ausgehenden Widerstände und die Schwierigkeiten, eine ihr zusagende Wohnung zu finden, bekannt wurden, erhöhte er aus freien Stücken noch mein Gehalt erheblich.

Trotzdem war es für mich sehr schwer, zu einem Entschluß zu kommen, denn die Widerstände meiner Frau waren stärker, als ich angenommen, und es war noch niemals in unserer Ehe zu so starken Unstimmigkeiten gekommen. Unser Sohn war von vornherein für die Annahme des Rufes, und er suchte seine Mutter zu überzeugen, daß ich den Ruf nicht ablehnen könnte und dürfte; unsere Tochter stand mehr auf seiten ihrer Mutter, denn sie fürchtete die Trennung von Freundinnen und Lehrerinnen, die sie namentlich bei ihrem Bestreben, sich ganz der Musik zu widmen, unterstützten. So hatte die an sich so ehrenvolle Berufung in die Tage und Wochen glücklichsten und sonnigsten Familienlebens Unruhe und Aufregungen gebracht. Als unser Junge am 13. August wieder ins Feld reiste und wir am nächsten Tage zur Wohnungssuche nach Berlin fuhren, entschied ich mich endgültig zur Annahme, aber fast mit dem gleichen Gefühl, wie zwölf Jahre vorher, als ich Zwickau annahm. Schließlich hatten noch Briefe von Fachgenossen und Freunden — besonders von Richard Semon — den Ausschlag gegeben, in denen der Gesichtspunkt immer wiederkehrte, daß nach Aschoffs Ablehnung ich vielleicht der geeignetste für die Stelle wäre und ich daher auch mit Rücksicht auf die Pflichten gegen die Wissenschaft nicht ablehnen dürfte.

Die Tage der Wohnungssuche in Berlin waren anstrengend und aufregend. Berlin bot zu Beginn des vierten Kriegsjahres kein anziehendes Bild. Daß Mars die Stunde regierte, war selbstverständlich, und daß trotz des Feldgraus ein buntes militärisches Bild die Straßen belebte, war nur erfreulich. Sonst aber herrschten Ernährungs- und Verkehrsschwierigkeiten vor, und auch die Sauberkeit in den Straßen hatte abgenommen, überall zeigte sich der Mangel an Menschen für alle nicht kriegerischen Bedürfnisse. Von Wohnungsmangel war freilich noch nicht im geringsten die Rede, im Gegenteil, der Reichtum des Angebots erschwerte die Auswahl. Aber die Hoffnung, in einem Vorort in möglichst ruhiger Gegend im Grünen wohnen zu können, mußten wir bald aufgeben. Denn die Verkehrsverhältnisse hatten sich so verschlechtert, daß die regelmäßige Institutsarbeit damit unvereinbar erschien. Das drückte auf die Stimmung, und ich versuchte vom Ministerium mein Annahmewort zurückzuerhalten, was aber erfolglos blieb, weil inzwischen meine Versetzung von Kiel nach Berlin schon im Staatsanzeiger veröffentlicht war. So fuhren wir zunächst unverrichteter Sache Ende August nach Kiel zurück und von dort zur Erholung, die wir alle recht nötig hatten, nach dem Ostseebad Travemünde bei Lübeck.

Trotzdem das Wetter nicht allzugünstig war, erholten wir uns doch in der Stille bald, und am 15. September konnte meine Frau es unternehmen, nach Wilhelmshaven zu der Frau ihres Bruders zu reisen, die durch den Tod ihres jüngsten Sohnes, der am 22. Juli als Leutnant im Leibgrenadierregiment Nr. 8 bei Tarnopol in Galizien gefallen war, in tiefe Trauer versetzt war, eine Zeitlang tröstend zur Seite zu stehen, während ihr Mann als Führer des 2. Marineinfanterieregiments in Flandern stand. Am 17. reiste ich mit meiner Tochter nach Kiel zurück. Bald nach dem Essen ging ich ins Institut, traf, als ich auf dem Heimweg war, Siemerlings, mit denen ich noch etwas spazierenging, ihnen von den schönen Tagen erzählte, die wir mit unserm Jungen verlebt hatten, und dann von ihnen nach Hause begleitet wurde. Vor diesem angelangt, stürzte meine Tochter heraus und warf sich mir mit den Worten „Der Junge ist tot" weinend an die Brust. Es war ein furchtbarer Schlag, der mich so plötzlich und getrennt von meiner Frau traf und mich um so mehr erschütterte, als mich sofort die bange Frage bewegte, wie ich es ihr beibringen sollte. Am Nachmittag war die Drahtung aus Belgien gekommen, daß unser Sohn am Mittag mit dem Flugzeug tödlich abgestürzt sei, und gleich die Frage nach der Beisetzung enthielt.

Jahrelang hatten wir um das Leben des einzigen Sohnes gebangt, aber die Länge des Krieges und die Häufigkeit, mit denen er den schwersten Gefahren entgangen war, hatten uns in eine Art Sicherheit gewiegt und, wenn wir ihn auch vor fünf Wochen wieder von Bangen und Sorgen bewegt, aber doch heiter wieder zu seiner Fliegerabteilung hatten zurückfahren sehen, so stand er uns doch in strahlender Jugendfrische vor den Augen. Noch vor wenigen Tagen hatten wir einen glückstrahlenden Brief von ihm erhalten, in dem er von neuen gelungenen Flügen und der ihn beglückenden Verleihung des Hohenzollernordens mit Schwertern schrieb. Und nun war alles dahin!

Mir war klar, daß ich meiner Frau nur persönlich die schreckliche Nachricht überbringen könne, und so trat ich am nächsten Morgen die Reise an. Die Fahrt nach Wilhelmshaven war für mich furchtbar, immer wieder allein mit dem Gedanken an das zerstörte Leben und unsere zerstörten Hoffnungen; das Wiedersehen mit meiner Frau herzzerreißend, denn als sie mich sah, wußte sie sofort, was geschehen. In dem Hause, wohin sie Trost hatte bringen wollen, traf sie selbst der schwerste Schlag. Früh mit dem ersten Zuge reisten wir nach Kiel zurück, und ich konnte jetzt erst die Frage wegen der Beisetzung beantworten und mitteilen, daß sie zunächst dort erfolgen solle und meine Frau, Tochter und ich am 23. oder 24. September in Tournai eintreffen würden. Inzwischen waren auch nähere Nachrichten eingetroffen. Bei der Verlegung des Flugplatzes aus Frankreich an die belgische Grenze hatte unser Sohn noch die letzten Bildaufnahmen an den neuen Standort bringen wollen und kurz vor der Ankunft eine Notlandung machen müssen. Als er dann wieder aufstieg, war das Flugzeug in der Höhe von etwa 200 Metern, von der ein Auffangen nicht mehr möglich war, von einer Luftböe erfaßt worden und dieses mit ihm zusammen vor den Augen des Kommandeurs der Fliegerabteilung zerschmettert worden.

Von der Fahrt und Rückfahrt, von den Eindrücken, die wir dort gewannen, will ich schweigen. Tröstlich und doch wieder schmerzverschärfend war für uns bei der Beisetzung zu sehen, in welchem Ansehen unser Junge gestanden, und wie von weither die Kameraden der Fliegerabteilungen und Jagdstaffeln herbeigeeilt waren, um ihm die letzte Ehre zu erweisen. Erhebend auch zu erfahren, wie ernst und bescheiden und von unbeugsamem Siegeswillen erfüllt die Offiziere dort lebten, die täglich ihr Leben den doppelten Gefahren der feindlichen Angriffe und der noch nicht gezähmten Naturgewalten aussetzten. Kaum waren wir wieder in Kiel angelangt, als wir die Nachricht erhielten, daß der Kommandeur der Abteilung mit seinem Führer auf einem Fernflug an die Küste — dem Weg, den unser Sohn so oft mit großem Erfolg geflogen — in brennendem Flugzeug abgestürzt war!

Was der Verlust unseres Jungen für uns bedeutete, konnte nur der ermessen, der ihn von Jugend auf gekannt hatte. Er ist für uns in seinem ganzen Leben und nach seinem Tode bis heute immer nur „der Junge" gewesen und geblieben. Nie hatte er seinen Eltern anders als durch Krankheit Sorgen gemacht. Zwischen ihm und uns bestand ein unbegrenztes Vertrauens- und Freundschaftsverhältnis, das, als der 18jährige auf der Kriegsschule in Kassel war, er uns selbst über jede Liebelei berichtete. Er hatte schon als achtjähriger Knabe bei aller Lebhaftigkeit eine gewisse Gemessenheit gezeigt, die seinen Lehrern auffiel. Eine Zeitlang hatte er eine gewisse Neigung gezeigt, Ärger in sich hineinzuverbeißen und zu „schmollen", weswegen wir ihn nach Gottfried Kellers Novelle „Pankraz, der Schmoller" Pankraz nannten und „pankraze nicht" zu ihm sagten, was denn auch den Erfolg hatte, daß er sich diese Unart abgewöhnte. Die Schule machte er, trotzdem er bis zur Obertertia hin fast keine Klasse an einem und demselben Ort durchgemacht hatte, spielend durch und bestand mit 17 Jahren die Reifeprüfung auf dem humanistischen Gymnasium. Er hatte schon recht, wenn er als Primaner mal bei Tisch zu uns sagte: Ihr wißt gar nicht, wie gut Ihr es mit Euren Kindern in der Schule habt, wenn ich bedenke, wieviel Eltern vor jeder Versetzung zu Lehrern und Lehrerinnen kommen und wegen Nachhilfestunden mit ihnen verhandeln. Schon in den letzten Schuljahren hatte er eine brennende Neigung für den militärischen Beruf gezeigt, Turnen, Schwimmen und Reiten mit Ausdauer und festem Willen betrieben und besonders im Schwimmen Vorzügliches geleistet. Im Kriege war er oft wie durch ein Wunder gerettet und schon in den ersten Kriegstagen auf einer Patrouille mit Mühe französischer Gefangenschaft entgangen, vom Regiment abgesprengt und in den Verlustlisten (was wir glücklicherweise erst später erfuhren) als „gefallen" eingetragen worden. Drei Pferde waren ihm unter dem Leibe erschossen worden, auf Patrouillen in Rußland hatte er mannigfache Abenteuer erlebt und eine sehr gefährliche Spionageerkundung mit Erfolg ausgeführt. „Ich preise Karl May", schrieb er einmal, „von dem ich die Schliche gelernt habe, die mich zum Siege führten". Seit Januar 1916 Flieger, war er öfter abgestürzt, ohne ernstlichen Schaden zu erleiden, zweimal verwundet worden, aber auch, bald wieder hergestellt, schnell an die Front zurückgeeilt. Im Oktober 16 hatte er die stärkste Verwundung — einige zwanzig Maschinengewehrgeschoßsplitter in den Unterschenkel — erlitten, und ich eilte zu ihm ins Kriegslazarett Douai, um ihn vor einer beabsichtigten Operation zu bewahren. Ich fand ihn, als ich um 9 Uhr abends zu ihm ins Lazarett kam, in vollster Heiterkeit und sprudelnder Lebhaftigkeit und verlebte einige heitere Tage mit ihm, bis er zu uns nach Kiel befördert wurde. Jetzt war er dahin, dem meine Hoffnungen und Zukunftspläne gegolten, ja auf den ich einen großen Teil meiner Lebensarbeit aufgebaut hatte. Der Krieg hatte ihn gereifter und ernster und weit über seine 21 Jahre hinaus männlicher gemacht. Er dachte über sich und die Vergangenheit viel nach. Wenige Tage, bevor er uns das letztemal verließ, äußerte er: alte Herrschaften, das muß ich euch lassen, Ihr habt uns recht vernünftig erzogen. Er hatte mehr wie wir die immer kleinmütiger werdende Stimmung im Volke beobachtet und sagte beim Abschied — sobald komme ich nicht wieder, ich kann die flaue Luft in Deutschland nicht vertragen. Er war ganz erfüllt von Siegeszuversicht und Opferwilligkeit. Während er im Juli bei uns war, bekam er von seinem ehemaligen Kommandeur, der inzwischen Gruppenkommandeur geworden war, das Anerbieten, nach Beendigung seines Urlaubs zu ihm als Gruppenbildoffizier zu kommen, ein ehrenvolles Anerbieten, das ihn den Gefahren des Fliegens und des Feindes fast ganz entzogen haben würde. Ich war gerade auf einer Reise an die dänische Grenze, seine Mutter bat ihn, das Anerbieten anzunehmen und jedenfalls mit der Antwort so lange zu warten, bis ich zurückgekommen sei. Ihre Bitten halfen nichts, und er schrieb seinem Kommandeur, daß er, solange er noch unerschütterte Nerven und Kräfte habe, es nicht übers Herz bringen könne, in eine „Sicherheitsstellung“ zu gehen, während so viele brave Männer sich täglich dem Tode aussetzten. In seinen Kriegstagebüchern, in die er uns keinen Einblick gestattet hatte, fanden wir nach dem Tode seines Freundes Allmenröder, der, nachdem er selbst über 30 Flieger abgeschossen hatte, fiel, die Bemerkung, man müsse sich eigentlich schämen, noch im vierten Kriegsjahre am Leben zu sein. Heldentum und Opferbereitschaft war es, was diese Tagebücher atmeten. Er hatte als Überschrift vorangesetzt die Horazischen Verse, die auch mich einst besonders gepackt hatten:

Si fractus illabatur orbis,
Impavidum ferient ruinae.

Sie versuchte er in immer neuen Wendungen zu verdeutschen:

„Mag Himmel, mag die Erde krachend stürzen,
Aus ihren Trümmern hebt sich stolz der Held.“

oder „Zerbersten möge in gewaltgem Sturze,
Gestirne, Erdkreis, ja die ganze Welt,
Was tut's? hoch über der Vernichtung steht,
Das Schicksal überwindend, stolz der Held.“

Aber auch sonst ging aus den Tagebüchern und den Werken, die er immer bei sich trug — Nietzsche und Goethes Faust — und zu denen er manche kluge Randbemerkung gemacht hatte, hervor, wie die gewaltigen Erlebnisse des Krieges einen so jungen, so heiteren und manchmal auch leichtsinnigen Offizier zu einem ernsten Manne erzogen hatten, der ein wertvolles Glied der menschlichen Gesellschaft auch im Frieden geworden wäre. Was ich besonders an ihm verlor, soll noch an einer anderen Stelle berührt werden. — Wenige Tage nach unserer Rückkehr mußte ich zunächst allein nach Berlin übersiedeln.

Berlin

Vor fast genau 38 Jahren hatte ich das Elternhaus und Berlin — im Oktober 1879 — voller Hoffnungen, Entwürfen und Plänen verlassen und kehrte nun, scheinbar am Ziele und auf dem Gipfel der Erfolge angelangt, aber innerlich schwer getroffen zurück. Alles war in mir aufgewühlt und zerrissen und auch das Vertrauen zu mir selbst, die Aufgaben, wie ich sie mir bei Annahme der Berufung vorgestellt, auch erfüllen zu können, stark erschüttert. Vorläufig mußte ich aber an die Arbeit gehen.

Zunächst ging ich daran, mich im Institut einzurichten, alles Wesentliche für den Unterricht vorzubereiten und am 15. Oktober meine Antrittsvorlesung zu halten, indem ich einen Plan von dem gab, was ich in Unterricht und Forschung erreichen wollte. Dann aber zog es mich wieder nach Kiel zu meiner Frau, wenn ich auch mit ihr in täglicher brieflicher oder fernmündlicher Verbindung stand. Aber es waren Nachrichten gekommen, daß die Überführung der Leiche in nächster Zeit zu erwarten sei, und da hatte ich keine Ruhe mehr. Am 2. November erfolgte dann die Beisetzung des Jungen auf dem Garnisonfriedhof in der Kleinen Rosenthaler Straße. Auch der Kommandeur des 14. Dragonerregiments, der unsern Jungen gut gekannt und einen sehr sympathischen Beileidsbrief geschrieben, der damals noch nicht sein Damaskus gefunden hatte, der spätere berüchtigte Pazifist und Reichsbannergeneral, Oberst von Schoenaich, erschien dazu. Außerdem Absendungen der verschiedensten Fliegerabteilungen und fast alle unsere Verwandten. Auch mein Schwager, der gerade aus dem Felde beurlaubt war und seine Frau. Als sie meiner Frau tröstend die Hand reichte, sagte sie schmerzlichst — nun fehlt nur noch der Dritte (sie meinte ihren ältesten Sohn, der als Regimentsadjutant des Leib-Grenadier-Regiments 8 in Norditalien war). Damals ruhte er bereits — er war am 25. Oktober gefallen — in fremder Erde, aber die Eltern erfuhren es erst, als sie nach 14tätigem Aufenthalt bei meiner Frau in Kiel nach Wilhelmshaven zurückgekehrt waren. Innerhalb von drei Monaten hatte ein unbarmherziges Geschick die ganze männliche Jugend unserer engeren Familie dahingerafft! Zwei Enkel waren in demselben Regiment gefallen, an dessen Spitze ihr Großvater 1871 von einer verlorenen Kugel nach beendeter Schlacht tödlich getroffen worden war! — Auf den Grabstein setzten wir unserm Jungen keine Bibelworte, sondern die Horazischen Verse, die er so sehr geliebt hatte.

Es folgte ein äußerst unruhiges Leben, denn fast jeden Sonnabend nachmittag fuhr ich nach Kiel, um Sonntag abends wieder nach Berlin zurückzufahren. Und im übrigen suchte ich mich durch Arbeit zu betäuben und brachte fast den ganzen Tag im Institut zu. Das kam diesem, meinen Mitarbeitern und den Studenten zugute. Denn es war manches, was ich anders wünschte als mein Amtsvorgänger. Das ganze Institut war zwar sehr groß, aber keineswegs in jeder Hinsicht neuzeitlichen Anforderungen entsprechend und außerdem von wirklich spartanischer Nüchternheit, man könnte beinahe sagen Unfreundlichkeit. Bei den Berufungsverhandlungen hatte ich eine Anzahl von Wünschen für bauliche Änderungen ausgesprochen, deren Ausführung mir nach Beendigung des Krieges grundsätzlich zugesagt wurde. Solange er dauerte, wesentliche Änderungen vorzunehmen, war ausgeschlossen und wäre auch mit Rücksicht auf den Mangel an Material und guten Arbeitern sehr unzweckmäßig gewesen. Schon daß ich eine erhebliche Anzahl neuer Mikroskope anschaffte, habe ich später bedauert, denn es war auch minderwertige Kriegsware. Die Übernahme der Institutsleitung mitten in diesem ungeheuren Kriege brachte ja an sich große Schwierigkeiten mit sich. Nirgends war das Personal vollständig. Von den fünf Abteilungsvorstehern des Instituts war einer (Professor Westenhöffer) während der ersten sechs bis sieben Monate dauernd abwesend im Felde, ein anderer — Professor Morgenroth — häufig fort und durch seine chemisch-therapeutischen Bestrebungen, deren Ergebnisse im Felde mit verwertet werden sollten, fast ganz auf diese Kriegsarbeit eingestellt. Von den Hilfsärzten war ebenfalls ein Teil im Felde, Unterärzte der Kaiser-Wilhelm-Akademie, von denen im Frieden drei dem Institut zustanden, fehlten ganz, und auch das Unterpersonal wies mannigfache Lücken auf. Das Institut wurde auch für Kriegsarbeit in Anspruch genommen — so fand hier die Bearbeitung der Tierversuche über die Wirkung der Kampfgase durch einen kommandierten Stabsarzt statt, Untersuchungen, die von mir selbst ständig beaufsichtigt werden mußten. Ich selbst wurde auch wieder als beratender Pathologe des stellvertretenden Gardekorps in Anspruch genommen.

Alles das brachte es schon mit sich, daß ich zunächst in der Hauptsache alles seinen unveränderten Gang gehen ließ und auch sämtliche Hilfsärzte, technische Hilfsarbeiterinnen — es waren übrigens ihrer nur zwei für das ganze Institut vorhanden! — meines Vorgängers übernahm. Die fünf Abteilungsvorsteher — mein früherer Abteilungsvorsteher und Freund Ceelen hat sie in seiner Begrüßungsrede zur Feier meines 70. Geburtstages als fünf Steine „in der Krone, die den Pathologen an der ersten Universität des Reiches auf das Haupt gesetzt wird" bezeichnet, „die sich für den Träger als schmückende, aber auch als drückende Juwele erweisen können" — waren ja sowieso unkündbar. Von eigenen Schülern brachte ich nur Fräulein Dr. Schmidtmann, die sich in Kiel als eine kluge und sehr eifrige Arbeiterin bewährt hatte, mit, schob aber aus besonderen Gründen ihren Dienstantritt bis zum Sommerhalbjahr hinaus. Sehr bewußt habe ich weder in das Gesamtgetriebe noch in den Personalbestand des Instituts mit rauher Hand, wie man es von mir erwartete, eingegriffen, und ich habe mich, auch wenn ich selbst darunter litt, nie entschließen können, erworbene Rechte zu mißachten und bin nur dann über die den Persönlichkeiten zukommenden Rücksichten hinweggegangen, wenn ich sah, daß die Sache dadurch geschädigt wurde. Meinen grundsätzlichen Standpunkt habe ich ja oben bereits ausgesprochen. In Berlin kam es nun aber doch vor allem darauf an, die große Überlieferung des Hauses zu wahren und die Linie, in der Virchow und Orth das Institut geführt, weiterzuführen. Freilich konnte es nicht dabei bleiben, vorwiegend die morphologische Arbeitsrichtung in den Vordergrund zu stellen, wie es in den letzten Jahren Virchows und Orths geschehen war. Eine derartige Richtung birgt die große Gefahr, die morphologischen Untersuchungen zum Selbstzweck werden zu lassen. Deswegen habe ich in Unterricht und Forschung die allgemein-biologischen Gesichtspunkte in erste Linie gerückt und allmählich alle meine Mitarbeiter mit dieser Gedankenwelt erfüllt und sie dazu erzogen, aufmerksam die geistigen Strömungen in der ganzen Medizin und Biologie zu verfolgen und mit scharfem Urteil die Spreu vom Weizen zu sondern und das Gute auch in der Methodik für die besonderen Aufgaben der Pathologie zu verwenden.

Auch in der Fakultät war bis ins Sommerhalbjahr 18 hinein der Betrieb etwas unregelmäßig, da bald dieser, bald jener wieder im Felde war. Als ich in sie eintrat, bestand sie aus 18 Mitgliedern (der Dermatologe Professor Lesser starb bald danach) ohne die Entpflichteten, die aber den Satzungen entsprechend zu den Fakultätssitzungen nicht eingeladen wurden. Es waren damals nur drei — Waldeyer, Orth und der in Dresden lebende Kinderkliniker Heubner. Diese vollkommene Ausschließung von den Fakultätsgeschäften gerade von Männern, die zum Teil eine sehr führende Rolle in ihr gespielt hatten, war sicher eine gewisse Unfreundlichkeit, und Orth hat mir später mal darüber geklagt. Ich hielt mich anfangs sehr zurück, denn ich hatte erfahren, daß bei den Beratungen über Orths Nachfolgerschaft wieder aller alte Klatsch über mich vorgebracht und selbst das Märchen von dem von mir erstochenen Institutsdiener nicht gefehlt hatte, und ein neues, daß Klebs seinerzeit in Zürich durch meine Machenschaften gestürzt worden sei, hinzugekommen war. Kraus, mit dem ich sehr bald in ein sehr freundliches Verhältnis kam, hat mir selbst erzählt, daß gerade diese Behauptung ihn bewogen hätte, gegen mich zu stimmen und noch vom Felde aus einen entsprechenden Brief an die Fakultät zu schreiben.

Die Zusammensetzung der Fakultät war eine im ganzen sehr gute, fast alle Mitglieder besondere, ausgewählte und eigenartige Persönlichkeiten. Die Behauptung, daß in erster Linie verwandtschaftliche Beziehungen die Pforte zum Ordinariat öffnen, fand in der damaligen Zusammensetzung der Berliner medizinischen Fakultät keine Stütze. Von den 18 Ordinarien stammten nur fünf aus Professorenfamilien oder hatten sonstige verwandtschaftliche Beziehungen zu Universitätskreisen. (Ähnlich war es übrigens auch in Kiel gewesen, wo von elf Ordinarien nur zwei solche Beziehungen hatten.) Auch darin zeigte sich die Unabhängigkeit von äußerlichen Gründen für die Berufung, daß in der Fakultät die Süddeutschen (einschließlich Österreicher und Schweizer) ganz überwogen (12 von 18) und nur drei Preußen und nur ein geborener Berliner ihr angehörte. Wenn ich die Reihe meiner damaligen Amtsgenossen vor meinem geistigen Auge vorüberziehen lasse, so empfinde ich stets auch einen gewissen künstlerischen Genuß über die Mannigfaltigkeit der hier vertretenen geistigen und seelischen Begabungen: der feine, zarte, fast mimosenhaft empfindliche, geistvolle Oskar Hertwig, der mehr kantige Anatom Fick, der hervorragende Physiologe und Hygieniker Rubner, der, trotzdem er schon über 25 Jahre in Berlin wirkte, ein Urbayer geblieben war; die einen stark künstlerischen Einschlag besitzenden Chirurgen, Gynäkologen und Laryngologen Hildebrand, Bumm und Killian, der Kinderkliniker Czerny, auf dem ein großer Teil der neuzeitlichen Kinderheilkunde beruht, und der gewöhnlich mit einer großen Zigarre behäbig und ohne ein Wort zu sagen in den Sitzungen dasaß, bis er, durch irgend etwas geärgert, einen vulkanischen Ausbruch bekam und sich selbst in immer stärkere Erregung hineinsteigerte, dabei fein musikalisch; der sehr kluge, stets mäßigende Psychiater Bonhöffer, der auch seine Amtsgenossen gern psychiatrisch einteilte — doch ich will sie nicht alle hier in ihrer Eigenart schildern und nur noch zweier Männer besonders gedenken, Friedrich Kraus und August Bier, weil sie mich stets besonders gefesselt haben und in gewisser Hinsicht außerordentliche Gegensätze waren. Kraus, ungemein anregend, lebhaft, oft sprühend und genial, äußerst gutmütig und von der liebenswürdigen Anmut, aber auch Unzuverlässigkeit des Österreichers, dabei nicht ohne eine gewisse Ichsucht und von großer Lebensklugheit, die ihn befähigte, zu vermitteln und eine sachliche Gegnerschaft in eine Form zu kleiden, daß sie kaum als solche bemerkt wurde. Ich entsinne mich einer Verhandlung im Kultusministerium über die Gründung der sozial-hygienischen Akademie in Charlottenburg, bei der ich einen scharf ablehnenden Standpunkt in klaren Worten aussprach, und Kraus, der mit mir sachlich vollkommen übereinstimmte, nach mir das Wort ergriff und den Anschein erweckte, als ob er mehr gegen mich als gegen die Errichtung der Akademie sprach. Ich habe durch eine ganze Reihe von Jahren mit ihm in beinahe täglichem Verkehr und wissenschaftlichem Austausch gestanden und habe viele Anregungen von ihm empfangen. Es war stets eine Freude, sich mit dem gedanken- und äußerst kenntnisreichen und auf zahlreichen Gebieten sehr belesenen Manne zu unterhalten. Wiederholt habe ich mit ihm zusammen in der Medizinischen Gesellschaft über wichtige allgemein-pathologische Fragen Bericht erstattet, wobei er den klinischen, ich den pathologisch-anatomischen Teil übernahm. Hier zeigte sich seine Neigung, möglichst die gesamten über die betreffenden Fragen erschienenen Arbeiten und selbst manches, was nur in lockerem Zusammenhang damit stand, zu berücksichtigen und zusammenzudrängen; in mühevollster Arbeit hatte er alles aufgeschrieben und las den größten Teil des Berichtes ab, wodurch er für die Menge der Ärzte schwer verständlich wurde; sobald er sich aber unterbrach und frei sprach, so war es ein Genuß, ihm zuzuhören. Diese eigenartige Neigung, gemischt mit einer Richtung zum Philosophischen, beeinträchtigt ja auch das Lesen seiner Bücher so stark, daß auch das Gute davon zu wenig geschätzt wird, wozu allerdings auch die mit zahllosen unnötigen fremd- und neugeprägten Fachausdrücken gespickte Sprache viel beiträgt. Wenn wir besonders hierin und noch in manchen anderen Dingen ausgesprochene Gegensätze waren, so hat das doch unser freundliches Verhältnis und regen Verkehr bis zu seiner Entpflichtung nicht beeinträchtigt.

August Bier war im Gegensatz nicht durch eine derartige Fülle von Lesestofferfahrungen beschwert; er hatte zwar stets Neigung zur theoretischen Medizin gehabt und seine chirurgischen Großtaten auf physiologische Erwägungen aufgebaut, aber eigentlich erst 1917 angefangen, sich eingehender mit dem allgemein-pathologischen Schrifttum zu beschäftigen, als er durch Krankheit mehr Muße gefunden. Dabei hatte er Virchow sozusagen neu entdeckt und sich in dessen Schriften vertieft. Aufgewachsen im Walde, Feld und Wiese und ausgestattet mit einer ausgezeichneten Beobachtungsgabe und klarem Verstande war er frei von vielen Hemmungen und Vorurteilen, die den zünftigen Gelehrten oft hindern, und so brachte er in alles, was er anfaßte, einen frischen Zug hinein. Das erstreckte sich nicht nur auf seine Stellung zu verfehmten Richtungen in der Heilwissenschaft, wie Homöopathie und Naturheilkunde, sondern auf alle Dinge des menschlichen Lebens. Er erhob stets Widerspruch, wenn etwa in der Fakultät bei Berufungen nicht ganz sachliche Erörterungen angestellt und gegen einzelne Persönlichkeiten Einwendungen wegen Unverträglichkeit, Anmaßung usw. erhoben wurden, und pflegte in späteren Jahren immer mich als Beispiel heranzuziehen, über den so viele Schauergeschichten verbreitet gewesen und mit dem sie doch alle ganz gut ausgekommen wären. Seine naturburschenhafte Art und seine unbefangene, bis zu einem gewissen Grade harmlose Beurteilung anderer Menschen brachte ihn in manche Ungelegenheiten, so daß er für ihn ganz fremde Zwecke ausgenutzt wurde. Aber er war in allem ein echter Arzt, der, trotzdem er Vertreter des erfolgreichsten Sonderfachs war, und dieses selbst in hervorragender Weise bereichert hatte, niemals „Spezialist" war, aller Einseitigkeit abhold blieb. Im Grunde war Hippokrates, den er in der Ursprache las, das Idealbild, dem er nachstrebte.

Nicht unerwähnt lassen möchte ich auch den Sozialhygieniker Grotjahn, der nach dem Umsturz gegen den Willen der Fakultät zum Ordinarius ernannt wurde. Als Sozialdemokrat war er zunächst mein scharfer Gegner; allmählich aber kam es überraschend oft vor, daß wir miteinander übereinstimmten und trotz der politischen Gegnerschaft uns gegenseitig achten und schätzen lernten.

Die Unterämter — wissenschaftliche Deputation für das Medizinalwesen (später Landesgesundheitsrat), Reichsgesundheitsrat, wissenschaftlicher Senat der Kaiser-Wilhelm-Akademie (nach dem Umsturz für die Sanitätsinspektion des Reichsheeres) — nahmen in der ersten Zeit mich wenig in Anspruch. Nur eine sehr bemerkenswerte, sehr lange dauernde Sitzung aus dem Dezember 1917 sei erwähnt, in der über die Wirkung der Hungerblockade auf die preußische bürgerliche Bevölkerung berichtet wurde. Rubner, Flügge und ein Ministerialrat hatten die Berichterstattung. Die beiden hervorragenden Gelehrten setzten auseinander, daß die zur Zeit amtlich jedem einzelnen deutschen Bürger zugebilligte Nahrungsmenge nicht genüge, um die körperlichen Ausgaben zu decken, und machten Vorschläge, wie dies zu ändern sei. Sie unterstrichen auch sehr entschieden, daß bei einer derartigen Sachlage es nicht wundernehmen könne, wenn Hamstern und Schleichhandel immer mehr um sich griffe. Es war betrübend, mit anhören zu müssen, wie der Unterstaatssekretär, der den Reichsernährungsstaatssekretär von Waldow vertrat, nichts anderes zu sagen wußte, als daß er jeden „ohne Unterschied des Standes und Ansehens einsperren“ lassen würde, der sich gegen die Verfügungen verginge. Es war ein Zeichen, daß auch in hohen Beamtenstellen von großer Verantwortlichkeit Männer saßen, die den Ernst der Lage noch nicht begriffen hatten und es wagten, im Kreise der hervorragendsten medizinischen Gelehrten Deutschlands derartige bureaukratische Engherzigkeiten zu äußern.

In meiner durch die Verhältnisse bedingten Einsamkeit widmete ich mich mehr als später auch den ärztlichen Vereinen und hielt auch selbst dort Vorträge, ohne allerdings von dem dort herrschenden Geist sehr befriedigt zu sein. Anfang Dezember besuchte mich meine Frau, und wir konnten dann endlich eine uns zusagende Wohnung mieten. Weihnachten war ich zu Besuch in Kiel, wo wir uns bemühten, unserer Tochter den Verlust des Bruders, von dem zum erstenmal ein herzlicher Weihnachtsgruß fehlte, etwas verschmerzen zu helfen, aber doch ein trübes Fest verlebten. Etwas vor Schluß des Winterhalbjahres, nachdem ich von Neujahr an wieder in Berlin gewesen, kehrte ich nach Kiel zurück, um alles zum Umzug mitvorzubereiten. Wir konnten uns noch von manchen Freunden verabschieden, auch mit meinem Nachfolger, Prof. Jores, konnte ich noch einiges besprechen, und dann verließen wir am 16. März Kiel.

Es ist mir nicht beschieden gewesen, in Berlin völlig normale Jahre zu erleben. Das Sommerhalbjahr 1918 war vielleicht noch eins der ruhigsten, wenn auch die Ernährungsschwierigkeiten immer stärker und die Arbeit im Institut durch das Fehlen von Hilfsmitteln, die Schwierigkeiten zur Besorgung der notwendigen Chemikalien (zeitweise war es kaum möglich, flüssige

Kohlensäure, Formalin und die am häufigsten gebrauchten Farbstoffe in genügenden Mengen und rechtzeitig zu erhalten) immer schwieriger wurden. Auch die Verkehrsschwierigkeiten nahmen zu, und die für ein einigermaßen reibungsloses Ablaufen der gesamten Arbeit aufzuwendende Zeit stieg so, daß ich nun anfing, jeden Morgen bereits vor 5 Uhr im Institut zu sein. Das war vor allem bedingt durch die Art und Weise, wie ich den Demonstrationskurs und den mikroskopischen Kurs abhielt, und die vielen Störungen, denen ich, solange ich im Institut blieb, ausgesetzt war, so daß die Zeit von 5 bis gegen 3/4 7 Uhr die einzige war, in der ich ungestört arbeiten konnte. Diese Arbeitsweise erregte zuerst manchen Widerstand, besonders bei den Institutsdienern, die an so frühes Aufstehen nicht gewöhnt waren, und natürlich auch manchem der Hilfsärzte, die von früher her an ein etwas bequemeres Leben gewöhnt waren. Ich verlangte zwar keineswegs, daß sie ebenso früh im Institut waren wie ich, aber die mit der Vorbereitung der Kurse betrauten mußten spätestens um 6 1/2 Uhr mit allem fertig sein, da ich dann zur Besichtigung kam. Bei dieser Umgestaltung des Institutslebens wurde ich in vorbildlicher Weise von dem Prosektor Prof. Ceelen unterstützt, der sich auch besonders bemühte, die kleinen Reibungen des inneren Institutsbetriebes von mir fernzuhalten.

In der ersten Hälfte des Sommerhalbjahres blieb der Kopf noch einigermaßen frei von allgemeinen Sorgen um das Schicksal des Vaterlandes. Die großen Schlachten seit Ende März hatten zwar nicht den erhofften entscheidenden Sieg gebracht, unser Heer doch aber noch auf der Höhe seiner Leistungen gezeigt. Von Juli an ging es abwärts. Mitte des Monats besuchte uns unser alter Freund, General der Infanterie von François, der nach Unstimmigkeiten mit General Ludendorff seinen Abschied eingereicht hatte und auf dem Wege nach Königsberg war, wo er vor Ausbruch des Krieges das I. Armeekorps befehligt hatte. Von ihm fielen zum ersten Male mich erschütternde Worte, daß er von einem ungünstigen Ausgang des Krieges sprach, und für diesen Fall es als wahrscheinlich ansah, daß es dem Kaiser die Krone kosten würde. Doch suchte man noch seine innere Angst damit zu beschwichtigen, daß ein im Unmut aus dem Dienst mitten im Kriege scheidender General notwendigerweise eine Neigung zur Schwarzseherei habe. Während François bei uns war, erschien auch mein ehemaliger Kieler Hilfsarzt Dr. Westphal, auch unmittelbar von der Westfront kommend, der mit seiner glücklichen, sonnigen und strahlenden Art alle Befürchtungen zu zerstreuen wußte. Gegen Mitte August reisten wir nach der herrlichen Schönau bei Berchtesgaden, blieben einen Tag in München, wo wir unseren Freund Richard Semon, der vor einigen Monaten seine geliebte Frau und Mitarbeiterin verloren hatte, in sehr gedrückter Stimmung fanden. In der Schönau, wo wir freilich vom Wetter nicht gerade sehr begünstigt wurden, hob sich aber doch durch den Zauber der Natur und die körperliche Tätigkeit — man konnte doch Bergbesteigungen oder wenigstens größere Spaziergänge unternehmen — wieder die Stimmung, obgleich doch die Nachrichten von der Westfront immer ungünstiger wurden. Aber es war doch das Vertrauen zu Hindenburg und Ludendorff noch ein so großes, daß niemand recht der harten Wirklichkeit ins Auge zu schauen wagte. In dem Fremdenheim, in dem wir wohnten, waren mehrere Generäle, die noch bis vor kurzem im Felde Korps befehligt hatten, und eben aus dem Felde gekommene junge Offiziere — sie alle hielten zwar die militärische Lage für ernst, aber nicht bedrohlich, und von einer endgültigen Niederlage wollte niemand etwas wissen. Freilich, die Traumbilder von einem „deutschen Siegfrieden" zerflossen im Nebel. Aber auch die eingeborenen Landleute, die wegen der Ernährungsschwierigkeiten den fremden Gästen und besonders den aus Norddeutschland kommenden recht unfreundlich begegneten, vertrauten noch auf unser Heer und seine Führung. In München freilich war die Stimmung eine viel schlechtere;

hier hatten die „Flaumacher“ die Oberhand bekommen. Als wir kurz vor Mitte September wieder durchkamen, sprach Richard Semon schon wie von einer feststehenden Tatsache, daß wir den Krieg verloren hätten. Ihn hatte das persönliche Leid, das er erfahren, so erschüttert, daß sein sonst so klares Urteil getrübt war, und er mir gegenüber den Gedanken der „Vereinigten Staaten von Europa“ erörterte. Wie sehr ihn aber auch das bevorstehende Unglück des Vaterlandes mitnahm, konnte ich daraus entnehmen, daß er davon sprach, es sei sein einziger Trost, daß ihn keine persönlichen Bande mehr fesselten, und er jederzeit „Schluß“ machen könne.

Wir waren noch nicht lange wieder in Berlin, als nun auch wirklich der Zusammenbruch kam, ein neuer Kanzlerwechsel und das Waffenstillstandsangebot auf Grund von Wilsons berüchtigten 14 Punkten. Als am 5. Oktober der Kanzlerwechsel erfolgt war, kam ich nachmittags gegen 4 Uhr auf dem Wege zum Kriegsministerium, wo ich in der Medizinalabteilung eine Besprechung hatte, durch die Wilhelmstraße. Vor dem Reichskanzlerpalais hielt der kaiserliche Kraftwagen. Aber der Kaiser stieg nicht ein, sondern ging, von zwei seiner Söhne begleitet, zu Fuß nach den Linden zu, anscheinend ruhig und sicher, ihm begegnende verwundete Offiziere ansprechend und freundlich begrüßend. Mich, der ich in höchster Erregung war, beruhigte dieses Verhalten und das der herumstehenden Volksmenge, die in ehrfurchtsvollem Schweigen den Kaiser begrüßte. — Dann freilich kam bei mir ein vollkommen seelischer Zusammenbruch. Ceelen hat in seiner Begrüßungsrede zu meinem 70. Geburtstag gesagt, daß ich kurz vor Antritt meiner Berliner Professur durch den Fliegertod meines einzigen Sohnes einen schweren seelischen Zusammenbruch erlitten hatte. Der diesmalige war stärker, denn die immer noch nicht geheilte, kaum vernarbende Wunde wurde aufgerissen und schmerzte um so tiefer, als der Verlust des Sohnes sich als nutzlos erwies und der persönliche Schmerz durch den um das Vaterland erhöht wurde. Es war wohl das erstemal, daß ich ohne körperliche Krankheit fast vollkommen arbeitsunfähig wurde und nur mit Mühe die Institutsarbeit verrichtete, zu Hause aber brütend und erschöpft dasaß und zu jeder Arbeit, ja auch nur jedem Gespräch unfähig war. Mir fiel es auf die Seele, daß alles, was ich in kindlicher und jugendlicher Begeisterung hatte herrlich entstehen sehen, nun zertrümmert würde. Denn die Annahme der 14 Punkte Wilsons schien mir gleichbedeutend mit dem Untergang des Reiches, und ich schrieb, als ich wieder einigermaßen zum Schreiben fähig war, an Richard Semon: „finis Germaniae". Ich glaube auch jetzt, daß der gegen den Feindverband erhobene Vorwurf, daß er nicht einmal die Waffenstillstandsbedingungen gehalten hat, nur bedingt richtig ist. Die Wilsonschen 14 Punkte waren von vornherein so dehn- und deutbar, daß schon ihre bedingungslose Annahme ohne völlige Klarlegung ihres Sinnes eine Übergabe mit gebundenen Händen auf Gnade und Ungnade bedeutete. Und daß bei der Geistigkeit unserer Feinde — ganz abgesehen von aller „Kriegspsychose" — nur die schlimmste Ungnade zu erwarten war, daran habe ich nie gezweifelt. Es war eines unserer vielen Unglücke, daß man sich an den entscheidenden Stellen darüber nicht klar war oder sein wollte und schon damals die Trugbildspolitik anfing, die, bis heute fortgesetzt, unser Elend von Jahr zu Jahr vergrößert hat.

Es überstürzten sich die Ereignisse. Am 25. Oktober war der Tag unserer silbernen Hochzeit, den wir still und traurig nur mit den unverheirateten Schwestern meiner Frau, die aus Mecklenburg gekommen waren, um uns die Bürde des Tages tragen zu helfen, zusammen verlebten. Am 5. November früh morgens erschien bei uns Elsabe Fr., eine Kieler Freundin unserer Tochter, mit der Nachricht von der Meuterei und dem Aufruhr der Kieler Matrosen und Werftarbeiter.

Der Umsturz

Diese Ereignisse rüttelten mich aus meiner Lethargie auf. Daß die Gefahr eine große, war zweifellos, aber in weiten Kreisen hatte man noch das Zutrauen, daß die Umsturzbewegung im Keime erstickt werden würde. Durch bekannte und verwandte Offiziere hörten wir auch, daß alle Maßregeln getroffen wären, um die nach Berlin hinstrebenden meuternden Matrosen zu entwaffnen und gefangen zu setzen. Gerade am Lehrter Bahnhof, wohin mich täglich mein Weg zum Institut führte, waren auch starke militärische Vorbereitungen zu sehen, besonders am 7. und 8. November. Dann kam die Nachricht vom Umsturz in München. Am 9. November war alles verschwunden. Sonderausgaben meldeten die Abdankung des Kaisers. Gegen Mittag hörten wir im Institut Gejohle auf der Straße und sahen in einer gewissen Ordnung einhermarschierende Männer und Weiber mit roten Abzeichen, untermischt mit liederlich und lumpig aussehenden Soldaten. Als ich gegen 3 Uhr den Rückweg nach Hause antrat, war aber alles ruhig und auch auf der Stadtbahnfahrt nichts zu bemerken. Erst am Knie herrschte wildes Leben und Treiben. Junge, unreife, mit Flinten bewaffnete Burschen hielten mit Drohungen die Straßenbahnwagen an und zwangen ihnen eine Bewimpelung mit roten Fähnchen auf. Als ich am Hause Bismarckstraße 115 (wir wohnten 111) angekommen war, sah ich die mit schlimmstem, gröhlendem militärischem und nichtmilitärischem Gesindel besetzten und mit roten Fahnen „geschmückten" Lastkraftwagen dahinrollen und begriff nun, was geschehen. In maßloser Wut schrie ich dem Gesindel allerlei Schimpfworte, mit der Faust drohend, zu, als ich mich plötzlich an den Armen gepackt und in einen

Hausflur hineingezogen fühlte und ein Herr mich anschrie: Sind Sie denn irrsinnig und wollen Sie sich der Bande nutzlos opfern? Rasch verschloß er das Haus. Wahrscheinlich war aber mein Wutanfall bei dem Lärm und Getöse der Straße kaum bemerkt worden; jedenfalls merkten wir nichts davon, daß etwa eine Gegenhandlung auf der Straße erfolgte. Ich bat den mir unbekannten Herrn, der mich aber kannte, mich wieder herauszulassen, was er auch zögernd tat, mich aber, in der Befürchtung, ich könnte einen neuen Wutanfall bekommen, bis zu meiner Haustür begleitete. In meiner Wohnung fand ich Frau und Tochter in größter Aufregung und verzweifelter Stimmung. Auch sie fühlten das Erleben einer großen geschichtlichen, überaus unheilvollen Begebenheit als nicht zu ertragende Last. Und als nun die Nachrichten von dem Übertritt des Kaisers nach Holland kamen, kannte unsere Erschütterung keine Grenzen mehr. Dieses ruhmlose Ende der so ruhmvollen Hohenzollernmonarchie und des neuen deutschen einst so glänzenden Kaiserreichs, mit denen uns beide die schönsten und glanzvollsten Jugenderinnerungen verbanden. Besonders niederdrückend wirkte es, daß wir alle die Befürchtungen, die wir beide trotz unserer streng monarchischen Gesinnung seit vielen Jahren für das Deutsche Reich wegen der gefährlichen Charaktereigenschaften des Kaisers gehegt hatten, in fürchterlichster Weise erfüllt sahen. Die ganze Hoffnungslosigkeit, die sich meiner seit Anfang Oktober bewältigt hatte, teilte sich nun der ganzen Familie, ja dem ganzen Haushalt mit und lastete wie ein Alp auf uns.

Nun folgten Tage und Wochen dauernder Aufregungen. Die Zeitungen voll von wilden Nachrichten über Kämpfe im Mittelpunkt der Stadt, wo Offiziere mit wenig treu gebliebenen Soldaten und Unteroffizieren Widerstand leisten sollten. Auch in unserer Gegend Tag und Nacht Schießereien, wenn auch nur vereinzelt. Frühzeitiger Schluß der Häuser, Durchsuchung der Wohnungen nach Waffen, Vorschriften der Soldaten- und

Arbeiterräte für Ausweiskarten, wenn man seinem Berufe nachgehen wollte. Im Institut freilich blieb die Ordnung aufrechterhalten, und auch von den sozialistisch oder selbst spartakistisch gesinnten Dienern wurde nicht der geringste Versuch einer Auflehnung oder Eingreifens in den Betrieb gemacht, während sich im übrigen in der Charité die Auswirkungen des Umsturzes recht fühlbar machten. Auch unter den Professoren. Schon wenige Tage nach dem „dies aterrimus“ kamen wir zusammen, um die neue Sachlage zu besprechen; die Mehrzahl von uns niedergeschlagen, hoffnungslos. Einige aber der „neuen Zeit“ beinahe entgegenjauchzend. Jetzt käme die Zeit, wo nur das persönliche Verdienst, die Tüchtigkeit und Sachkenntnis gelten würde. „Ich freue mich, daß es so gekommen“, waren die Worte, die von einem unserer „prominentesten“ Kollegen fielen. Das Schlimmste, daß selbst in diesem Kreise von nicht wenigen nur an die innenpolitischen Auswirkungen gedacht wurde und nicht an die entsetzlichen Folgen, die es für den Ausgang des Krieges haben müßte. Da war der Geist, der in einer großen Versammlung der Professoren und Dozenten in der alten Aula der Universität stattfand, doch ein anderer. Auch da wurden ganz vereinzelt demokratische Freudentöne angeschlagen, aber in erster Linie überwog doch die Sorge für das Schicksal des ganzen Vaterlandes und alles, was uns von unseren Feinden auferlegt werden würde. In dieser Not faßte der Gedanke des engeren Zusammenschlusses aller beruflich Zusammengehöriger tiefere Wurzeln und führte zu einer Gründung des Vereins der ordentlichen Professoren an der Berliner Friedrich-Wilhelm-Universität. Der Gedanke ging von dem Juristen Geh. Rat Kipp aus, der auch zum Vorsitzenden gewählt wurde. Weshalb man mir das Amt des stellvertretenden Vorsitzenden übertrug, ist mir nie recht klar geworden. Der Verein hat niemals eine rechte Blüte erlangt, und es ist wohl in keiner Sitzung mehr als knapp der dritte Teil der Mitglieder anwesend gewesen. Aber immerhin sind von ihm doch die

Belange der ordentlichen Professoren, die wiederholt stark bedroht waren, nach Kräften wahrgenommen worden, zum Teil nicht ohne Erfolg. Das Wirkungsfeld des Vereins wurde naturgemäß eingeschränkt, nachdem der große allgemeine Hochschulverband gegründet war, da ja sehr viele Fragen die Gesamtheit der Hochschulprofessoren betraf und nur ein kleiner Teil übrigblieb, der die Berliner Universitätsprofessoren allein oder wenigstens in erster Linie anging. So flaute denn auch die Anteilnahme der einzelnen Professoren immer mehr ab, so daß vor einigen Jahren die Auflösung des Vereins erfolgte.

Um die Jahreswende herum traf mich ein harter Schlag. Am 27. Dezember erschoß sich mein alter Freund Richard Semon in München. Man fand ihn auf einer schwarz-weiß-roten Fahne in seinem Bett tot mit einem Herzschuß. Am nächsten Tage erhielt ich seinen Abschiedsbrief. Der Verlust seiner Frau, der Niederbruch des Vaterlandes hatte ihn so erschüttert, daß er sich auch nicht mehr die Kräfte zutraute, sich durch wissenschaftliche Arbeit über das persönliche und völkische Unglück hinwegzuhelfen. Ich verlor mit ihm den Menschen, mit dem ich seit fast 45 Jahren im vertrautesten geistigen Austausch gestanden, der mir in manchen schweren Lebenslagen Berater und Helfer gewesen und mit dem ich mich immer, selbst bei grundsätzlich verschiedenen Auffassungen, hatte verständigen können. Mit ihm ging ein Stück meiner schönsten Jugendzeiten dahin, mit ihm sank von neuem die glanzvolle Kaiserzeit ins Grab.

Aber man hatte kaum Zeit zu persönlicher Trauer. Überall herrschte Unruhe und Zerstörung, und man mußte schon alle Kräfte zusammennehmen, um seinen Beruf erfüllen zu können. Auch im Institut waren die Wochen um Weihnachten und Neujahr 1919 herum die bewegtesten, als die Spartakistenkämpfe begannen und andauerten. Gerade in der Gegend am Alexanderufer wurde viel geschossen, und recht häufig kam es vor, daß die Kugeln ins Institut einschlugen, besonders die schmalen Durchgänge zum Museum oder zu den Sektionssälen waren gefährdet, und es war erstaunlich, daß nicht mal Institutsangehörige oder Studenten bei dem lebhaften im Institut herrschenden Durchgangsverkehr getroffen wurden. Hinzu kamen weitere Schwierigkeiten; der Arbeiterrat der Charité versuchte Schwierigkeiten wegen der Leichenöffnungen zu machen und wandte sich, als ich ihn kurz abwies, an die neuen Kultusminister — Aug. Hoffmann und Hänisch. Am 10. Dezember erließen diese eine Verordnung, in der sie die seit 1856 bestehenden Bestimmungen aufhoben und verfügten, daß Einsprüchen „Angehöriger" gegen Leichenöffnungen unbedingt entsprochen werden müsse, falls sie nach einer Belehrung durch die Charitédirektion oder den Leiter des pathologischen Instituts nicht den Einspruch zurückzögen. Ich habe damals sofort gegen diese Verfügung mich gewehrt und auseinandergesetzt, daß durch sie Unterricht, Prüfungen und Forschungsarbeit auf das schwerste geschädigt, ja ihre reibungslose Durchführung geradezu verhindert würde. Sämtliche Klinikdirektoren schlossen sich meinem Einspruch an und unterzeichneten eigenhändig meine Eingabe. Selbst der damals gerade zur Republik und Demokratie hinüberwechselnde Geh. Rat Prof. Becker gab in einer Besprechung zu, daß die Verfügung nicht haltbar sei. Sie wurde aber nicht aufgehoben und mein Widerspruch nicht beantwortet. Ich stellte mich daher auf den Standpunkt, daß „wer schweigt, zuzustimmen scheint", und betrachtete den Erlaß als nicht vorhanden. Das führte im Januar 1919, als die Spartakistenkämpfe tobten und viele Erschossene oder ihren Wunden Erlegene, die ins Institut eingeliefert wurden, sofort seziert wurden, zu einem erneuten Vorstoß gegen mich. Vom Minister wurde an seinen Erlaß erinnert und seine peinlichste Befolgung verlangt. Ich habe darauf nochmals alles auseinandergesetzt, was gegen ihn sprach und erklärt, daß ich in erster Linie Pflichten gegenüber Wissenschaft und Unterricht hätte, und daß ich daher es bestimmt ablehnte, den Erlaß anzuerkennen und mich nach ihm zu richten. Auch darauf erhielt ich keine Antwort; im Laufe der Jahre, bis zu meiner Entpflichtung, kam es wohl zwei- bis dreimal vor, daß an den Erlaß erinnert wurde, und ich dann einfach antwortete: ich verweise auf meine Antwort vom soundsovielten. Damit hatte es dann sein Bewenden, bis noch im letzten Jahre meiner Amtsführung der Erlaß zwar nicht tatsächlich aufgehoben, aber durch andere, mit meiner Mitarbeit zustande gekommene vernünftigere Bestimmungen ersetzt wurde.

Es war begreiflich, daß, nachdem die Umsturzbewegung weite Kreise des Volkes ergriffen hatte, es auch im Lehrkörper gärte und bisher Zurückgesetzte oder sich unverdient zurückgesetzt Wähnende zum neuen Lichte drängten. Geh. Rat Becker, der bald zum Unterstaatssekretär, dann Staatssekretär im Ministerium für Wissenschaft, Kunst und Volksbildung aufstieg (die dreifache Bezeichnung — früher Ministerium der geistlichen, Unterrichts- und Medizinalangelegenheiten — hatte man zwar nachgeahmt, die geistlichen Angelegenheiten aber bezeichnenderweise fortgelassen), richtete starke Angriffe gegen die deutschen Hochschulen und begann eine „Hochschulreform" in Gang zu setzen. Er warf den Hochschullehrern Rückständigkeit, das Untergehen in Einzelheiten, das Vorherrschen des Analysierens und Vernachlässigung der „Synthese" vor, tadelte den „Historizismus" und verlangte den „Mut zum Dilettantismus". Er versprach sich auch eine Wiedergeburt durch eine Vergrößerung der Fakultäten, Einbeziehung der Nichtordinarien in sie, mit einem Wort eine Verwischung der Unterschiede, also auch hier eine Demokratisierung, und betonte bereits im Jahre 1919 in seiner programmatischen Rede im preußischen Landtag, daß die Fakultäten überaltert seien und durch ein Altersgesetz, durch das unterschiedslos und zwangsmäßig von einem bestimmten erreichten Lebensalter die Versetzung in den Ruhestand erfolgen solle, Platz für die nachstrebende Jugend gemacht werden müsse. Gerade weil ich selbst einst unter nicht zu leugnenden Mißständen der Universitäten gelitten und stets über ihre Beseitigung und Besserung der Einrichtungen nachgedacht hatte, fühlte ich die Verpflichtung, den Übertreibungen und Reformplänen Beckers entgegenzutreten und tat das in einer im August 1919 erschienenen besonderen Schrift „Zur Frage der Hochschulreform“. Ich komme hierauf an anderer Stelle zurück. Die Fertigstellung der Schrift neben meiner gesamten amtlichen Tätigkeit hatte mich glücklicherweise so angeregt, daß ich einen erneuten Zusammenbruch nach Bekanntwerden des Versailler Vertrages und der Weimarer Verfassung verhältnismäßig rasch überwand. So sehr mir von vornherein die Tragweite unserer Waffenstreckung zum Bewußtsein gekommen war, so wenig hatte ich natürlich eine derartige Teufelei in Reinkultur mir vorstellen können, und selbst unter unseren Feinden wäre wohl nicht ein einzelner imstande gewesen, ein Machwerk von so kalt ausgeklügelter Grausamkeit und Bosheit zu ersinnen oder auch nur zu träumen. Mir ist es heute noch ständig ein Schlag gegen jedes normale Rechtsgefühl, daß im § 231 die alleinige Schuld Deutschlands am Kriege uns aufgebürdet und von uns anerkannt wurde. Selbst wenn wir ebenso sicher am Kriegsausbruch schuld waren, wie wir es sicher nicht sind, wäre es die stärkste Verletzung aller Rechtsgrundsätze, daß die Geschädigten Ankläger und Richter in einer Person sein durften in einem Verfahren, in dem weder eine sachliche Untersuchung vorgenommen noch den Angeklagten auch nur die Möglichkeit einer Verteidigung gegeben wurde. Daß etwas Derartiges von der ganzen Welt teils schweigend, teils zustimmend hingenommen wurde, beweist besser als alles andere die Leerheit des Wortes vom „Weltgewissen“, und daß unsere Regierungen noch niemals irgendwie wirksam nicht nur die Kriegsschuldlüge widerrufen, sondern dieses Mitfüßentreten aller Rechtsnormen und Verachtung jedes Rechtsgefühls nicht gebührend gegeißelt haben, zeigt ihren Mangel an Mut oder ihre Gebundenheit und die Trostlosigkeit unserer Lage.

Die Beendigung des Kriegs und die Auflösung unseres Heeres und Beschränkung auf fast den achten Teil unserer bisherigen Friedensstärke sowie der Fortfall der allgemeinen Wehrpflicht führte zu einer ungeheuerlichen Überfüllung der Hochschulen. Wo noch vor kurzem die Hörsäle fast leer gestanden, drängte sich jetzt eine gewaltige Fülle von Hörern und bald auch Hörerinnen zusammen, und die größten Hörsäle konnten die Fülle der Teilnehmer nicht annähernd fassen. Viele der gewaltsam aus ihren Berufen geschleuderten Land- und Seeoffiziere suchten in den Hochschulen einen rettenden Hafen. Den bereits vor oder während des Krieges immatrikulierten Kriegsteilnehmern sollte ferner Gelegenheit gegeben werden, von dem Zeitverlust möglichst viel einzuholen, und so entstand die Einrichtung der Zwischensemester. Ich glaube nicht, daß schon jemals eine ähnliche Belastung des Lehrkörpers stattgefunden hat, wie in der Zeit, wo durch die Zahl der Teilnehmer Räume und Instrumente nicht ausreichten und Doppel-, ja Dreifachkurse nötig und durch die Zwischensemester die Ferien verkürzt oder ganz aufgehoben wurden. Diese Belastung war selbstverständlich nicht für alle Hochschullehrer gleich stark und machte sich begreiflicherweise am wenigsten für die fühlbar, die nur systematische Vorlesungen oder eine Klinik abhielten. Für die, zu deren Aufgaben es gehörte, Übungen zu veranstalten, war sie fast unerträglich und übermenschlich, namentlich, wenn es der Professor für seine Pflicht hielt, die von ihm angekündigten Übungen auch wirklich selbst zu leiten. Ich habe in den drei Halbjahren der stärksten Belastung, wo in keinem Kurs die Räume ausreichten und im mikroskopischen für fast 300 Teilnehmer knapp 150 brauchbare Mikroskope vorhanden waren, fast jeden Tag mich von früh $6^1/_2$ Uhr bis mittags 12 Uhr fast ununterbrochen dem Unterricht widmen müssen, um dann mich um den übrigen Anstaltsbetrieb, Vorbereitung der Kurse und die nicht enden wollende Schar der Prüflinge in Staats-, Doktor- und Kreisarztprüfung zu kümmern, so daß ich fast niemals vor 4 Uhr, an manchen Tagen erst nach $5^1/_2$ Uhr aus dem Institut wegkam. Heute kommt es mir fast unbegreiflich vor, wann und wie damals die Gesamtarbeit geleistet werden konnte. Tatsächlich war es auch nur möglich dadurch, daß jeder — allen voran der Prosektor Ceelen — seine Kräfte aufs äußerste anstrengte und der Gedanke an eine bestimmte Arbeitszeit bei niemand aufkam — mit Ausnahme freilich der Sektionsgehilfen. Wenn es Absicht gewesen sein sollte, uns die Erfüllung unserer Pflichten und Aufgaben zu erschweren, so konnte es auf keine Weise wirksamer geschehen als durch die Einführung des 8-Stunden-Arbeitstages für die niederen Angestellten. Dadurch wurde zunächst die größte Unordnung in den Betrieb hineingebracht, zumal zunächst auch nicht einmal eine der Verkürzung der Arbeitszeit entsprechende Vermehrung der Hilfskräfte erfolgte. Da diese nicht alle gleichzeitig anwesend waren, kam es vor, daß gerade in den Stunden des Hochbetriebes viel zu wenig Hilfe vorhanden war, und ein Diener, dem man eben einen Auftrag gegeben hatte, schon wieder seinen Dienst beendet hatte, wenn man die Ausführung des Auftrages von ihm erwartete, er aber vergessen hatte, seinem Nachfolger den Auftrag weiterzugeben. Es dauerte, da auch immer ein und der andere Widerspenstige darunter war, ziemlich lange, bis die Maschine wieder einigermaßen reibungslos arbeitete, und bedurfte einer großen, angespannten Tatkraft, Rücksichtslosigkeit und eigener Mit- und Kleinarbeit auf allen Gebieten, um das zu erreichen. Das ging nicht ohne starke Verstimmungen, besonders bei dem unteren und technischen Personal ab, die dadurch betont zum Ausdruck kam, daß am 4. Januar 1920 — als von den wissenschaftlichen Mitarbeitern und Schülern zu meinem 60. Geburtstag eine kleine Feier im Institut veranstaltet wurde — dieser Teil der Anstaltsangehörigen jeden Glückwunsch unterließ, sogar einschließlich des Oberpräparators Schulz, den ich vom Jahre 1888 her kannte, als ich im Virchowschen Institut arbeitete. Ich erwähne das, weil es bald ganz anders wurde und 10 Jahre später ein umgekehrtes Verhältnis zwischen mir und den Laboratoriums-, Museums- und Sektionsgehilfen herrschte.

War die Bewältigung aller dieser Arbeiten schon schwer genug, so wurde sie wesentlich erschwert durch die gesamten äußeren Verhältnisse. Der Währungsverfall hatte begonnen und nahm ständig, wenn zunächst auch langsam, zu. Das anerzogene Pflichtgefühl der zunächst noch in der Mehrzahl vorhandenen alten Beamten führte zum Versuch der Sparsamkeit in jedem Betriebe und erstreckte sich natürlich auch auf die Hochschulen und deren Anstalten. Eine Ausgabenverminderung in den naturwissenschaftlich-medizinischen Anstalten wäre aber nur dann möglich gewesen, wenn man den ganzen Betrieb wesentlich hätte einschränken können; aber das Umgekehrte war der Fall durch Zwischensemester, Doppelkurse, Zunahme der Studenten. Und die Ausgaben für die notwendigsten Chemikalien, Farbstoffe, Versuchstiere usw. stiegen ins Ungemessene, für viele nicht nur um das 2—3-, sondern um das 5—6fache. Es war schwer, den Herren im Ministerium dies klarzumachen und kostete viele Schreibereien und persönliche Unterredungen, und man sann selbst nach Maßnahmen zur Verbilligung des Betriebes, bis man mit der reißenden Zunahme der sog. „Inflation“ den Kampf aufgeben mußte und hemmungslos darauf los wirtschaftete. Das, was man im Institutsbetrieb erlebte, spielte sich in gleicher Weise im eigenen Haushalt ab und fügte zu den amtlichen Sorgen die privaten. Sehr bald nach dem Kriege und dem Abschluß des Versailler Zwangsvertrages wurden ja die eigenen Einnahmen zunehmend geringer — es erfolgte die Herabsetzung der Vorlesungs- und Prüfungsgebühren und durch die Auflösung der Kaiser-Wilhelm-Akademie der Verlust der Stellung als o. Professor an dieser militärärztlichen Bildungsstätte, die meinem Amtsvorgänger und einige Zeit auch mir große Einnahmen jährlich gebracht hatte. Auf alles das mußte man sich umstellen. Auch in der engeren und weiteren Familie und in Freundeskreisen mannigfache Sorgen. Am meisten bewegte uns das Schicksal eines Kameraden unseres Sohnes von derselben Fliegerabteilung. Er war selbst schwer verwundet und dadurch im Gehen dauernd behindert, sein Mut aber ungebrochen. Nachdem er aus dem Felde zurückgekehrt war und in Döberitz eine neue Fliegerabteilung zusammengestellt hatte, ging er mit ihr, nachdem ihm die Führung übertragen war, zunächst nach Ostpreußen zum Grenzschutz, machte dann aber das ganze Baltikumabenteuer mit und beteiligte sich dann auch im November 1919, nachdem er zu den Russen übergetreten war, an dem mißglückten Versuch einer Wiedereroberung Rigas, was der Abteilung einen ihrer besten Offiziere kostete, der, durch Motordefekt zur Notlandung gezwungen, von lettischen Bauern erschlagen wurde. — Nach der Rückkehr nach Deutschland erhielt Leutnant M. den Auftrag, die Abteilung allmählich aufzulösen und bemühte sich, für seine Leute, Kameraden und sich eine Einreihung in einen bürgerlichen Beruf zu finden. In dieser Zeit verkehrte er viel in unserem Hause. Etwa Mitte Februar 1920 fiel es uns auf, daß er wiederholt von geheimen Unterredungen mit Generallandschaftsdirektor Kapp und Exzellenz Ludendorff erzählte, so daß ich stutzig wurde und auf den Gedanken kam, daß hier irgend etwas nicht in Ordnung sei und ihn warnte, weil ein derartiger Putsch unter allen Umständen mißlingen müsse. Er stritt natürlich jede gesetzwidrigen Absichten ab, vielleicht ganz ehrlich, weil damals wohl noch gar keine bestimmten Absichten vorlagen, aber tatsächlich hatte er sich bereits mit seiner Abteilung Kapp und Ludendorff zur Verfügung gestellt, für den Fall, daß es zu einer derartigen Unternehmung käme.

Die Zeit des Kapp-Putsches

Mit welchem Leichtsinn das ganze Unternehmen vorbereitet wurde, dafür mag als Beispiel gelten, daß während dieser Tage allerlei fernmündliche militärische Befehle für Leutnant M. durch unseren Fernsprecher gingen, ohne daß auch nur ein Deckname verabredet gewesen wäre. Es war ein Zufall, daß in den Tagen der Kappregierung nicht auch unser Fernsprecher von der Gegenpartei überwacht wurde, wie das mit dem eines befreundeten Kollegen geschah. Die kurze Zeit, in der Kapp und Lüttwitz die Macht in den Händen zu haben schienen, war ungemein reich an Aufregungen für uns. Aber ich mußte mein Urteil, daß der Putsch nicht gelingen könne, zurücknehmen. Die Stimmung gegen die Regierung der Weimarer Koalition war sogar in Berlin auf einen derartigen Höhepunkt gestiegen, daß das Unternehmen, wenn es gut vorbereitet gewesen und kraftvoll und rücksichtslos durchgeführt worden wäre, zweifellos gelungen wäre. Denn diese Mißstimmung war besonders auch in den Kreisen der älteren Arbeiter eine ungemein große, und man sehnte sich allgemein nach der früheren Ordnung zurück. Ich entsinne mich noch, wie ich den ersten Morgen, an dem der Stadtbahnbetrieb infolge des Generalstreikes eingestellt war, früh $4^1/_4$ Uhr mit einer ganzen Anzahl älterer Arbeiter vor dem Stadtbahnhof Tiergarten stand und wir überlegten, wie wir nach unserer Arbeitsstelle gelangen könnten — es blieb uns nichts anderes übrig, als zu Fuß zu gehen —, und mit welchen Kraftausdrücken die Arbeiter, nicht etwa die Kappregierung, sondern die Anzettler des Generalstreiks belegten und die jugendlichen Radikalen durchweg für „Lausejungen" erklärten. Auch im Verlauf des Generalstreiks nahm die Stimmung dagegen in der Arbeiterschaft zu, besonders bei den Frauen, und er wäre in kürzester Zeit zusammengebrochen, wenn Kapp nur noch etwas länger ausgehalten hätte. Hilfsärzte meines Instituts, die in der Weddinggegend kommunistische Versammlungen besuchten, fanden die Stimmung dort äußerst gedrückt, und nur bei den jungen, unreifen Burschen, die nichts zu verlieren hatten, kampfesfroh. — Ob freilich der Feindverband, wenn die Kappregierung sich hätte durchsetzen können, nicht eingegriffen und alles zerstört hätte, das kann ich nicht beurteilen.

Es kam der Zusammenbruch des Putsches. Leutnant M., der die ganze Zeit über eine Art militärischer Adjutant Kapps gewesen, kam abends zu uns, etwas niedergeschlagen, aber noch nicht ohne Hoffnung. Ich wünschte nun nicht, daß Kapp in die Hände seiner Gegner fiel. Gerade Leutnant M. war dadurch besonders geeignet, Kapp fortzuhelfen, weil er eine in Schweden verheiratete Base hatte, und durch seine Stellung als Flugzeugführer die Möglichkeit besaß, Kapp nach Schweden im Flugzeug zu schaffen. Es fehlte nur an den dazu nötigen Geldmitteln, da Leutnant M. selbstverständlich kein militärisches Flugzeug dazu benutzen konnte. Durch eine kurze fernmündliche Verständigung mit einem mir befreundeten Professor, der gleichzeitig mit Kapp befreundet war, konnte auch das in die Wege geleitet werden, und ich konnte Leutnant M. um 10 Uhr abends zu dem befreundeten Kollegen schicken, damit er alles weitere mit ihm verabredete. Durch die gemeinsame Arbeit dieser beiden Männer gelang denn auch die Flucht Kapps nach Schweden.

Ich habe das Unternehmen K.s für eine Tollkühnheit und so, wie es ganz ungenügend vorbereitet war, geradezu für ein Verbrechen gehalten. Aber es war doch aus uneigennützigen Beweggründen und in der Hoffnung ins Werk gesetzt, endlich mal Ruhe und Ordnung in Deutschland zu schaffen, und deswegen schien es mir richtiger, den unglücklichen Mann jetzt nicht den in ihrer Macht bedrohten rachsüchtigen Gegnern auszuliefern. Daß durch den gescheiterten Versuch zunächst noch mehr Unruhe, Kämpfe und Blutvergießen erfolgen würden, war wohl vorauszusehen, konnte mich aber doch nicht hindern, zur Rettung Kapps die Hand zu bieten. Unter den Opfern des mißglückten Putsches befand sich auch ein mir persönlich nahestehender Fachgenosse, der o. Professor der allgemeinen Pathologie und pathologischen Anatomie Ernst Schwalbe in Rostock. Er, ein vaterländisch begeisterter Mann und väterlicher Freund der akademischen Jugend, hatte sich, um Unbesonnenheiten zu verhüten, an die Spitze eines nach Warnemünde marschierenden Studententrupps gestellt. Auf dem Rückmarsch stießen sie mit einem Trupp bewaffneter Arbeiter zusammen, und als Schwalbe die Streitenden trennen und begütigen wollte, wurde er von einem Schuß tödlich getroffen.

Auch in Berlin dauerte es eine Zeit, bis sich die Gemüter beruhigt hatten. Schießereien blieben sowohl in der Nähe unserer Wohnung wie des Instituts an der Tagesordnung, und selbst in der Nacht schreckte einem das Knattern der Maschinengewehre kaum mehr. Länger blieben noch die Verkehrsschwierigkeiten erhalten; Straßenbahn und Stadtbahn setzten öfter aus, und einige Tage lang mußte ich Hin- und Herweg zum Institut (jedesmal 50 Minuten) zu Fuß zurücklegen, was an sich bei schönem Frühlingswetter nicht schlimm war, aber doch einen großen Zeitverlust verursachte. Eine Zeitlang ging am Knie früh 4½ Uhr ein Lastkraftwagen für Arbeiter ab, den ich bis zur Siegesallee benutzen konnte. Als ich das drittemal mitfuhr, fragte mich ein Arbeiter, was ich denn eigentlich so früh in der Stadt wolle. Ich antwortete, ich fahre, wie Sie, zur Arbeit. Darauf in mitleidigem Tone die Erwiderung: „Na, was arbeeten Sie denn?" Als ich ihm auseinanderzusetzen versuchte, was ich „eigentlich arbeetete", wandte er sich achselzuckend ab mit den Worten: „Na, das ist doch keene Arbeet nich."

Auch das ein Zeichen, wie aufgewühlt die Gemüter und wie wenig wir ein einheitliches Volk sind. Gerade nach dem Umsturz fühlten sich die Handarbeiter nicht nur als die eigentlichen Inhaber der Staatsmacht, sondern sie begannen auch in einer Weise, wie niemals vorher, ihre eigene Tätigkeit zu überschätzen und verächtlich auf die Ausüber anderer Berufe, besonders die Kopfarbeiter, herabzusehen. Der Vers:

„Alle Räder stehen still,
Wenn dein starker Arm es will“

war vielen zu Kopf gestiegen, und es hat lange gedauert, bis es auch dem Handarbeiter zum Bewußtsein kam, daß ohne den Kopf auch der stärkste Arm ohnmächtig ist. Ihnen waren Zerrbilder aller anderen Berufsvertreter ins Gehirn eingegraben, so daß ihnen jeder ordentliche Hochschulprofessor ebenso als „Fakultätspapst“ oder „Hochschulbaron“ erschien, wie jeder Gutsbesitzer als „Junker“ und jeder Fabrikbesitzer als „Schlotbaron“, d. h. alle als Nichtstuer, die die Arbeit anderer zu ihrem eigenen Vorteil ausnutzten. — Wenn man auch schlechten Dingen eine gute Seite abgewinnen will, so kann man in der Übertragung zahlreicher höherer Ämter an frühere sozialdemokratische Handarbeiter das Gute finden, daß diesem Hochmut und dieser Überhebung der Handarbeiter ein Ende bereitet werden wird, weil sie Einsicht davon erhalten, wieviel mehr und wieviel aufreibendere Arbeit die Kopfarbeiter in der Regel leisten müssen als viele Handarbeiter.

Wie lange nach dem Kapp-Putsch die Verkehrsstörungen in ganz Deutschland gedauert haben, das wurde mir erst wieder klar, als ich vor kurzem in den Akten des Friedmannausschusses blätterte. Bis in den Spätfrühling hinein erstrecken sich die Entschuldigungsschreiben von im Westen und Süden ansässiger Ausschußmitglieder, die ihr Ausbleiben zu einer Sitzung damit entschuldigen, daß die Eisenbahnzüge immer noch unregelmäßig, selten und unpünktlich verkehren, und in einem Schreiben vom 23. Juni 1920 wird selbst eine Reise von Halle nach Berlin als eine „unter den heutigen Verhältnissen wenig angenehme Angelegenheit“ bezeichnet. Wenn ich im folgenden auf meine Tätigkeit als Vorsitzender des „Ausschusses zur Prüfung des Friedmannschen Schutz- und Heilmittels gegen Tuberkulose“ etwas näher eingehe, so geschieht es, weil die dabei gemachten Erfahrungen auch recht kennzeichnend für jene Zeit sind.

Die Einsetzung des Ausschusses erfolgte infolge eines Beschlusses der Preußischen verfassunggebenden Landesversammlung vom 12. Dezember 1919 und hat folgende Vorgeschichte. Schon vor dem Kriege hatte ein Berliner Arzt, der auch in wissenschaftlichen Anstalten (z. B. bei Osk. Hertwig) gearbeitet hatte, Dr. Friedmann, über ein von ihm entdecktes Mittel gegen Tuberkulose berichtet, das er aus Schildkrötentuberkelbazillen hergestellt habe, und das nicht nur ein Heil-, sondern sogar ein Schutzmittel gegen Tuberkulose sein und besonders auch im Kampfe gegen die Lungenschwindsucht als Volksseuche wichtige Dienste leisten sollte. Das Mittel fand in Deutschland keinen großen Anklang, da sowohl die wissenschaftlichen wie die erfahrungsmäßigen Grundlagen wenig überzeugend waren. Auch ein, soviel ich weiß, kurz vor dem Kriege gemachter Versuch, das Mittel nach Amerika zu verkaufen, hatte keinen Erfolg. Nach dem Umsturz schien aber die Zeit für Dr. Friedmann gekommen, wie es ja in den Zeiten politischer Erregung das Übliche ist, daß alle bisher Zurückgedrängten zum Lichte streben. Aller Bodensatz, der bei ruhigem Meer am Meeresboden liegenbleibt, wird ja, wenn Stürme die Wellen peitschen, aufgewühlt und an die Oberfläche gebracht. So wußten denn auch die Anhänger Friedmanns, die Beziehungen zur Sozialdemokratie besaßen, es durchzusetzen, daß der neue Kultusminister Hänisch trotz des Abratens seiner Räte und des vorauszusehenden Widerspruchs der medizinischen Fakultät[1] Dr. Fried-

[1] Hänisch wartete freilich den Einspruch der Fakultät nicht ab, richtete zwar die Frage an sie, wie sie sich zu der Ernennung stellen würde,

mann zum ao. Professor in der medizinischen Fakultät ernannte und ihm den Auftrag erteilte, die Studenten über die Behandlung der Tuberkulose mit seinem Mittel zu unterrichten. Die Erteilung eines Lehrauftrages für Behandlung einer Krankheit mit einem einzigen Mittel war bereits etwas so Ungewöhnliches und Unakademisches, daß es scharfen Widerspruch herausforderte, der dann auch in der verfassunggebenden Landesversammlung Widerhall fand und zu dem obenerwähnten Beschluß vom 12. Dezember 1919 führte. Er lautete folgendermaßen: die Staatsregierung zu ersuchen, 1. sofort einen Ausschuß einzusetzen, bestehend aus namhaften Klinikern (innere Mediziner verschiedener Schulen und Richtungen, der Kinderheilkunde, Chirurgie, Urologie, Bakteriologen, pathologischen Anatomen und Tierärzten), der unter Zuziehung des Professors Dr. Friedmann mit der Prüfung des von diesem empfohlenen Schutz- und Heilmittels gegen Tuberkulose zu betrauen ist, 2. die hierfür nötigen Mittel bereitzustellen, 3. sobald der Ausschuß seine nach Möglichkeit zu beschleunigenden Untersuchungen abgeschlossen hat, das Ergebnis der Preußischen Landesversammlung vorzulegen und der breitesten Öffentlichkeit zu übergeben.

Schon dieser Beschluß legte Zeugnis ab von der durch keine Sachkenntnis getrübten Harmlosigkeit, wenn erwartet wurde, daß die Prüfung eines „Schutz- und Heilmittels" gegen eine Krankheit, wie es die Tuberkulose ist, mit möglichster Beschleunigung vorgenommen werden konnte. Es erfolgte dann am 31. Dezember 1919 die Zusammensetzung des Ausschusses durch den Kultusminister in Übereinstimmung mit den preußischen Ministern für Volkswohlfahrt und Landwirtschaft, Domänen und Forsten sowie dem Reichsminister des Innern. Der Aus-

---

wartete aber die Antwort nicht ab, sondern ernannte, da er fürchten mußte, in den nächsten Tagen gestürzt zu werden, in aller Eile seinen Schützling.

schuß bestand zunächst aus 18 Mitgliedern und 4 Vertretern der Ministerien. Am 10. Januar wurde seine erste Sitzung von dem damaligen Unterstaatssekretär Prof. Becker eröffnet, der sehr stark die Unparteilichkeit des Ministeriums unterstrich und jede Stellungnahme für oder wider das Mittel ablehnte, und möglichst sachliche und unvoreingenommene Prüfung empfahl. Es war kennzeichnend, daß sofort von Anhängern des Friedmannmittels gegen die „parteiische" Zusammensetzung des Ausschusses Einspruch erhoben wurde, obgleich doch daran vier Ministerien beteiligt waren, also eine einseitige Auswahl kaum in Betracht kommen konnte. Als Tagesordnung war bereits festgesetzt worden: 1. Konstituierung des Ausschusses, 2. Feststellung der Aufgaben und der Arbeits- und Untersuchungsmethoden des Ausschusses. Die Konstituierung bestand zunächst darin, daß ich auf Vorschlag eines Friedmannanhängers zum Vorsitzenden gewählt wurde.

Schon die erste Sitzung verlief überaus stürmisch und zeigte, daß eine wirklich sachliche Arbeit kaum möglich sein würde. Die erlassenen Bestimmungen verlangten die Zuziehung des Professors Friedmann zu der Prüfung, und es war bei der Beratung über Aufgaben und Arbeits- und Untersuchungsmethoden des Ausschusses um so notwendiger, Herrn Friedmann hinzuziehen, als er sein Mittel überhaupt noch nicht allgemein freigegeben hatte und die Behandlung mit diesem sich oder von ihm zugelassenen Ärzten vorbehielt. Ohne ihn konnte also die Tagesordnung der ersten Sitzung gar nicht erledigt werden. Herr F. erklärte aber, er würde nicht erscheinen, wenn nicht auch Herr Professor Dührssen — ein Frauenarzt, der dem Ausschuß nicht angehörte — zu den Verhandlungen zugelassen würde; er begann also im Gefühl des ihm durch den Minister gewährten Rückhalts damit, die Staatsregierung und den Ausschuß zu vergewaltigen. Ich stellte mich zunächst auf den Standpunkt, daß ich als Vorsitzender gar nicht das Recht hätte, jemand, der nicht Mitglied des Ausschusses sei, zu den Verhandlungen zuzulassen, sondern daß wir nur Mitglieder zuwählen könnten, dies doch aber nicht gut zulässig sei, bevor wir nicht wenigstens die Hauptrichtlinien für unser Vorgehen aufgestellt hätten. Es wurde nötig, eine Pause eintreten zu lassen, indem ich mit dem Vertreter des Kultusministers, Geh. Rat Richter, die Lage erörterte, und wir uns dann, um nicht gleich am ersten Tage den Ausschuß in die Luft fliegen zu lassen, entschlossen, den Wünschen des Herrn F. nachzugeben. Dieses Entgegenkommen half aber wenig, denn in überaus mühsamem Ringen in stundenlangen Auseinandersetzungen mußte Herrn F. Zugeständnis um Zugeständnis abgezwungen werden, um überhaupt die Voraussetzungen für eine Arbeit zu schaffen, und als wir glücklich gegen 11 Uhr abends so weit waren, daß ich glaubte, die Sitzung mit der Erklärung schließen zu können, daß Herr Fr. sein Mittel für die Mitglieder des Ausschusses freigäbe, zog er plötzlich alle seine Zugeständnisse zurück. Unter dem 29. Januar erklärte mir Herr F. dann auch schriftlich, daß er den Ausschuß nicht als unparteiisch anerkennen könne und sein Mittel erst dann zur Verfügung stellen würde, wenn der Ausschuß durch Zuwahl von ihm vorgeschlagener Mitglieder ergänzt würde. Diese Zuwahl wurde ihm dann auch von dem Minister, nachdem er mit mir Rücksprache genommen, zugesichert, und am 7. Februar übersandte mir dieser eine am 31. Januar ihm abgegebene Erklärung des Herrn Fr., „daß er sein Mittel nach Ausbildung der betreffenden Assistenzärzte sämtlichen Mitgliedern der Kommission, zu der die Herren — folgen neun Namen — hinzutreten werden, vorbehaltlos und unwiderruflich zur Verfügung stellen werde". Unter diesen neun Herren befanden sich fünf, die man als fanatische Anhänger des Mittels, zwei, die man als ausgesprochene Anhänger, und nur zwei von mir vorgeschlagene, die man als durchaus unvoreingenommene bezeichnen konnte. Es war mehr als ungewöhnlich und wäre in einem geordneten Staatswesen und ruhigen Zeiten ganz unmöglich gewesen, daß ein von vier Ministern ernannter Ausschuß, noch bevor er seine Arbeiten begonnen, als parteiisch hingestellt und die Grundlagen für seine Arbeit vorenthalten würden, und daß man sich dem unterworfen hätte.

Ich selbst gab mich von vornherein keinem Zweifel hin, daß an sachliche ruhige Arbeit nicht zu denken sein würde, nachdem noch einige Fanatiker in den Ausschuß hineingekommen waren. Die Zusammensetzung war jetzt so, daß zwar die Mehrzahl angesehene, zum Teil hervorragende und durchaus zu sachlichem Arbeiten entschlossene Gelehrte waren, deren Arbeit dank den Treibereien und Unsachlichkeiten der immerhin fast ein Drittel ausmachenden Fanatiker gestört wurde, die sich durch die ihnen gewisse Unterstützung des Ministers Hänisch gesichert fühlten. In dieser Hinsicht erinnerten die Vorgänge an Ereignisse vor etwa 100 Jahren, wo in ganz ähnlicher Weise ein preußischer Minister einen Prüfungsausschuß zusammenberufen hatte für ein von einem seiner Schützlinge empfohlenes Heilmittel, das alles übertreffen sollte, und dessen Ende kein ruhmvolles gewesen ist — der Staatskanzler Fürst Hardenberg für den Abenteurer Koreff, der ebenfalls gegen den Willen der Fakultät zum Professor der Medizin in Berlin ernannt worden war.

Es wurden zahlreiche Sitzungen des Hauptausschusses und der Unterausschüsse abgehalten, in die immer neue Herren hineingewählt wurden. Es gab kaum eine Sitzung ohne Skandal und heftiges Aufeinanderplatzen der Geister. Schon im Juni 1920 waren die Gegensätze so stark geworden und von den Friedmannanhängern so viel Verlautbarungen an die Presse ergangen, daß es vor dem Auseinanderbrechen des Ausschusses stand. Unter dem 20. September 1921 erstattete ich an den Minister einen Bericht über die bisherigen Ergebnisse der Arbeit des Hauptausschusses und der Unterausschüsse und fügte, als meine subjektive Meinung hinzu, daß es mir durchaus zweifelhaft erschiene, ob es bei der schlechten Finanzlage des Staates gerechtfertigt sei, so hohe Mittel, wie sie für die Arbeiten der Ausschüsse notwendig wären, zu verwenden. „Denn mir scheint es außer Zweifel, daß diejenige Ansicht, die seinerzeit die Landesversammlung bestimmt hat, den Ausschuß zur Prüfung des Mittels einzusetzen, daß nämlich das Friedmannsmittel ein Mittel sei, von dem für die Bekämpfung und Verhütung der Tuberkulose als Volkskrankheit mehr zu erwarten sei als von allen anderen Mitteln, widerlegt ist." — Allein trotzdem mußte noch weiter gearbeitet und getagt werden. Erst am 18. Februar 1922, also nach mehr als zweijähriger Arbeit, konnte ich einen Beschluß des Hauptausschusses durchsetzen, die Arbeiten einzustellen und den Entwurf eines Schlußberichts durch die Herren Geh. Rat Prof. Körte, Kraus, Palmié und mich ausarbeiten zu lassen. Auch diese Arbeit zog sich noch monatelang hin. Geh. Rat P. gehörte zu den unbedingten Anhängern Friedmanns, Kraus hatte sich sehr freundlich zu ihm gestellt, Körte war ein Muster von Ruhe, Vornehmheit und Sachlichkeit, und ich stand schon als Theoretiker unvoreingenommen der Sache gegenüber. Die Zusammensetzung des Ausschusses war also für Friedmann besonders günstig, zumal die entschiedenen Gegner, die Bakteriologen, gar nicht in ihm vertreten waren. Die Arbeit war an sich schon schwer genug, da versucht werden mußte, eine Fassung zu finden, der die ganz überwiegende Mehrheit des Ausschusses zustimmen konnte, da es ja nicht angeht, in wissenschaftlichen Dingen mit einfachen Mehrheiten zu arbeiten; aber sie wurde noch wesentlich erschwert durch das Verhalten des Vertreters der Friedmannpartei, der jedesmal, wenn wir uns mit ihm über eine Fassung geeinigt hatten, sich mit Herrn Friedmann in Verbindung setzte und dann mit neuen Vorschlägen kam. So wurde zwar der Entwurf Anfang August fertiggestellt und von allen vier Mitgliedern unterzeichnet; bald darauf stellte Herr Dr. P. neue Abänderungsanträge, mit denen er mich sogar bis auf meine Sommerreise verfolgte, so daß der Entwurf erst gegen den 20. September zur Abstimmung an sämtliche Ausschußmitglieder mit folgendem Anschreiben versandt werden konnte:

„In der Sitzung vom 18. Februar 22 ist beschlossen worden, die Arbeiten des Ausschusses einzustellen, und den Entwurf eines Schlußberichts durch die Herren Körte, Kraus, Palmié und den Unterzeichneten ausarbeiten zu lassen. In der Anlage geht Ihnen der Entwurf zu, der von allen vier Ausschußmitgliedern unterschrieben ist. Sie werden hierdurch gebeten, falls Sie mit dem Entwurf einverstanden sind, ihn auch Ihrerseits zu unterzeichnen; falls Sie dagegen irgendwelche Änderungen wünschen, diese mit tunlichster Beschleunigung dem unterzeichneten Vorsitzenden im Wortlaut mitzuteilen."

Das Ergebnis war, daß von nicht weniger als acht Mitgliedern Abänderungsanträge einliefen und im ganzen neun Herren die vorgeschlagene Fassung ablehnten. Infolgedessen mußte der Redaktionsausschuß nochmals zusammentreten, wogegen auch von Herrn Palmié keine Einwendungen erhoben wurden, er sich vielmehr an den Beratungen über die Abänderungsvorschläge und einen neuen Entwurf beteiligte. Der neue Entwurf, der übrigens keine sehr grundsätzlichen Änderungen gegenüber dem ersten enthielt, wurde nun wieder sämtlichen Mitgliedern zugeschickt mit dem Bemerken, daß es sich jetzt um die endgültige Abstimmung handle und nur mit „Ja" oder „Nein" gestimmt werden könne. Die Fassung wurde mit sechzehn gegen 8 Stimmen, also mit Zweidrittelmehrheit, angenommen. Nun aber erhoben plötzlich die Friedmannanhänger und er selbst Einspruch, beanstandeten mein Verfahren und verlangten, daß nur der erste Entwurf — zu dem sie selbst Abänderungsvorschläge gemacht hatten!! — dem Minister als Beschluß des Ausschusses eingereicht werden dürfe! Sie beantragten dann sogar beim Minister Disziplinaruntersuchung gegen mich und machten im Landtag gegen die Ausschußmehrheit und gegen mich bei den geeigneten Parteien derartig Stimmung, daß wir in öffentlicher Sitzung in üblicher Weise beschimpft und — zunächst wenigstens — von der Regierung nicht verteidigt wurden. Alles ein Zeichen der Zeit. Das Ministerium hatte unter dem 25. November 1922 nicht nur beide Entwürfe mit genauer Darstellung des Sachverhaltes von mir zugeschickt erhalten, sondern auch die Sonderberichte der Herren Geh. Rat Neufeld und Uhlenhuth, denen auch die zweite Fassung noch viel zu günstig für das Friedmannmittel erschien. Der Minister machte aber von diesen keine Mitteilung an den Landtag und gab auch nicht genügende Aufklärung darüber, daß nur die zweite Fassung in regelrechter und unanfechtbarer Abstimmung zustande gekommen war. — Inzwischen hatten bereits zwei Ausschußmitglieder den ihnen dienstlich zugegangenen Entwurf (erste Fassung) über die Ausschußverhandlungen und -beschlüsse, obgleich sie einem Beschluß des Ausschusses, der Veröffentlichungen an die Presse ohne Erlaubnis des Vorsitzenden verbot, zugestimmt hatten, dem Herausgeber der Dtsch. medizin. Wochenschrift zur Veröffentlichung angeboten, und als dieser nach Anfrage bei mir ablehnte, die Veröffentlichung — wesentlich nach dem ersten Entwurf — in der Vossischen Zeitung veranlaßt, noch bevor der Bericht an den Minister abgegangen war.

Endlich kam es noch dazu, daß ein Mitglied, das sich dadurch verletzt fühlte, daß ich ihn in einem dienstlichen Schreiben nicht mit „Sehr geehrter Herr Kollege" angeredet und mit „hochachtungsvoll" oder dergleichen verabschiedet und ihn gebeten hatte, mich in dem damaligen Stadium der Angelegenheit mit weiteren Zuschriften zu verschonen, eine Pistolenforderung zuschickte, die natürlich abgelehnt wurde! Alles ein Zeichen, wie weit die Verwilderung der Sitten auch unter akademisch Gebildeten damals schon gediehen, und wie dort, wo nicht die Sache selbst sich durchzusetzen vermochte, mit persönlichen Verdächtigungen, die selten ganz ohne Erfolg bleiben, vorgegangen wurde. — Es war für mich zunächst eine Erlösung, als ich nach fast dreijähriger Mühsal das Amt des Vorsitzenden dieses Ausschusses niederlegen konnte. Freilich war damit die Friedmannangelegenheit noch nicht ein für allemal erledigt, sondern Herr Fr. wußte es durchzusetzen, daß im Jahre 1927 nochmals eine sehr lange und ebenso unfruchtbare Verhandlung im Landesgesundheitsrat darüber stattfand und im Jahre 1929 der Reichspostminister das Mittel dem ihm unterstellten Personal empfahl. So sehr ich mich sträubte, mußte ich dann auch noch an einer Besprechung mit dem Minister hierüber teilnehmen, die vom Prov.-Verein zur Bekämpfung der Tuberkulose veranlaßt war, aber natürlich irgendeinen Erfolg nicht hatte.

Ich habe diese ausführliche Darstellung genau so, wie sie auch dem Minister gegeben wurde, gemacht, weil bei den Verhandlungen im preußischen Landtag am 18. und 19. April 1923 von den Vertretern fast aller Parteien die Dinge so auf den Kopf gestellt wurden, wie sie selbst für den, der die gewohnheitsmäßige Flüchtigkeit, Urteilslosigkeit und Verantwortungslosigkeit vieler Abgeordneter kennt, überraschen konnten. Mit dem gänzlichen Mangel von Gefühl für die Ehre eines anderen wurden die Mitglieder des Ausschusses, die Herrn Fr. nicht zu Willen gewesen waren und sich nicht verteidigen konnten, von dem Sozialdemokraten Dr. Weyl und auch dem Zentrumsabgeordneten Dr. Stemmler mit den gröbsten Schmähungen überhäuft, ohne daß von dem Vertreter des Ministeriums die genügende Aufklärung gegeben und die Angegriffenen verteidigt wurden. Der Ministerialrat Irmer legte zwar gegen das schroffe und harte Urteil des Herrn Dr. Weyl über Geheimrat Körte, Stich, Krückmann und andere „Verwahrung ein und behielt dem Herrn Minister vor, noch auf diese Angriffe des weiteren einzugehen". Als aber Herr Weyl danach noch kecker wurde und behauptete: „Von allen Seiten ist hier darauf hingewiesen worden, daß insbesondere der Vorsitzende des Ausschusses, Geheimrat Lubarsch, mindestens arglistig gehandelt hat und der Herr Vertreter des Kultusministers hat weder diesem Herrn noch seinen Mitarbeitern einen besonderen Dienst erwiesen, wenn wir jetzt im bevölkerungspolitischen Ausschuß nun gründlich auspacken und den Nachweis werden führen müssen, daß in der Tat alle die Behauptungen, die gegen die

Objektivität und die Unbefangenheit der Herren vorgebracht werden, buchstabengetreu wahr sind", schwieg er, und wußte entweder nichts zu sagen oder wagte es nicht[1]. Soviel ich mich entsinne, wurden dann in dem bevölkerungspolitischen Ausschuß alle die Verleumdungen bis ins einzelne widerlegt, und auch rechtsstehende Abgeordnete besannen sich auf ihre Pflicht. Aber in der Vollversammlung ist den angegriffenen Gelehrten, die mit bewunderungswürdigem Langmut ihre Arbeit und Zeit auf ein von vornherein aussichtsloses Unternehmen verschwendet hatten, niemals Genugtuung gegeben worden. In der Sitzung vom 22. Juni 1923[2] wurde nochmals über die Sache verhandelt, und der Berichterstatter Dr. Weyl gab nun eine etwas sachlichere, wenn auch nicht ganz wahrheitsgemäße Darstellung, enthielt sich auch aller persönlichen Schmähungen und Verdächtigungen, konnte es aber doch nicht über sich gewinnen, seine Beleidigungen aus der Aprilsitzung zurückzunehmen. Der Minister und seine Räte aber schwiegen. Auch ein Zeichen dafür, wie in dem neuen „freien" Staat die Regierung ihre Pflicht, die ihr unterstellten Beamten zu schützen, erfüllt.

Die Belastung durch den Friedmannausschuß mit den vielen stundenlangen Sitzungen und vielen Schreibereien und persönlichen Besprechungen war um so unerfreulicher und störender, als auch sonst die Arbeitsbelastung einen immer stärkeren Umfang angenommen und die Arbeitsbedingungen immer schwierigere geworden waren. Ende 1917 war ich, da Orth aus verschiedenen persönlichen Gründen mit der Herausgabe und Schriftleitung von Virchows Archiv auch dem Namen nach nichts mehr zu tun haben wollte, an seine Stelle getreten. Dem Namen nach war zwar auch Prof. v. Hansemann, der seit dem 219. Bande Mitherausgeber geworden war, beteiligt, aber an den 3 Bänden, die in den Jahren 1918—20 heraus-

[1] Stenographische Berichte des Preußischen Landtages 12, 16530 u. 31.
[2] Stenographische Berichte des Preußischen Landtages 13, 18793—97.

kamen, hat er fast gar nicht mitgearbeitet, da er 1918 noch im Felde war, dann bald erkrankte, operiert werden mußte und im August 1920 starb. Dadurch fiel mir allein die Aufgabe zu, das Archiv wieder auf den Friedensstand zurückzuführen. Während im Frieden jährlich vier starke Bände von durchschnittlich 30—35 Bogen Stärke erschienen waren, konnten in den $2^1/_2$ Jahren von Januar 1918 bis Juli 1920 statt 10 Bände nur 3 dünne Bände und 2 Beihefte herausgegeben werden, die alle zusammen knapp $2^1/_2$ Bänden des Friedensumfangs entsprachen. Das lag nicht etwa an dem Mangel an Angebot von Arbeiten, die bald nach dem Kriege wieder reichlich dem Archiv zuzuströmen begannen, sondern an dem Verhalten des Verlages (Dr. de Gruyter), das schon zu Mißhelligkeiten mit Orth geführt hatte, und in der Hauptsache darauf beruhte, daß der Verleger dem medizinischen Teil seines Verlages keine besondere Aufmerksamkeit schenkte und ihn einem etwas sehr kleinlichen Prokuristen überließ. Mein Bestreben ging daher darauf hinaus, den Verleger zu bewegen, Virchows Archiv an einen anderen Verlag abzutreten. Das schien anfangs schwierig, gelang dann aber, nachdem ich Dr. Ferdin. Springer für den Plan gewonnen hatte, schon Mitte 1920. Mit Dr. Springer war ich in Verbindung gekommen dadurch, daß er mich schon 1918 bat, in die Herausgabe des Handbuchs der speziellen pathologischen Anatomie und Histologie einzutreten. Die Herausgabe war von ihm schon 1913 zusammen mit Professor Henke in Breslau in die Wege geleitet, durch den Krieg unterbrochen worden und dann nicht weiter vorwärts gekommen, so daß Dr. Springer auch eine örtliche Verbindung zwischen Verlag und Herausgeber nötig schien. Bei der Schwierigkeit und dem Zeitverlust, der immer entsteht, wenn zwei Herausgeber eines großen Sammelwerkes an verschiedenen Orten leben, mußte ich die Bedingung stellen, daß die Schriftleitung ausschließlich in meinen Händen zu liegen habe, eine Bedingung, die zu einem tatsächlichen Ausscheiden Prof. Henkes aus der

Herausgabe des ja auch noch gar nicht begonnenen Handbuchs führte, wenn sein Name freilich auch noch auf dem Titelblatt stehen blieb. Hätte ich gewußt, welche Last ich mir damit auflüde, so hätte ich es abgelehnt, die Herausgabe zu übernehmen; aber unter anderen Bedingungen hätte ich sie überhaupt nicht übernehmen können, weil sie sonst für mich noch mit mehr Zeitverlust und Reibungen verbunden gewesen sein würde. — Daneben wuchs die Arbeit im Institut immer mehr an, während sich die Arbeitsbedingungen entsprechend der Zunahme des Währungsverfalls immer mehr verschlechterten. Vor allem schwoll auch die Zahl der Ausländer um so stärker an, je tiefer die Mark sank. Und man kann sagen, um so mehr sank auch die Güte der im Institut arbeitenden Ausländer. Das gilt für fast alle Völker. Es arbeiteten damals Italiener, Griechen, Rumänen, Bulgaren, Russen, Ungarn, Japaner, Chinesen, Südamerikaner (Brasilianer, Argentinier, Peruaner). Am besten waren die Italiener, Griechen, Ungarn und Chinesen. Dagegen waren unter den äußerst zahlreichen Japanern — zeitweise waren fast 40 von ihnen gleichzeitig im Institut — verhältnismäßig viele, die nicht von der Regierung ausgesucht waren, sondern auf eigene Kosten nach Berlin kamen, weil sie dort so außerordentlich billig lebten und das Angenehme mit dem Nützlichen zu verbinden suchten, mehr Wert aber auf das Angenehme (namentlich Weibliche) als auf das Nützliche legten. Es war sehr schwer, die ungeeigneten Leute ganz abzustoßen, und ich mußte wiederholt sehr scharf eingreifen, um solche loszuwerden. Ich hatte mich ursprünglich überhaupt geweigert, Ausländer aus den feindlichen Staaten zum wissenschaftlichen Arbeiten im Institut aufzunehmen, und habe es auch nur getan, nachdem jeder einzelne eine Erklärung unterzeichnet hatte, indem er den über die deutsche Wissenschaft verhängten Boykott bedauerte und sich verpflichtete, in seinem Vaterland dagegen aufzutreten; eine Erklärung, wie ich sie auch von Angehörigen der Feindstaaten verlangte, wenn sie im Virchow-Archiv veröffentlichen wollten. Aber schließlich konnte man sich dem nicht entziehen, weil man ohne sie den wissenschaftlichen Betrieb kaum aufrechterhalten konnte, wenigstens nicht in meinem Institut. Nicht nur, weil etwa die Zahl der selbständig wissenschaftlich arbeitenden Deutschen zu gering war; das war eigentlich in keinem Zeitabschnitt der Fall, wohl aber, weil die Dauer ihres Aufenthalts im Institut unbestimmt und ihre Arbeitskraft sehr wechselnd war und sie das Institut auch geldlich belasteten. Ich nahm grundsätzlich niemand als freiwilligen Hilfsarbeiter oder Praktikanten an, der sich nicht verpflichtete, mindestens ein Jahr zu bleiben. Aber recht häufig kam es vor, daß bald dieser, bald jener der Herren zu mir kam und sagte, er könne es geldlich nicht mehr aushalten, seine Eltern könnten ihm bei dem zunehmenden Währungsverfall keine Unterstützung mehr schicken, oder ich den Herren ansehen konnte, daß sie so schlecht ernährt waren, daß sie leistungsunfähig wurden, oder endlich sie jede ihnen gebotene bezahlte Stellung annahmen und ihre weitere Ausbildung unterbrachen. In dieser Not war die Anwesenheit zahlreicher Ausländer aus den Feindbundstaaten willkommen — denn da jeder von ihnen durchschnittlich monatlich mindestens 10 Dollars an das Institut zahlen mußte, und ich dies mit jeder nur erlaubten Rücksichtslosigkeit durchführte, konnte ich das Geld zur Unterstützung deutscher Studenten und junger Ärzte, zur Besoldung von technischen Hilfsarbeiterinnen, zur Anschaffung von Apparaten und Instrumenten, ja selbst zu kleinen baulichen Veränderungen im Institut benutzen. Es ist traurig genug, aber es war so, daß man in jener Zeit auch in der Durchführung der wissenschaftlichen Arbeit abhängig wurde von unseren Feinden. Denn, wenn auch infolge des rasch und schließlich in rasendem Zeitmaß zunehmenden Währungsverfalls von einer ordentlichen Bewirtschaftung des Haushaltsplans keine Rede sein und deswegen auch manche Anschaffung gemacht werden konnte, die man früher nicht leicht durchgesetzt haben würde, war doch eine Ergänzung der Hilfskräfte, auch wenn sie noch so notwendig und dringlich war, und Arbeiten zur Erhaltung und Instandsetzung der Institutsbaulichkeiten ganz ausgeschlossen. Und auch, nachdem wieder eine feste Währung eingeführt war, konnte ich in dieser Hinsicht nichts erreichen, so daß ich das Institut meinem Nachfolger in einem baulichen Zustand übergeben mußte, daß ich vor Scham mich in die äußersten Winkel des Instituts hätte verkriechen müssen, wenn ich nicht meine völlige Schuldlosigkeit hätte nachweisen können. Besonders empfindlich war der Mangel an technischen Hilfskräften. Als ich das Institut übernahm, war überhaupt nur eine — aber nicht planmäßig — am Institut angestellte, sondern aus dem Titel „Insgemein" besoldete Hilfsarbeiterin vorhanden, eine zweite auf der bakteriologischen Abteilung wurde aus privaten Hilfsquellen des Abteilungsvorstehers Prof. Morgenroth unterhalten. Ich konnte wenigstens die Anstellung einer Institutssekretärin und einer technischen Hilfsarbeiterin durchsetzen, während die auf der bakteriologischen Abteilung später, als Prof. Morgenroth abgegangen war, aus dem Gehalt der Assistentenstelle bezahlt werden und sich die Abteilung mit einem außerplanmäßigen Hilfsarzt behelfen mußte. Aber diese Zahl von technischen Hilfskräften war viel zu gering für das große Institut, und es waren dauernd noch fünf bis sechs meist vollbeschäftigte Hilfsarbeiterinnen am Institut tätig, die aus mir zuströmenden privaten Einnahmen (Leichenverbrennungszeugnissen, privaten mikroskopischen Untersuchungen usw.) bezahlt werden mußten. Ein Zustand, der eigentlich unhaltbar war, und von dem es mich wundert, daß er, wenn auch mitunter nur mit großen Schwierigkeiten, bis zum Winterhalbjahr 1929/30, dem Dienstantritt meines Amtsnachfolgers, aufrechterhalten werden konnte, dem natürlich alles, was mir nicht bewilligt war, und noch erheblich mehr, vom Minister bewilligt wurde. Eine Hilfe wurde mir auch hier wieder vom Ausland zuteil. Schon 1920 trat ein Bruder des hochverdienten, verstorbenen Freiburger Professors der Chirurgie Edwin Goldman, der in London lebende und die englische Staatsangehörigkeit besitzende Bankier C. S. Goldman mit mir in Verbindung wegen einer Stiftung zum Andenken an seinen Bruder, durch die die Fortsetzung von dessen Untersuchungen über Vitalfärbung sowie solche über Krebs und Tuberkulose ermöglicht werden sollte. Das führte dann zur Errichtung einer Edwin-Goldman-Stiftung, die ich zunächst der bakteriologischen Abteilung angliederte und aus deren Zinsen noch Hilfskräfte besoldet werden konnten. Herr C. S. Goldman stellte gelegentlich auch noch weitere Mittel zur Verfügung, durch die ich zum Beispiel einen kleinen Anbau an den Tierstall vornehmen lassen konnte (er kostete damals — 1921 — 11 Millionen Mark!), und er unterstützte die Abteilung, nachdem das leider in deutschen Werten angelegte Stiftungskapital durch den Währungsverfall fast ganz verschwunden war, noch weiter, indem er jährlich 150 Pfd. Sterling für die Arbeiten der Stiftung zur Verfügung stellte und auch nach Ausscheiden aus meinem Amt dies weiter tat. Ich bin Herrn Goldman dafür zu großem Danke verpflichtet, aber ich muß sagen, daß ich nie eine gewisse schmerzliche Empfindung los geworden bin, diese Mittel von den Angehörigen eines Volkes annehmen zu müssen, das in erster Linie für unser Unglück verantwortlich gemacht werden muß. —

Ich habe mich sonst in der Aufnahme wissenschaftlicher Beziehungen zum Auslande, und besonders den Feindbundstaaten, sehr zurückhaltend, ja ablehnend verhalten. Schon 1920 erhielt ich von dem „chef du laboratoire" des pathologischen Instituts „de l'université Strasbourg" ein Schreiben, in dem er mir für meine „Ergebnisse" einen Bericht über das französische Schrifttum der allgemeinen Pathologie und pathologischen Anatomie seit 1914 anbot, das in Deutschland naturgemäß keine Berücksichtigung hätte finden können, und seine Bitte um Aufnahme noch damit begründete, daß der Kriegszustand zwischen Deutschland und Frankreich nunmehr beendet sei.

Ich geriet — im Andenken an die Zeit unter v. Recklinghausen und an das schöne deutsche Elsaß, an alles, was wir verloren — in einen förmlichen Wutzustand und ließ dem Herrn durch meine Sekretärin antworten, daß die Voraussetzungen seines Angebotes nicht zuträfen, da zur Zeit ein, wenn auch leider nur einseitiger Kriegszustand zwischen Deutschland und Frankreich noch herrsche. Ich weiß, daß mein Verhalten durchaus nicht von allen meinen Fachgenossen, geschweige denn von der Mehrzahl der Deutschen gebilligt wird. Aber ich halte an dieser Grundstimmung fest. Wie weichmütig in dieser Hinsicht viele Deutsche und manche deutsche Gelehrte sind, das mußte ich auf der Tagung der Deutschen pathologischen Gesellschaft in Jena 1921 — der ersten nach dem Kriege — erfahren. Es wurde berichtet, daß die Italiener den Versuch gemacht hätten, einen internationalen Pathologenkongreß zu veranstalten, daß dies aber daran gescheitert wäre, daß die Franzosen sofort erklärt hätten, sie würden nur kommen, wenn die Deutschen und Österreicher ausgeschlossen würden, worauf die Italiener den Plan hätten fallen lassen. Ich stellte darauf den Antrag, daß die D. P. G. sich an internationalen wissenschaftlichen Veranstaltungen so lange nicht beteiligen solle, wie noch ein einziger feindlicher Soldat auf deutschem Boden stände, und nicht eher, als bis ein wirklicher Friedenszustand eingetreten wäre. Nach ausführlicher und zum Teil erregter Aussprache, in der verschiedene Pathologen widersprachen, wurde dann der Antrag in einer doch durchaus abgeschwächten Form auf Vorschlag von Aschoff angenommen: „Die D. P. G. erwartet von ihrem Vorstande, daß er bei einer etwaigen Aufforderung zu einem internationalen Kongreß im Sinne der von Herrn Lubarsch vertretenen Anschauungen die Würde und das Ansehen der D. P. G. wahren wird.“ Das war schon insofern eine Abschwächung, als es sich für mich nicht um die Würde und das Ansehen der D. P. G., sondern des ganzen deutschen Volkes handelte. Aber mehr war nicht zu erreichen; ich bin froh, daß bis heute der in dem Antrag vorgesehene Fall noch nicht eingetreten ist, denn ich bin nicht ganz sicher, ob jetzt noch entsprechend meinen Anschauungen im Vorstand beschlossen werden würde.

Dieser mein grundsätzlicher Standpunkt hindert natürlich nicht, daß ich mit einzelnen Angehörigen der Feindbundstaaten in freundlichem Verkehr stehe und auch Ehrungen von wissenschaftlichen Gesellschaften deren Länder angenommen habe. Ich kann sogar nicht leugnen, daß ich für die Italiener — trotz ihrer eigensüchtigen treulosen Politik und ihrer grausamen Unterdrückung des Deutschtums in Südtirol — eine gewisse Schwäche besitze und nicht nur das wundervolle Land, sondern auch das Volk in seiner natürlichen Anmut liebe. Deswegen habe ich auch den zahlreichen Italienern, die von 1920 bis 1924 in meinem Institut arbeiteten, besondere Beachtung geschenkt und stehe noch mit ihnen in freundlichem Briefwechsel und wissenschaftlichem Verkehr. Ja, wir haben sogar der Verlockung nicht widerstehen können, das schöne Land wieder zu besuchen. 1924 reisten wir zum erstenmal wieder an den Comer See nach Tremezzo. Einer Einladung der Pathologen Turins, sie zu besuchen, konnte ich im letzten Augenblick nicht folgen, weil mir auf der Reise dorthin in der Straßenbahn in Mailand meine Brieftasche mit allem Geld, Paß und Fahrkarten gestohlen wurde und ich nur noch mit Mühe nach Tremezzo zurückkam; im nächsten Jahr waren wir in Bordighera an der Riviera, das wir immer besonders geliebt hatten, und im Sommer auf der Mendel und im Jahre 1926 in Oberbozen, Gegenden, die wir ja allerdings innerlich immer noch nicht als italienische anerkennen können. Aber es ist schon ein gewisser Mangel an Folgerichtigkeit, wenn man diese Ausnahmen macht.

Anders liegt es ja natürlich mit den Russen, nur noch viel verwickelter. Als Feindbundstaat kann das bolschewistische Rußland nicht angesehen werden, da es ja zu unseren Hauptfeinden im größten Gegensatz steht. Aber auch der so nahe liegende und ebensosehr durch wirtschaftliche wie kulturelle Beziehungen von früher her berechtigt erscheinende Gedanke, daß wir uns mit Rußland verbinden und von dort das Heil erwarten müßten, ist für das nationale Deutschland leider abwegig. Es hieße schon den Versuch machen, den Teufel mit dem Beelzebub auszutreiben, wenn wir die Gefahren übersehen wollten, die uns gerade von dem heutigen Rußland drohen. Aber trotzdem müssen wir uns hinsichtlich der wissenschaftlichen und kulturellen (soweit von Kultur noch im heutigen Rußland von unserem Standpunkt aus gesprochen werden kann) Beziehungen ihnen gegenüber anders verhalten, als hinsichtlich der politischen. Ganz besonders gilt das für mein Fach, das eigentlich immer in Rußland in besonders großer Abhängigkeit von uns war. Auch hier ist freilich alle Vorsicht geboten, und ich halte es für sehr zweifelhaft, ob es für uns vorteilhaft ist, gemeinsame wissenschaftliche Unternehmungen mit den Russen zu machen und mit unserem Gelde zu unterstützen. Denn nach allem, was ich beurteilen kann, ist gerade das bolschewistische Rußland von einem „sacro egoismo“ erfüllt — was ich ihm gar nicht übelnehme —, daß es das Eindringen der deutschen Kultur nur so weit gestatten wird, wie es ihm und der Zukunft des derzeitigen Regierungssystems Vorteile bringt. Aber solange wir keine Nachteile davon haben, sollen wir die Russen gerade auf den Gebieten, in denen sie besonders stark auf uns angewiesen sind, festhalten. Deswegen nahm ich auch im September 1923 eine Einladung zur ersten Nachkriegstagung der allrussischen pathologischen Gesellschaft in Petersburg (Leningrad) an und war auch noch eine Woche in Moskau, wo ich gerne noch länger geblieben wäre, wenn nicht die gerade in dieser Zeit eingetretene Währungsverfallkatastrophe mich nach Hause zurückgeführt hätte. Der vierzehntägige Aufenthalt in Leningrad und Moskau und die Teilnahme an der Tagung waren für mich überaus lehrreich, ich bekam dabei doch einen Einblick in die Seele des russischen Volkes, der mir vieles aus dem russischen wissenschaftlichen und schönen Schrifttum sehr viel verständlicher gemacht hat. Ich komme noch an anderer Stelle auf diese und andere Reisen zurück. — Meine Ansicht über die Notwendigkeit der Aufrechterhaltung aller wissenschaftlichen Beziehungen auch zum neuen Rußland bestimmt auch mein Verhalten zur Aufnahme russischer Arbeiten in Virchows Archiv und den „Ergebnissen". Ich bin ihnen gegenüber erheblich weitherziger gewesen, als gegen deutsche und von anderen Ausländern, weil ich ihre Abwanderung in französische und englische Zeitschriften verhindern wollte. Ich bin anfänglich wohl etwas zu weitherzig gewesen, wenn ich auch stets selbst eine erhebliche Kürzung der meisten Arbeiten vornahm oder sie zur Kürzung zurückschickte. Ich bin aber allmählich auch strenger geworden und habe viele Arbeiten zurückweisen müssen, weil an den vielen neugegründeten Universitäten und Medizinschulen Sowjetrußlands noch nicht die rechte Art wissenschaftlichen Arbeitens eingezogen ist. Ich bin mitunter erschrocken gewesen, bei der Zusammenstellung der Hefte von Virchows Archiv sehen zu müssen, wieviel ausländische Arbeiten — oder besser gesagt, Arbeiten aus dem Ausland (denn ein ganzer Teil stammte auch von Deutschen, die in Nord- oder Südamerika arbeiteten) — ich angenommen hatte, darunter verhältnismäßig viele aus Rußland. Und das gilt nicht nur für Virchows Archiv, sondern auch andere streng wissenschaftliche deutsche Zeitschriften. Ich halte es daher für nötig, den Maßstab immer noch etwas strenger zu handhaben und allmählich ganz die gleichen Anforderungen zu stellen wie an die deutschen. —

Keine Durchbrechung meines zurückhaltenden Standpunkts gegenüber dem feindlichen Ausland kann ich darin sehen, daß ich bei den Aufforderungen für den Gedächtnisband des Virchowschen Archivs zum 100jährigen Geburtstag Rud. Virchows auch Italiener, Japaner, Nordamerikaner und Russen aufgefordert habe. Denn es war unmöglich, eine einigermaßen vollständige Würdigung des Wirkens und des Einflusses von ihm zu geben, wenn nicht auch von Gelehrten dieser Länder seiner gedacht wurde.

Die „Stabilisierung" der Währung beseitigte zunächst die Nöte nicht, sondern verschärfte sie. Denn nun galt es, besonders zu sparen. Es kamen die Verfügungen des Finanzministers, daß alle Haushaltpläne um 25 von Hundert gekürzt werden müßten und keine neue Stelle bewilligt werden dürfe. Das bedeutete für mein Institut eine große Erschütterung, die noch dadurch erschwert wurde, daß am 1. Oktober 1923 der Abteilungsvorsteher und Prosektor Prof. Ceelen, der meine zuverlässigste und hauptsächlichste Stütze im ganzen Institutsbetrieb war, ausschied, um an dem städtischen Krankenhaus Charlottenburg-Westend die Leitung des pathologischen Instituts zu übernehmen.

Es war dies eine der ersten unangenehmen Folgen des Altersgesetzes. Die Einführung der Altersgrenze von 65 Jahren für die Hochschullehrer mit einer möglichen, aber unsicheren Verlängerung bis auf 68 Jahre, brachte es mit sich, daß sich jeder ausrechnen konnte, wann ungefähr ein Wechsel in der Institutsleitung eintreten würde. Ich war Ostern 1925, spätestens 1928, fällig, und es mußte sich daher gerade mein Vertreter die Frage vorlegen, ob er auch mit meinem Nachfolger so harmonisch würde zusammenarbeiten können wie mit mir. Prof. Ceelen war damals 41 Jahre alt, er würde also, wenn der Nachfolger kam, 44, vielleicht 47 Jahre geworden sein, also dann in einem Alter stehen, wo es Schwierigkeiten macht, sich in neue und andersgeartete Arbeitsweise einzufügen. Ob in den höchstens noch 6 Jahren Prof. C. eine ordentliche Professur an einer anderen Universität erhalten würde, war um so unsicherer, als er zwar bereits mehrere Male auf Listen gewesen, aber nicht berufen worden war. Unter diesen Umständen mußte ich ihm, als ihm die Stellung unter sehr günstigen Bedingungen angeboten wurde, selbst raten, sie anzunehmen, so leid es mir auch tat, mich von ihm trennen zu müssen, und so sehr es mir selbst auch vermehrte Belastung brachte. Denn, da nach den neuen Bestimmungen des Ministers die Anstellung der Abteilungsvorsteher nicht mehr ausschließlich Sache des Anstaltsleiters war, sondern Dreiervorschläge durch die Fakultät gemacht werden mußten, verzögerte sich die Gewinnung eines geeigneten Nachfolgers um ein Jahr, und ich mußte die ganze Zeit über mein eigener Prosektor sein. Da die Fakultät auf meine Veranlassung nicht drei, sondern nur einen Herren vorgeschlagen hatte — es war nämlich nur ein geeigneter, zur Annahme bereiter vorhanden —, so kam noch eine Rückfrage vom Minister, wodurch sich alles noch mehr verzögerte. Auch unter den älteren Hilfsärzten trat Wechsel ein, und so war dieses und noch das nächstfolgende Jahr, da sich der neue Prosektor Prof. Wätjen, der mir später freilich eine ebenso wert- und taktvolle Hilfskraft wurde wie sein Vorgänger, erst einarbeiten mußte, besonders schwierig. Das führte dazu, daß eine Beaufsichtigung des ganzen großen Institutsbetriebes und -verbrauchs nicht mehr in dem früheren Umfang und Strenge stattfinden konnte, und die Institutsmittel, die trotz des Verbrauchs im vorhergehenden Jahre nur auf 25000 Mark erhöht waren, sehr rasch verbraucht und am Schluß des Jahres etwa 72000 Mark ausgegeben waren — natürlich immer mit, wenn auch sehr zögernder Zustimmung des Kultusministeriums.

Das erregte einen Sturm im Finanzministerium, hatte aber schließlich die gute Wirkung, daß der Hochschuldezernent des Finanzministeriums, nachdem er das ganze Institut eingehend mit mir besichtigt, sich von der Unzulänglichkeit der Mittel überzeugte und selbst für deren Verdoppelung eintrat.

Bei dieser Gelegenheit konnte noch ein anderer Erfolg erreicht werden, auf den zu hoffen ich kaum noch gewagt hatte. Sehr bald nach meinem Dienstantritt hatte ich die Bewilligung einer Pförtnerstelle beantragt und fast jedes Jahr den Antrag wiederholt. Zuerst hatte ich zur Antwort bekommen, im Haushaltplan stände eine Pförtnerstelle. Das war richtig; aber mein Amtsvorgänger hatte unter den damaligen geordneten Zeiten auf sie verzichten zu können geglaubt und mit Zustimmung des Ministers sie in die der unentbehrlichen Stelle eines Gehilfen am pathologischen Museum umgewandelt. Die Zeiten hatten sich aber sehr geändert, nicht nur der Gesamtverkehr im Institut war ein sehr viel lebhafterer und unruhigerer geworden, sondern es war zu einer geradezu gefährlichen Unsicherheit gekommen. Eine Zeitlang war der Diebstahl von Mikroskopen an der Tagesordnung, ja, es kam sogar vor, daß von dem Projektionsapparat im Mikroskopiersaal das Mikroskop gestohlen wurde; Mäntel- und Gelddiebstähle waren ebenfalls recht häufig. Trotzdem ich dies alles bei der Erneuerung des Antrages hervorhob, fruchtete es nichts, das Finanzministerium bestand zwar nicht auf dem Schein, daß eine Pförtnerstelle ja vorhanden sei, wohl aber auf dem, daß das Verbot von Bewilligung neuer Stellen immer noch bestände. — Jetzt aber, wo die Notwendigkeit unmittelbar den maßgebenden Persönlichkeiten vor Augen geführt war, ging es doch, und es wurden sofort die nötigen Mittel für die Stelle sowohl als auch die kleinen, notwendigen baulichen Einrichtungen bewilligt.

Vom Oktober 1924 bis Oktober 1925 war ich Dekan und hatte ein ziemlich unruhiges Jahr. Mehrere Berufungen mußte ich vorbereiten, wie in Kiel, mich auch mit der Neuaufstellung der Fakultätssatzungen beschäftigen. Schon bald nach dem Umsturz hatte Staatssekretär und später Minister Becker in seinem Neuordnungseifer eine Überprüfung und Neuaufstellung der Universitätssatzungen vom Senat beraten lassen und veranlaßte nun, trotzdem sie noch nicht endgültig festgestellt waren, auch eine entsprechende Durchsicht der Fakultätssatzungen. Sie wurde von dem dafür eingesetzten Fakultätsausschuß und mir dazu benutzt, um die Bestimmungen über Habilitation und Privatdozentur überhaupt sowie die Doktorprüfungen zu ändern und auch sonst manche Bestimmungen neuzeitlicheren Auffassungen anzupassen. Darauf gehe ich später ein. Das Ministerium drängte sehr auf Beschleunigung, und auch mir lag daran, manche Bestimmungen möglichst bald in Kraft treten zu lassen. Bei den damals sehr guten persönlichen Beziehungen zu dem Ministerialdirektor Prof. Richter erreichte ich auch, daß ein Teil der neuen Bestimmungen im voraus genehmigt wurde. Im übrigen wurden die Satzungen freilich, solange Becker Minister war, ebensowenig genehmigt wie die Universitätssatzungen, an deren nochmaliger Beratung im Senat ich teilnehmen konnte. Die Tätigkeit im Senat, dessen Mitglied ich von 1924 bis zu meiner Entpflichtung war, war mir sehr wertvoll. Sie war fast die einzige Gelegenheit, die man in Berlin hatte, um mit Mitgliedern der anderen Fakultäten in nähere Verbindung zu treten. Wir hatten zwar bei unseren Antrittsbesuchen in Berlin auch bei Mitgliedern anderer Fakultäten Besuch gemacht, zu denen wir von früher her Beziehungen hatten, aber das waren doch nur wenige gewesen, und die weiten Entfernungen und die schwierigen Verkehrsverhältnisse erschwerten doch jeden näheren Verkehr, ganz abgesehen davon, daß während des Währungsverfalls sowieso fast jeder gesellige Verkehr ruhte. So bot die gemeinsame Arbeit im Senat erwünschte Gelegenheit, Beziehungen mit anderen Fakultäten anzuknüpfen.

In mein Dekanat fiel auch der erste Besuch einer größeren Anzahl amerikanischer Ärzte nach dem Kriege, und spanischer Ärzte aus Barcelona. Im Frühjahr 1925 war ein Schreiben der „Interstate Postgraduate Association of North-Amerika“ an die Fakultät gelangt mit der Mitteilung, daß etwa 50 ihrer Mitglieder im Laufe des Sommers nach Europa und Deutschland, vor allem aber Berlin, zu kommen gedächten, um sich die medizinischen Einrichtungen anzusehen und darum bäten, daß von uns alles zu ihrem Empfang vorbereitet würde. Die Selbstverständlichkeit, mit der diese Bitte ausgesprochen und auf ihre Erfüllung gerechnet wurde, war überaus harmlos und hatte den Erfolg, daß von der Fakultät einstimmig folgende von mir entworfene Antwort angenommen wurde:

„An die Interstate Postgraduate Assembly of Amerika.

Sehr geehrter Herr!

Auf Ihr an Geheimrat His gerichtetes Schreiben über einen geplanten Besuch der Berliner Kliniken und Institute der medizinischen Fakultät im Juli und August durch Mitglieder Ihrer Vereinigung, beehre ich mich Ihnen im Auftrage der Fakultät folgendes mitzuteilen: Die Fakultät ist erfreut, daß Ihre Mitglieder das Bedürfnis empfinden, die medizinischen Einrichtungen der Universität Berlin und in einem der folgenden Jahre auch anderer deutscher Universitäten kennenzulernen und persönliche Beziehungen zu den Vertretern der deutschen ärztlichen Wissenschaft wieder aufzunehmen zur Förderung der allen Vertretern der praktischen und wissenschaftlichen Heilkunde ohne Unterschied des Volksstamms gemeinsamen Interessen. Die Fakultät wäre daher gern bereit, Ihre Mitglieder zu empfangen und ihnen alles Wissenswerte zu zeigen, wenn nicht bisher seitens zahlreicher der im Weltkriege gegen Deutschland verbündeter Völker beleidigende Beschlüsse gegen die Vertreter der deutschen Wissenschaft gefaßt worden wären.

Die medizinische Fakultät der Universität Berlin ist daher zu ihrem Bedauern nicht in der Lage, dem Wunsche der Interstate Postgraduate Assembly stattzugeben, solange die Beschlüsse bestehen bleiben, wodurch die österreichischen und deutschen Gelehrten von den internationalen Veranstaltungen und die deutsche Sprache als Verhandlungssprache ausgeschlossen sind. Nur für den Fall, daß die Mitglieder Ihrer Vereinigung, die die deutschen medizinischen Anstalten besuchen wollen, ausnahmslos die schriftliche Erklärung abgeben, daß sie die erwähnten, die deutschen und österreichischen Gelehrten und das gesamte deutsche Volk beleidigenden Beschlüsse mißbilligen und für deren Aufhebung nachdrücklichst einzutreten entschlossen sind, würde die Fakultät in der Lage sein und sich freuen, Ihren Besuch zu empfangen.

In ausgezeichneter Hochachtung

Dekan und Professoren der medizinischen Fakultät der Universität Berlin

gez. Lubarsch.

Die Erklärung lautete:

Ich erkläre, daß ich den teils durch besondere Beschlüsse, teils durch Nichteinladungen erfolgten Ausschluß der deutschen und österreichischen Gelehrten von internationalen wissenschaftlichen Veranstaltungen und den Ausschluß des Deutschen als Verhandlungssprache mißbillige, und ich verpflichte mich nachdrücklichst für Aufhebung dieses Boykotts einzutreten."

Diese Antwort wurde an sämtliche medizinischen Fakultäten der deutschen Universitäten versandt, damit sie von unserer Stellungnahme unterrichtet wären. Diese Vorsicht war, wie sich später herausstellte, recht angebracht. Denn als die amerikanische Reisegesellschaft versuchte, das, was ihnen in Berlin verweigert, in München zu erreichen, und die Sauerbruchsche Klinik zu besichtigen, wurden ihnen dieselben Bedingungen gestellt, wie in Berlin, und nun bequemten sie sich dazu, die verlangte Erklärung zu unterzeichnen. Danach und nachdem ich vorsichtigerweise noch bei Sauerbruch angefragt, wurde ihnen auch die Besichtigung in Berlin gestattet.

Die Kulturabteilung des Auswärtigen Amts, mit der ich auch wegen des Besuchs der spanischen Ärzte in steter Verbindung stand, hatte den Wunsch, daß dieser erste Besuch der amerikanischen Ärzte auch zu einem Austausch gesellschaftlicher Höflichkeiten benutzt würde, und ich gab dann, nachdem vom Auswärtigen Amt die Kosten übernommen waren, trotz einiger Bedenken meine Zustimmung, daß die amerikanischen Damen und Herren von der Fakultät zu einem Frühstück im Hotel Bristol eingeladen wurden. Bei dieser Gelegenheit habe ich es für nötig gehalten, den Amerikanern nochmals, wenn auch in höflicher Form, klar und deutlich zu sagen, daß es uns nicht leicht geworden sei, ihren Besuch anzunehmen unter Berücksichtigung des Verhaltens ihres Staates und ihrer Landsleute während des Krieges und nach diesem. Das wurde durchaus ruhig, ich möchte sagen, als etwas Begreifliches, beinahe Selbstverständliches von den Gästen aufgenommen, die übrigens weit angenehmeren und kultivierteren Eindruck machten als eine große Zahl der im darauffolgenden Jahre von derselben „association" uns besuchenden amerikanischen Ärzten — es waren meistens leitende Ärzte von Krankenhäusern —.

Der Besuch der spanischen Ärzte, der von dem inzwischen verstorbenen Bakteriologen Ferran in Barcelona und seinem Schwiegersohn Rosel ausging, und der auf Veranlassung des deutschen Generalkonsuls in Barcelona, Herrn von Hassel, vom Auswärtigen Amt zu einem sehr feierlichen Akt ausgestattet werden sollte, fand bald nach dem der Amerikaner — vom 13.

bis 16. August — statt. Die Feierlichkeiten, die vorgesehen waren, standen in einem gewissen Mißverhältnis zu der wissenschaftlichen Bedeutung der Gäste, und ich hatte Mühe, zu verhindern, daß die Übertreibungen nicht allzu stark waren — es war zunächst sogar ein Empfang beim Reichspräsidenten geplant, was aber noch verhindert werden konnte. Immerhin geschah zuviel — eine große Festsitzung der Medizinischen Gesellschaft, in der Ferran einen Vortrag hielt, mit anschließendem Abendimbiß, ein Frühstück im Rathaus, gegeben vom Oberbürgermeister, ein Festessen, gegeben von der Fakultät, eine Dampferfahrt nach Potsdam und Sanssouci und ein Empfangsabend beim Reichskanzler (damals Dr. Luther), alles mit Beteiligung der Behörden; dazwischen Besichtigung von Kliniken, Krankenhäusern und Instituten mit kurzen Vorträgen „prominenter" Professoren. — Es war an und für sich nichts dagegen einzuwenden, daß gerade den Spaniern, die sich von allen Völkern der Erde neben den Schweden uns gegenüber am freundlichsten oder mindestens am wenigsten feindlich benommen hatten, ein besonders freundlicher Empfang bereitet wurde. Aber weniger hätte in einem richtigeren Verhältnis zur Bedeutung der Besucher und zu unserer Notlage gestanden. Es waren unter den Besuchern angesehene und angenehme Persönlichkeiten, von denen aber kein einziger als Hauptvertreter der spanischen medizinischen Wissenschaft oder Ärzteschaft angesehen werden konnte, es waren Landärzte darunter, die in rührender Weise ihrer Freude Ausdruck gaben, daß ihr Wunsch, Deutschland kennenzulernen, sich hatte erfüllen lassen, es waren solche darunter, die einen großen Teil ihrer Ausbildung in Deutschland genossen und wirklich deutschen Geist in sich aufgenommen hatten — aber man hätte der Freude darüber auch in etwas einfacherer Weise Ausdruck geben können. Es war schließlich für uns nicht angenehm, daß nach der Rückkehr der Spanier in ihre Heimat in dortigen Zeitungen ausdrücklich hervorgehoben wurde, daß es sich um ein mehr privates Reiseunternehmen gehandelt habe und die Gäste keine offiziellen Vertreter der spanischen Wissenschaft gewesen seien.

Man hatte in dieser ganzen Zeit an unseren amtlichen Stellen noch nicht das richtige Maß für die Bewillkommnung ausländischer Gelehrter gefunden, und auch nicht immer ein richtiges Urteil über die Bedeutung der betreffenden Personen in ihrem eigenen Lande. Denn wenn man in dem Gast oder den Gästen das betreffende Land zu ehren und dadurch freundliche Beziehungen anzuknüpfen oder zu stärken gedachte, konnte man ja eine Wirkung nur dann erwarten, wenn man die Freundlichkeiten nur solchen Persönlichkeiten erwies, die wirklich in ihrem Vaterlande eine überragende kulturelle Bedeutung und Einfluß besaßen.

Das ist keineswegs immer genügend berücksichtigt worden, und auch in dem Maß vergriff man sich gelegentlich. Das trat und tritt in der demokratischen Republik aber überhaupt bei jeder Gelegenheit hervor. Als im Mai 1925 die neuen Kliniken und wissenschaftlichen Anstalten der Universität Münster eingeweiht und damit die medizinische Fakultät vervollständigt wurde, reisten dazu der Minister für Wissenschaft, Kunst und Volksbildung mit einem Ministerialdirektor und drei Ministerialräten, der Finanzminister mit zwei Räten und der Volkswohlfahrtsminister mit einem Ministerialrat hin; die Eröffnungsfeier dauerte drei Stunden, fünfzehn Redner traten auf, und ungefähr zwei Tage wurde offiziell gefeiert. Im königlichen Preußen wäre wahrscheinlich nicht einmal der Kultusminister, sondern nur zwei bis drei seiner Räte hingefahren, und jedenfalls nicht so viel Ministerien in Bewegung gesetzt worden, wie in dem Freistaat, in dem viele der neuen Herren augenscheinlich noch eine große Freude an amtlichen Feiern empfinden.

Inwieweit sich überhaupt die aufgewendeten Mühen und Mittel lohnen und mit dieser und ähnlicher Art von Kulturpolitik etwas für unser Reich und Volk Vorteilhaftes erreicht werden kann, das ist eine Frage, auf die noch an anderer Stelle näher eingegangen werden wird.

Ich hatte inzwischen das Alter erreicht, in dem das Damoklesschwert der „Entpflichtung" über mir schwebte. Nach den im Jahre 1923 getroffenen Bestimmungen war die Altersgrenze für die Hochschullehrer auf 65 Jahre festgesetzt, und nur eine von Jahr zu Jahr durch Staatsministerialbeschluß festzusetzende Verlängerung bis zum 68. Lebensjahr möglich. Meine Mitarbeiter waren fester als ich davon überzeugt, daß das Ministerium mich solange als irgend möglich in meinem Amte belassen würde. Mir schien es recht zweifelhaft. Denn ich hatte aus meiner Gegnerschaft gegen den Umsturz und seine Folgen und die Politisierung des Ministeriums für Wissenschaft, Kunst und Volksbildung niemals ein Hehl gemacht. Zunächst entstand auch noch keine große Unruhe im Institut; allmählich aber begannen sich die älteren nicht habilitierten Mitarbeiter nach anderen Stellungen umzusehen, und ich selbst mußte ihnen dazu raten. So verlor ich den sehr tüchtigen Oberassistenten der chemischen Abteilung, Dr. Brahn, der die ihm angebotene Stellung als Leiter der chemischen Abteilung des städtischen Krankenhauses Friedrichshain annahm, obgleich ich ihm eine an sich recht unabhängige Stellung am Institut verschafft hatte und er selbst sehr gerne geblieben wäre. Aber ich mußte ihm selbst zur Annahme raten. Auch andere Mitarbeiter der anatomischen Abteilung sahen sich mit mehr oder weniger großem Erfolg nach anderen Stellungen um. Obgleich sich mein dienstliches Verhältnis zum Ministerium zusehends verschlechterte, wurde ich doch jedes Jahr verlängert und erhielt in dem Schreiben des Ministers vom Ende Dezember 1927, in dem er anzeigte, daß er laut Gesetz gezwungen sei, mir mitzuteilen, daß ich vom Ende März 1928 von meinen „amtlichen Verpflichtungen entbunden" würde, den besonderen Dank des Herrn Ministers ausgesprochen.

Ich hatte schon durch Äußerungen in einer Versammlung der „Alten Herrenschaft des Hochschulrings deutscher Art", die gegen den Willen des Vorstandes in die Zeitungen kamen, das Mißfallen des Ministers erregt und durch meine Antwort auf die ministerielle Anfrage noch verstärkt. Dann kam noch ein besonderes Ereignis dazu.

Am 14. Juli war auf der 1. medizinischen Universitätsklinik der Charité, der Untersuchungsgefangene Iwan Kutisker plötzlich gestorben. Er war wegen vieler Betrugs- und ähnlicher Verbrechen zu fünf Jahren Zuchthaus verurteilt worden, und die ganze, auch politisch ausgenutzte Angelegenheit hatte viel Staub aufgewirbelt. Kutisker hatte Berufung eingelegt und die neue Verhandlung sollte in nächster Zeit stattfinden, doch gingen die Ansichten der Ärzte über die Verhandlungsfähigkeit K.s stark auseinander. Hervorragende Kliniker hatten ihn für verhandlungsunfähig erklärt, und er war deswegen zur Beobachtung in die 1. medizinische Universitätsklinik, der Charité verlegt worden, wo deren Direktor ihn für verhandlungsfähig erklärte in der Annahme, die geäußerten Beschwerden seien vorgetäuscht oder wenigstens stark übertrieben. Jetzt, nach dem plötzlichen Tode, ließ er mich bitten, die Leichenöffnung persönlich vorzunehmen, gab aber, als am Tage der Sektion die Gerichtsverhandlung gegen Kutisker beginnen sollte, an, daß er an „Lungenschlag" (Lungenschlagaderverstopfung) gestorben sei. Das Ergebnis der Leichenöffnung war ein anderes und bestätigte, daß K. ein sehr schwerkranker Mann war und daß die bei ihm beobachteten und für Vortäuschung oder Übertreibung gehaltenen Anfälle durch die anatomischen Veränderungen vollständig erklärt wurden. Bald nach der Leichenöffnung erschien der behandelnde Arzt bei mir und bat mich um den Leichenbefundbericht für sich und die Familie. Ich teilte ihm die anatomischen Befunde in großen Zügen mit. Am Abend desselben Tages wurde ich von der Schriftleitung der Vossischen Zeitung angerufen und um Mitteilung des anatomischen Befundes gebeten. Ich lehnte das zunächst ab, da aber der betreffende Herr erwiderte, er wäre bereits im

Besitz des Befundes und wollte sich nur von mir die Richtigkeit bestätigen lassen, ließ ich mir vorlesen, was er schreiben wollte (er hatte augenscheinlich von dem Arzt der Familie Angaben erhalten), und sprach ihm dann, da einige Irrtümer darin waren, vor, was er schreiben könnte. Am nächsten Morgen stand dann in der Vossischen Zeitung das, was ich diktiert hatte, zu lesen mit der Angabe, daß es von mir stamme. Anknüpfend daran wurde bemerkt, daß es eigentlich unbegreiflich sei, wie ein Direktor einer Universitätsklinik nicht zu einem richtigen Urteil habe kommen können. Deswegen sei Herr Geh. Rat Prof. His befragt worden, der sich folgendermaßen geäußert hätte. Folgten nun die Ausführungen von His, die einige Irrtümer über den Leichenbefund enthielten.

Durch diesen Zeitungsbericht war der Fall, der an und für sich schon vielen Staub aufgewirbelt und großes Aufsehen erregt hatte, zu einem öffentlichen und für die der Heilkunde Beflissenen in der Charité zu einer „cause célèbre“ und einem förmlichen Streitfall geworden. Ganz abgesehen davon war es aber von vornherein für mich zweifellos, daß die Organe des Verstorbenen in dem Demonstrationskurs den Studenten gezeigt und der ganze Fall unter Vorzeigung mikroskopischer Präparate ausführlich würde besprochen werden müssen. Denn er war für die Frage der Beziehungen zwischen Krankheitserscheinungen und anatomischen Veränderungen überaus lehrreich und bis in zahlreiche Einzelheiten aufgeklärt und bot besondere Gelegenheit, auch auf die Frage von Krankheitsvortäuschung oder -übertreibung einzugehen und auf die Schwierigkeiten der Diagnostik hinzuweisen. Deswegen wurde am Montag, den 18. Juli, eine sehr gründliche Demonstration vorgenommen. Da, wie mir mitgeteilt war, die Studenten bereits wußten, um wessen Organe es sich handle, nannte ich den Namen des Verstorbenen, was sonst nicht üblich ist und von mir auch — mit Ausnahme eines Falles, in dem auch besondere Gründe dafür vorlagen — nie getan war. Ich begann die Demonstration damit, daß ich sagte: „Ich komme jetzt zu einem Fall, der bereits in der Tagespresse in unerfreulicher Weise besprochen ist, und Sie aus Vorgeschichte und Krankenbericht sofort erkennen werden, um wen es sich handelt, deswegen nenne ich Ihnen auch ausnahmsweise den Namen." Dann folgte in üblicher Weise Demonstration und Besprechung.

Etwas mehr als vierzehn Tage später, den 2. August, wurde ich von dem damaligen Rektor der Universität, Geh. Rat Triepl, angerufen, ob ich die Angriffe gegen mich im „Berliner Tageblatt" und der „Berliner Volkszeitung" gelesen hätte. Ich mußte verneinen, und er las mir nun vor, was in den beiden demokratischen Zeitungen stand. Im „Berliner Tageblatt" mit der Überschrift „Akademisches. Lubarsch in Berlin — Haller in Tübingen", in der „Volkszeitung" mit der Überschrift „Lubarsch, der Antisemit. Das Neueste vom Herrn Professor", jener unterzeichnet J. Kastan, dieser J. K., beide also von einem und demselben Verfasser. Es wurde mir Bruch des amtlichen Berufsgeheimnisses, Beschimpfung eines Toten vorgeworfen, und auf meine jüdische Herkunft hinweisend, Ludwig Börners „blutige Satire" der Neophyten des Glaubens und Renegaten angeführt und behauptet, ich habe die Bekämpfung Kutiskers und aller Ostjuden nur vorgenommen, um „meine eigene Abstammung zu verschleiern". — Ohne die Mitteilung des Rektors würde ich von diesen Angriffen sicher lange nichts erfahren haben, da ich diese beiden Blätter nicht zu Gesicht bekomme, und sie mir nicht geschickt wurden.

Obgleich ich zunächst nicht die Absicht hatte, irgendwie auf diese Sache einzugehen, entwickelte sich die Angelegenheit so, daß ich in einer Besprechung anderer Angelegenheiten im Kultusministerium den Staatssekretär Dr. Lammers, der den verreisten Minister vertrat, bat, mir durch eine amtliche Anfrage Gelegenheit zu geben, die Sache klarzustellen.

Dies tat ich besonders deswegen, weil der Pressechef des Staatsministeriums, Ministerialrat Goslar, im jüdischen Familienblatt in einem Aufsatz „Der Fall Lubarsch" mich besonders heftig beschimpft hatte. Schließlich nahm sich auch noch die „Liga für Menschenrechte" der Sache an und forderte vom Minister meine Bestrafung.

Nun endlich beschloß der Minister eine Untersuchung, die so vorgenommen wurde, daß Hilfsärzte und Studenten, die dem Kurs beigewohnt hatten, jeder für sich vernommen, auch nicht einander gegenübergestellt wurden, und vor allem mir, der doch sozusagen angeklagt war, jede Einwirkung verwehrt blieb, da ich bei keiner Vernehmung dabei war. Auf diese Weise habe ich auch niemals erfahren, von wem die verleumderischen Angriffe ausgingen. Aber trotzdem kam der Minister bei seinen „erschöpfenden Ermittlungen" zu dem Ergebnis, daß es nicht erwiesen sei, „daß die hierzu von Ihnen vorgetragenen Äußerungen nach Inhalt und Form über die Grenzen des wissenschaftlich Gebotenen hinausgingen und für einen objektiv denkenden Zuhörer verletzend sein konnten". „Ich vermag es aber nicht zu billigen", fährt der Minister fort, „daß dabei der Name des Verstorbenen genannt wurde. Hieran wird dadurch nichts geändert, daß der Sterbefall erhebliches Aufsehen in der Öffentlichkeit hervorgerufen und sich an ihn bereits eine Presseerörterung angeknüpft hatte. Die Namensnennung war für die Erklärung des Falles nicht erforderlich; sie ist nicht üblich und stellt objektiv eine Verletzung der ärztlichen Schweigepflicht dar. Selbst wenn Sie von der durch die Ermittlungen nicht bestätigten Annahme ausgingen, daß ein großer Teil der Zuhörer wußte, um wen es sich handelte, so hätte es die gebotene Zurückhaltung erfordert, gerade deshalb von der ausdrücklichen Namensnennung in diesem Zusammenhang abzusehen und so auch den jungen Medizinern ein Beispiel taktvoller Handhabung ärztlicher Schweigepflicht zu bieten ...

Ihre Beschwerde wegen des Aufsatzes Der Fall Lubarsch im Israelitischen Familienblatt vom 11. August 1927 gegen den Ministerialrat Hans Goslar habe ich an den Herrn Ministerpräsidenten, dem dieser Beamte dienstlich unterstellt ist, zur zuständigen Entscheidung abgegeben."

Diese Entscheidung wurde mir sinnigerweise am zweiten Weihnachtsfeiertag ins Institut geschickt, gleichzeitig aber im 8-Uhr-Abendblatt, dem Leibblatt des Ministers Becker, in folgender Form als Antwort auf die Liga für Menschenrechte veröffentlicht: „Professor L. hat durch die Nennung des Namens Kutiskers bei der Demonstration der Organe seiner Leiche objektiv die ärztliche Schweigepflicht verletzt und einen Mangel an Takt erkennen lassen. Dies vermag ich nicht zu billigen, und ich habe insoweit das Erforderliche veranlaßt. Dagegen ist nicht festgestellt, daß Professor L. antisemitische Äußerungen in verletzender Form gemacht hat."

Diese Form der ministeriellen Entscheidung wurde nun von den demokratischen Blättern — die sozialdemokratischen und kommunistischen hielten sich in der ganzen Angelegenheit, soweit ich feststellen konnte, zurück — mit Freudengeheul in Empfang genommen und in alle Welt — man kann wirklich sagen urbi et orbi — hinausgedrahtet und so abgedruckt, daß die „Mißbilligung" fett gedruckt, der Schlußsatz von den nicht erwiesenen antisemitischen Äußerungen aber in gewöhnlichem Druck wiedergegeben wurde. Sofort setzten auch die Schmeichelkarten und und -briefe aus aller Herren Länder — ich habe solche aus Prag, Paris, Nord- und Südamerika, Britisch-Indien und London erhalten — ein, und es fehlte auch nicht an fernmündlichen Anrufen und Drohungen.

Ich habe zunächst versucht, den Minister von der grotesken Ungerechtigkeit und Parteilichkeit seiner Entscheidung und der im allgemeinen nicht üblichen und auch dem Wortlaut seiner Entscheidung nicht entsprechenden Form der Veröffentlichung zu überzeugen. Ich bestritt in einer Eingabe vom 27. Dezember 1927 zunächst auf das entschiedenste, daß eine Verletzung des ärztlichen Berufsgeheimnisses vorliegen könne, schon deswegen, weil ja der Leichenbefund des Kutisker schon zwei Tage vor meiner Demonstration in der Vossischen Zeitung veröffentlicht war (und zwar ohne mein Zutun, denn die Zeitung hatte ja den Bericht schon fertig, und ich verhinderte nur durch meine Antwort auf deren Anfrage, daß etwas Falsches berichtet wurde). Im übrigen würde im Strafgesetzbuch mit Strafe bedroht nur, wer ein ihm anvertrautes Privatgeheimnis offenbare, und davon könne ebenfalls keine Rede sein. Endlich seien die Medizinstudierenden, wenn auch vielleicht nicht strafrechtlich, so doch sicher moralisch ebenso zum Schweigen verpflichtet, denn sonst könnte weder der klinische, noch der Unterricht in der pathologischen Anatomie durchgeführt werden. Es sei ferner sicher, daß zum mindesten ein großer Teil der Studenten tatsächlich, bevor der Name genannt war, wußte, um wen es sich handelte. — In seiner Antwort vom 26. Januar 1928 suchte der Minister seine Entscheidung damit aufrechtzuerhalten, daß er meinte, eine objektive Verletzung der Schweigepflicht läge vor, wenn nicht sämtliche Zuhörer wußten, um wen es sich handelte, und das sei nicht der Fall gewesen; durch die Veröffentlichung in der Vossischen Zeitung sei auch nicht der ganze Fall in dem Umfang öffentlich geworden, daß von einer ärztlichen Schweigepflicht überhaupt keine Rede mehr hätte sein können. Im übrigen sei mir auch eine subjektive Verletzung des § 300 StrGB. nicht vorgeworfen worden. Auf die wesentlichen Punkte ging er aber nicht ein.

Da die Sache für die ganze Fakultät und den gesamten medizinischen Unterricht von grundsätzlicher Bedeutung war, beschloß ich, sie vor die Fakultät zu bringen, nachdem ich von mehreren hervorragenden Kollegen der rechtswissenschaftlichen Fakultät und einem Landgerichtsdirektor die Bestätigung erhalten hatte, daß die Entscheidung des Ministers auch vom rechtlichen Standpunkt aus unhaltbar sei. Ich schickte vor der Sitzung jedem Mitglied eine schriftliche Darstellung der ganzen Angelegenheit mit Abschriften meiner Eingaben und den Antworten des Ministers ein und setzte mündlich noch auseinander, wie sehr die Belange der ganzen Fakultät dabei auf dem Spiele ständen. Da die Fakultät sich aber in der Sache nicht einigen konnte, ließ ich mich schließlich bewegen, den Antrag zurückzuziehen, nachdem mir versichert war, daß damit die Angelegenheit begraben wäre und über die Sache auch im Landtag nicht weiter gesprochen werden solle. Das war der Hauptbeweggrund für mich, die Sache in der Fakultät nicht weiter durchzukämpfen, denn meine Frau litt unter der nun fast ein halbes Jahr dauernden Hetze auch körperlich, so daß ich es gut fand, mit der Sache Schluß zu machen.

Allein damit sollte ich mich getäuscht haben. Am 18. und 19. März konnte ich in verschiedenen Zeitungen lesen, daß auf eine Anfrage des Abg. Rosenfeld der Minister Becker geantwortet habe, er habe mir wegen meiner antisemitischen Äußerungen im Falle Kutisker seine Mißbilligung ausgesprochen — so stand es in einigen Berichten, in anderen waren die „antisemitischen Äußerungen“ fortgelassen. Da die Antwort des Ministers unmöglich so gelautet haben konnte, wartete ich, bis ich den stenographischen Bericht erhalten konnte, der im Deutschen Reichs- und Preußischen Staatsanzeiger vom 29. März erschien und mir am 1. April zugänglich wurde. In derselben Sitzung hatte der Minister auch Ausführungen darüber gemacht, daß man Entgleisungen verschieden beurteilen müßte, je nachdem sie von republikanischer oder von republik-gegnerischer Seite erfolgten. Der Umstand, daß die Kutiskerangelegenheit nun nochmals breitgetreten und in unwahrhaftigster Weise vorgebracht wurde, veranlaßte mich nun, endlich in der Öffentlichkeit dazu Stellung zu nehmen, und ich schrieb folgenden, „Zweierlei Maß?“ überschriebenen Aufsatz, der am 7. April in der Deutschen Akademikerzeitung erschien und den ich sofort dem Minister mit der üblichen Widmung „Herrn Minister Prof. Dr. Becker ergebenst überreicht“ zuschickte. Wenige Tage darauf erschien in der Zeitung „Der Student“ ein „Hochschule und

Staat" überschriebener Aufsatz von mir, der ebenfalls dem Minister zugeschickt wurde. In dem Aufsatz in der Akademikerzeitung gab ich eine kurze Darstellung der ganzen Sache, wies darauf hin, daß der Minister Becker sich in einer Rede vom 17. März für die Anwendung von zweierlei Maß bei der Beurteilung von Entgleisungen für Republikaner und Monarchisten ausgesprochen, daß er den Intendanten Jeßner gegenüber Angriffen sehr lebhaft in Schutz genommen, Verleumdungen gegen mich dagegen eher unterstützt als zurückgewiesen, und sprach dann die Vermutung aus, daß sein Verhalten gegen mich „durch meine bekannte politische und hochschulpolitische Gegnerschaft gegen ihn zum mindestens mit beeinflußt" sei. Zum Schluß wies ich darauf hin, daß das Vertrauensverhältnis zwischen akademischen Lehrern und Studenten sowohl wie auch zwischen Ministerium und akademischen Lehrern erschüttert würde, wenn der Minister das Verfahren von Studenten, ihnen mißliebige Äußerungen von Professoren gleich und — möglichst entstellt — in die Tageszeitungen zu bringen, dauernd ungerügt ließe und dadurch geradezu unterstütze.

In dem Aufsatz „Hochschule und Staat" war ein Vergleich gezogen zwischen dem Verhältnis von Hochschule und Staat in der Monarchie und der Republik. Ich betonte, daß es durchaus begreiflich sei, wenn der neue Staat nicht dieselbe Weitherzigkeit den Hochschulen gegenüber zeige, wie das innerlich gefestigte und mächtige Königtum. Der nach außen ohnmächtige, im Innern zerrissene, von dem Gefühl der Unsicherheit beherrschte und der Angst der gerade herrschenden Parteien um Machtverlust gepeinigte Staat suche naturgemäß seine äußeren Machtmittel mit größter Rücksichtslosigkeit anzuwenden, um seine Macht zu befestigen. Unter diesen Umständen könne er von den Hochschullehrern und Studierenden, die an der Vergangenheit und Überlieferung hingen, nicht etwas anderes verlangen, als daß sie sich auf den Boden dieses Staates stellten, aber nicht „ihn freudig bejahten".

Die Antwort des Ministers erfolgte auf besondere Weise. Am 1. April 1928 war ich entpflichtet worden, die Vorschläge der Fakultät für meine Nachfolge waren zwar bereits seit etwa zwei Monaten beim Minister, ich hatte auch mit Personalreferenten und Ministerialdirektor darüber gesprochen, und zuletzt noch, als ich zur gemeinschaftlichen Tagung des Kongresses für innere Medizin und der Deutschen pathologischen Gesellschaft in Wiesbaden war, am 16. April an Herrn Ministerialdirektor Richter geschrieben — aber es war noch keine Entscheidung getroffen. Es war bisher in solchen Fällen ausnahmslos so verfahren worden, daß der entpflichtete Professor das Direktorat seines Instituts weiter kommissarisch übertragen erhielt und selbstverständlich bis zum Amtsantritt seines Nachfolgers Vorlesungen und Prüfungen weiter abhielt. Mir war auch auf eine im Gespräch getane Frage von dem Personalreferenten im März geantwortet worden, daß man damit rechnete, daß ich bis zum Dienstantritt meines Nachfolgers weiter mein Amt versähe. Am 23. April wurde nun aber mein Abteilungsvorsteher und Prosektor, Professor Wätjen, ins Ministerium gerufen und ihm eröffnet, daß mir wegen meiner Aufsätze in der „Akademikerzeitung" und dem „Student" das Direktorat nicht weiter übertragen werden solle und er stellvertretend die Leitung des Instituts und meine Vorlesungen und Kurse zu übernehmen und auch hinsichtlich des weiteren Unterrichts am Institut alles zu veranlassen habe. Prof. W. sträubte sich zwar zunächst, sah dann aber ein, daß er in eine Zwangslage versetzt werden würde. Ein Teil des Unterrichts wurde Herrn Privatdozent Dr. Wolff und meinem ehemaligen Assistenten, Privatdozent Dr. Guillery in Greifswald, übertragen, der gleichzeitig stellvertretender Prosektor wurde. Mir wurde von der Übertragung der Anstaltsleitung und meiner Vorlesungen an Prof. Wätjen am 25. April nach Locarno, wo ich mich gerade befand, Mitteilung gemacht.

Es war kein Zweifel, daß der Minister berechtigt war, die Institutsleitung, nachdem ich entpflichtet war, jemand anders zu übertragen. Ebenso zweifellos war es aber, daß er von mir regelrecht angekündigte Vorlesungen und Kurse nicht einem anderen Dozenten übertragen durfte, und lediglich dem Umstand, daß Prof. W. und ich, ebenso wie mit den anderen Herren sehr gut und freundschaftlich miteinander standen, hatte der Minister es zu danken, daß es nicht zu einem offenen Streit kam. Nun griff aber auch nach meiner Anfang Mai erfolgten Rückkehr die Fakultät ein und sprach den Wunsch aus, daß sowohl die Anstaltsleitung mir wieder übertragen, wie auch die Abhaltung der Vorlesungen und Kurse nicht weiter unmöglich gemacht würde. Ministerialdirektor Richter, mit dem die Abordnung der Fakultät die Sache zunächst besprach, glaubte auch, die Erfüllung dieses Wunsches zusagen zu können — zumal dies insofern gegenstandslos zu sein schien, als nach den Verhandlungen mit Prof. Hueck in Leipzig, der sofort Ende April berufen worden war, erwartet werden konnte, daß er zum 1. Oktober die Berufung annehmen würde. Der Minister war aber nicht zu bewegen, mir die Anstaltsleitung wieder zu übertragen, sondern sagte nur zu, daß er hinsichtlich der Vorlesungen alles den Abmachungen zwischen Prof. W. und mir überlassen würde.

Da sich aber die Verhandlungen mit Hueck zerschlugen und auch die mit Prof. Roeßle lange hinzogen, konnte ich noch bis in das Sommerhalbjahr 1929 hinein mein Lehramt nach meinem Gefallen ausüben. Dagegen wurde ich, trotzdem die Fakultät bei den jährlichen Vorschlägen für die Prüfungsausschüsse mich wie immer zum Prüfer vorgeschlagen hatte, nicht dazu ernannt, während ich selbstverständlich die Fakultätsprüfungen (Doktor- und Rigorosum) nach wie vor abhielt. Der Minister hatte den Zufall, daß die ganze Kutiskerangelegenheit sich um die Zeit meiner Entpflichtung abspielte, in ausgiebigster Weise benutzt. Man überlege sich: hätte er eine Disziplinaruntersuchung gegen mich angestrengt, so würde sie wohl überhaupt erfolglos ausgegangen sein.

Zu der ganzen Angelegenheit habe ich noch folgendes zu bemerken: es ist möglich, daß die Ansichten darüber auseinandergehen können, ob in meinem Verhalten eine objektive Verletzung des ärztlichen Berufsgeheimnisses gelegen hat und ob es unbedingt nötig war, den Namen zu nennen. Ich hätte es ja auch so machen können, daß ich, ohne den Namen zu nennen, sagte: es handelt sich um einen Fall, der unliebsamerweise in der Presse viel besprochen ist, und von dem Sie alle wissen werden, um wen es sich handelt. Der Gedanke, daß hier überhaupt die Wahrung des ärztlichen Berufsgeheimnisses in Betracht käme, ist mir nie gekommen, und das hat selbst der Minister anerkennen müssen, indem er in seinem Erlaß vom 26. Januar 1928 betonte, daß mir ein subjektives Verschulden nicht vorgeworfen worden wäre. Der Minister konnte schon bei seiner ersten Entscheidung genau wissen, daß die Meinungen darüber, ob überhaupt eine Verletzung der Schweigepflicht vorläge, unter den Rechtsgelehrten auseinandergingen. Ebenso konnte er wissen, daß der Oberreichsanwalt a. D. Prof. Ebermayer in einem Aufsatz der Deutschen medizinischen Wochenschrift Ende September 1927 die Frage als eine strittige hingestellt und geschrieben hatte: „der Arzt ist zwar auch nach dem Tode der Patienten schweigepflichtig, wenn wichtige Interessen der Verstorbenen, z. B. die Erhaltung seines guten Namens, in Frage stehen“. — Man kann wohl mit Recht fragen, ob bei Kutisker sein „guter Name“ dadurch geschädigt werden konnte, daß ich den Studenten die seltenen und bemerkenswerten Veränderungen seines Schädels zeigte, aus denen hervorging, daß er einmal syphilitisch infiziert worden war. Eine syphilitische Infektion ist ein Unglück und weder ein Vergehen noch eine Schuld, und der Ruf eines Menschen kann dadurch nicht geschädigt werden, wenn nicht besondere Umstände zu dieser Erkrankung geführt haben.

Die Hauptsache ist, daß, als der Abgeordnete Rosenfeld die Sache noch dadurch verschlimmerte, daß er behauptete, ich habe „bei Sezierung von Leichen Ausfälle gegen die Toten unternommen wie bei dem Kutiskerfall", mich also als einen gewohnheitsmäßigen Beschimpfer von Leichen hinstellte, der Minister nicht das Gefühl hatte, daß er es scharf zurückweisen müsse, sondern es vielmehr dadurch bekräftigte, daß er sagte, ich habe Herrn L. ja bereits meine Mißbilligung ausgesprochen. Ihm ist augenscheinlich nicht einen Augenblick der Gedanke gekommen, daß auf der einen Seite ein verdienter akademischer Lehrer und Gelehrter stand, dem in seinem ganzen Leben trotz vieler Gegnerschaft noch nie der Vorwurf eines nicht ehrenhaften Verhaltens gemacht war, und auf der anderen Seite ein moralisch minderwertiges, die menschliche Gesellschaft schädigendes Subjekt. Daß dafür ausschließlich politische Erwägungen maßgebend sein konnten und vielleicht mal erwünschte Gelegenheit, einem unbequemen Gegner seine Macht fühlen zu lassen, darüber kann doch kaum ein Zweifel bestehen[1].

Vom „Berliner Tageblatt" und deren Gesinnungsblättern wurde die Verfügung des Ministers mit Freudengeschrei und der Bemerkung „Je früher, je besser" begrüßt.

Anders wirkte das freilich auf viele hervorragende Professoren der Berliner Universität und andere Gelehrte. Einer der hervorragendsten Rechtslehrer schrieb mir unter anderem:

---

[1] Selbst eine ernst zu nehmende Zeitschrift, wie die „Sozialistischen Monatshefte", schrieben im Maiheft 1928: „Mit Erreichung der Altersgrenze legte der Ordinarius für pathologische Anatomie an der Berliner Universität Otto Lubarsch, sein Lehramt nieder. Er war derjenige der Berliner Hochschullehrer, der es am wenigsten verstanden hat, in seiner Dozententätigkeit politische Animosität nicht mitsprechen zu lassen, der daher die Sachlichkeit, die ihn als Wissenschaftler auszeichnete, in der Vermittlung seiner Wissenschaft vermissen ließ; sein empörendes Verhalten bei der Sektion Iwan Kutiskers hat wohl auch diejenigen gefühlsmäßig abgestoßen, die politisch mit ihm auf gleichem Boden stehen" (von mir hervorgehoben).

„Die Sache ist geradezu scheußlich und das zum Zeitpunkt Ihrer Entpflichtung! Natürlich ist sie rein dogmatisch-politisch zu erklären; der Druck von links! Besonders schlimm ist der Punkt, den Sie am Schluß berühren. Wer macht diese Indiskretionen? ... Offenbar liegt bei Ihnen doch richtige Verleumdung vor. Übrigens müßte doch mal die Frage geprüft werden, ob man bei einer Sektion, in der es auf die Individualität ankommt, den Namen nicht nennen darf, insbesondere wenn man für einen unschuldig Beschuldigten eintritt."

Ein anderer schrieb:

„Vielen Dank für die beiden Artikel, die ich mit freudigem Interesse gelesen habe. Wir leben wirklich in einer Ära einer neuen Metternichschen Politik der Intoleranzen und Spitzelei! Hoffentlich gibt es Stellen, die die Fülle des interessanten Materials sammeln."

Von einem unserer hervorragendsten Geschichtsforscher bekam ich einen längeren Brief, den ich leider nicht ganz wiedergeben kann, weil ich nicht weiß, ob sein Inhalt nicht unter das Republikschutzgesetz fallen würde. Nur den Schluß, der sich auf meinen Aufsatz „Hochschule und Staat" bezieht, kann ich wiedergeben:

„Wertvoller noch war mir, was Sie in dem Aufsatz über das Verhältnis von Hochschule und Staat schrieben. Wenn ich darin etwas anderes formulieren wollte, so ist es nur ein Ausdruck, und auch da meinen Sie im Grunde dasselbe wie ich. Ich werde mich niemals ‚auf den Boden dieses Staates stellen'. Ich erkenne ihn an, weil er einmal da ist, schmähe ihn nicht, gehorche ihm, aber auf seinen Boden stelle ich mich nicht. Ich stelle mich zur Seite, wenn er in Bereiche eingreift, die meinem Glauben selbst zugehören, vorausgesetzt, daß er mich darin nicht persönlich aufs Korn nimmt. Dann freilich bekenne ich mich als das, was ich bin: ich protestiere, nehme die Folgen auf mich, aber schweige nicht, spreche aus, was uns trennt, rückhaltlos und rücksichtslos. So aber haben Sie es gemacht. Und dächte nur jedermann so, so gebe es längst keinen Minister Becker mehr und alles, was hinter ihm herläuft. Darum muß Ihnen jeder danken und, wie Sie es getan haben, unsere Jugend, nicht bloß die Studenten, sondern jedermann im deutschen Land stacheln und treiben, nichts zu tun und zu sprechen, als was mit der Überzeugung, dem Gewissen zu verantworten ist."

Für den Minister war freilich die Sache noch nicht erledigt, und er konnte es sich nicht versagen, bei geeigneter Gelegenheit dies zu zeigen. Von meinen Mitarbeitern und Schülern war eine Sammlung eingeleitet worden, um bei meinem Ausscheiden aus dem Lehramt eine Büste von mir anfertigen und vor dem Institut, als Gegenstück zu der dort aufgestellten Büste meines Amtsvorgängers Joh. Orth, aufstellen zu lassen. So war auch die Büste von dem Künstler Prof. M. Lange in München geschaffen worden. Da es Anfang Juli 1928 so schien, als ob die Verhandlungen mit Prof. Hueck in Leipzig rasch zum Abschluß kommen und er schon zum 1. Oktober mein Nachfolger werden würde, hatte der Ausschuß beschlossen, die Abschiedsfeier und Aufstellung der Büste am 28. Juli vorzunehmen. Am 26. Juli verfügte aber der Minister, daß künftighin Büsten von ehemaligen Kliniks- und Institutsleitern vor den betreffenden Gebäuden nur dann aufgestellt werden dürften, wenn es sich um solche Professoren handle, die mit dem Bau des Instituts verknüpft wären. Nun waren zwar während meiner Institutsleitung nicht unerhebliche bauliche Änderungen und kleine Anbauten — diese sogar nicht aus staatlichen, sondern mir persönlich zur Verfügung gestellten Mitteln — erfolgt, aber der Minister gab seiner Verfügung, die ja nur zu dem Zweck erlassen war, die Aufstellung meiner Büste zu verhindern, die Deutung, daß dies nicht genüge. Er irrte sehr, wenn er meinte, mich dadurch zu kränken. Denn ich habe eine derartige Ehrung nicht gewollt, sondern nur ungern den Wünschen meiner Getreuen nachgegeben. Getroffen und geschädigt wurden allein das Kunstwerk und der Künstler. Denn es ist ohne weiteres klar, daß ein für das Freie und als Gegenstück zu einer bereits vorhandenen Büste geschaffene im geschlossenen Raum nur schlecht oder gar nicht wirken kann. Es ist bemerkenswert und kennzeichnend für unsere Zeit, daß ein Minister für Wissenschaft, Kunst und Volksbildung dieses nicht einsehen konnte oder wollte und lieber seiner politischen und vielleicht auch persönlichen Abneigung freien Lauf ließ.

In der nun folgenden Zeit bis zum Oktober 1929 wurde ich von meinen Gegnern im großen und ganzen in Ruhe gelassen.

Es wurden mir aber gerade damals zahlreiche Ehrungen von wissenschaftlichen Gesellschaften des In- und Auslandes zuteil, die ich hier nicht einzeln anführen will. Es war, nachdem Prof. Rößles Annahme zum Winterhalbjahr 1929/30 gesichert schien, beabsichtigt, daß ich am Schluß des Sommerhalbjahrs meine Abschiedsvorlesung hielt und darauf die Büste enthüllt und aufgestellt würde. Aber auch dieser Plan wurde durchkreuzt. Anfang Juli erkrankte ich an einer Wurmfortsatzentzündung, die ich nicht erkannte und vernachlässigte, bis es zu einem Durchbruch und Bauchfellentzündung kam. Wenn ich auch durch die Kunst Sauerbruchs verhältnismäßig rasch geheilt wurde, so konnte ich doch in dem Halbjahr die Vorlesungen nicht wieder aufnehmen.

Das hatte zur Folge, daß Abschiedsfeier und Enthüllung der Büste bis zu meinem 70. Geburtstage verschoben werden mußte. Das war mir aber schmerzlich. Denn es war dann doch kein rechter Abschied von den Studenten, die bis zuletzt meine Schüler gewesen waren, weil ja auch nur ein Teil von ihnen noch in dem nächsten Halbjahr in Berlin war, und es machte eine besondere Feier meines 70. Geburtstages unvermeidlich, gegen die ich mich bisher immer gesträubt hatte. Es kam noch hinzu, daß die Feier gar nicht an meinem Geburtstag, sondern erst acht Tage später sein konnte, weil sie ja doch ihren Hauptsinn verlor, wenn nicht auch die Studenten dabei sein konnten. Das war aber am 4. Januar, wo die Studenten noch in den Weihnachtsferien waren, nicht möglich, und so konnte sie erst am 11. Januar stattfinden. Ich hatte im übrigen die Herren vom Ausschuß gebeten, sie so einfach wie möglich zu gestalten und nur die unbedingt nötigen Redner zuzulassen, hatte auch einen mir angebotenen Kommers und ein Bankett abgelehnt.

Alles, was ich bisher von derartigen Feiern in der Berliner medizinischen Fakultät erlebt hatte, hatte mir geradezu eine gewisse Angst vor der mir geltenden Feier gemacht. Aber ich kann nur mit größter Dankbarkeit anerkennen, daß eine wirklich würdige und feine akademische Feier veranstaltet wurde, die auf alle Teilnehmer den Eindruck des nicht übertriebenen machte. Es wurden zwar doch mehr Reden gehalten als ich erwartet und gewünscht hatte; aber sie waren wohl durch besondere Umstände unvermeidlich geworden.

Es war bemerkenswert, daß an diesem Tage sich viele meiner erinnerten und auch alle Ministerien, mit denen ich amtliche Beziehungen gehabt hatte (Preußisches Ministerium für Volkswohlfahrt, Reichsministerium des Innern, Reichswehr- und Reichsarbeitsministerium) Glückwunschschreiben schickten — mit Ausnahme des Ministeriums für Wissenschaft, Kunst und Volksbildung!

Auch die demokratischen Zeitungen verhielten sich ruhig; die meisten übergingen den Tag mit Stillschweigen, selbst das Berliner Tageblatt brachte es über sich, meiner nicht zu gedenken, und die Vossische Zeitung brachte sogar einen freundlichen Aufsatz. Nur zwei kommunistische Zeitungen feierten den Tag mit ziemlich gleichlautenden Schimpfaufsätzen: das Blatt „Berlin am Morgen" zog sogar meine Frau mit hinein und die „Rote Fahne" ernannte mich zum „Wirklichen Geheimen Rat" und „intimen Freund des früheren Kaisers", mit dem ich niemals in persönliche Berührung gekommen war. Beide bezeichneten mich nebenbei als „Komplizen der Sozialdemokratie" und wärmten die Kutiskersache wieder auf. Ich beantwortete diese Huldigungen damit, daß ich den Schriftleitungen je ein Exemplar der für meine Freunde bestimmten gedruckten Danksagungen zuschickte. — Soweit meine persönlichen Erlebnisse und Erinnerungen. Wichtiger erscheint es mir, im folgenden Betrachtungen allgemeiner Art anzustellen und meine Erlebnisse und Bestrebungen im Zusammenhang mit der Kultur- und politischen Geschichte der Zeiten, die ich erlebte, zu betrachten und hierbei offen und rückhaltlos meine Meinung zu sagen.

Wissenschafts- und Unterrichtsziele. Institutsleitung. Die deutsche und Berliner Ärzteschaft. Kreisärzte. Hochschulfragen

Als ich begann, mich dem Studium der Heilwissenschaft zu widmen, befand sie sich in einer starken Umbildung, weniger noch in den theoretischen Grundlagen der Physik, Chemie, Anatomie und Physiologie, als in den praktischen Fächern und deren unmittelbaren wissenschaftlichen Grundlagen. In den Fächern der Chirurgie, Geburtshilfe und Frauenheilkunde, überhaupt allen operativen, hatten die Anregungen von Semmelweiß und die Listersche Wundbehandlung, die in Deutschland vor allem durch Rich. von Volkmann eine besonders erfolgreiche Ausbildung erfahren hatte, sehr grundlegende Änderungen bewirkt und auch die theoretischen Ansichten stark beeinflußt und umzugestalten begonnen. Gleichzeitig näherte sich der alte Streit über das „contagium animatum" durch die Begründung einer zuverlässigen bakteriologischen Methodik durch Rob. Koch und die dadurch ermöglichten Entdeckungen von ihm und seinen Schülern seinem Ende. Aber je größer die Erfolge waren, um so stärker wurde zunächst der Widerstand der Zweifler. Die ganz überwiegende Mehrzahl der pathologischen Anatomen an den Hochschulen stand der neuen Richtung zum mindesten abwartend und zweifelnd gegenüber, und alle diejenigen, bei denen ich in Heidelberg und Straßburg — Arnold und v. Recklinghausen — mich mit dieser Wissenschaft sehr eingehend beschäftigte, hoben mehr die Bedenken, die sie hatten, im Unterricht hervor, als daß sie selbst da, wo sie zustimmten, dies besonders freudig getan hätten. Die Meinungen der Kliniker waren sehr geteilt — während die einen sehr begeistert zustimmten, blieben die anderen in ihrer Lehre und mehr noch in ihrem Handeln recht unbeeinflußt. Die studierende Jugend stand natürlich am stärksten unter dem Einfluß der bedeutendsten und tatkräftigsten Lehrer, und da die junge bakteriologische Wissenschaft an den deutschen Hochschulen noch so gut wie keinen Vertreter (auch nicht mal Privatdozenten) hatte, und soweit es Professoren für öffentliche Gesundheitspflege (Hygiene) gab, diese nur mit Anhängern der physiologisch-physikalisch-chemischen Richtung (Pettenkofer) besetzt waren, so ist es begreiflich, daß die Mehrzahl der bis etwa Mitte der achtziger Jahre des vorigen Jahrhunderts approbierten Ärzte noch nicht viel von dem neuen Geiste mitbekommen hatten. Ich habe oben erzählt, welchen außerordentlichen Einfluß v. Recklinghausen in Straßburg gerade auf die älteren Mediziner ausübte, und wie diese daher der bakteriologischen Richtung zum mindesten sehr zweifelnd gegenüberstanden.

Bald wurde es freilich anders — an fast allen deutschen Universitäten wurden Lehrstühle für öffentliche Gesundheitspflege errichtet und zu einem großen Teile mit Schülern und Anhängern Rob. Kochs besetzt. Die Erfolge der Kochschen Schule in der Aufklärung der Infektionskrankheiten waren zudem derartig auf der Hand liegende, daß sie sich bald die ärztlichen Wochenschriften und die ganze amtliche Ärzteschaft und Regierungskreise eroberte. Bald waren alle jüngeren Militär-, Kreisärzte und Regierungsmedizinalräte im Kochschen Lager, und die ganze amtliche öffentliche Gesundheitspflege stellte sich in den Dienst der neuen Lehre. Es ist nur zu begreiflich, daß auch die Verwaltungsbeamten (Regierungspräsidenten usw.) in der neuen Lehre das Heil sahen und sozusagen befreit aufatmeten. Bisher hatten die ärztlichen Berater der Verwaltungsbeamten, wenn sie über Fragen der öffentlichen Gesundheitspflege und besonders über Bekämpfung und Verhütung von Volksseuchen zu berichten hatten, nicht vielmehr tun können, als auf allgemeine gesellschaftliche

Schäden hinzuweisen, wie Wohnungselend, ererbte Anlagen, ungenügende und unzweckmäßige Ernährung, Erkältungen, alkoholische und geschlechtliche Ausschweifungen usw., und da hatte der Präsident die Achseln zucken müssen und bedauernd gesagt, daß er da nicht viel ändern könne. Jetzt aber wurde gesagt: hier, der Spaltpilz so und so, der ruft Tuberkulose oder Typhus oder Diphtherie oder Wundrose, Eiterungen usw. hervor, das ist der Verbrecher. Und da konnte der Verwaltungsbeamte seine Maßnahmen treffen: der Verbrecher wird verhaftet. Man kann sich kaum vorstellen, welche Last damit von der Seele gewälzt wurde. Die praktische Gesundheitspflege ging dann auch immer mehr darauf hinaus, die Krankheitskeime und ihre Träger unschädlich zu machen oder einzusperren, mit einem Wort, den menschlichen Verkehr pilzdicht zu gestalten.

So sehr ich auch nach der Beschäftigung mit diesen Fragen und dem Lesen der Kochschen Werke begeistert wurde und die Bedeutung der Entdeckungen Kochs und seiner Schule erfaßte, so bewahrte mich doch meine ganze geistige Einstellung vor der Einseitigkeit und Übertreibung, in der die Kochsche Schule und bald die Mehrzahl der gesamten Ärztewelt verfiel. Ich war von der Philosophie zur Medizin gekommen, und die letzten Worte, der Virchowschen Zellularpathologie: „denn gerade in dem Einfachen und Kleinen offenbart sich am deutlichsten das G e s e t z“ hatten es mir angetan. Sie hatten mich zum ärztlichen Studium gelockt und mich veranlaßt, von vornherein mein Augenmerk auf die allgemeine Pathologie zu lenken, in der Hoffnung, von hier aus die Lösung der philosophischen Frage nach dem Wesen des Lebens zu finden. So kam es, daß ich sehr bald die Fragen der gegenseitigen Beziehungen zwischen den Eindringlingen (den Spaltpilzen) und den Körperzellen und damit die Fragen der Unempfänglichkeit und Veranlagung zum Gegenstand meiner wissenschaftlichen Arbeit für viele Jahre machte. Dadurch kam ich bald in einen starken Gegensatz zur herrschenden Richtung, die, wie hypnotisiert, nur auf die Spaltpilze starrte und den befallenen Körper, wie einen toten Nährboden betrachtete und höchstens den Körpersäften größere Bedeutung zuerkannte, die Zellen aber nicht sehen wollte. Es ist mir damals, wenn auch noch nicht so eindringlich wie später, der Gedanke gekommen, daß es mit der „Voraussetzungslosigkeit" der Wissenschaft doch nicht so sehr weit her ist und daß zum mindesten im Unterbewußtsein vorgefaßte Meinungen, Zu- und Abneigungen, eine bald stärkere, bald geringere Rolle spielen. Sie sind aber oft stark genug, um Auge und Überlegung des Forschers zu trüben. Wie sehr ich ferner immer wieder für die jetzt beinahe als selbstverständlich anerkannte Lehre von der Abhängigkeit der morpho- und biologischen Eigenschaften und des Entwicklungsganges der Spaltpilze von den äußeren Lebensbedingungen eingetreten bin, habe ich schon oben (S. 168) ausführlicher auseinandergesetzt und brauche deswegen hier nicht näher darauf einzugehen.

Dagegen muß ich hervorheben, wie sich bei mir immer mehr die Stellung zur Bedeutung der pathologisch-morphologischen Forschung im ganzen änderte. Trotz der großen Erfolge der Bakteriologie blieb die Stellung der pathologischen Morphologie noch lange unangefochten. Es war fast ein Glaubenssatz, daß dieser Teil der theoretischen Medizin die festeste Grundlage der gesamten Heilwissenschaft sei, und auch heute noch kann man von Klinikern diese Anschauung vertreten hören. Gemäß der naturwissenschaftlichen Richtung und den Bemühungen, auch in der Medizin möglichst alles recht „exakt" zu gestalten, schien die Wissenschaft, die an einer nicht mehr veränderlichen, sozusagen erstarrten Unterlage arbeitete und nicht nur „Hebel und Schrauben", sondern die feinsten Untersuchungsmethoden anzuwenden gestattete, die größte Gewähr für Sachlichkeit und Ausschaltung des „subjektiven" Urteils zu bieten. Das war einleuchtend, soweit es sich darum handelte, festzustellen, was gegenwärtig — also im Augenblick des Todes oder der operativen Entfernung eines Teiles aus dem Körper — vorlag.

Aber der morphologische Forscher wollte mehr wissen; er wollte aus dem Erstarrten oder aus dem durch den Tod oder die operative Entfernung unterbrochenen Vorgang (sozusagen dem „Querschnitt") erkennen, welch ein Vorgang bestand und wie es zu den ihm jetzt vorliegenden Zuständen oder unterbrochenen Vorgängen gekommen war. Und der Kliniker, der den Pathologen befragende Arzt, wollte noch mehr wissen, nämlich, was geworden wäre, wenn der Vorgang durch Tod oder Operation nicht unterbrochen worden wäre, und was etwa noch würde entstehen können; endlich sollte auch möglichst ein Urteil abgegeben werden, wie die Maßnahmen und Unterlassungen des Arztes oder sonstiger zur Behandlung herangezogener Heilkünstler gewirkt hätten. Nicht nur das Gegenwärtige, sondern auch das Vergangene und Zukünftige zu ergründen, wurde somit Aufgabe des Morphologen. — Ja, dieses Voraussagen und „wissenschaftliche" Begründen, wie der Verlauf eines Lebensvorgangs gewesen wäre, wenn nicht dieses oder jenes Ereignis eingetreten wäre, wurde allmählich sogar zu einer amtlichen Pflicht des Pathologen bei der praktischen Unfallbegutachtung.

Es ist eigentlich ohne weiteres klar, daß in dem Augenblick, in dem der Forscher sich über das Vergangene und Zukünftige äußern sollte, die reine Sachlichkeit aufhörte und ein schwankender Boden betreten wurde. Soweit der Pathologe aus Fertigem, Erstarrtem oder Unterbrochenem auf das Werden eines Vorgangs schließen will, nähert sich seine Arbeit der des Paläontologen, der aus versteinerten Tieren und Pflanzen oder Abdrücken von solchen auf Zusammenhänge mit der jetzigen lebenden Tier- und Pflanzenwelt und deren Entstehungsweise schließen will, und er ist daher gezwungen, zuerst die Frage aufzuwerfen, wieweit seine Methodik dazu ausreicht und wo die Grenzen seiner Wissenschaft sind. Virchow hat dies seinerzeit getan und die Stellung der pathologischen Anatomie zur Gesamtheitswissenschaft sehr bestimmt im ersten Bande seines Archivs (1847) begrenzt. Er bezeichnet sie als „die Vorhalle" der eigentlichen Medizin, und wenn die pathologische Physiologie die „Veste" der wissenschaftlichen Medizin sei, pathologische Anatomie und Klinik nur als Außenwerke. Die pathologische Anatomie ist eine anatomische Wissenschaft, „die mit der größten Sicherheit über rein anatomische, aber nur mit großer Unsicherheit über physiologische Fragen entscheiden" könne. „Dinge", sagt er, „die wir bloß räumlich nebeneinander sehen, sollen in ein zeitliches und ursächliches Verhältnis gebracht werden. Kann die pathologische Anatomie dies auf entschieden naturwissenschaftlichem Wege? Zuweilen gewiß, und in einer ungleich größeren Zahl von Fällen, als es auf den ersten Anblick scheinen möchte, wenn sie nur vorurteilsfrei genug an die Sache geht; sehr häufig in keiner Weise... Wie will man denn mit Sicherheit entscheiden, welches von zwei nebeneinander existierenden Dingen Ursache und welches Wirkung sei, und ob überhaupt eines von beiden Ursache und nicht vielmehr beide Koeffekte derselben dritten Ursache oder gar jedes für sich Effekt zweier ganz verschiedener Ursachen sei?"

Leider hat er selbst diese ausgezeichneten Ausführungen später nicht immer berücksichtigt, sondern oft genug aus dem Nebeneinander auf das Auseinander (die Entstehung) geschlossen, wo das selbst unter Zuhilfenahme des Tierversuchs nur sehr unsicher möglich war. Und seine spätere Forderung, daß die pathologische Anatomie eine biologische Wissenschaft werden müsse, ist so mißverstanden worden, daß sie mit seinen Zielen und Forderungen vom Jahre 1847 in Widerspruch geriet. Wie wäre es sonst möglich gewesen, daß Einzelfragen von verhältnismäßig untergeordneter Bedeutung ein geradezu unübersehbares Schrifttum zur Folge gehabt hätten? Natürlich war es nötig, wenn man die Fragen nach dem Werden durch morphologische Untersuchungen über das Gewordene entscheiden wollte, durch ein möglichst großes Vergleichsmaterial den Erfahrungsschatz zu vergrößern — aber man blieb auf den Zufall und doch im Grunde immer auf die gleichartige Methodik angewiesen, auch wenn man diese noch so sehr verfeinerte und vermehrte. So trug man dazu bei, das Schrifttum immer weiter und weiter mit sehr ungleichartigem Gepäck zu belasten, aus dem es sehr schwer hielt, die Spreu vom Weizen zu trennen. Welch ungeheure Arbeit, wieviel Papier und Druckerschwärze ist verschwendet worden zur Frage der Entwicklung der Gewächse, der „beginnenden" Krebse und wird immer noch verschwendet, und wieviel ist Brauchbares herausgekommen! Kaum „pfadfinderische Annahmen" (heuristische Hypothesen). Wir alle, die ganze unmittelbare und mittelbare Schule Virchows, haben in dieser Hinsicht viel gesündigt. und noch vielmehr die pathologisch-histologisch arbeitenden Kliniker, die noch mehr wie wir glaubten, durch das Mikroskop das Gras wachsen „hören" zu können. Das schlimmste ist, daß sich viele — auch jüngere pathologische Anatomen — in ihren Arbeiten eine Ausdrucksweise angewöhnt haben, in der gar nicht mehr eine Unterscheidung zwischen sicher nachweisbaren und nachprüfbaren Befunden und den daraus gezogenen mehr oder weniger unsicheren Schlüssen möglich ist. Es wird z. B. einfach geschrieben, man sieht, wie sich die Monozyten aus den Endothelien entwickelt haben — was man natürlich nicht sieht und sehen kann — oder bei den Befunden irgendwelcher fremder Stoffe in Zellen, „man sieht, wie die und die Zellen das und das aufgenommen haben", und erörtert gar nicht mehr die verschiedenen Möglichkeiten, auf die die fremden Stoffe in die Zellen hineingelangt sein können. Aber man hat sogar immer noch nicht in genügender Weise die eigentlichen Grundlagen unserer ganzen Untersuchungsmethodik geprüft und systematisch untersucht, wie man die nach dem Tode oder in den letzten Lebensaugenblicken (agonal) eingetretenen Veränderungen von den eigentlichen krankhaften unterscheiden kann. Wenn meine verehrten Freunde Ceelen und Pick in ihren durch den besonderen Anlaß in eine gewisse Übertreibung verfallenden Würdigungen meines Wirkens es mir als eines meiner Hauptverdienste angerechnet haben, Virchows Forderung, daß die pathologische Anatomie eine biologische Wissenschaft werden müsse, weiter erfüllt zu haben, so möchte ich das nicht ganz unterschreiben. Ich habe das nicht viel mehr getan als andere und bin auch nicht frei von Schuld an den von mir gerügten Fehlern. Für verdienstvoller halte ich, daß ich stets stark darauf gedrungen habe, scharf zu trennen zwischen den Befunden und deren Deutung und Bewertung. Gerade in neuester Zeit, wo eine Anzahl führender Pathologen den „funktionellen Gedanken" in den Vordergrund stellen, d. h. das, was nach Virchow nur bis zu einem gewissen Grade und in beschränktem Maße von der pathologischen Morphologie geleistet werden kann, ist es immer mehr Sitte geworden, schon bei der Begriffsbestimmung sachlich Nachweisbares mit subjektiver Bewertung zu vermischen. Ebenso möchte ich mir es als ein gewisses Verdienst anrechnen, immer wieder in Schrift und Lehre auf die Grenzen der morphologischen Untersuchungsweise hingewiesen und die Förderung einer systematischen Abgrenzung zwischen krankhaften und durch Todeskampf und Tod bewirkten Veränderungen erhoben zu haben. Selbst diese Arbeit zu leisten, habe ich leider keine Zeit gehabt, sie ist aber durch Schüler von mir im Gange. Daß sie sehr wichtig ist, ist an sich selbstverständlich, ergibt sich aber besonders aus der Geschichte der „trüben Schwellung", mit der auch heute noch von nicht wenigen Pathologen ein ebenso großer Mißbrauch getrieben wird wie mit dem der „Degenerationen". Man hat auf diesem ganzen Gebiete oft übersehen, daß die Untersuchung an der Leiche, wenn sie Schlüsse auf die Verhältnisse während des Lebens geben soll, viel weniger „exakt" und zuverlässig ist als die im Leben. Man denke nur an die unrichtigen Vorstellungen, die selbst die normale Anatomie über die Form und Lage mancher Organe lange Zeit gehabt hat (Magen, Gebärmutter, Herz), bis es zu einer „Anatomie am Lebenden" kam und die Fortschritte der Chirurgie eine „Autopsie in vivo" an vielen Teilen ermöglichten, ganz zu schweigen von den Fortschritten, die durch die Röntgendurchleuchtung und -aufnahmen erreicht sind.

Die Erziehung aller meiner Mitarbeiter nach dieser Richtung hin habe ich stets als eine Hauptaufgabe meiner Institutsleitung betrachtet und mich in dieser Hinsicht teils von meinen Vorgängern, teils von meinen Nachfolgern unterschieden. In Posen, Zwickau und Düsseldorf hatte ich es ja insofern leicht, da ich dort überhaupt keine Vorgänger hatte. Die Leitung wissenschaftlicher Anstalten ist ja keine leichte Aufgabe, wenn man wirklich leiten will. Man findet manche Gegensätze: die einen, die in jeder Hinsicht eine sehr straffe Zucht halten und wie in Ämtern und Geschäftsstuben bestimmte Dienststunden ansetzen, auf deren Einhaltung sie sehr bedacht sind, und die in der ganzen Arbeitsweise alles nur nach ihrem Willen gehandhabt wissen wollen; die anderen, die sich möglichst wenig um Institut und Mitarbeiter kümmern und nur dafür sorgen, daß der Unterricht und die laufenden Arbeiten recht und schlecht erledigt werden. — Ich habe mich stets bemüht, einen Mittelweg zu gehen und es vor allem weit von mir gewiesen, irgend welche Dienststunden anzusetzen. Nur zwei Grundsätze waren herrschend: 1. es muß alles so rasch und so vollständig wie möglich erledigt werden, und es bleibt jedem überlassen, wieviel Zeit er dafür braucht; 2. solange ich im Institut bin, darf kein Mitarbeiter auch nur vorübergehend das Institut verlassen, ohne mir vorher davon Mitteilung zu machen. Das war bei meiner Arbeitsweise unvermeidlich und bedeutete natürlich im Grunde oft viel größere Anforderungen als wenn ich Dienststunden festgelegt hätte. Von keinem Mitarbeiter konnte selbstverständlich erwartet werden, daß er — namentlich in Berlin — ebenso früh im Institut erschien wie ich. Aber, da besonders in Berlin jeden Tag die Kurse um 7 Uhr — nur an einem Tage erst um $^1/_2$8 oder 8 Uhr — begannen und ein Teil der Mitarbeiter noch vorher vieles vorzubereiten hatte, war nun einmal Frühaufstehen für alle Feldgeschrei, und alle — Hilfsärzte, freiwillige

Hilfsarbeiter und technische Assistentinnen — hatten nicht selten darüber zu seufzen, daß sie bis spät abends im Institut bleiben mußten, ohne auch nur ein bißchen Zeit für eigene Arbeiten gefunden zu haben. Denn das ganze Institut war in erster Linie auf den Unterricht der Studierenden eingestellt. Ebenso wie ich mich diesem Teil meiner Amtspflichten, wie einer meiner Lobredner gesagt hat, geradezu fanatisch gewidmet habe, verlangte ich von allen Mitarbeitern, daß sie in erster Linie mit Rücksicht auf die Unterrichtstätigkeit des ganzen Instituts arbeiteten. Und das brachte allerdings sehr starke Anforderungen mit sich, und ich muß sagen, was in manchen Zeiten von allen Mitarbeitern, besonders den technischen Assistentinnen, geleistet wurde, war staunenswert. Wenn ich bedenke, daß in den Zeiten, in denen fast 300 Teilnehmer in den mikroskopischen Kursen waren und in jeder Kursstunde vier bis fünf verschiedene mikroskopische Präparate (mitunter mehr) gegeben wurden, so bedeutete das, daß 15—1800 Präparate geschnitten und gefärbt werden mußten, und da der Kurs zweimal in der Woche war, ferner für den dreimal in der Woche stattfindenden Demonstrationskurs und die mikroskopische Durcharbeitung der einzelnen Sektionsfälle auch noch sehr zahlreiche Präparate angefertigt werden mußten, so konnten die damit Beschäftigten eigentlich im Semester überhaupt nie Atem schöpfen, und mußten nicht selten noch einen erheblichen Teil des Sonntags zu Hilfe nehmen, damit am Montag alles klappte.

Man kann meinen, daß durch eine derartig übertriebene Anspannung aller Kräfte auf das eine Ziel des Unterrichts hin die wissenschaftliche Erziehung und gesamte Arbeit der einzelnen in ungebührlicher Weise in den Hintergrund gedrängt und dadurch auch die Bedeutung der pathologischen Institute gemindert werden mußte. Ich glaube nicht, daß das richtig ist. Zunächst blieben ja noch beinahe fünf Monate übrig, in denen der Unterricht fortfiel, selbst wenn man die zwei Wochen mitrechnet, die auch in den Ferien durch die militärärztlichen Kurse besetzt waren. Es ist nun einmal so, daß für die eigentliche wissenschaftliche Forscherarbeit die Ferien in erster Linie da sind, und das ist der innere Grund für die soviel angefeindete Einrichtung, daß die Universitätsprofessoren „beinahe ein halbes Jahr Ferien" haben. Was, nebenbei bemerkt, für die medizinischen und naturwissenschaftlichen Fächer nicht einmal äußerlich stimmt und ganz besonders nicht für die pathologischen Institute, in denen der geistig und körperlich recht anstrengende Sektionsbetrieb ununterbrochen das ganze Jahr fortgeht. Aber auch im übrigen ist auch in wissenschaftlicher Hinsicht meine Methode wie ich glaube, nicht unvorteilhaft und unfruchtbar gewesen. Der Zwang, sich an der Gesamtarbeit im stärksten Maße zu beteiligen, die verschiedensten Methoden kennenzulernen und sich zunächst eine möglichst große Erfahrung auf möglichst vielen Teilgebieten der allgemeinen Pathologie und pathologischen Anatomie zu erwerben, schuf erst die Grundlage, auf der Forscherarbeit im einzelnen erfolgreich geleistet werden konnte. Ich hatte oft genug die Erfahrung gemacht, wie jüngere Gelehrte zwar auf einem kleinen Gebiete, mit dem sie sich jahraus, jahrein beschäftigten, ganz annehmbare Arbeit geleistet hatten, im übrigen aber auf fast allen anderen, sicher aber vielen Gebieten in geradezu beschämender Weise versagten, als daß ich es für ein erstrebenswertes Ziel hätte halten können, meine Schüler und Mitarbeiter von vornherein auf Einzelforschung hinzudrängen. Das Berliner Institut mit seinen verschiedenen, mit den geeigneten wissenschaftlichen Hilfsmitteln gut ausgestatteten Abteilungen, bot zudem so viele Gelegenheit zu allgemeiner Ausbildung, daß es geradezu sündhaft gewesen wäre, sie nicht auszunutzen. Mein ganzes Bestreben in Berlin ist es immer gewesen, das Institut nicht in nur äußerlich miteinander vereinigte, aber innerlich selbständige Abteilungen auseinanderfallen zu lassen, sondern sie stets zu gemeinsamer Arbeit zusammenzufassen und ein und dieselbe Frage mit den verschiedenen, jeder Abteilung eigenen Methodik bearbeiten zu lassen. Ich glaube, das ist mir in der Hauptsache bis auf die letzten Jahre, wo teils durch Wechsel in Abteilungsvorsteherstellen, teils durch meine bevorstehende Entpflichtung eine störende Unruhe in den ganzen Betrieb hineinkam, gelungen.

Bei dieser Gelegenheit muß ich eines Mannes gedenken, der mich in diesem Bestreben in ausgezeichneter Weise unterstützt hat. Es ist der berühmte physiologische Chemiker Geh. Rat Prof. Salkowski. Er war, als ich als 57jähriger die Anstaltsleitung übernahm, schon 72 oder 73 Jahre alt, der älteste Abteilungsvorsteher des Instituts, und ein weltberühmter Gelehrter, Meister in seinem Fach. Aber er hatte soviel Verständnis für die Hauptaufgaben des Instituts, daß er überall auf meine Wünsche Rücksicht nahm, und wo seine Hilfe in Anspruch genommen wurde, sie in bereitwilligster Weise jedem leistete und sich den Fragestellungen, die seiner eigenen wissenschaftlichen Arbeit fern lagen, mit ebenso großem Eifer widmete, als hätte er sie selbst aufgeworfen. Dabei von musterhafter Sachlichkeit und Schlichtheit, ein Mann ganz aus der besten Zeit unserer Vergangenheit, wie sie durch den alten Kaiser Wilhelm verkörpert war und auf viele seiner Mitlebenden sich ausgewirkt hatte.

Daß das Ansehen und die Auswirkung eines pathologischen Instituts dadurch gemindert werden könnte, daß nicht alle vier bis sechs Wochen einige neue „wissenschaftliche" Arbeiten aus ihm herauskamen, habe ich auch nie gefürchtet. Ich habe mich sogar nicht ohne Erfolg bemüht, den Wirkungskreis der unter meiner Leitung stehenden Institute immer mehr zu erweitern, und das ist mir sowohl in Zwickau wie in Düsseldorf und Kiel und sogar auch in Berlin gelungen. Das Berliner Institut war mit der Zeit nur noch das pathologische Institut der Charitékliniken geworden, während die außerhalb davon gelegenen — die große chirurgische Klinik in der Ziegelstraße, die dritte medizinische Universitätsklinik und Poliklinik, Augenklinik und Frauenklinik in der Artilleriestraße — mit dem Institut gar nichts mehr zu tun hatten. Die letztgenannte Klinik hatte einen eigenen, auf die besonderen Aufgaben der Klinik eingestellten Prosektor, so daß auf eine Verbindung mit ihr von vornherein verzichtet werden mußte. Dagegen gelang es mir, mit den anderen Kliniken ein Verhältnis anzuknüpfen, daß einer meiner älteren Institutsassistenten möglichst ständig die pathologisch-anatomischen Untersuchungen für diese Kliniken übernahm, ein Zustand, der sich für beide Teile als vorteilhaft erwies. Auch auf benachbarte kleinere konfessionelle Krankenhäuser und auf das städtische Krankenhaus Lichtenberg, dem ich bis zum Jahre 1929 einen meiner Assistenten als Prosektor stellte, dehnte ich den Einfluß des Instituts aus. Daß im übrigen die Stellung des Berliner pathologischen Instituts, wie überhaupt aller pathologischen Institute an den deutschen Universitäten nicht mehr eine so überragende war wie in den Glanzzeiten Rud. Virchows, ist sicher Tatsache, hat aber seine besonderen Gründe.

Sie liegen zum Teil in den Erfolgen der in diesen Anstalten getriebenen Wissenschaft. Der von Taine geprägte Satz „Les institutions périssent par leur victoires“ gilt auch in der Wissenschaft. Je größer die Erfolge, je mehr sich eine Methode durchsetzt und je mehr sie damit Allgemeingut wird, um so weniger Eindruck macht sie auf die Außenstehenden mehr gerade dort, wo sie, wie in einem Brennpunkt zusammengefaßt betrieben wird. Als man in weiten Kreisen der Ärzte und klinischen Lehrer die Bedeutung der pathologischen Anatomie und namentlich Histologie für die klinische Medizin erkannt hatte, begann um so mehr das Bestreben, sich selbst dieser Methodik zu bedienen und sich von den pathologischen Instituten, die ein Eigenleben zu führen begannen, unabhängig zu machen. — So zweigten sich allmählich an den Universitäten immer mehr „klinische Laboratorien“ ab, in denen pathologische Histologie, später Bakteriologie, Serologie, Kolloidchemie usw. mit mehr oder weniger Sachkenntnis getrieben wurde von Ärzten, die teils nur verhältnismäßig kurze Zeit, teils jahrelang in den betreffenden Sonderanstalten ausgebildet waren. Das bedeutete einen Erfolg und vielleicht sogar einen nachhaltigen der pathologischen Institute, indem jetzt durch aus ihnen hervorgegangenen Ärzten ihr Geist in den Kliniken mit Einfluß erlangte, tat aber dem Arbeitsgebiet der Sonderanstalten Abbruch. Und schließlich machten sich einige „Organpathologien" ganz selbständig, es erwuchs eine besondere pathologische Histologie der weiblichen Geschlechtsorgane, des Auges und der Ohren, der Haut und vor allem des Gehirns, die so gut wie gar nicht mehr in den pathologischen Instituten, sondern fast ausschließlich in dazu geschaffenen Arbeitsstätten der Kliniken betrieben wurde. Diese Abtrennung war zum Teil unvermeidlich wegen des Umfanges der Arbeiten und der besonderen Fragestellungen der Kliniken. Es wäre ja denkbar und vielleicht sogar weniger kostspielig gewesen, wenn man die außerordentlich zeitraubenden Arbeiten der Gehirnpathologie an den pathologischen Instituten durch Anstellung besonderer Hilfskräfte an ihnen ermöglicht hätte — dann wäre aber die unmittelbare Verbindung mit den klinischen Fragestellungen erschwert gewesen, und ähnliches gilt für die stark ins einzelne gehende pathologische Histologie der weiblichen Geschlechtsorgane, wo für die Diagnosenstellung oft es sehr wünschenswert war, den pathologischen Histologen unmittelbar zur Stelle zu haben. Immerhin ist diese Absplitterung für die pathologischen Institute nicht vorteilhaft gewesen und ist glücklicherweise an den kleineren und mittleren Universitäten meist, wenigstens teilweise, vermieden worden. Sie hat auch für die Ausbildung der Ärzte und Studenten manch wichtiges Material ihnen entzogen.

War diese Entwicklung auch bis zu einem gewissen Grade unvermeidlich, so wäre es nicht nötig gewesen, den pathologischen Instituten die ursächliche Forschung eine Zeitlang fast ganz zu entziehen und größtenteils an die hygienischen Institute zu verlegen, wohin sie nicht gehörten. Erst langsam hat sich die pathologische Anatomie dieses Gebiet, das ihr zum Teil durch den Eigensinn Virchows und seiner Schule verlorengegangen war, wieder zurückerobern müssen.

Eine gewisse Einbuße erlitt die Pathologie auch durch die Vervollkommnung der klinischen Untersuchungsmethoden, besonders die immer zunehmende Vervollkommnung der Röntgentechnik, die, wie schon erwähnt, wichtige Einblicke in den lebenden Körper eröffnet. Freilich wurde dadurch auch für die Pathologie ein neues Gebiet eröffnet, nämlich der Vergleich der Röntgenbefunde am Lebenden mit denen an der Leiche durchzuführen und die Röntgenuntersuchungen auch in den Dienst der eigenen Forschung zu stellen. Befruchtend und fördernd auf die pathologische Forschung wirkten auch die Fortschritte der Chirurgie, die dem Pathologen nun auch von solchen Organen, die besonders raschen Leichenzersetzungen ausgesetzt sind, vorzüglich erhaltenes, lebensfrisches Material zuführten und damit die Aufgabe, die Entstehungsweise krankhafter Vorgänge zu erkennen, wesentlich erleichterten. Die Geschichte des chronischen runden Magengeschwürs und der Wurmfortsatzentzündung beleuchtet das besonders gut.

Wenn das Ansehen der pathologischen Anatomie sank, so war sie selbst oder besser gesagt, ihre Jünger auch nicht unschuldig daran. In dem Bestreben, die Zellularpathologie immer fester zu begründen und zu erweitern, entfernte sie sich bei nicht wenigen immer mehr von der Klinik, und die morphologischen Untersuchungen wurden Selbstzweck. Das hatte Vorteile nach der allgemeinen rein theoretischen Richtung, Nachteile nach der Richtung der pathologischen Physiologie. Und so kam es denn, daß die Zusammenarbeit mit der praktischen Medizin zum Schaden beider Teile sich immer mehr lockerte und diese sich nach anderen Helfern umsah.

Virchow hat in seinem oben erwähnten Aufsatz davon gesprochen, daß die Pathologie „dreimal seit dem Beginn der naturwissenschaftlichen Periode Überfälle erlitten, welche dauernde Verwüstungen in ihr zurückgelassen habe: einmal von der Chemie, sodann von der allgemeinen Anatomie und Physiologie, endlich in den jüngsten Tagen von der allgemeinen pathologischen Anatomie". Diese dauernden Verwüstungen waren dadurch bedingt, daß jedesmal die Methode von der praktischen Medizin zu einer alleinherrschenden zu erheben versucht wurde. Das war auch das Schicksal der Virchowschen, anatomisch begründeten pathologischen Physiologie geworden, und es war nur seiner strengen Schulung zu verdanken, daß durch sie nicht mehr „Verwüstungen" angerichtet worden sind.

Nachdem die Herrschaft der Virchowschen pathologischen Anatomie abgenommen, hat sich die Medizin noch weit mehr „Überfälle" gefallen lassen müssen, und diese haben dann freilich „eine allgemeine Verwirrung, ein unendliches Chaos", hervorgerufen, aus dem „der praktische Arzt mit um so größerem Mißtrauen hervorgehen mußte, je öfter sich diese Umwälzungen wiederholten" und, wie man hinzufügen kann, je rascher sie einander folgten und je mehr ihre Herrschaft eine nur kurz dauernde war. Auf Virchows Herrschaft folgte die Kochsche bakteriologische, dann die serologische, die hormonale, die konstitutionspathologische und kolloid-chemische, deren Höhepunkt bereits jetzt überschritten zu sein scheint. Die Neigung, ja Sucht der Ärzte, sich möglichst mit einer Richtung oder Methode zufrieden zu geben und das Heil für alles darin zu erblicken, ist eben unausrottbar und wird in unserer schnellebigen Zeit noch befördert, führt aber um so mehr und um so rascher zur Enttäuschung und Verwirrung. Das, was Virchow als „unendliches Chaos" bezeichnete, wird jetzt seltsamerweise gewöhnlich als „Krisis der Pathologie" bezeichnet; seltsamerweise, denn Krisis heißt Entscheidung und zu der kommt es nicht, und dies drückt den Zustand, in dem sich die ärztliche Wissenschaft befindet, auch gar nicht richtig aus. Es ist allerdings durch die Schnelligkeit, mit der die verschiedenen Richtungen ihren Anspruch als „alleinseligmachende" aufgeben mußten, ein Zustand der Unzufriedenheit und Übersättigung entstanden, es geht ein Sehnen durch

Ärzteschaft und Wissenschaftler nach etwas Neuem, großen Unbekanntem, das dem bestehenden Zustand ein Ende machen und zu glückseligeren Gefilden führen könnte.

Es ist das eine allgemeine Zeiterscheinung, die in der Politik ebenso hervortritt wie in den schönen Künsten und Wissenschaften. Man steht am Ende des materialistischen und demokratischen Zeitalters, und ebenso wie die Völker fühlen, daß der Parlamentarismus, von dem man das goldene Zeitalter erwartet hatte, in der alten Form greisenhaft und überlebt ist, begreift man, daß die Ansprüche und Erwartungen, die man an das „naturwissenschaftliche Zeitalter" der Medizin gestellt hatte, nicht erfüllt worden sind. Man hat von einem „Bankrott der Wissenschaft" überhaupt gesprochen, weil man an diese Anforderungen gestellt hat, die sie nie erfüllen kann. Und so hat man auch an die sogenannte naturwissenschaftliche Richtung der Medizin Erwartungen für die gesamte wissenschaftliche und praktische Heilkunde geknüpft, die sie nicht erfüllen kann, und spricht nun von einer Krisis, einer „Entscheidung" zu etwas Neuem, Unbekanntem, Besserem, an das man sich wieder mit den gleichen Hoffnungen klammern will, wo es sich doch nur um einen Zusammenbruch übertriebener Ansprüche handelt. Man setzt zudem das materialistische Zeitalter mit dem naturwissenschaftlichen gleich und schilt, anstatt auf sich selbst, auf die Richtungen, die selbst gar nicht immer die Ansprüche erhoben haben, deren Nichterfüllung Grund der allgemeinen Mißstimmung ist. Nicht nur die Übertreibungen der einzelnen Richtungen, sondern vor allem ihr Mißbrauch hat zur allgemeinen Enttäuschung beigetragen. Bei der Unruhe, dem fieberhaften Wettkampf, dem Eindringen von immer ungeeigneteren Elementen in die wissenschaftlichen Arbeitsstätten, dem Aufschießen immer zahlreicherer medizinischer Zeit- und Wochenschriften ist es gekommen, daß jede neue, durch eine besondere Methodik ausgezeichnete Richtung begierig aufgegriffen wurde und sich die zu ihr drängten und auf sie stürzten, die überall dabei sein müssen, wo es etwas Neues gibt, sich ihrer bemächtigten und nicht früh und nicht oft genug mit ihr an die Öffentlichkeit treten konnten, bevor sie die Methodik auch nur im entferntesten beherrschten. Dazu kommt der gänzliche Mangel an geschichtlichen Kenntnissen und geschichtlichem Sinn, der ja in unserer heutigen Zeit geradezu gepriesen wird. Abkehr vom Historizismus war die Losung, die der Kultusminister Becker ausgab, Abreißen aller Fäden zur Vergangenheit und Zerstörung der Grundlagen und der Träger der alten Kultur ist das Feldgeschrei derjenigen, die in Deutschland die politische Macht in den Händen haben und die öffentliche Meinung beherrschen — oder machen. Des Revolutionärs Nietzsche Satz: „Auch der Begabteste bringt es nur zu einem fortwährendem Experimentieren, sobald der geschichtliche Faden der Entwicklung einmal abgerissen ist", ist ihnen nicht bekannt. — Wenn Virchow schon im Jahre 1870 schreiben konnte: „Es ist eine der schlimmsten Seiten unserer gegenwärtigen Entwicklungsperiode in der Medizin, daß die historische Kenntnis der Dinge mit jeder Generation von Studierenden abnimmt. Sogar von den selbständigen jungen Arbeitern kann man in der Regel annehmen, daß ihr Wissen im höchsten Falle nur bis auf drei bis fünf Jahre zurückreicht. Was vor fünf Jahren publiziert ist, existiert nicht mehr", so ist das schließlich nur eine Klage über mangelhaftes Wissen. Jetzt fehlt es aber nicht nur an dem Wissen, sondern auch an dem Wollen. Man weiß nicht nur nicht, was vor einem oder einem halben Jahr geschah, sondern man will es gar nicht wissen; nur aus der eigenen Brust soll geschöpft und alle Hemmungen, die durch Kenntnisse entstehen, vermieden werden.

Bei diesem Zustand wäre es eine besonders reiz- und wertvolle Aufgabe der pathologischen Morphologie und ihrer Vertreter gewesen, in kritischer Besonnenheit festzustehen und in dem brausenden Meer den Felsen, den „rocher de bronze", zu bilden, an dem sich die wilden Wogen brechen mußten.

Diese Aufgabe ist nicht voll erfüllt worden, wohl von vielen der älteren Generation, aber zum Teil recht wenig von den Jüngeren. Hier haben sich viele auch dazu verführen lassen, sich rasch Modeströmungen anzuschließen und unfertige Ware feilzubieten. Man wurde nicht selten an das Urteil erinnert, das vor etwa fünfzig Jahren über die Erzeugnisse unserer jungen Industrie abgegeben werden mußte: „billig und schlecht". Es war nicht nur Schuld der jüngeren, deren Hinneigung zu neuer Methodik um so berechtigter war, als die alte die erhobenen Ansprüche nicht mehr erfüllen konnte, sondern auch der Anstaltsleiter, die der allgemeinen Neigung zur Vielschreiberei nicht genügend Widerstand leisteten.

Ich habe den mir einst von Bostroem halb ironisch gegebenen Rat, unbedingt recht viel zu veröffentlichen, an meine Mitarbeiter nicht weitergegeben und mich bemüht, als Anstaltsleiter und im akademischen Unterricht nach den entgegengesetzten Grundsätzen zu handeln. Die Einstellung des akademischen Lehrers zu der studierenden Jugend ist begreiflicherweise in den verschiedenen Fakultäten und Fächern auch verschieden — in den sogenannten Geistes- oder Kulturwissenschaften kann er leichter auf die ganze Weltanschauung wirken und nicht nur Lehrer, sondern auch Erzieher sein, als in den medizinischen und naturwissenschaftlichen Fächern. Aber auch in diesen Wissenschaften bestehen Unterschiede nach den einzelnen Sonderfächern. Der junge Dozent, der nicht die Verantwortung für den ganzen Unterricht hat und dem besonders in der medizinischen Fakultät recht enge Grenzen für seine Lehrtätigkeit gezogen sind, wird sich in der Regel begnügen müssen, seinen Schülern Kenntnisse beizubringen, und er wird diese um so mehr befriedigen, je reichlichere Kenntnisse er ihnen auf angenehme und leichte Weise beizubringen versteht. Denn das Streben der Medizinstudierenden ging vor allem vor dem Kriege doch in erster Linie dahin, die für den späteren Beruf und die vorgeschriebenen

Prüfungen unentbehrlichen Kenntnisse und Fertigkeiten zu erwerben.

Das zu erreichen hat mir nicht genügt, und ich habe mich stets bemüht, auf das gesamte Denken und Handeln meiner Schüler Einfluß zu gewinnen durch Beispiel, Art des Unterrichts und Heranziehung zu eigener schaffender Arbeit. Als ich für länger als ein Jahrzehnt meine Tätigkeit als Universitätslehrer unterbrechen mußte und Berater und Lehrer fertiger Ärzte wurde, festigte sich in mir die Überzeugung, daß, so schwer es oft auch sein kann, der wirkliche Hochschullehrer auch ein Erzieher sein und seine ganze Persönlichkeit für Unterricht und Forschung einsetzen müsse. Wenn ich in Kiel und Berlin mich diesem Ziel mit Leidenschaft hingegeben habe, so geschah das wirklich nicht, weil mir das Unterrichten soviel Freude machte, wie manche meinten, sondern aus triebhaftem Pflichtgefühl. In der kurzen Friedenszeit, die mir in Kiel noch zur Verfügung stand, war auch ein Stamm von Studenten vorhanden, der nicht so rein praktisch eingestellt war, wie dies in Zürich und Rostock der Fall gewesen war. Sie dachten nicht nur an Prüfungen und Beruf, sondern sie wurden von der Sache erfaßt und ließen sich für tiefe, allgemeine oder auch nur geringfügigere Sonderfragen begeistern. Das Feuer, das von dem von seinem Gegenstand ganz ergriffenen Lehrer ausging, teilte sich zunächst den Tüchtigeren mit und sprang von ihnen auch auf die Schwerfälligeren und Trägeren über. Ich habe deswegen auch niemals eine Vorlesung niedergeschrieben oder vollständig ausgearbeitet, mich sozusagen niemals besonders vorbereitet, sondern nur schon mit Rücksicht auf die Projektionen und Vorweisungen in großen Zügen mir zurechtgelegt, was in der betreffenden Stunde abgehandelt werden müsse, im übrigen aber ganz frei jedesmal im Augenblick das zu Sagende neu entworfen und auch dadurch eine Lebhaftigkeit erzielt, wie sie mir wenigstens nicht möglich gewesen wäre, wenn ich auch nur gedanklich an etwas Niedergeschriebenes gebunden gewesen wäre. — Das hat mitunter wohl den

Nachteil gehabt, daß ich gegen Schluß des Halbjahres in ein gewisses Gedränge kam und manches, was wichtig war, nicht in gleicher Ausführlichkeit wie im Anfang und Mitte der Vorlesungen oder auch nur genügender Ausführlichkeit behandeln konnte und auch in den Einzelstunden nicht immer das, was vorgenommen war, erledigte. Das war für mein Ziel, das ja in der Vorlesung am allerwenigsten das von Verbreitung von Kenntnissen war, bedeutungslos.

Nach dem Kriege hatte man zunächst ein ganz anderes Geschlecht vor sich. In dem Gruß, den die Universität Kiel im Sommerhalbjahr 1916 an die im Felde stehenden Kommilitonen schickte, habe ich geschrieben:

„Wer aus dem Kriege gesund und heil oder wenigstens arbeits- und leistungsfähig zurückkehrt, wird nicht zum Ausruhen Zeit in der Heimat finden. Gewaltige Arbeit harrt noch aller; denn die ungeheuren Verluste, die namentlich die geistige Blüte unseres Volkes erlitten, können nur ausgeglichen werden, wenn jeder an seiner Stelle mit der höchsten Kraft schafft und Doppeltes und Dreifaches leistet. Viele Kriegsteilnehmer werden als Lernende wieder an die Universitäten zurückkehren mit neuen Erfahrungen und neuem Sinn; sie sollen auch neue Lehrer finden, erfüllt von neuem Geist auf altem Grunde. Soweit menschliches Unvermögen es gestattet, sollen alle Schlacken abgestreift sein und bei der Arbeit auf jedem noch so kleinen Sondergebiet nur der eine Gedanke herrschend sein: Förderung deutschen Wesens und deutscher Kultur."

Die jungen Mediziner, die den Krieg teils mit der Waffe, teils als Unter- und Feldhilfsärzte miterlebt hatten, waren von dem ungeheuren Erleben nicht weniger erschüttert und umgewandelt worden wie die eigentlichen Frontsoldaten. Die tägliche, ja stündliche Gegenwart des Todes, der dem Frontkämpfer, aber auch dem Truppenarzt in diesem Kriege ganz anders als in früheren, keinen Augenblick von der Seite wich, hatte sie die materiellen Dinge weniger hochschätzen gelehrt und innerlich freier und selbständiger gemacht. Sie dachten nicht nur an Prüfungen und Gelderwerb, und wenn sich bald auch bei vielen bittere Not einstellte, so hatten sie doch, gewohnt, dem Tode zu trotzen, auch den Mut, mit den Nöten des bürgerlichen Lebens fertig zu werden. Während das Vorkriegsgeschlecht gerade unter den Medizinern zu der Wissenschaft fast rein positivistisch und materialistisch eingestellt war und an der Vortrefflichkeit des naturwissenschaftlichen Zeitalters der Heilkunde nicht zweifelte, hatte sich die Mißstimmung, die in den Geisteswissenschaften schon vor dem Kriege eingesetzt hatte, den Kriegsteilnehmern unter den Medizinern mitgeteilt. Sie begannen zu zweifeln, sie sahen sich ihre Lehrer kritischer und ernster an und waren dadurch auch für hohe an ihre Mitarbeit gestellte Anforderungen empfänglich. Eine Bereicherung waren zweifellos auch die jüngeren durch die Machtsprüche der Feinde aus ihrer Laufbahn geschleuderten Offiziere, die vielfach nun den Beruf ergriffen, zu dem sie die größte Neigung hatten. So wurde durch den größeren Ernst und Schwung der Studenten die ungeheure Belastung mit Unterricht und Prüfungen, die durch Zwischensemester und dauernd wachsende Teilnehmerzahl in den ersten Nachkriegsjahren eintrat, zu einer erträglichen und ermöglichte es, Frische und Leidenschaft zu behalten. Ich habe, als ich im Oktober 1917 mein Amt übernahm, in einer Zeit, in der ich selbst durch den Verlust meines Sohnes schwer getroffen war, aber nicht ahnte, welche entsetzliche und jammervolle Zeit uns noch bevorstände, die Ziele meines Unterrichts und die an den ärztlichen Nachwuchs zu stellenden Anforderungen folgendermaßen zusammengefaßt[1]:

„Welche Bedeutung besitzen pathologische Anatomie und Physiologie und allgemeine Pathologie für die Ausbildung des Arztes? Der ärztliche Beruf verlangt, wenn man ein Ideal aufstellt, soviel vom einzelnen, daß nur wenig Auserwählte hoffen dürfen, ihm nur einigermaßen nahezukommen. Wissenschaftliche und technische Ausbildung, feine und gründliche Beobachtung auf körperlichem und seelischem Gebiet, ethisches Empfinden, soziales Mitgefühl und Wohlwollen, rasche Entschlußfähigkeit zum Handeln, Einbildungskraft und scharfes logisches Denken, harte Selbstkritik und leidenschaftliche Wahrheitsliebe, das sind die Anforderungen, die an den Arzt gestellt werden müssen. Nicht viele haben Anlagen zu alledem und selbst,

[1] Dtsch. med. Wschr. 1917, Nr 44, 1380.

wo sie vorhanden sind, müssen sie erst durch Erziehung gekräftigt werden. Was kann der Hochschul-, der Universitätsunterricht hierzu leisten, und welche Fächer sind berufen, ihnen auf dem einen oder anderen Gebiete Führer zu sein? Das sind die Fragen, deren Beantwortung sie selbst verlangen müssen. Betrachten sie die Studienzeit und den Universitätsunterricht nur als Mittel zur Gewinnung spezieller Kenntnisse und Fertigkeiten, die ihnen im Kampf ums tägliche Brot Nutzen verschaffen, so sind sie arme, bedauernswerte, geplagte Geschöpfe, die, von einem Fache zum andern gehetzt, weder Ruhe noch Rast zur Selbstbesinnung und inneren Lebensgenuß finden können. Sind sie sich aber bewußt, was die Einzelfächer dem ganzen Menschen leisten sollen und können, so werden sie nicht nur von vornherein trotz der akademischen Freiheit ihre Studien viel zweckmäßiger und nicht nur mit Rücksicht auf das Gespenst der Prüfungen einrichten, sondern auch innere Fröhlichkeit und Lebensgenuß gewinnen. Denn das viel mißbrauchte, berauschende Zauberwort ‚Freiheit' verlangt Reife und Selbstzucht. ‚Nur der verdient sich Freiheit wie das Leben, der täglich sie erobern muß.'

Die klinischen Unterrichtsgegenstände sind in erster Linie berufen, sie zu ärztlichen Künstlern heranzubilden, ihre Beobachtungsgabe am Lebenden zu stärken, ihr ethisches und soziales Empfinden zu vertiefen, sie zu raschem Entschließen und Handeln zu erziehen und ihre Einbildungskraft anzuregen. Denn der Arzt, den nicht Sinne und Phantasie unterstützen, wird trotz aller wissenschaftlichen Untersuchungsmethoden in Krankheitserkennung und -behandlung öfter fehlgehen und auf den Kranken selbst wenig Einfluß gewinnen. Auf diesem Gebiete tritt der pathologische Unterricht in den Hintergrund ... Dagegen die Stärkung und Erweckung scharfer Beobachtungsgabe, Gewöhnung an bestimmtes, klares, logisches Denken, genaue Ausdrucksweise, rücksichtslose Kritik und unbegrenzte Wahrheitsliebe, das soll und kann ihnen der Unterricht in der pathologischen Anatomie und allgemeinen Pathologie geben. Und zwar deshalb, weil der Gegenstand und die Methodik derartig ist, daß sie rasch eine objektive Nachprüfung gestattet und somit sowohl zu scharfer Ausdrucksweise, wie Wahrheitsliebe zwingt. Man kann sich weder am Mikroskop, noch am Leichentisch, noch auch beim Experiment mit Redensarten helfen. Somit gewinnt der Unterrichtsgegenstand eine besondere Exaktheit. Nicht als ob nicht auch in der Pathologie das subjektive Urteil eine große Rolle spielte. Aber schärfer, als auf vielen anderen Gebieten der Medizin, kann man genau bestimmen, wo das subjektive Urteil beginnt, besonders dann, wenn man sich zu schärfster und klarster Ausdrucksweise zwingt. So vermag ihnen der pathologische Unterricht eine straffe und starke Disziplinierung des Geistes zu verschaffen, die ihnen auch später in dem aufreibenden Getriebe des praktischen Lebens Rückhalt und Sicherheit verleiht. Der Student, der Arzt, der ohne diese Zucht des Geistes nur einzelne Krankheitsbilder, anatomische und mikroskopische und chemische Einzelheiten sich einzuprägen sucht, kurz, der nur mit Erinnerungsbildern arbeiten will, muß in der Fülle der Einzelheiten, wie in einem wildbewegten Meer, versinken. Er bleibt zeitlebens ein Sklave seines Gedächtnisses und seiner Notizen. Wer aber mit geschärften Sinnen, Urteilskraft und Verstand in der Freiheit des Hochschullebens seinem Ziele zustrebt, der wird wahrhaft unabhängig und frei. Und ihm winken die höchsten Freuden des geistigen Lebens: die Entdeckerfreuden. Wer erzogen ist, selbständig zu sehen und scharf und selbständig zu denken, der erlangt die Kraft, auf Grund seiner Kenntnisse neue Schlüsse und Tatsachen zu finden. Er ist nicht zeitlebens verurteilt, wiederzugeben und nachzuleben, sondern er wird ein Schaffender. Das Ziel meines Unterrichts soll es sein, jeden möglichst unabhängig zu machen von auswendig gelernten Einzelheiten und ihn in den Stand zu setzen, auf Grund eines Mindestmaßes von erlernten Kenntnissen aus jederzeit neue zu entwickeln. Nur wenn mir dies einigermaßen gelingt, werde ich hoffen dürfen, des hohen Erbes würdig erachtet zu werden, das ich heute übernehme."

Die Kriegsgeschlechterfolge unter den Medizinern hat diese Anforderungen, die ich an sie stellte, besser erfüllt, als irgendeine der früheren oder späteren, und in dieser Zeit sind die Ergebnisse der Prüfungen bei mir bessere gewesen als sonst. Das, was ich als mein Ziel damals hingestellt habe und was ich nach dem Urteil vieler meiner Schüler und Fachgenossen „mit leidenschaftlicher nicht ermüdender und nie meine Gesundheit schonender Pflichttreue bis zum letzten Augenblick meiner Lehrtätigkeit verfolgt habe", hat mich auch hart und schroff gemacht gegen die Studenten, die ich heiß, aber mit Schmerzen geliebt habe. Ich glaube das sagen zu dürfen, weil es ein innerer Trieb, ein Dämon, war, der mich immer wieder, auch wenn andere und ich selbst mir sagten, daß der Erfolg in gar keinem Verhältnis zu der aufgewandten Mühe und Leidenschaft stünde, zwang, mich in dieser Weise dem Unterricht hinzugeben, wenn man will, zu opfern. Aber gerade diese rücksichtslose, meinetwegen fanatische Hingabe an eine Sache war es, was selbst auf die wirkte, die in dem alten Geleise und Trott verharrten und die nur daran dachten, möglichst bald zum Broterwerb zu kommen. Das tägliche Beispiel verfehlte schließlich doch nicht ganz den Eindruck.

Freilich die guten Zeiten, in der ein durch den Krieg gestähltes Geschlecht überwog, gingen nur zu rasch vorüber, und die noch folgenden ungeheuren Erschütterungen der Umsturz- und Gegenumsturzunruhen und des Währungsverfalls veränderten Geist und Seele der Jugend. Der Währungsverfall mit der Vernichtung nicht nur der Vermögen, sondern des ganzen wirtschaftlichen Daseins und der Grundlagen eines großen Teils des Mittelstandes wirkte verheerend. Es begann das Werkstudententum nun ungeheure Ausmaße anzunehmen, und die Einrichtung des Gebührenerlasses und sonstiger Hilfen zeitigten seltsame und unerfreuliche Erscheinungen[1]. Jeder wollte von jetzt an „besonders begabt und fleißig" sein und glaubte ein entsprechendes Zeugnis von irgendeinem Dozenten leicht erreichen zu können, worin er sich meist auch nicht irrte. Die Maßnahmen, die vom Gebührenerlaßausschuß getroffen werden mußten, um eine allzu mißbräuchliche Ausnutzung der Bestimmungen zu verhindern, waren zum Teil beschämend und an einer so großen Universität, wie Berlin, doch nicht wirksam genug. Wäre das Werkstudententum, wie in Amerika, auf die Ferien beschränkt geblieben, so wäre es erträglich und sogar z. T. nützlich gewesen; auf die eigentliche Studienzeit ausgedehnt wirkte es naturgemäß verderblich. Wer bis tief in die Nacht hinein in verräucherten Kneipen oder minderwertigen Tanzstätten, mitten unter Schiebern und Dirnen, Musik gemacht oder schwere körperliche Arbeit verrichtet oder noch neben seinem Studium auf einer Bank oder Anwaltsgeschäftszimmer Schreibarbeit verrichten mußte, war natürlich kaum noch imstande, dem Unterricht zu folgen, geschweige denn, das Gehörte und

[1] Als Vertreter meiner Fakultät im Gebührenerlaßausschuß durch mehr als fünf Jahre habe ich Gelegenheit gehabt, mannigfache derartige Beobachtungen zu machen. Es kam schließlich dahin, daß recht viele, die es nicht nötig hatten, meinten, man müsse es doch wenigstens versuchen und Studenten, die drei bis vier Halbjahre Korpsstudenten oder Burschenschafter gewesen waren, um Gebührenerlaß einkamen oder Angaben gemacht wurden, deren Unrichtigkeit sich sehr bald herausstellte.

Gesehene geistig zu verarbeiten, und er war besonders für die Art und Anforderungen meines Unterrichts ganz ungeeignet. Dazu kam noch die Unsicherheit, wie lange der Nebenbroterwerb gesichert wäre, die körperliche Not durch schlechte Ernährung und Wohnung, was auch bei starker Willenskraft die Aufnahmefähigkeit schwächen und den dringenden Wunsch hervorrufen mußte, so rasch wie möglich zum Abschluß des Studiums zu gelangen — selbst die Besseren richteten daher ihr Augenmerk weniger auf die Sache als auf die Prüfungen. Trotzdem oder gerade deswegen gingen sie schlecht vorbereitet, weil nicht mit klarem Kopf und von starkem Angstgefühl beherrscht, in die Prüfungen hinein und zeigten oft eine derartige Prüfungsgeistesverwirrtheit („insania examinatoria"), daß die Geduld der Prüfer auf harte Proben gestellt wurde. Nimmt man dazu noch die gesamten äußeren und inneren politischen Verhältnisse, so versteht man, daß mit jedem Halbjahr und dem Schwinden der Kriegsgeneration sich der geistige Wert der Studenten verringerte und sie im günstigsten Falle leidlich für ihren Beruf ausgebildet, aber ganz unakademisch und unhumanistisch die Universität verließen. Die Not des Lebens, die zunehmende Breite der von ihnen in allen möglichen Sonderfächern geforderten Kenntnisse hatte es ihnen unmöglich gemacht, sich durch Beschäftigung mit ganz fernliegenden schöngeistigen Fächern oder geschichtlichen und philosophischen Vorlesungen zu erholen, und da der nicht ganz stumpfsinnige Mensch etwas Derartiges braucht, griffen viele zur Politik, die in unserem Zeitalter ja Vorkenntnisse und gründliche Beschäftigung mit der Sache nicht zu verlangen scheint, und wirkten begreiflicherweise ganz vorwiegend in den radikalen Parteien. Man hat gerade in den Kreisen der Hochschullehrer und mehr noch vom Unterrichtsministerium und den herrschenden Parteien aus vielfach das Feldgeschrei ausgegeben, die Studenten hätten sich nicht mit Politik zu beschäftigen. Ein höchst ungerechtfertigtes Verlangen. Berechtigt war es bis zu einem gewissen

Grade im alten Staat, wo die ganz überwiegende Mehrzahl der Studenten im noch nicht wahlberechtigten Alter (25 Jahre) stand; jetzt aber, wo jeder zwanzigjährige Bursche oder Mädchen das Wahlrecht hat und, soweit sie Handarbeiter sind, von allen Parteien die Ausübung dieses Rechtes und dementsprechend auch Beschäftigung mit der Politik verlangt und sogar in die Schulen hineingetragen wird, ist es geradezu abenteuerlich, von den Studenten allein Enthaltsamkeit und Keuschheit auf diesem Gebiete zu verlangen. Daß die Betätigung den herrschenden Parteien im allgemeinen nicht zugute kommt, ist doch nicht Grund genug dafür, besonders, wenn man der Studentenschaft eine Selbstverwaltung und Verfassung gab, die sie frühzeitig dazu brachte, alle Schäden des Parlamentarismus kennenzulernen und die Untugenden des Berufsparlamentariers mit jugendlicher Leidenschaft und Tatkraft sich anzueignen. — Es kommt noch vieles hinzu, was auf den Geist der Studentenschaft nicht günstig einwirkte. In erster Linie die mangelhafte Vorbildung auf den vorbereitenden Schulen. Hier ist, soweit ich ein eigenes Urteil darüber habe gewinnen und zuverlässige Berichte habe erhalten können, wohl manches in der Behandlung der Schüler und der Art des Unterrichts besser geworden, aber geblieben ist, daß im Mittelpunkt nicht Erziehung und Bildung des Geistes und Charakters, sondern Vermittlung von möglichst rasch praktisch verwertbaren Kenntnissen steht und daher vielzuviel gelehrt und dadurch möglichst wenig gelernt wird. Das letzte gilt selbst für das humanistische Gymnasium, für das der erste Vorwurf ja nicht zutrifft. Es ist erstaunlich, ein wie geringes „Kausalitäts- und Verständnisbedürfnis" die Studenten besitzen, ganz im Gegensatz oft zum ungebildeten Handarbeiter. Es ist mir immer unbegreiflich gewesen, daß die meisten Studenten gar keinen Drang haben, die Gegenstände, Handwerkzeuge usw., mit denen sie arbeiten müssen, wie z. B. das Mikroskop, in Zusammensetzung und Wirkungsweise verstehen zu lernen, während ich bei Handarbeitern meist gefunden habe, daß sie Zusammensetzung und Wesen der Maschinen, an denen sie arbeiten müssen, zu verstehen sich bemühen. Das hängt damit zusammen, daß sie noch nicht mit verbildeten Gehirnen und mit Scheuklappen vor den Augen ausgestattet ins Leben treten. Alle die Mängel, die ein Lagarde, ein Langbehn (der Rembrandtdeutsche), v. Roggenbach (in einem Brief aus dem Jahre 1882 an Althoff) an unserem Schulwesen beklagt und gegeißelt haben, sind bis jetzt, wie mir scheint, mit jeder sogenannten Schulreform eher erhöht als gemildert oder sogar beseitigt worden. Und wenn selbst im einzelnen manches gebessert sein sollte, so wird das alles durch die Überfüllung der höheren Schulen wieder zuschanden gemacht. Mußten diese früher ungeeignete Schüler doch nur bis zur Untersekunda einschließlich mitschleppen, so ist jetzt, wo für die meisten Berufe die Ablegung der Reifeprüfung vorgeschrieben ist, ein Durchschleppen bis zum Ende die Regel. Auch das erklärt die Hilflosigkeit, mit der soviele junge Studenten der ihnen gestellten Aufgabe, selbständig sich weiterzubilden, gegenüberstehen. Und die geradezu ungeheuerliche Überfüllung aller Universitäten und fast aller Fakultäten erhöht die Schwierigkeiten. Noch im Jahre 1892 hatte die kleinste deutsche Universität Rostock nicht ganz 400 Studenten, heute fast 2200! Aber auch die Universitätslehrer — ich komme noch darauf zurück —, wenigstens in der medizinischen Fakultät, sind keineswegs immer geneigt und imstande, durch Beschränkung in der Ausdehnung des Unterrichts und in ihrer Lehrweise die Mängel des Unterbaues zu mildern. Im Gegenteil wird hier fortgesetzt, was auf der Schule gesündigt wurde — es wird vielzuviel gelehrt und deswegen so gut wie auf keinem Gebiet gründliches Wissen und Können erzielt.

Ist es dann wunderbar, wenn das Niveau des gesamten Ärztestandes, der zudem in einem Daseinskampf steht und um sein wirtschaftliches und sittliches Leben ringt, immer mehr sinkt? Es ist dies vielfach bestritten und sogar behauptet worden, daß der Durchschnittsarzt heute mehr könne als früher. Ich habe die gegenteilige Ansicht bei jeder Gelegenheit verfochten. Es mag sein, daß viele Ärzte heutzutage, unbedingt (absolut) genommen, mehr wissen und mehr Fertigkeiten haben als der Durchschnitt der Ärzte aus den achtziger bis neunziger Jahren des vorigen Jahrhunderts, aber verhältnismäßig betrachtet, d. h. im Verhältnis zum Umfang der jeweiligen ärztlichen Wissenschaft und Kunst, stimmt es sicherlich nicht, sondern steht die damalige Generation weit über der jetzigen. Und sie waren vor allem wirkliche Ärzte, die nicht nur einzelne Krankheiten behandelten, sondern den ganzen Menschen. Es wäre ungerecht zu leugnen, daß für die Versorgung der gesamten Bevölkerung und besonders der Arbeitermassen mit als Ärzte bezeichneten und anerkannten Personen jetzt in weit größerem Umfange gesorgt ist als früher, und daß in der Bekämpfung und Verhütung ansteckender Krankheiten und sogenannter Volksseuchen heute sehr viel mehr und wirksameres geschieht als vor 50 oder 30 Jahren. Aber der individuellen Tätigkeit des einzelnen Arztes sind heute derartige Schranken gezogen, daß auch beim Strebsamen die ärztlichen Veranlagungen und Leistungen allmählich verkümmern müssen. Die Ursachen dafür sind mannigfaltige. In erster Linie trägt Schuld die immer mehr zunehmende Mechanisierung und Spezialisierung der ärztlichen Wissenschaft und Kunst, wovon der Student auf der Universität vielzuviel zu sehen und zu hören bekommt, und die Überfüllung der Universitäten. Es gibt nur noch wenige Universitäten, in denen eine genügende persönliche Berührung zwischen den Hauptvertretern der einzelnen Fächer und den Studenten stattfindet — sie kennen sich nur aus der Entfernung. In immer stärkerem Maße soll der gesamte Lehrbetrieb von dem Ziele der Berufsausbildung beherrscht werden in dem Sinne, daß möglichst viele für die spätere Praxis brauchbare Kenntnisse und Fertigkeiten erwerben können. Dieses Ziel, von der Universität einen fertigen praktischen Arzt zu entlassen, wäre aber höchstens erreichbar, wenn man, wie in Schweden, eine Ausbildungszeit von acht bis zehn Jahren darauf verwendete. Jetzt ist in der kurzen Zeit von fünf bis sechs Jahren nur zu erreichen, daß die Studenten eine gründliche Ausbildung in den wissenschaftlichen Grundlagen und Hauptfächern erhalten und in den für den Arzt nötigen geistigen und seelischen Fähigkeiten sowie Handfertigkeiten soweit erzogen werden, daß sie sich später selbständig forthelfen, sozusagen frei schwimmen können. Daß immer mehr Sonderfächer dazu kamen und in den Prüfungen verlangt wurden, hat nur den Erfolg gehabt, daß auf keinem Gebiet mehr etwas Gründliches (vom Durchschnitt) geleistet wurde. Es hat sich allmählich auch unter den praktischen Ärzten die Einsicht Bahn gebrochen, daß es auf dem bisherigen Wege nicht weitergehen kann und nicht immer wieder neue Prüfungsfächer eingeführt werden dürfen. Aber dieser hemmende Standpunkt genügt um so weniger, als gleichzeitig der Ruf erschallt, eine bessere praktische Ausbildung der Heilkundebeflissenen herbeizuführen, sei es durch die sogenannte Zwangsfamulatur oder eine andere Gestaltung und Handhabung des praktischen Jahres.

Durch die Entwicklung des Krankenkassenwesens und die damit zusammenhängende andere Gestaltung des Ärztewesens ist eines der wichtigsten Erziehungsmittel in der praktischen Ausbildung der jungen Mediziner verlorengegangen und unmöglich geworden. Es ist die poliklinische Tätigkeit, d. h. die ambulante Behandlung der poliklinischen Kranken in ihrer Wohnung, die z. B. in den Zeiten, in denen ich studierte, mit die reiz- und wertvollste praktische Vorbereitung für die werdenden Ärzte war, wo sie zunächst unter Anleitung eines Assistenten der Poliklinik und dann selbständig die Krankenbesuche zu machen und dem Leiter der Poliklinik zu berichten hatten. Hier lernten sie am besten den Verlauf der Krankheit in der Umwelt kennen, in der die Kranken leben, sie erfuhren durch eigene Anschauung etwas von dem sozialen Elend und von der Seele der Kranken und ihrer Angehörigen, wovon sie auch bei Zwangsfamulatur und praktischem Jahr, wo sie die Kranken auch nur unter den ganz veränderten Bedingungen des Krankenhauses zu beobachten Gelegenheit haben werden, nichts erfahren können. Auch eine andere Belehrungsquelle für die praktische Ausbildung ist so gut wie verstopft; früher pflegten die älteren Kandidaten der Medizin in den Ferien sich um Stellen für Vertretung praktischer Ärzte zu bemühen, und ein sehr großer Teil hatte wirklich Gelegenheit, dabei in das Leben hineinzuschauen, das sie einst selbst zu führen haben würden. Auch das ist kaum noch möglich, weil die ganz überwiegende Anzahl der Ärzte Kassenärzte sind, und deren Vertretung durch noch nicht staatlich anerkannte Ärzte nicht gut möglich ist, auch ein großes Heer noch nicht zur Kassenpraxis zugelassener „approbierter" Ärzte den Kandidaten der Medizin Abbruch tut. Es sind also in erster Linie die Folgen der sozialen Gesetzgebung, deren Wirkung hier nicht weiter geschildert werden soll, die geradezu eine neue Einstellung für den Studiengang wie für die Prüfungsvorschriften erheischen. Dazu kommt freilich noch vieles andere. Die Unruhe und Hast des gesamten Lebens, der Zug nach den Städten, besonders Großstädten, die Mechanisierung und immer übertriebenere Spezialisierung, die Überschwemmung des Marktes mit neuen Heilmitteln und Behandlungsarten, so daß beinahe jeden Tag dem Arzt unzählige Anpreisungen „neuer" und „ungemein wirksamer" Heilmittel auf den Schreibtisch fliegen, die Schwankungen und Unsicherheiten in der wissenschaftlichen Medizin, die den nicht ganz Gläubigen an der alleinseligmachenden Kraft der „naturwissenschaftlichen" Medizin zweifeln lassen. Unter diesen Umständen genügt es sicher nicht, nur vor einer Vermehrung der Prüfungsfächer zu warnen und bessere praktische Ausbildung zu fordern, sondern es handelt sich um grundsätzliche Entscheidungen über Lehrgang und Prüfungswesen. Das scheint mir viel wichtiger als alle Bestrebungen zur Fortbildung der Ärzte; sicher wird hier viel, wenn auch noch nicht genug und nicht immer Richtiges getan. Aber fortgebildet werden kann nur, wer ausgebildet ist. Ärztliche Fortbildung kann also niemals Ersatz sein für mangelhafte Ausbildung.

Die grundsätzlichen Fragen sind die: 1. Soll die ärztliche Ausbildung auf die Universitäten beschränkt bleiben? 2. Sollen die wissenschaftlichen Grundlagen der Ausbildung in der bisherigen Weise beibehalten, verstärkt oder beschränkt werden und die sogenannte akademische Freiheit erhalten bleiben? 3. Soll es grundsätzlich bei der bisherigen Art des Prüfungswesens bleiben?

Die beiden ersten Fragen ließen sich beinahe zusammenfassen in die, ob wir uns auch auf diesem Gebiete, wie auf politischem, dem Westlertum in die Arme werfen wollen. Trotzdem will ich sie einzeln beantworten. Die erste Frage hängt freilich sehr innig mit der nach einer Neuordnung des Universitätsstudiums überhaupt zusammen. So wie die Dinge jetzt liegen, ist die Zugehörigkeit der medizinischen Fakultät zur Universität nur noch eine äußerliche Form. Sie ist bedingt durch Überlieferung und die zur Vorbereitung notwendigen naturwissenschaftlichen Fächer, die entweder in einer besonderen Fakultät vereinigt oder in der philosophischen untergebracht sind. Aber das sind Äußerlichkeiten, ja, es gibt bekanntlich starke Bestrebungen, die Fächer der Physik und Chemie gar nicht von den Hauptvertretern dieser Wissenschaften, sondern von vornherein mit besonderer Anwendung auf die Heilkunde durch besondere, zur medizinischen Fakultät gehörige Professoren und ebenso statt Botanik und Zoologie „allgemeine Biologie (und Erbkunde)“ von medizinischen Professoren lehren zu lassen. Im übrigen aber führen die medizinischen Fakultäten, sowohl was Lehrer wie was die Studenten anbetrifft, ein abgeschlossenes Eigenleben, am stärksten natürlich wieder in den großen und großstädtischen Universitäten, wo meist die räumliche Trennung von dem allgemeinen Universitätsgebäude eine Berührung mit den übrigen Fakultäten in hohem Maße erschwert. Das hat auch zur Folge gehabt, daß sich die Mehrzahl der medizinischen Professoren wenig um allgemeine Universitätsangelegenheiten kümmert, ja ihnen meist eine gewisse Abneigung entgegenbringt. Nur, wo noch eine Universitätsverfassung besteht, in der der Schwerpunkt der Verwaltung und Beschlußfassung in der Versammlung aller ordentlichen Professoren und weniger Nichtordinarienvertreter (Konzil, Konsistorium, großer Senat) beruht, liegt es etwas anders. Sollen also die künftigen Ärzte nur eine Berufsausbildung erhalten, so ist die Bindung an die Universität durchaus nicht nötig, und man könnte ebenso wie in Frankreich „écoles de médecine" und in Japan „medizinische Hochschulen" und bei uns „pädagogische Akademien" errichtet sind, die Ausbildung der zukünftigen Ärzte an Fachschulen und dorthin verlegen, wo die besten Einrichtungen dafür vorhanden sind. Tatsächlich ist ja das Vorrecht der medizinischen Universitätsfakultäten bei uns längst durchbrochen. Abgesehen davon, daß wir bereits eine für sich bestehende „medizinische Akademie" (Düsseldorf) haben, der auch das Promotionsrecht mit einer leichten Beschränkung verliehen wird, ist ja schon durch das praktische Jahr, das doch zur Ausbildung gehört und von der Mehrzahl der Mediziner außerhalb der medizinischen Fakultäten abgelegt wird, das Vorrecht der Universität durchbrochen und wird es noch mehr werden bei Einführung der Zwangsfamulatur. Die Frage ist jetzt also die: wollen wir auf dem Wege der Loslösung, auf dem wir uns tatsächlich bereits befinden, fortschreiten oder wollen wir wieder eine festere Bindung mit der Universität herbeiführen und dazu beitragen, daß es wieder eine wirkliche „universitas" gibt? Bleibt die materialistische, entseelte und rein praktischen Zielen zustrebende Geistesrichtung unserer Zeit erhalten, so wird die Entwicklung sicher dahin gehen, daß wir immer mehr dem Beispiel der angelsächsischen und mancher romanischer Staaten folgen, obgleich trotz des keineswegs besonders hohen Standes unserer Ärzteschaft sie durchschnittlich die der angelsächsischen und romanischen Staaten erheblich überragt. Wir sind stärker auf dem Wege, als im allgemeinen den Universitätslehrern bewußt ist, und es sind sehr starke Kräfte an der Arbeit, zum mindesten die Mitarbeit der großen städtischen Krankenhäuser allerorts heranzuziehen, wie es ja z. B. in Berlin schon durch die Einrichtung einer vierten medizinischen und dritten chirurgischen Klinik am städtischen Krankenhaus Moabit geschehen ist. — Wollen wir aber unser Ziel darin sehen, Ärzte auszubilden, die dem Ideal eines Arztes möglichst nahekommen, so müssen wir die Fäden zur Universität fester knüpfen, und ich habe den Eindruck, daß sowohl unter der Ärzteschaft wie bei den Medizinstudierenden sich Bestrebungen nach dieser Richtung hin regen. Wie das geschehen kann, darauf gehe ich bei der Erörterung über die Neuordnung des gesamten Universitätslebens ein.

In England, Nordamerika, Frankreich, ja den meisten romanischen Staaten, tritt in der Ausbildung der Mediziner die wissenschaftliche Seite als ein besonderer Teil ganz zurück; es wird als ein Vorzug betrachtet, daß der zum ärztlichen Beruf Entschlossene sofort an das Krankenbett herankommt und mit „Wissenschaft" nicht allzuviel geplagt wird. In England besonders pflegt im ganzen klinischen Unterricht die Theorie möglichst wenig in Betracht gezogen und der ganze Unterricht von vornherein auf die Prüfungen eingestellt zu werden. Wollen wir auch hier den Westmächten folgen? Hier trete ich nun allerdings entschieden dafür ein, die wissenschaftlichen Grundlagen so stark wie möglich zu machen, stärker als bisher, und die kleineren Sonderfächer zu beschränken und nicht nur keine Vermehrung, sondern eine Verminderung der Prüfungsfächer eintreten zu lassen. Schon die Ungleichmäßigkeit und Minderwertigkeit unserer Ausbildung auf der Schule beruht, wie nicht genug betont wird, zu einem erheblichen Teil darauf, daß seit der Mitte der siebziger Jahre des vorigen Jahrhunderts das Unterrichtsziel verrückt worden ist. Der Ansturm gegen das humanistische Gymnasium ging nicht etwa nur von liberalen und demokratischen Kreisen aus, denen das Vorrecht im Berechtigungswesen gegen ihre Grundsätze ging, sondern auch von politisch konservativ eingestellten, und wurde vor allem damit begründet, daß die Schüler doch so gut wie nichts lernten, was sie im praktischen Leben gebrauchen konnten. Sie lernten weder französisch und englisch sprechen und schreiben, nicht einmal deutsch, noch so gut wie nichts von der für die Technik so wichtigen Naturwissenschaften und für den Staatsbürger wichtigen neueren politischen Verfassungs- und Kulturgeschichte. Kurz, was sie dort lernten, wäre für das praktische Leben überflüssig und mache sie zudem hierfür ungeeignet. Es begann der Nützlichkeitsgedanke in Unterrichts- und Erziehungsfragen vorherrschend zu werden und ist zum Teil wenigstens auch bei den späteren „Schulreformen" der kaiserlichen Zeit maßgebend geworden. Selbständige, leidenschaftliche und bis zur Wurzel gehende (radikale) Denker, wie Lagarde und Langbehn, hatten als Hauptschaden der höheren Unterrichtsanstalten die Überfüllung mit Lehrstoff und ungeeigneten Schülern erkannt. „Was zunächst die Gymnasien angeht", schreibt Lagarde, „so ist vor allem das Vielerlei von ihrem Lektionsplane zu entfernen". „Die Klassen der Gymnasien müssen so wenige Schüler haben, daß jeder Knabe in der Stunde mehrere Male gefragt werden und antworten kann. Denn die Aufmerksamkeit junger Menschen ist nur dadurch zu erhalten, daß sie selbsttätig sind." Freiherr v. Roggenbach macht in einem Brief an Althoff vom 17. November 1882 für die mangelhaften Erfolge der Universitätsbildung den Stand unserer zeitigen Gymnasialbildung verantwortlich. „Die Gesamtleistung der Gymnasien", schreibt er, „ist in fast stetigem, zum Teil in seinen Ursachen noch nicht ganz aufgeklärten Rückgang. Auf diesen zur Fortsetzung eigener selbständiger Studien durchaus unvorbereiteten Individuen setzt nun die Universitätsbildung ein, und während das die Universität beziehende, überarbeitete, halb verochste Menschenkind zunächst während mehrerer Semester gar nichts denkt, als sich seiner Freiheit zu freuen, spielt sich der plan- und systemlose Ohrendienst ab, den die Vertreter der sich mehr und mehr in unzählige Spielarten zersplitternden Wissenschaften, meistenteils mehr nach den Bedürfnissen der augenblicklichen und zufälligen wissenschaftlichen Arbeit der Dozenten, als denen der Hörer, übernehmen.

Wäre der Junge auf dem Gymnasium zur Freude und Freiheit an eigener Arbeit entwickelt, träfe er dann einen systematisch und folgerichtig durchgeführten Lehrplan an, statt eigenem Gutdünken und dem Zufall des Rates von Kommilitonen oder der Modevorlesung der gewählten Universität anheimzufallen, kein Zweifel, er würde nicht halb verdummt und mit Gänsehaut nach 3—4 Jahren an die Examenstür stolpern."

Es zeigt sich aus diesen Äußerungen, daß schon vor etwa 50 Jahren, als noch nicht die Buntscheckigkeit der Vorbildung und noch nicht annähernd solche Überfüllung der Schulen und Universitäten bestand, wie jetzt, nicht nur in der medizinischen Fakultät ein Zustand vorhanden war, wie ich ihn am Schluß von Prüfungen öfter zusammenfassen mußte in den Worten: Wenn man Sie in der Prüfung hört und sieht, muß man zu dem Ergebnis kommen, daß die Universität die großartigste Verdummungsanstalt ist, die es auf der Welt gibt. — Denn tatsächlich: es war nicht Mangel an Kenntnissen, was der Durchschnitt der Prüflinge zeigte, sondern die fast völlige Unfähigkeit zu einfacher, klarer Beobachtung und Benutzung des gesunden Menschenverstandes. Vollgepfropft mit einer Unzahl gelehrter Fremdwörter, von denen sie meist weder die wirkliche Bedeutung noch Ableitung kannten, und unverstandener Theorien, unfähig sich in der eigenen Muttersprache auch nur einigermaßen klar auszudrücken, erfüllt von dem Vorurteil, daß Gelehrsamkeit und Wissenschaftlichkeit gleichbedeutend sei mit der Ausschaltung des gesunden Menschenverstandes, waren die Prüflinge zu einem großen Teil außerstande, die einfachste ihnen gestellte Aufgabe selbständig zu lösen. Dabei war nicht nur die Prüfungsangst daran schuld, denn die älteren, kurz vor der Prüfung stehenden Studierenden benahmen sich im mikroskopischen und diagnostischen Kurs, wo sie ja von mir dauernd gefragt wurden, grundsätzlich ebenso, so daß ich ihnen oft sagen mußte, sie benähmen sich wie ein enthirnter Frosch, der trotz des Verlustes des Gehirns auf Betupfung mit einer Säure sich diese mit dem Hinterbein „reflektorisch" abwischt oder ein Automat, aus dem nach Einwurf eines Zehnpfennigstücks eine Bahnsteigkarte oder Schokoladentafel herausfällt, nur mit dem Unterschied, daß in diesen Fällen die hirnlos gegebene Antwort stets eine richtige, die der Studenten meist eine falsche ist.

Es sind die Einrichtungen und auch die Universitäten, vor allem aber die Prüfungsanforderungen und die Systemlosigkeit des Studienganges an alledem schuld. Es mag sein, daß die schon vor dem großen Kriege einsetzende und jetzt besonders stark betonte freie Unterrichtsweise auf den Schulen, an sich geeignet wäre, die jungen Leute geistig besser vorgebildet auf die Universität zu entlassen; die immer zunehmende Überfüllung der Schulen mit ungeeigneten Schülern verhindert es und wir Universitätslehrer haben im allgemeinen den Eindruck, daß die geistige Vorbildung der meisten Studenten von Jahr zu Jahr schlechter wird. Unter diesen Umständen scheint es mir unmöglich, die akademische Lernfreiheit, die doch in der Hauptsache eine Freiheit der Studierenden ist, sich so schwer zu schädigen, wie nur möglich, aufrechtzuerhalten. Sie ist ja zudem in fast allen Fächern an allen Ecken und Enden durchbrochen. Aber man ist doch auf halbem Wege stehengeblieben. Man hat Bestimmungen gemacht, daß zu den Prüfungen nur solche zugelassen werden, die zahlreiche bestimmte Vorlesungen und

Übungen und Kliniken soundso oft „regelmäßig und mit Erfolg" besucht haben, aber man hat auf der einen Seite vielzuviel „Pflichtvorlesungen" verlangt und auf der anderen Seite darauf verzichtet, über die Reihenfolge, also über den Studiengang, Bestimmungen zu erlassen. Es trifft für die Mediziner in hohem Maße das zu, was Lagarde über die Studenten im allgemeinen schreibt: „Das Menü der Studierenden ist oft ohne Sinn und Verstand zusammengesetzt: auf einen Becher Karlsbader Sprudel folgt unmittelbar ein Hummersalat: was Wunder, daß die Magen verdorben werden, und der Diätarius, den die sterblichen Menschen Einpauker nennen, für ganze Gebiete des Universitätsunterrichts die Aufgabe übernehmen muß, durch homöopathisch bemessene Portionen den jungen Invaliden in den Stand zu setzen, im Leben ohne zu große Schande sich sehen zu lassen." Die von den Fakultäten ausgearbeiteten Studienpläne, die zudem ohne mannigfache Zusammenstöße (Kollisionen) gar nicht durchführbar sind, werden sehr häufig nicht einmal zu Rate gezogen, geschweige denn befolgt. Viele Studenten stürzen sich nach bestandener ärztlicher Vorprüfung sofort in die Kliniken und werden auch hier von der Weiblichkeit, die nicht immer eine edle ist, stark angezogen, so daß sie schon im ersten klinischen Halbjahr die Kliniken für Geburtshilfe und Frauenheilkunde, für Haut- und Geschlechtskrankheiten und eine Vorlesung über gerichtliche Medizin, falls sie sie nicht schon in den vorklinischen Halbjahren gehört haben, besuchen. Die für die Zulassung zur Prüfung getroffenen Zwangsbestimmungen haben im wesentlichen nur den Erfolg, daß sie den betreffenden Hochschullehrern eine mehr oder weniger große Anzahl von zahlenden Belegern gewährleisten, darüber, ob sie besucht und gar „regelmäßig und mit Erfolg" besucht werden, fehlt selbst in den Kliniken jede wirklich brauchbare Nachprüfung und am meisten natürlich an den großen Universitäten. Hier könnten Bestimmungen helfen, 1. daß genau die Reihenfolge, d. h. der Studiengang, bestimmt würde und 2. daß eine Höchstzahl der Teilnehmer bei Kliniken, Übungen, Seminaren usw. festgesetzt, 3. daß auch die Freizügigkeit der Studenten bis zu einem gewissen Grade beschränkt, d. h. die Höchstzahl der an den einzelnen Universitäten zugelassenen Studierenden festgesetzt würde, und zwar nicht nur im allgemeinen, sondern für jedes Halbjahr oder Halbjahrsgruppen. Die beiden letzten Bestimmungen wären natürlich nur durchführbar, wenn man sehr grundlegende Änderungen im gesamten Hochschulwesen vornähme. Daß man eine wesentliche Besserung der längst erkannten Übelstände nur wird erreichen können, wenn man den Mut hat, mit überkommenen, schädlichen Einrichtungen vollkommen zu brechen, das haben z. B. der Bonner Rechtslehrer Zitelmann und U. von Wilamowitz-Möllendorf in ihren Antworten auf die Denkschrift Brauers über die Errichtung einer wissenschaftlichen Anstalt in Hamburg, auf die ich später zurückkomme, ebenfalls betont. — Eine weitere Forderung ist, da ja doch nur die Grundlagen (Elemente) der Heilwissenschaft und Kunst den künftigen Ärzten beigebracht werden können, möglichste Befestigung der wissenschaftlichen Grundlagen und Beschränkung in der praktischen Ausbildung auf die Hauptfächer. Daher Rückkehr zu früheren Bestimmungen und Brechen mit dem Grundsatz, daß womöglich jedes Sonderfach, das durch einen ordentlichen oder planmäßig-außerordentlichen Professor in der Fakultät vertreten ist, auch im Lehrgang und Prüfung Berücksichtigung finden müsse. Daher gründlichste Ausbildung in innerer Medizin und Kinderheilkunde, Geburtshilfe, Nervenheilkunde und Chirurgie, die dann während der klinischen Halbjahre in erster Linie zu stehen hätten, in zweiter Linie dann Geschlechts- und Hautkrankheiten und Geisteskrankheiten. Die Sonderfächer, wie Augen-, Nasen-Hals-Ohrenklinik, Orthopädie müßten auf kurzfristige auf das notwendigste beschränkte Kurse verwiesen werden, soweit es sich um den vorgeschriebenen Studiengang handelt. In den wissenschaftlichen Grundlagen müßten in den Vordergrund gestellt werden alle die Fächer, die Beobachtungs- und Denkvermögen zu stärken und üben vermögen. Daher bleibt es berechtigt, den morphologischen Fächern, trotzdem sie nicht mehr die Bedeutung für die gesamte Heilwissenschaft besitzen, wie früher im Unterricht eine bevorzugte Stellung zu geben, wenn auch hier eine Beschränkung in der Ausdehnung des Unterrichts (Präparierübungen, Vorlesung über spezielle pathologische Anatomie) sehr wohl in Betracht zu ziehen ist. Alles übrige hätte im eigentlichen Lehrgang und entsprechend in den Prüfungen zu verschwinden. Dagegen müßte hinzukommen wieder die Geschichte der Medizin — in der Form einer allgemeinen Geschichte, die die geschichtlichen Grundlagen der jetzigen zum Gegenstand hat, und eines Seminars, in der medizinische Klassiker des Altertums, der Neu- und Jetztzeit zu lesen wären. Betonen möchte ich noch, daß ich keineswegs ein Allheilmittel in dem sogenannten seminaristischen Unterricht sehe, wie er von vielen Seiten als Ersatz für Klinik und besonders Vorlesungen empfohlen wird. Vor allem allgemeine zusammenfassende Vorlesungen mit den nötigen Vorweisungen haben sehr großen Lehr- und geistig erzieherischen Wert und sind daher unentbehrlich.

Wende ich mich zu den Prüfungen, so schicke ich den wohl kaum zu bestreitenden Satz voraus, daß alle Prüfungen Übel sind und daß man sie deshalb auf die unbedingt notwendigen beschränken sollte. Sie müssen aber auch derartig eingerichtet sein, daß sie die Möglichkeit geben, für den Beruf ungeeignete und untaugliche Personen ein für allemal auszuschalten. Das ist bei der bisherigen Einrichtung der ärztlichen Prüfungen so gut wie unmöglich gewesen, wenn es auch auf dem Papier vorgesehen, aber so gut wie niemals vorgekommen ist. Das liegt an der ganzen Einrichtung der Einzelfachprüfung, die es mit sich bringt, daß jeder Abschnitt nach 6 Wochen oder 3—6 Monaten wiederholt werden kann und somit der Prüfling sich dafür „einpauken" kann, aber auch daran, daß kaum jemals ein einzelner Prüfer die Verantwortung übernehmen will und kann, wegen des Versagens in seinem Fach den Prüfling von dem Beruf, zu dessen Vorbereitung er viel Zeit und Geld geopfert, auszuschließen; auch daran, daß, wenn es wirklich mal geschah, der Prüfling auf seinen Antrag von der Behörde doch zu einer dritten Wiederholung noch dazu meist bei einem anderen Prüfungsausschuß zugelassen wurde. Gründe der Empfindsamkeit und der Geringschätzung des ärztlichen Berufes waren dafür maßgebend. Bis in die siebziger oder achtziger Jahre hinein gab es so etwas wie eine Prüfung vor dem ganzen Prüfungsausschuß — die sogenannte Schlußprüfung, die vor sämtlichen Prüfern stattfinden sollte und wo jeder Prüfer die Möglichkeit hatte, sich über die Leistungen des Prüflings zu unterrichten, worauf erst darüber entschieden wurde, ob die Prüfung bestanden sei. Das konnte bei der zunehmenden Belastung der Prüfer, der Zunahme der Zahl der Prüflinge und der Prüfungsfächer nicht mehr aufrechterhalten werden. Die von einzelnen Fakultäten und dem Fakultätentag gemachten Vorschläge zur Neuordnung des ärztlichen Prüfungswesens werden, wenn sie so angenommen werden, eine gewisse Besserung dieser unerträglichen Verhältnisse bringen können, wenn sie wirklich streng gehandhabt werden. Empfindsamkeiten wie die, daß man nicht die ganze Laufbahn eines Menschen vernichten dürfe, müssen fallen oder es müssen die Prüfungen überhaupt abgeschafft werden. Solche Erwägungen spielen ja auch bei sonstigen Prüfungen und sonst im menschlichen Leben keine entscheidende Rolle. Einwände, wie man sie oft hört, daß der endgültig durchgefallene ärztliche Prüfling dann „Kurpfuscher" werden würde, schrecken mich nicht. Denn ein „Kurpfuscher" würde er ja auch, wenn man ihn durchließe, nur ein „approbierter". Und je mehr untüchtige Kurpfuscher und je weniger untüchtige Ärzte es gibt, um so besser für den Ärztestand. Nach den zur Zeit geltenden Bestimmungen ist ja auch die Nichterteilung der Approbation bei ungenügender Betätigung während des praktischen Jahres ausgeschlossen, sondern höchstens eine Verlängerung und nicht einmal bei schwersten sittlichen Verfehlungen ist das möglich. Als ich Leiter der Düsseldorfer Akademie für praktische Medizin war, verführte ein Medizinalpraktikant eine Schwester, obgleich er wußte, daß er syphilitisch war, tat also etwas, was für einen Arzt mit das schimpflichste und schwerste Verbrechen ist. Es gelang mir nur, mit Mühe zu erreichen, daß die ganze bisher abgeleistete Zeit — er stand kurz vor Beendigung des Jahres — für ungültig erklärt wurde, es war aber gar nicht daran zu denken, den Ärztestand vor einem so minderwertigen Menschen zu bewahren!

Ein weiterer Übelstand ist es, daß die der Heilkunde Beflissenen während der ganzen Ausbildungszeit keine Gelegenheit haben, sich in schriftlicher Darstellung oder zusammenhängender Rede zu üben, was doch bei den Studierenden der sogenannten Geisteswissenschaften in den Seminaren der Fall ist. Daher kommt auch das entsetzliche ärztliche Kauderwelsch, was die überwiegende Zahl der schriftstellerisch tätigen Ärzte schreibt und redet. Deswegen sollte in der Staatsprüfung auch eine schriftliche Abhandlung (in Klausur) von jedem Prüfling über irgendein Gebiet der Medizin verlangt werden. Und endlich: trotz der Beschränkung in den Prüfungsfächern Verlängerung der Ausbildungszeit um mindestens ein halbes Jahr. Man komme mir nicht damit, daß dies unter den heutigen wirtschaftlichen Verhältnissen nicht möglich sei. Wer im voraus weiß, daß er nicht 6, sondern $6^1/_2$ oder 7 Jahre Ausbildungszeit braucht, wird sich von vornherein darauf einrichten müssen, und wer 12 Halbjahre durchhalten kann, kann es auch 13, zumal er ja in der Studienzeit eher wirtschaftliche Erleichterungen erhält als wenn er nicht mehr Student ist. Der einzige Einwand, der Eindruck machen könnte, wäre, daß auf diese Weise das Durchschnittsalter des Arztes erhöht und der Mediziner nicht früher als in der zweiten Hälfte des dritten Lebensjahrzehnts zu einer Stellung käme. Ich kann auch diesen nicht für durchschlagend halten; gerade für den Arzt ist Reife unentbehrlich.

Würde man zu derartigen Bestimmungen kommen, so käme der Medizinstudent auch wieder zur Besinnung, er brauchte sich nicht mehr zu hetzen, er könnte über das, was er gesehen und gehört, in Ruhe nachdenken, es innerlich verarbeiten und die zahlreichen Eindrücke, denen er in wissenschaftlicher, technischer, sozialer und ethischer Hinsicht unterworfen ist, würden festhaften. Eine Verlängerung der Vorbereitungszeit hätte auch noch den großen Vorteil, daß er wohl doch den Zudrang zu dem Studium vermindern würde, was auch nur heilsam wäre. — Es gibt kaum einen verhängnisvolleren Ausspruch als den des früheren Kultusministers Becker, daß „nur wo Masse ist, auch Elite ist“. Ich möchte umgekehrt sagen, wo Masse ist, da ist viel Schund und Schmutz. Je geringer die Masse der sich einem Beruf widmenden, um so besser der Durchschnitt. Es findet eine Art Selbstauslese statt: je größer die Schwierigkeiten sind, die zur Erreichung eines Zieles führen, um so mehr werden auch nur die das Ziel ins Auge fassen, die eine besondere Begabung und Neigung für das Ziel haben, und auch wirtschaftliche Nöte werden sie nicht schrecken.

Viel kommt natürlich auch auf die Lehrer an, die nicht nur durch ihr Können und Wirken, sondern auch ihre ganze sittliche Persönlichkeit auf die Studierenden wirken sollen und können und ebenso viel auf die Auswahl der Prüfer. Lagarde hat, wobei er wohl in erster Linie an die theologische und Lehrerprüfungen dachte, verlangt, daß die Hochschulprofessoren grundsätzlich von den Prüfungsausschüssen ausgeschlossen sein müßten, schon um zu verhindern, daß die Studenten sich ihre Weisheit ausschließlich bei den zu den Prüfungsausschüssen gehörigen Dozenten holten, aber auch, um die Hochschullehrer von auf die Dauer zermürbender Tätigkeit zu entlasten. Ich glaube nicht, daß es möglich wäre, die ärztlichen Prüfungen ganz in die

Hände der praktischen Ärzte zu verlegen. Es würde sich sehr bald eine andere bevorzugte Kaste ausbilden — wahrscheinlich die Krankenhausärzte, wie das in England im wesentlichen der Fall ist. Auch würden, selbst wenn man meinen Vorschlägen der Einschränkung der Prüfungsgegenstände folgte, sicherlich nicht genügend praktische Ärzte aufgetrieben werden können, die die einzelnen Fächer derartig beherrschten, daß sie der sehr schwierigen Aufgabe des Prüfens und der Beurteilung des Prüflings gewachsen wären. Es wäre dann mehr eine zünftlerische als eine staatliche Prüfung. Was aber geschehen kann und, wie ich glaube, eine erhebliche Verbesserung wäre, das wäre eine Bestimmung, daß kein Prüfer länger als 2—3 Jahre hintereinander im Prüfungsausschuß bleiben dürfe und Nichtveröffentlichung der Zusammensetzung der Ausschüsse, so daß die Studenten niemals wüßten, von wem sie geprüft würden. Auch wäre es gut, für jedes Fach möglichst viel sich abwechselnde Prüfer zu bestellen, und wo es irgend geht, auch hervorragende praktische Ärzte heranzuziehen. Da alles mindestens zwei Seiten hat, so kann man auch gegen diese Vorschläge berechtigte Bedenken äußern — wie z. B. die, daß die Beurteilung des Prüflings ausschließlich von seinen Leistungen in der Prüfung abhängig gemacht würde. Aber das ist an vielen Universitäten mit einer großen Zahl der Hörer schon jetzt der Fall, wo nur selten die Prüfer die Prüflinge in ihren sonstigen Leistungen kennen, und würde zudem vermieden werden können, wenn jedem Prüfer ein Zeugnis über die Leistungen und Befähigung des Prüflings in den Hauptfächern mitgegeben würde, was ja nach Einführung der Zwangsfamulatur keine Schwierigkeiten machen dürfte. Vermieden würde aber, daß sich die Prüflinge auf die Eigenheiten und etwa typisch verlangte Antworten des Prüfers einpaukten oder einpauken ließen und daß beim Prüfer derartige Verlangen sich überhaupt entwickelten. Wer jahraus jahrein, womöglich jahrzehntelang prüfen muß, der versteinert, oder das Geschäft ruft bei ihm so starke Unlustgefühle hervor, daß er ungeduldig und unduldsam wird. Man könnte sagen, daß gerade in der ärztlichen Prüfung diese Gefahren gering oder nur in wenigen Prüfungsfächern vorhanden sind, weil es sich weniger um theoretische wie praktische Prüfungen handle. Aber auch in den praktischen Prüfungen kann sich allmählich ein Schematismus ausbilden.

Bei derartigen Mängeln in Unterrichtsweise, Prüfungsanforderungen und Prüfungsart ist es nicht erstaunlich, wenn der deutsche Ärztestand nicht auf der Höhe seiner Aufgaben steht. Dazu kommen aber noch zahlreiche andere Umstände, die gerade auf die Ärzteschaft, vor allem die der Großstädte und besonders Berlins, sehr ungünstig eingewirkt haben. In erster Linie der ganze „Geist der Zeit", der den Stempel der Äußerlichkeit, Oberflächlichkeit, des Hastens und Raffens, Mißachtung des geschichtlich Gewordenen an der Stirne trägt, die Umwälzung der äußeren Wirkungsmöglichkeiten durch die Gewaltherrschaft und Rücksichtslosigkeit der Krankenkassen, das alles hat die Grundlagen der ärztlichen Tätigkeit und damit des ganzen Standes erschüttert. Es handelt sich dabei zum Teil um zwangsläufige, mit dem veränderten und sich immer wieder ändernden Aufbau der Gesellschaft in Zusammenhang stehende Verhältnisse, auf die sich weder die Gesamtheit der Ärzte noch die einzelnen in richtiger Weise haben einstellen können. Fast ganz verschwunden ist der vornehme Hausarzt, der nicht nur Arzt des Körpers, sondern auch Vertrauensmann der Familie und Helfer in seelischen Nöten war. Der überwiegende Teil der Bevölkerung ist versicherungspflichtig oder kann sich wenigstens versichern, und der Teil, der einen Arzt noch bezahlen kann, läuft meist möglichst rasch zum Facharzt oder Universitätsprofessor. Das alles soll hier nur angedeutet und nicht weiter begründet werden, zeigt aber die äußere und seelische Not der Ärzte. Die kassenärztliche Tätigkeit, zu der zur Zeit der junge Arzt erst nach drei- bis fünfjähriger oder noch längerer „Karenzzeit" zugelassen wird, ist vielfach so, daß dazu ein langjähriges

Studium überflüssig ist und den Arzt zum Zeugnisaussteller und Arzneiverschreiber herabwürdigt. Das hetzige Leben, das er als Student, ja vielfach schon als Schüler treiben mußte, das Abstoßen vieler unnützer auf der Universität äußerlich angelernter Kenntnisse erhöht auch nicht den geistigen und seelischen Pegelstand. Das wirkt dann auch auf das Treiben in den ärztlichen Gesellschaften zurück.

Nirgends zeigt sich das unverschleierter als in Berlin. In den zahlreichen Standes- und Bezirksvereinen spielen natürlich die fast nie aufhörenden Kämpfe mit den Kassen die Hauptrolle, und auch hier beginnen parteipolitische Gesichtspunkte zu überwiegen, wie ja auch in der zu einem „Parlament" umgewandelten Ärztekammer Fraktionen gebildet sind und die Ausschüsse und der Vorstand nach der Stärke der „Fraktionen" zusammengesetzt wird. Wissenschaftliche Vereine sind nach den verschiedenen Sonderfächern in Überzahl vorhanden, die meist ohne Rücksicht aufeinander tagen und so zahlreich sind, daß an jedem Wochentage beinahe zwei Gesellschaften Sitzungen haben. Eine gewisse Zusammenfassung ist nur in der Medizinischen Gesellschaft sowie in dem Verein für innere Medizin und Nervenheilkunde vorhanden. Aber vor allem in der Medizinischen Gesellschaft herrscht kein erfreulicher Geist; sie spiegelt das Sinken des Standes der Wissenschaft deutlich wieder. Wenn man boshaft sein will, kann man sie als „Berliner ärztliche Wissenschaftsbörse" bezeichnen. Mißstände aller Art haben sich ausgebildet, die nur von einem mit eisernen Willen und Rücksichtslosigkeit ausgestatteten Vorsitzenden beseitigt werden könnten. Allen Bestimmungen zum Trotz werden „Demonstrationen vor der Tagesordnung" angekündigt, aber förmliche Vorträge daraus gemacht; zu den angekündigten Vorträgen melden sich Wochen vorher „Diskussionsredner", die noch gar nicht wissen, was der Vortragende sagen will und womöglich ein fertiges Manuskript aus der Tasche ziehen und es größtenteils ablesen, wenn sie nicht auch daneben alle möglichen Vorzeigungen machen, jedenfalls aber gar nicht zu dem sprechen, was der Vortragende gesagt hat. Hierauf kommt es ihnen auch gar nicht an, sondern nur, daß ihr Name mal wieder in der Öffentlichkeit genannt wird und sie das, was sie etwa über den behandelten Gegenstand oder mehr oder weniger entfernt damit in Zusammenhang stehenden Dingen gearbeitet haben, vorbringen können. Es ist das ein Mißstand, der sich schon seit beinahe 50 Jahren auszubilden begonnen und in immer schlimmerer Weise entwickelt hatte. Durch die große Zahl der Fachärzte, die vielen Privatdozenten und außerordentlichen Professoren, die sich bemerkbar machen wollen, ist das so unleidlich geworden, daß die Mehrzahl der ernst arbeitenden Universitätslehrer den Besuch dieser Gesellschaft, die einst auf einem hohen Stand war, meidet. Man kann auch sehr bezweifeln, ob es nötig ist, daß diese Gesellschaft alle 8—14 Tage ihre Sitzungen abhält.

Das Zuviel der wissenschaftlichen Tagungen und die Unart, daß in der Aussprache zu Vorträgen wieder Vorträge mit Vorzeigungen aller Art zugelassen sind, ist ja leider nicht auf die Berliner Gesellschaften beschränkt, sondern ist auch in die Tagungen der großen, allgemein deutschen ärztlichen Gesellschaften eingedrungen; ich komme noch darauf zurück.

Wenn ich kurz noch auf einen besonderen Teil der Ärzteschaft, die beamteten Ärzte — Kreis- und Gerichtsärzte — eingehe, so geschieht es, weil man mir eine besondere Feindschaft gegen sie vorgeworfen hat. Davon kann natürlich gar nicht die Rede sein, eher ist das Gegenteil der Fall, insofern ich immer versucht habe, sie von den ihnen aufgebürdeten Aufgaben zu entlasten. Dabei habe ich freilich hervorheben müssen, daß sie oft bei den ihnen gemachten Zumutungen versagen. Die Kreis- und Gerichtsärzte werden von den amtlichen Stellen als die gegebenen und den nichtbeamteten Ärzten überlegenen Sachverständigen betrachtet. Sie sollen nicht nur auf dem Gebiete der öffentlichen Gesundheitspflege, sondern ebenso der Unfalls-

und gerichtlichen Medizin, der gerichtlichen Irrenheilkunde und man kann sagen, beinahe der gesamten Heilkunde, Sachverständige sein. Das ist natürlich ganz unmöglich und würde auch unmöglich sein, wenn ihre besondere Vorbildung eine zweckmäßigere und bessere wäre und sie Gelegenheit hatten, sich durch ihre Tätigkeit weiterzubilden und ihr Wissen und Können zu vertiefen. Dazu ist eben der Umfang der gesamten Heilwissenschaft viel zu groß geworden. Es kommt hinzu, daß immer noch eine Anzahl der beamteten Ärzte nicht hauptamtlich angestellt und daher darauf angewiesen ist, nebenbei noch Privatpraxis zu treiben. Ich habe, als im Jahre 1922 noch in der alten „wissenschaftlichen Deputation für das gesamte Medizinalwesen Preußens" die Bestimmungen über Vorbildung und Prüfung der Kreisärzte neu beraten wurden, beantragt, daß schon hierbei scharf getrennt werden müsse zwischen den Vorschriften für Kreisärzte, denen die öffentliche Gesundheitspflege anzuvertrauen, und den für Gerichtsärzte, denen die gerichtlich-medizinischen Aufgaben, d. h. hauptsächlich gerichtliches Sektionswesen und gerichtliche Irrenheilkunde, zu übertragen wären. Dafür könnten sie als wirkliche Sachverständige ausgebildet werden, natürlich mit viel gründlicherer Ausbildungsart und -zeit als jetzt. Auf allen anderen Gebieten müßten, je nach der Art des Falles, von vornherein besondere Fachmänner herangezogen werden; obgleich der Gedanke nicht ganz neu war und die Deputation sich mir anschloß, wurde von den Regierungsvertretern, die grundsätzlich die Notwendigkeit der Trennung anerkannten, doch die Unausführbarkeit damit begründet, daß es zuviel Geld kosten würde. Die neuen Bestimmungen kamen dann schließlich mehr auf eine Herabsetzung der Anforderungen heraus. Wieder ein Beispiel dafür, daß ernstliche und tiefgreifende Neuordnungen im „Freistaat" Preußen nicht gemacht werden können und man sich darin genugtut, alles zu parlamentarisieren und zu verwässern und die „Bevorrechtigungen" zu beseitigen.

Das geschah dann natürlich auch in der Medizinalabteilung des Ministeriums für Volkswohlfahrt. Zunächst wurde selbstverständlich das ganze Ministerium politisiert. Der Minister und drei Ministerialdirektoren (von vier) gehören dem Zentrum an, von den Ministerialräten eine Anzahl Sozialdemokraten und die aus der alten Zeit konnten, soweit sie sich nicht umstellten, bald durch das Altersgesetz beseitigt werden. Die wissenschaftliche Deputation wurde aufgehoben und durch einen „Landesgesundheitsrat" ersetzt. Die Deputation, die einst eine sehr wertvolle und vornehme Behörde von 14 Mitgliedern gewesen, war schon in den letzten Jahrzehnten in ihrem Aufgabenkreis beschränkt, dafür aber an Mitgliederzahl etwas verstärkt (zum Schluß wohl bis auf 20) worden; jetzt wurde an seiner Stelle ein Landesgesundheitsrat von zwischen 150 und 200 Mitgliedern errichtet, der natürlich eine erhebliche Anzahl von „Zurückgesetzten" und Laien sowie Politikern enthalten mußte. Als solcher war er begreiflicherweise arbeitsunfähig, und er wurde daher in eine ziemlich große Anzahl von Unterausschüssen von zumeist nur 12—20 Mitgliedern zerlegt, die dann Arbeit leisten, aber noch viel weniger eigene Anregungen geben konnten als die frühere Deputation, da sie nur eine beratende Behörde ist. — Es kam ja auch weniger auf sachliche Neuordnung an als auf Beseitigung der Einrichtungen der „fluchwürdigen" alten Zeit und Erfüllung mit dem neuen demokratischen „Geist".

Auf keinem Gebiete ist die Unfähigkeit oder der Willensmangel zu wirklichen Neuordnungen so stark hervorgetreten trotz vieler großer und schöner Worte wie auf dem des Hochschulwesens. Was man als Hochschulreform bezeichnet hat, ist im wesentlichen Beseitigung einiger Äußerlichkeiten und nebensächliche Änderungen in der Organisation gewesen, die meist auf Verschlechterungen hinauskommen. Der Mut zu grundsätzlichen Änderungen, die von irgendeinem „neuen Geist" Zeugnis ablegten, hat vollkommen gefehlt. Man hat die Großtat vollführt, daß man allen preußischen Universitäten den alten geschichtlichen Namen genommen hat, so daß sie nun alle gleichmäßig und nackt „Universität" heißen. Man hat eine Unzahl neue Professuren geschaffen und Lehraufträge erteilt und sich bestrebt, allen Richtungen möglichst gleiches Licht und Schatten zu verteilen, soweit nicht etwa politische Hindernisse vorhanden sind, die dann doch die Sonnenstrahlen nur nach einer Seite hin fallen ließen, und man hat alles getan, um das ganze Kultusministerium nach Personen und Sache von Grund aus zu politisieren. Bestimmend war bis vor kurzem für das Hochschulwesen trotz Wechsels der Minister der der demokratischen Partei nahestehende, als Unterstaatssekretär, Staatssekretär und Minister abwechselnd tätige Professor Carl Becker und seine persönlichen Freunde, deren Namen und Stellungen wechselten.

Becker hat ursprünglich wohl den großen und keineswegs tadelnswerten Ehrgeiz gehabt, sich in die Geschichte des preußischen und deutschen Schul- und besonders Hochschulwesens so einzuschreiben, wie es Wilhelm von Humboldt beschieden war. Er wollte den Hochschulen, vor allem den Universitäten, die Stellung im Geistesleben des deutschen Volkes zurückgewinnen, die sie früher nach seiner Meinung eingenommen haben, und er dachte zunächst nicht daran, die geschichtlichen Fäden vollkommen abzuschneiden. Es war ihm wohl auch klar, daß ein Volk zur Ungeschichtlichkeit zu erziehen, gleichbedeutend damit sei, ihm eine Krankheit einzuimpfen; er hat mit großen Tönen den Zerfall der wissenschaftlichen Forschung in lauter Sonderfächer beklagt und zur „Synthese" aufgerufen und damit etwas ausgesprochen, was zwar nicht neu war, aber doch in zahlreichen Wissenschaften empfunden wurde.

Hat er dieses Ziel im Auge behalten, hat er es auf geraden oder krummen Wegen erreicht, hat er überhaupt eine Neuordnung grundsätzlicher Art, eine innere Wandlung als Ziel in seinen Handlungen erkennen lassen? Ich habe in meiner Schrift „Zur Hochschulreform" betont, daß Beckers Ziel, den Hochschulen die Stellung im Geistesleben des ganzen Volkes zurückzugewinnen, die sie einst eingenommen, gar nicht mehr erreichbar sei, und daß die Stellung, die er im Auge hat, nur eine vorübergehende gewesen sei. Seit den Religionskriegen und dem Dreißigjährigen Krieg bis zum Ausgang des 18. Jahrhunderts war der Einfluß der Universitäten auf das gesamte Volk ein recht geringer. Von den wirklich großen Philosophen jener Zeit hat Leibniz, der doch selbst nicht Universitätsprofessor war, nur durch seinen Schüler Wolff gewirkt; die großen Neuschöpfer der deutschen Literatur Klopstock, Lessing, Wieland, Herder, Goethe waren keine Universitätsprofessoren und daß Schiller es war, hat mit seiner Wirkung als Dichter, Geschichtsforscher und Philosoph nichts zu tun, war ja nur eine vorübergehende Stellung, die ihm das bürgerliche Dasein mit ermöglichen sollte. Die überragende Stellung der Universitäten gehört vorwiegend dem 19. Jahrhundert an, wo die Philosophie Kants, Fichtes, Schellings und Hegels sich auf die Regierungen mehr als auf das Volk auswirken und später nach dem Zurücktreten der Philosophie die großen Geschichts- und Naturforscher allerdings in viel größerem Ausmaße und viel weiteren Kreisen Einfluß gewinnen. Daneben erhalten dagegen andere Mächte nachhaltigere Bedeutung. Neben den Hochschulen tritt die Presse auf, die mit der immer stärkeren Lösung der ihr auferlegten Beschränkungen die größte suggestive Wirkung auf das gesamte Volk gewinnt und in der alle Geistesströmungen in zusammengepreßter und mehr oder weniger schmackhafter und leichtverdaulicher Form der großen Masse zugänglich gemacht werden. Männer wie Lassalle und Marx, die zwar ihre Bildung auf deutschen Universitäten gewonnen haben und von der Hegelschen Philosophie ausgehen, aber doch nie an Hochschulen gewirkt haben, gewinnen nicht nur geistige, sondern politische Macht fast auf die gesamte Arbeiterschaft und zum Teil auch bürgerliche und adlige Kreise. Gegen Schluß des 19. Jahrhunderts tritt in allen nicht ganz „exakten“ Wissenschaften eine Reaktion gegen die Wissenschaft als solche ein, nichtzünftige

Kräfte dringen an die Oberfläche, was sich in der Heilkunde am stärksten in der ungeheuren Zunahme der Kurpfuscherei, gleichviel ob sie in der Form der Naturheilkunde oder der „Biochemie" auftritt, in den Geisteswissenschaften in dem Spiritismus und Astrologie, kundgibt. Auf der andern Seite geht ein Teil des Einflusses der Universität auf die technischen Hochschulen und die Arbeitsstätten der Großindustrie über, die auf die gesamte Technik einen maßgebenden Einfluß erlangen. Und die Erfolge der Technik tragen zur Änderung und Bildung der „Weltanschauung" der Massen schließlich mehr bei als die volkstümlichen Werke von Haeckel und Ostwald und die Bestrebungen des Monistenbundes. Alles das wird in der Wirkung stark unterstützt durch die sich auch als „Hochschulen" bezeichnenden Großstadtunternehmungen, wie Humboldt-, Lessing-, Fichte- und Arndt- und die Volkshochschulen, die selbst da, wo sie in irgendeiner Beziehung mit Universitäten stehen, doch ganz selbständige Einrichtungen sind.

Diese mit der gesamten gesellschaftlichen und politischen Entwicklung in Deutschland in Zusammenhang stehende „Entthronung" der Universitäten wird sich in absehbarer Zeit wohl ebenso wenig rückgängig machen lassen wie die der deutschen Fürsten. Dafür fehlen zur Zeit die Voraussetzungen vollkommen. Alles, was bisher geschehen ist, ist im äußerlichen und auf halbem Wege stehengeblieben. Man hat Maßregeln getroffen, die „freie Bahn für den Tüchtigen" schaffen sollen; es ist ermöglicht, daß nach Ablegung einer „Begabtenprüfung" auch solche Personen beiderlei Geschlechts zum regelrechten Hochschulstudium mit allen Rechten zugelassen werden können, etwas, wofür ich bei Beratung der entsprechenden Anfrage des Ministeriums zusammen mit nur noch zwei anderen Fakultätsmitgliedern eingetreten bin — aber das hat doch wirklich keine besondere Bedeutung. Man hat den Nichtordinarien größere Rechte verliehen, für alle möglichen Sonderfächer planmäßige Professuren geschaffen und die Fakultäten nach

Möglichkeit vergrößert und die kleinen Sonderfächer in sie hineingesetzt. Man hat also nicht die Synthese, sondern die Zersplitterung und Atomisierung gefördert. Man hat aber nirgends etwas getan, um eine Beseitigung der Schäden herbeizuführen, die wirklich am Marke der Universitäten zehren und immer wieder als solche erkannt sind, ja man hat nicht einmal entschieden Stellung zu der Frage genommen, ob die Verbindung von Lehre und Forschung, wie sie bisher das Wesen der deutschen Universitäten ausgemacht hat, weiter gefördert und erhalten werden soll oder nicht. Es ist sehr bemerkenswert, daß in dem großen Werk über die Forschungsinstitute (herausgegeben von L. Brauer) zwei politisch sehr einflußreiche Professoren recht entgegengesetzte Anschauungen vertreten: Ministerialdirektor Prof. Richter will die Verbindung von Forschung und Lehre aufrechterhalten und fördern, Staatspräsident a. D. Prof. Hellpach will sie, wenn auch nicht ganz aufheben, so doch höchstens noch einige Zeit dulden. Sie ist aber sehr wichtig für die Frage der Berufungen; stellt man die wissenschaftlichen Leistungen ganz in den Hintergrund, wird man vielfach ganz anders im einzelnen Falle entscheiden müssen, wie wenn man die wissenschaftliche Befähigung und Leistung für mindestens ebenso wichtig hält wie die Lehrbefähigung. Aber noch viele andere Fragen hängen damit logisch zusammen, wie man leicht verstehen kann, wenn man die Ausführungen Lagardes auf S. 206—223 (Deutsche Schriften, 5. Aufl., 1920) durchliest. Sind sie auch, wie alles bei ihm, auf die Spitze getrieben und Idealforderungen, so zeigen sie doch besonders deutlich den organischen Zusammenhang vieler Fragen, die eine Neuordnung verlangen.

Im Berufungswesen hat Becker sowohl in seinen Schriften wie in seinen Handlungen die Auffassung vertreten, daß die höhere Einsicht, Sachverständnis und Reinheit der Absichten stets beim Ministerium und nicht bei den Fakultäten liege. Damit hat er für den zweiten Teil einer Ansicht Ausdruck gegeben, die ja weit verbreitet ist und in vielen Angriffen von bedeutenden und unbedeutenden Gelehrten und Nichtgelehrten vertreten worden, im Grunde doch aber recht undemokratisch ist. Ich persönlich bin der Meinung, daß es am besten wäre, wenn die Ernennung von Professoren wie von allen Beamten von einer einzigen Persönlichkeit abhänge, wenn es solche gäbe, die sachverständig, menschenkundig, unbeeinflußbar und sittlich hochstehend wären, wie das die Sache verlangt. Da solche Persönlichkeiten aber nicht mal alle Jahrhunderte einmal auf die Welt kommen, wird man sich schon nach einem anderen Weg umsehen müssen. Daß die seit langer Zeit übliche Art — Vorschlagsrecht der Fakultäten, Entscheidung durch den Minister, früher den König — im Grunde niemand voll befriedigt, ist mehr als ein öffentliches Geheimnis, und daß die Professoren, die es gewissenhaft nehmen, die Beteiligung an den Berufungen mehr als eine schwere Bürde empfinden, wie als Annehmlichkeit, ist unbestreitbar. Aber leider hat noch niemand einen besseren Weg zeigen können. Ein sehr ernsthaft zu überlegender Vorschlag ist allerdings von Lagarde gemacht worden — Überantwortung der Hochschulen an die Provinzen, Vorschlagsrecht der Fakultäten, Ablehnungsrecht des Ministers, Auswahl- und Ernennungsrecht der Provinzen. Ich sage, das *war* ein ernsthaft zu nehmender Vorschlag zu der Zeit, als ihn Lagarde machte, kaum noch im neu-wilhelminischen Zeitalter. Im jetzigen Staat ist die eine Macht — der König — gefallen und nicht durch eine andere, die ausgleichen und unabhängig sein kann, ersetzt, sondern es ist jetzt die Allmacht der Fachminister vorhanden. Wie handhabt er sie? Der Weg ist der: Vorschläge durch die jeweils in Betracht kommende Fakultät, der die Gutachten aller Nichtordinarien des Faches beigefügt werden müssen; Befragung zahlreicher, wenn nicht aller Vertreter des Faches an anderen Universitäten des Deutschen Reiches, Bearbeitung der eingelaufenen Gutachten durch den Personalreferenten des Ministeriums, den Dezernenten (Ministerialdirektor), Entscheidung durch den Minister — mit einem Wort, möglichst starke Verbreiterung der Grundlagen für die Entscheidung. Wir wollen einmal annehmen, alle Beteiligten würden leidenschaftlich nur von dem einen Wunsch erfüllt, der Sache zu dienen, und blieben anderen Einflüssen völlig unzugänglich; selbst dann wäre dieses Verfahren kein besseres, sondern ein schlechteres als das bisher übliche, weil der Einfluß der Verantwortlichen und Sachverständigen nicht verstärkt würde. Aber wie liegen die Dinge in der Wirklichkeit? Die Fakultäten sind vergrößert und verwässert, in ihnen sitzen eine ganze Anzahl, deren sachverständiges Urteil ein sehr beschränktes ist, die aber mitzustimmen haben; in den meisten Fällen sind daher die Vorschläge der Fakultät bereits das Ergebnis von Kompromissen, und oft genug löst die fertige Liste bei den Gewissenhaftesten und Sachverständigsten Unlustgefühle aus. Die Fakultätsmitglieder sind ja in den wenigsten Fällen so mit allen in Betracht kommenden Persönlichkeiten vertraut, daß sie ein eigenes Urteil besäßen; sie sind daher auf die Angaben anderer angewiesen, von denen sie auch oft genug nicht wissen, wie weit ihre Sachlichkeit reicht und welche Menschlichkeiten bei ihnen wirksam sind. Die Beifügung der Gutachten der Nichtordinarien des Faches soll sich nach einer im Landtag gegebenen Auskunft „bewährt“ haben. Meine Erfahrungen entsprechen dem nicht; auch sie sind meist bereits Kompromiß- oder Cliquenvorschläge. Bei uns war es zunächst so, daß sich alle Nichtordinarien des Faches zusammensetzten und sich auf eine Liste einigten, die sie der Fakultät einreichten — also eine Kompromißliste. Als ich Dekan war, habe ich in meinen Anschriften an die Nichtordinarien gleich darauf hingewiesen, daß sich jeder einzelne zu äußern habe und nicht eine gemeinsame Liste eingereicht werden dürfe, und seitdem wird das weiter so gehandhabt. Aber es ist sehr reizvoll, nun die Einzelvorschläge zu vergleichen; man kann sehr deutlich herauslesen, welche Persönlichkeiten miteinander verbunden, welche einander feindlich und welche einigermaßen unabhängig sind, auch wie sie zu dem abgehenden oder verstorbenen Ordinarius standen; sehr sinnig auch, wenn sich einige selbst vorschlagen und man aus der Begründung sehen kann, wie wenig verbreitet menschliche Selbsterkennung ist. Die Befragung von Sachverständigen anderer Universitäten ist seit langem üblich und ist sicher zweckmäßig, wenn man nur solche Persönlichkeiten befragt, deren Sachverständnis und Sachlichkeit über allen Zweifel erhaben ist. Ob es solche in allen Fächern gibt, weiß ich nicht, daß es sie in einer Anzahl von Fächern gibt, ist sicher. Aber auch sie müssen sich oft mit Gewalt zur Sachlichkeit zwingen, wenn es sich z. B. um jemand handelt, der viele Jahre der Universität und dem Institut aufopfernd wertvolle Dienste geleistet hat, das Recht auf eine selbständige Stellung hat, aber in einem oder mehreren Punkten einem anderen unterlegen ist und vielleicht noch äußere Umstände hinzukommen, durch die die Berufung für diesen oder jenen eine Lebensfrage ist. Es ist nicht allzu selten, daß sich Nichtordinarien darüber beklagen, daß ihre „Chefs" oder Lehrer viel zu objektiv sind, während doch viele andere, ja die Mehrzahl, nur ihre Schüler zu empfehlen pflege. Endlich ist oft genug bei den Fachmännern anderer Universitäten die Kenntnis der besonderen Bedürfnisse der in Frage kommenden Universität gar nicht genügend vorhanden, und ebensowenig die Stellung zu der Frage, was in erste Linie zu stellen ist — wissenschaftliche Tüchtigkeit oder Lehrbefähigung und -erfahrung —, einheitlich. Das Ergebnis des jetzigen Verfahrens ist demnach, daß die Allmacht des Ministeriums gestärkt wird, denn je mehr Gutachter gefragt werden, um so leichter ist es, für das, was man aus ganz anderen Gründen tut, eine Unterstützung in irgendeinem sachverständigen Gutachten zu finden. Auch den Personalreferenten und -dezernenten fehlt es oft genug an den nötigen Kenntnissen über die Personen, über die Verknüpftheiten der einzelnen Gutachter usw.

Es ist doch kein Zweifel, daß bei der nun mal bestehenden Unzulänglichkeit der Menschen die Sache um so schlechter werden wird, je weiter die Kreise der Gutachter gezogen werden und je größer der Kreis der wirklich Verantwortlichen und in erster Linie die Verhältnisse Kennenden ist — auch hier verderben viele Köche sicherlich den Brei. Schon die Vergrößerung der Fakultäten führt ganz von selbst zu einer Verschlechterung der Vorschläge: Der sehr gesunde Gedanke Lagardes, den örtlichen Stellen die letzte Entscheidung zu geben, wird hier in sein Gegenteil verkehrt. — Bei alledem habe ich aber eine Voraussetzung gemacht, die gar nicht zutrifft, daß nämlich alle die amtlich, halbamtlich oder nichtamtlich herangezogenen Personen auch wirklich nichts als die Sache im Auge hätten und Beeinflussungen nicht zugänglich wären; ich habe noch gar nicht gedacht der jetzt vielfach in erster Linie stehenden politischen Gesichtspunkte, dem Streben, auch an den Universitäten die einzelnen Parteien und Religionsbekenntnisse sowie Weltanschauungen möglichst ihrer Stärke nach oder wenigstens gleichmäßig vertreten zu sehen, der Wirksamkeit von Fakultätsintriganten und Schulhäuptern. Es ist doch geradezu unerhört, daß wichtige Professuren nach Grundsätzen der parteipolitischen oder konfessionellen „Parität" besetzt werden oder ganz unbesetzt bleiben, weil es dem Minister bzw. einem Ministerialdirektor so behagt und ein von einer Fakultät vorgeschlagener, nun wirklich alle anderen in jeder Hinsicht um Haupteslänge überragender Gelehrter von vornherein abgelehnt wird, weil er politisch mißliebig ist, was natürlich nicht offen gesagt wird. Man vergleiche damit das Verhalten der reaktionären preußischen Regierung, die 1856 den ganz radikalen Virchow nach Berlin berief. Daß gelegentlich bei dem geschilderten Verfahren auch eine bessere Berufung herauskommen kann wie beim Fakultätsvorschlag, bestreite ich keineswegs, beweist aber nichts für das System. Auch gibt es hier viele circuli vitiosi. Die häufigen Rückfragen des Ministeriums und Wünsche um Ergänzungen der Liste mit Angaben von Persönlichkeiten, über die man etwas zu hören wünscht, verstimmen viele Mitglieder und machen sie unlustig, sich überhaupt ernstlich damit zu beschäftigen, andere wieder suchen sich möglichst vorher zu unterrichten, wen wohl das Ministerium am liebsten wünsche. Es ist im Grunde, wie zu Althoffs Zeiten, nur bei weitem verschlechtert und alles getan, um die Verantwortungsfreudigkeit nicht zu heben. Es ist das um so schlimmer, als die Zahl der Berufungen durch die Einführung der Altersgrenze und alle möglichen Neuschöpfungen eine viel größere ist als früher. Ich selbst habe mich stets für die Einführung einer Altersgrenze ausgesprochen, aber daß sie auch mit recht erheblichen Nachteilen verknüpft ist, auf die man sich hätte einstellen müssen, ist mir auch klar gewesen. Schon daß durch sie die Ungleichheit zwischen den einzelnen Fakultäten und selbst innerhalb der einzelnen Fakultäten ungewöhnlich stark hervortritt, ist nicht günstig. Die Entpflichtung bedeutet in den geisteswissenschaftlichen Fächern oft wirklich nichts anderes als eine „Entpflichtung", weder eine erhebliche Störung der wissenschaftlichen noch Lehrtätigkeit und kaum einen erheblichen Einnahmeausfall, bei den naturwissenschaftlichen und meisten medizinischen Fächern dagegen eine gewaltige Erschwerung der Forscher- und völlige Behinderung der Lehrtätigkeit und unter Umständen einen Einnahmeausfall von mehr als der Hälfte der bisherigen Einnahmen, in seltenen Fällen sogar zwei Drittel bis drei Viertel. Sehr lehrreich ist in dieser Beziehung ein Blick in die Vorlesungsverzeichnisse der letzten Halbjahre der Berliner Universität, aus dem sich ergibt, daß von etwa 27 entpflichteten Professoren der Geisteswissenschaften 18 noch dauernd lasen, von 18 der naturwissenschaftlichen und medizinischen Fächer dagegen nur 2. Und dabei war bei einem Teil der Vertreter von geisteswissenschaftlichen Fächern nicht die Unmöglichkeit zu lesen, sondern Krankheit und sehr hohes Alter daran schuld. Noch schlimmer ist es, daß durch die Festsetzung der Altersgrenze — und sie ist jetzt wenigstens einheitlich und unveränderlich in Preußen festgesetzt — der Zeitpunkt des Abgangs lange vorher bekannt und dadurch für allerlei Ränkespiel und Machenschaften ein viel größerer Zeitraum und weiteres Feld zur Verfügung steht. Ehrgeizige Herren arbeiten dann krampfhaft auf das Ziel los, Nachfolger dieses oder jenes zu werden und legen rechtzeitig Minen dafür. Unsachlichkeit wird also befördert und deswegen müßte man zeitig Schutzmaßregeln treffen, auf die ich noch zu sprechen kommen werde.

Nun bedient sich in Preußen das Ministerium des geschilderten Verfahrens nicht nur bei Berufungen in planmäßige Professuren, sondern auch, wenn es sich darum handelt, einem Privatdozenten den Titel n. b. a. o. (nichtbeamteter ao.) Professor zu verleihen. Ich sage absichtlich Titel, denn es ist nichts anderes als eine Umgehung der Weimarer Reichsverfassung. Die Bayern, die munter immer noch „Titel" und „Charaktere" verliehen und damit zeigten, wie hoch sie die Verfassung schätzen, sind jedenfalls ehrlicher gewesen. Denn „nichtbeamteter Professor" kann weder eine Amts- noch eine Dienstbezeichnung sein, da die Privatdozenten weder ein Amt noch einen Dienst haben, und die Bezeichnung ja ausdrückt, daß der Ausgezeichnete kein Amt dadurch übertragen erhält. Die Privatdozenten wissen also, daß es nun nicht mehr auf das Urteil der Fakultät allein ankommt, sondern auch vieler Professoren anderer, vielleicht *aller* deutscher Universitäten. Die Folge ist es, daß viele von ihnen die Empfindung haben, daß sie sich bekanntmachen *müssen*, und das führt dazu, daß sie soviel wie möglich veröffentlichen und auf den Tagungen ihres Sonderfachs so oft wie möglich auftreten. Das Ministerium hat ja wiederholt Vorschläge von Fakultäten zur Ernennung von nb. ao. Professoren beanstandet mit der Begründung, daß die Betreffenden nicht die genügende Anerkennung im allgemeinen Urteil besäßen. Überhaupt ist auf diesem Gebiet ziemlich alles verschlechtert worden. Die frühere Verleihung des Professortitels an Privatdozenten erfolgte auch nicht immer ganz sachlich, aber man hatte doch wenigstens keine starren Grundsätze aufgestellt. Jetzt ist dagegen bestimmt: in der Regel nicht eher als nach sechsjähriger Dozentenzeit, ferner muß der Betreffende zur Bekleidung einer planmäßigen Professur des Faches für würdig erachtet werden. — Wie ist aber heutzutage die Handhabung durch die Fakultäten und die Erwartung bei den Dozenten? Daß jeder nach sechs Jahren nb. ao. Professor wird und daß die Ernennung nur dann nicht geschieht, wenn der Dozent sich irgend etwas Besonderes hat zuschulden kommen lassen. Jedesmal, wenn ich mich in der Fakultät gegen die Ernennung eines Herrn, der „dran war", aussprach, wurde mir eingewendet, es bedeute eine „Diffamierung", wenn die Ernennung nicht geschähe. Und das ist tatsächlich auch die Meinung bei den Dozenten. Man kann sagen, daß sie nicht die notwendige Folge der Bestimmungen des Ministers sei und daß die Fakultäten — es stehen vielleicht nicht alle auf dem Standpunkt der Berliner — die Mißstände sich selbst zuzuschreiben hätten. Aber die bürokratische Festsetzung eines bestimmten Zeitpunkts war schon falsch und brachte es mit sich, daß auf die Zeit mehr Wert gelegt wurde als auf die Leistungen. Hier wäre ein Eingreifen des Ministeriums viel berechtigter als die vielen Nachfragen bei anderen Fachmännern. Ich habe noch als letzte Tat in meinem Dekanat im Anschluß an einen bestimmten Fall dem Minister klarzumachen versucht, welche verheerende Folgen die Erkundigungen nach der allgemeinen Anerkennung und Wertschätzung des Dozenten hätte. Es würden die bescheidenen, wertvollen Personen, die lediglich der Sache wegen still arbeiteten und den Grundsatz „nonum prematur in annum" noch einigermaßen kennen, und beim Auftreten in größerem Kreise Hemmungen hätten, zugunsten der ehrgeizigen Streber, die in einem fort veröffentlichen und bei jeder „brennenden Frage" das Wort und die Feder ergriffen, geschädigt. Jene blieben oft lange in weiten wissenschaftlichen Kreisen unbekannt, diese kenne fast jeder; die Vorzüge jener seien gewöhnlich nur der Fakultät bekannt, die minderwertigen Eigenschaften dieser blieben oft lange der „Allgemeinheit" verborgen. Ich habe nicht gemerkt, daß dies einen Erfolg gehabt hätte.

Es ist dies um so schlimmer, als besonders in der medizinischen Fakultät, vielleicht aber auch in der philosophischen, der Andrang zur Privatdozentur ein weit stärkerer ist als früher. Folge der Bestimmungen der Weimarer Verfassung, daß Titel und Orden nicht mehr verliehen und angenommen werden dürfen. Den vielen so erstrebenswert erscheinenden Titel „Professor" zu erreichen, gibt es nur noch den einen Weg über die Privatdozentur. Es gibt in der medizinischen Fakultät eine ganze Anzahl von Dozenten, die sich bei der Habilitation von vornherein darüber klar sind, daß sie Aussicht auf akademische Laufbahn nicht haben und auch gar nicht erstreben, sondern lediglich auf den Professortitel ausgehen. Denn in dem demokratischen Deutschland gilt weder die Leistung noch Persönlichkeit, sondern nur die Abstempelung. Ein Arzt, der nicht den Titel Professor besitzt, hat kaum Aussicht bei der Bewerbung um leitende Krankenhausstellungen auch nur in einer Mittelstadt oder Landgemeinde Erfolg zu haben, auch wenn er den betitelten Bewerbern noch so überlegen ist. Früher war das anders, denn er konnte ja noch später den Titel „Professor" bekommen. Für die Praktiker und Fachärzte hat ferner die Bezeichnung Professor einen sehr starken metallischen Beigeschmack, da das Publikum zwischen betiteltem und beamtetem Professor keinen Unterschied macht und der als Professor bezeichnete Arzt aus der Masse hervorgehoben als Autorität betrachtet wird, dem man gerne höhere Preise zahlt. Es gäbe natürlich einen Weg, hier Abhilfe zu schaffen, indem man jeden n. b. a. o. Professor, der nicht mehr an der Universität wirkt, das Recht, sich weiter Professor zu nennen, entzöge. Der ganze Widersinn der Bezeichnung tritt hervor, wenn man das nicht als selbstverständlich betrachtet — die Bezeichnung wird gegeben an Personen, die eine beamtenähnliche Stellung bekleiden, sie gilt also für den Inhaber der Stellung; bekleidet er sie nicht mehr, so fällt auch die Nebenbezeichnung fort; läßt man sie ihm doch, so erkennt man damit an, daß es sich um einen Titel und nicht um eine Stellenbezeichnung handelt. Wären mit der Verleihung der n. b. a. o. Bezeichnung nicht die erheblichen äußeren Vorteile verbunden, so wäre es wohl unmöglich, daß die Zahl der Privatdozenten (einschließlich der nb. ao. Professoren) in der Berliner medizinischen Fakultät 250 betrüge und ständig im Wachsen begriffen wäre, so daß fast in jedem Jahre fünfzehn bis zwanzig Neuhabilitationen erfolgten. Es ist dies ein durchaus ungesunder Zustand, wenn eine Fakultät eine derartige Aufblähung erfährt und eine große Anzahl Dozenten jahraus, jahrein mitschleppt, die weder eine Vorlesung zustande bringen noch überhaupt in einem inneren geistigen Zusammenhang mit Fakultät und Universität stehen. Ich will hier nicht darauf eingehen, daß auch die Fakultäten Schuld hieran tragen und wie man Abhilfe schaffen könne; ich habe das in meiner Schrift zur Hochschulreform getan und will hier nur darauf hinweisen, daß in den seitdem verflossenen zwölf Jahren die Verhältnisse noch weit schlimmer geworden sind.

Aber auch in anderen Fakultäten und im ganzen ist die Stellung der Privatdozenten verschoben worden, die dem einzelnen vielleicht günstig erscheinen mag, für die Universität aber nicht gut ist. Mitbedingt durch die ungünstige Wirtschaftslage sind Lehraufträge an Privatdozenten in solchem Umfange erteilt worden, die weit über das sachlich Notwendige hinausgehen, daß die Privatdozentur allmählich den Charakter eines Professorenassessorats annimmt. Als vorübergehende, durch die Not der Zeit bedingte Einrichtung wäre das erträglich; aber es ist immer die Gefahr, daß etwas, was einmal eingeführt ist, Gewohnheitsrecht wird und nicht wieder verschwindet. Diese Gefahr wird noch erhöht durch die Bescheinigung, die der Privatdozent durch seine Ernennung zum nb. ao. Professor erhält, daß er zum planmäßigen Professor seines Faches für würdig befunden wird. Jedenfalls hat auch das Ministerium für Wissenschaft, Kunst und Volksbildung die Neigung, das Streben der heutigen Deutschen nach staatlicher Versorgungsberechtigung anzuerkennen. Ich bin selbstverständlich nicht im geringsten dagegen, daß tüchtigen Privatdozenten die wissenschaftliche Betätigung durch geldliche Unterstützung ermöglicht wird — aber es muß wirklich die Auswahl nach der Tüchtigkeit getroffen werden und nicht schließlich dahin führen, daß die Natur der Privatdozentur als eines freien Berufes von Grund aus geändert wird. Bei den Privatdozentenvereinigungen ist diese Auffassung im großen und ganzen schon längst nicht mehr vorhanden, und das ist verfehlt. Die Privatdozenten sollen private Gelehrte und Schriftsteller sein, die gegenüber der Masse der sonstigen Privatgelehrten dadurch bevorrechtigt sind, daß sie das Recht haben, an der Universität Vorlesungen zu halten. In diesem Vorrecht sollen sie nach Möglichkeit geschützt und durch die beamteten Hochschullehrer nicht beeinträchtigt werden; aber ebenso wie von den übrigen Privatgelehrten nur die besonders wertvollen in Notlagen staatliche Unterstützung erhalten dürften, soll das auch mit den Privatdozenten der Fall sein, die ja zudem auch darin bevorzugt sind, daß für ihre Unterstützung besondere Mittel im Staatshaushalt vorhanden sind. Aber Lehraufträge aus anderen als sachlichen Gründen zu erteilen geht nicht an. Schon bei der Zulassung zur Privatdozentur spielt im allgemeinen — und besonders in der medizinischen Fakultät — die Bedürfnisfrage so gut wie gar keine Rolle; so sollte sie es wenigstens bei der Erteilung von Lehraufträgen tun. Schließlich ist der Staat nicht dazu da, um durch seine Hochschuleinrichtungen eine möglichst große Zahl von Gelehrten zu ernähren.

Alle Schwierigkeiten und Mißstände im Berufungs- und Habilitationswesen sind ungemein schwer zu beseitigen. Ich habe in meiner Hochschulschrift den Vorschlag eines Hochschulbeirats gemacht, der aus möglichst unabhängigen und geistig hochstehenden Personen zusammengesetzt, die Fakultätsvorschläge und Habilitationen zu begutachten hätte. Ich halte den Vorschlag, der weder bei meinen Kollegen noch dem Ministerium Beifall gefunden hat, noch für gut, wenn ich auch nicht verkenne, daß er gerade in unserer heutigen Zeit der Parteiengewaltherrschaft schwer ins Leben zu rufen sein würde — aber diese Zeiten werden ja doch wohl auch vorübergehen, und dann wird vielleicht auch dieser Vorschlag ernstlich erörtert werden.

Grundsätzliche Neuordnungen an den Hochschulen haben freilich noch etwas zur Voraussetzung, was ebenfalls in heutiger Zeit besonders schwer erreichbar sein wird. Ich meine die Abschaffung aller Nebeneinnahmen der beamteten Professoren. Zitelmann hat, wie ich oben angeführt habe, betont, daß den Universitäten durch „veraltete Einrichtungen, wie das Kollegiengeld, und durch die Verquickung mit dem Staatsprüfungswesen ein großer Teil ihrer Idealität genommen würde". Niemand hat eindrucksvoller und mit besseren Gründen die Forderung nach festen Gehältern und Abschaffung aller Nebeneinnahmen erhoben als Lagarde. Es ist nicht möglich, was er auf S. 221 und 222 darüber geschrieben hat, zu ergänzen als höchstens dadurch, daß die Dinge seit dem Umsturz noch viel schlimmer geworden sind. Freilich sind auch die Hochschulprofessoren in feste Gehaltsgruppen eingestuft, über die es hinaus aber noch Sondergehälter und „Vorlesungsgebührengarantien" gibt. Auch Lagarde betonte, daß er nicht wolle, daß jede Professur soviel tragen solle wie jede andere. Aber die Abstufung dürfte natürlich nur nach dem Umfang und Wert der wissenschaftlichen und Lehrtätigkeit und nicht der zufälligen „Konjunktur" erfolgen. Auf diese Weise entstehen natürlich die allerstärksten Ungerechtigkeiten. Wer frühzeitig infolge bedeutender Leistungen an eine große Universität gelangt ist, von der nur ganz ausnahmsweise noch Fortberufungen erfolgen, hat keine Gelegenheit, durch Ausnutzung von Berufungen seine Lage zu verbessern; der Feinfühlige, dem es ungemein peinlich ist, „sich mit Tänzerinnen,

Rennpferden und Majolika in eine Linie stellen zu lassen", wird gegenüber dem, der weniger Bedenken und Hemmungen hat — und es gibt deren genug —, stets ins Hintertreffen kommen. Die Einführung der Altersgrenze hat nun noch besondere Ungerechtigkeiten mit sich gebracht. Der zur Entpflichtung kommende, vielleicht seit Jahrzehnten dem Staat dienende, der durch den Währungsverfall sein Vermögen verloren und die Lebensversicherung auf den zehnten bis zwölften Teil des eingezahlten Betrages verringert sehen muß, sieht sich auf sein Gehalt, wie es bei seiner vor langer Zeit erfolgten Berufung festgesetzt wurde, beschränkt, während sein weit jüngerer Nachfolger sich ein weit höheres Gehalt, Vorlesungsgebührengarantien ausmachen und durch Lebensversicherung für seine Familie sorgen kann, und dies um so leichter, wenn etwa vor ihm andere abgelehnt haben oder überhaupt nur sehr wenig geeignete Nachfolger vorhanden sind. Das sind doch unerträgliche Ungerechtigkeiten, die mit den veralteten Einrichtungen der Vorlesungs- und Prüfungsgebühren sowie mit der von der Willkür des Personaldezernenten abhängigen Gehaltsbemessung zusammenhängen. Es wird natürlich nicht leicht sein, die Höhe der Gehälter für die einzelnen Fächer und gegenüber anderen Staatsbeamten abzugrenzen, und es wird nach wie vor berechtigt und notwendig sein, Alterszulagen einzuführen, und es werden manche Ungleichheiten entstehen; das ist aber unvermeidbar und natürlich. Der Vorteil, daß um geldliche Dinge keine lange Verhandlungen mehr stattfinden müssen, wird doch aber auf beiden Seiten wohltätig empfunden werden, und die Willkür, die namentlich unter Althoff einen besonders hohen Grad erreicht hatte, wird fortfallen. Es ist richtig, daß unter den heutigen ungünstigen wirtschaftlichen Verhältnissen eine derartige grundstürzende Änderung besondere Schwierigkeiten machen wird, aber der Zeitpunkt ist doch auch wieder insofern günstig, als durch die starke Herabsetzung der Vorlesungsgebühren die Einnahmen daraus im allgemeinen keine so erhebliche Rolle mehr spielen wie früher. Ein Einwand, den man öfters hört, daß man in Österreich schlechte Erfahrungen mit dem Fortfall oder der geringen Höhe der Vorlesungsgebühren gemacht habe, ist doch kaum ernstzunehmen. Man darf doch nicht annehmen, daß der Eifer der Professoren von der Zahl der Zuhörer und der damit verbundenen Geldeinnahmen abhängig sei. — Schwieriger ist, wie es bei Abschaffung der Vorlesungsgebühren mit den Privatdozenten werden soll, deren Vorlesungen und Übungen natürlich wenig besucht werden würden, wenn sie allein besonders bezahlt werden müßten. Allein auch das läßt sich vermeiden. Die Studenten müßten natürlich eine weit höhere Gebühr als jetzt an den Staat zahlen und dieser müßte an die Privatdozenten entsprechend der Teilnehmer- und Stundenzahl die Gebühren abführen. Das ließe sich im einzelnen leicht durchführen. Es kommt bei alledem gar nicht darauf an, ob und wie man derartige Änderungen jetzt erreichen könnte, aber als ein erstrebenswertes Ziel sollte es gerade von den Professoren selbst aufgestellt werden.

Mit den Nebeneinnahmen hängen aber so viele Mißstände zusammen, daß eine Regierung, die eine „neue Zeit" herbeiführen will, wirklich sich nicht scheuen dürfte, sich damit zu beschäftigen. Selbst viele Mängel der akademischen Selbstverwaltung sind davon nicht unbeeinflußt — ich will aber hier nicht darauf eingehen, auch diese Fragen habe ich in meiner Hochschulschrift erörtert. Aber meine oben gemachten Vorschläge über Änderungen im ärztlichen Prüfungswesen sind ja ohne Abschaffung der Vorlesungs- und Prüfungsgebühren gar nicht durchführbar. Solange erhebliche geldliche Einnahmen damit verbunden sind, würde immer ein erheblicher Teil der Hochschullehrer — denn sie haben auch menschliche Schwächen — Wert darauf legen, daß möglichst viele ihrer Vorlesungen und Übungen von möglichst vielen Studenten — belegt und bezahlt werden und ihre Fächer Prüfungsfächer und sie selbst Prüfer sind. Dieser Anreiz fällt mit Aufhebung der Vorlesungs- und Prüfungsgebühren fort, und daß die Prüfungstätigkeit selbst reizvoll ist, werden wohl die wenigsten Hochschullehrer, die dieses Geschäft kennen, behaupten wollen.

Vor allem aber würde — ja wie soll ich sagen — dem Unfug, das ist noch zu milde ausgedrückt, der Doktorpromotionen ein Ende bereitet. Lagarde, der vorwiegend die Verhältnisse in der philosophischen und vielleicht auch einiger rechtswissenschaftlicher Fakultäten im Auge hatte, hat die Frage in seiner scharfen Art behandelt und äußerste Beschränkung der Promotionen gefordert. Was würde er erst gesagt haben, wenn er die Verhältnisse in den medizinischen und auch manchen rechtswissenschaftlichen Fakultäten gekannt hätte! Hier ist nicht einmal der Wille einer Besserung, nicht das Bewußtsein vorhanden, wie sehr die von vielen Universitäten geschaffenen „Doktoren" den Begriff des Doktors als eines durch Gelehrsamkeit ausgezeichneten Mannes geradezu hohnvoll ins Gesicht schlagen. In den Kreisen der medizinischen Fakultäten wird oft gesagt: die Dissertationen wären als Vorarbeit und Material für größere wissenschaftliche Aufgaben unentbehrlich. Ich bestreite das für die überwiegende Mehrzahl der Arbeiten. Es gibt wohl an jeder medizinischen Fakultät planmäßige und nichtplanmäßige Professoren und Privatdozenten, die eine Doktorfabrik dadurch errichtet haben, daß die Doktoranden wissen, sie können die Doktorarbeit in 14 Tagen bis 4 Wochen anfertigen, dadurch, daß sie von einer Schreibhilfe fertige Krankengeschichten und Leichenbefundberichte abschreiben lassen, und mit einer Einleitung, die aus zusammenfassenden Berichten abgeschrieben oder zusammengestellt ist, und einem kurzen Schluß versehen. Also gar keine Kopf- und nicht einmal eigene Handarbeit. Ich habe während meines Dekanatjahrs alle ungefähr 400 Doktorarbeiten durchgesehen, die, die mir gut erschienen, nicht weiter geprüft, die mittelmäßigen und schlechten dagegen so ausführlich gelesen, bis ich ein Urteil hatte, ob sie angenommen werden könnten oder nicht; ich habe viele zurückgewiesen, andere verbessern lassen und mir bei manchen Kollegen starke Gegnerschaft und bei den Studenten den Wunsch zugezogen, daß irgendein unvorhergesehenes Ereignis mein Dekanat vorzeitig beenden möge. Ich selbst habe soviel Unlustgefühle in mir dadurch angehäuft, daß ich im Institut mich ihrer auch bei geringen Anlässen entledigen mußte. Aber ich habe eigentlich sehr „pour le roi de Prusse" gearbeitet, denn nachher ging es alles wieder den alten Gang und die großartigste Doktorfabrik, deren Geschäftsjahr während meines Dekanats etwas ungünstig war, blühte wieder auf. — Ich habe in dem Colloquium die Prüflinge, die nicht einmal über das Thema ihrer Doktorarbeit Bescheid wußten, durchfallen lassen; aber das hatte fast nie einen Erfolg, da die Prüflinge sehr bald die Technik heraus hatten, daß sie zuerst zu den beiden anderen Prüfern gingen, die sie durchkommen ließen, und das „nicht bestanden" bei mir dann wirkungslos war. Das Ganze war somit ein Narrenspiel, da ja die sogenannte „Fakultätsprüfung" unter Ausschluß der Fakultät stattfand. Nicht einmal die Doktorarbeit wird von der Fakultät geprüft und in der Regel nicht einmal vom Dekan, sondern nur von dem Hochschullehrer, der sie veranlaßt hat, und wenn dieser ein Nichtordinarius ist noch von dem Fachordinarius, der sie auch nicht einmal genau liest, wie ich wiederholt feststellen konnte, da er so viele Schreibfehler, ungenaue Angaben usw. nicht durchgelassen haben würde. Ebensowenig ist das „Colloquium" und das „Rigorosum" eine Fakultätsprüfung, da es lauter Einzelprüfungen ohne Anwesenheit eines Dritten sind. Das wäre ja auch gar nicht möglich, da man die Zahl der Prüflinge ja gar nicht bewältigen könnte, wenn man die Arbeiten bei den ungefähr 30 Fakultätsmitgliedern umlaufen lassen und zur mündlichen Prüfung die ganze Fakultät oder selbst nur einen Teil von ihr zusammenrufen wollte. Das ist natürlich in Berlin am schlimmsten, aber auch auf den anderen Universitäten grundsätzlich ebenso. Wem würde wohl etwas daran liegen, an diesem Possenspiel sich zu beteiligen, wenn nicht geldliche Vorteile damit verbunden wären? Ich glaube niemand, denn die geistigen Vorteile sind überaus gering. Also entweder: Gestaltung der Doktorprüfungen zu sehr ernstlichen, wissenschaftlichen Leistungen, die ganz unabhängig sind von den staatlichen Fachprüfungen, oder völlige Abschaffung. Ich glaube nicht, daß dies nötig ist; es genügt außerordentliche Verschärfung der Bestimmungen, besonders auch für die Ausländer. Es ist doch außerordentlich beschämend, wenn von verschiedenen auswärtigen Staaten darüber geklagt wird, daß ihre Angehörigen in Deutschland den Doktortitel zu leicht erwerben könnten! — Und tatsächlich gibt es wohl kaum ein europäisches Land, in dem die geistigen Anforderungen für die Erwerbung des medizinischen Doktorgrades so niedrige und die geldlichen so hohe sind wie in Deutschland. — Wenn bei den Medizinern immer wieder eingewendet wird, daß jeder Arzt vom Publikum doch „Herr Doktor" genannt würde, so ist das natürlich gleichgültig; dieses wird es sich allmählich auch abgewöhnen. Den Ärzten, die sich die Doktor*würde* (nicht -*titel*) verschaffen wollen, soll dies keineswegs leicht gemacht werden, sie sollen auch erhebliche Gebühren dafür zahlen; diese sollen aber nicht an die Fakultätskasse, sondern an den Staat gezahlt werden, der sie zugunsten der Wissenschaft verwerten soll. Wird auf diese Weise die Doktorbezeichnung wieder eine seltenere und ihr größeres Ansehen verschafft, so wird wohl auch von selbst ein anderer Unfug aus der Welt verschwinden, der in der kaiserlichen Zeit sich einzuschleichen begonnen hatte, und in der heutigen, als der getreuen Nachfolgerin aller Schwächen der früheren Zeit einen wohl nicht mehr zu übertreffenden Höhepunkt erreicht hat, nämlich die Verleihung des Doktors h. c. an Personen, die gar keine besonderen Verdienste um die Wissenschaft haben. In den Satzungen aller Universitäten und technischen Hochschulen gibt es eine Bestimmung, nach der die Doktorwürde ehrenhalber auch verliehen werden kann „in außerordentlichen Fällen", um „für große außerhalb der

Wissenschaft erworbenen Verdienste durch Überreichung des Doktordiploms ihre Verehrung zu bezeigen". Hier ist also klar genug ausgedrückt, daß es sich um ganz außerordentliche Fälle und große Verdienste handeln muß. Jetzt wird aber der Doktor h. c. in der gleichen Weise verliehen wie früher ein Orden. Ministerialräte, Ministerialdirektoren, Minister erhalten von Universitäten und technischen Hochschulen gelegentlich der Eröffnung neuer Universitätsgebäude usw. oder bei einer sonstigen Gelegenheit die höchste Auszeichnung, die die Hochschulen verleihen können, wenn sie gar keine außerordentlichen Verdienste haben und gar keiner besonderen Verehrung würdig sind. Auch wenn sie sich mit ihrer ganzen Person für eine der Wissenschaft zugute kommenden Sache eingesetzt haben, die dem Staate nutzt, haben sie nicht mehr als ihre Pflicht und Schuldigkeit getan, so verdient das keine besondere Anerkennung, und haben sie es aus unsachlichen Gründen getan, so verdient es das Gegenteil. Es wäre gut, wenn alle Hochschulen und deren Fakultäten und Abteilungen übereinkämen, den Dr. h. c. an Mitglieder vorgesetzter Behörden überhaupt nicht zu verleihen. — Noch schlimmer ist es freilich, wenn lediglich aus geldlichen Gründen an mitunter nicht einmal einwandfreie Persönlichkeiten die Ehre verliehen wurde — hoffentlich nur eine vorübergehende Erscheinung aus den Zeiten des Währungsverfalls. Durch die neuen preußischen Universitätssatzungen ist aber die Verleihung des Dr. h. c. noch erleichtert worden, indem an Stelle der früher erforderten Einstimmigkeit der Fakultät eine $^4/_5$ Mehrheit gesetzt ist.

Überhaupt könnten für die Wissenschaft noch in andrer Weise erhebliche Geldmengen erspart werden. Lagarde ist eindringlich dafür eingetreten, daß Professuren, für die kein geeigneter Vertreter vorhanden ist, nicht besetzt werden sollen. Wilamowitz hat ähnliches geschrieben (1918) und verlangt, daß nicht an allen Universitäten alle Dinge gelehrt werden müßten; das führe zu einer Besetzung „mit Leuten, die nichts taugen". Ich habe in einem Aufsatz vom November 1920 in der Kreuzzeitung sogar einer Zusammenlegung von Universitäten das Wort geredet oder wenigstens, daß man an benachbarten Hochschulen wissenschaftliche Anstalten gemeinsam unterhielte, überhaupt sich auf unsere wirtschaftliche Not auch in der Wissenschaft einstelle und nicht hemmungslos an möglichst vielen Stellen über die gleichen Dinge arbeiten lasse und somit die zur Verfügung stehenden Mittel verzettele und an keiner Stelle soviel zur Verfügung stelle, daß damit etwas ordentliches angefangen werden könne. In der Wirtschaft wird heutzutage nach Kräften „rationalisiert", auch in der Wissenschaft muß das geschehen. Dann wird sehr viel Geld gespart werden und doch mehr erreicht werden können. Natürlich werden dann schwierige Übergangszeiten eintreten, für die besondere Maßregeln vorgesehen werden können. Will man einmal alte Mißstände beseitigen und bessere Zustände herbeiführen, so geht das eben ohne Schmerzen und vielleicht selbst einige Ungerechtigkeiten nicht ab.

Alle diese Erörterungen treffen aber nur unvollkommen den Punkt, der auch die Studentenschaft stark bewegte und noch bewegt, ob und wie wir die Universität wieder zu einer allen Studenten gemeinsamen Bildungsanstalt erheben können, so daß sie wirklich eine „alma mater" (nahrungsspendende Mutter) für alle ihre Besucher wird. Auch das ist eine sehr ernste Frage. Lagarde hat sich darüber nicht ganz klar ausgesprochen; aber er ist ein so starker Gegner des humanistischen Bildungsideals und will die Universitäten in erster Linie als Unterrichtsanstalten für Berufsvorbildung ausgestaltet wissen, daß es mir zweifelhaft ist, ob ihm an der Erhaltung oder besser Wiederherstellung der „universitas literarum et scientiarum" irgend etwas gelegen hätte. Ich bin hierin allerdings ganz anderer Meinung aus meinen Erfahrungen mit Medizinstudenten in erster Linie, aber auch aus den mit Studenten und Professoren anderer Fakultäten heraus. Es ist oft geradezu erstaunlich, wie sehr sich die einzelnen Fächer gegeneinander abschließen und wie wenig

Ahnung auch Professoren und Professoren-Minister und Professoren-Ministerialräte von dem Wesen und der Arbeitsart anderer Wissenschaftszweige als ihrer eigenen, haben. Je größer die Universität und je mehr eine reine Senatsverfassung besteht, um so geringer ist auch der Zusammenhalt unter den Professoren und Dozenten. In Berlin z. B. nimmt an den akademischen Feiern kaum jemals mehr als etwa der sechste Teil der gesamten Dozentenschaft teil, die meisten Dozenten, selbst solche, die Jahre und Jahrzehnte lang an der gleichen Hochschule wirken, kennen einander nicht einmal von Angesicht zu Angesicht. Auch bei der Rektoratswahl, wo die Zahl der Wahlberechtigten jetzt doch fast 200 beträgt, beteiligt sich kaum jemals auch nur die Hälfte der Wahlberechtigten. Es fehlt durchaus bei vielen der Universitätslehrer das Gefühl der Gemeinsamkeit und da ist es nicht erstaunlich, wenn dies noch weniger bei den Studenten vorhanden ist. Das ist durchaus nicht nur Folge der Großstadt, denn an der technischen Hochschule Berlin ist es anders, und an weit kleineren Universitäten wie Berlin ist es grundsätzlich nicht viel besser. Wenn vielfach geklagt wird, daß die Staatsregierung die Selbstverwaltung der Hochschulen nicht hoch genug achtet und viel zu oft bürokratisch eingreift, so sind die Professoren zu einem großen Teil selbst daran schuld, da sie selbst viel zu wenig Anteilnahme an ihr zeigen und auch weder bei den Rektorats- und Dekanatswahlen immer den geeignetsten wählen, sondern vor allem nach der Altersreihenfolge gehen.

Ist also der äußere Zusammenhalt ein geringer, so noch viel mehr der innere. Seit der Beendigung des Krieges wird das in noch stärkerem Maße in einem Teil der Studentenschaft empfunden als vor dem Kriege. Diese Stimmung fand ihren Niederschlag in der kleinen Schrift von Dr. Götz von Selle: „Die humanistische Fakultät“[1] und in der Aussprache auf dem ersten Studientag der deutschen Studentenschaft auf der Burg Hanstein, Pfingsten 1921, erschienen unter dem Titel „Humanis-

[1] Schriften der deutschen Studentenschaft. Heft 1—3 Februar 1921.

mus, Hochschule und Student". Wie stark in gewissen Kreisen der Studentenschaft die Unzufriedenheit mit den jetzigen Zuständen ist, ergibt sich auch aus den von ganz entgegengesetzten Lagern ausgehenden Rufen nach einer Neuordnung der Hochschulen. Der Verband der sozialistischen Studentengruppen Deutschlands und Österreichs hat ein ausführliches Hochschulprogramm im „Aufbau" unter dem 12. Dezember 1929 veröffentlicht und von der deutschen Studentenschaft fanden im Juni 1930 in Eisenach und im Januar 1931 Tagungen „über die Reform der deutschen Hochschulen" statt, an der auch zahlreiche Hochschullehrer teilnahmen und zu der ein ausführliches Programm verschickt wurde. Während die Vorschläge der sozialistischen Studentengruppe im wesentlichen von politischen Gesichtspunkten ausgehen und „an die Stelle des Klassenprivilegs das klassenlose Prinzip der Auslese nach Befähigung und an die Stelle der Anarchie des Zugangs zur Hochschule die Regelung der Zugangsquantiät im Einklang mit dem gesellschaftlichen Bedarf an Funktionären" setzen wollen, hat die deutsche Studentenschaft einen Arbeitsplan aufgestellt, der die grundsätzliche Frage der Stellung der Fachhochschulen zur Universität, die wissenschaftlichen Aufgaben der Hochschulen, die Hochschule als Lehr- und Prüfungsanstalt, die rechtliche Stellung der Hochschule und ihrer Organe, die Gemeinschaftsarbeit und die Stellung der Hochschule in Volk, Staat und Wirtschaft behandelt. Auch aus dem Kreise der Professoren sind manche Anregungen erfolgt; Cosack in München ist recht unzufrieden mit dem jetzigen Zustand der Hochschulen, der frühere preußische Kultusminister Professor C. H. Becker hat den Ruf nach Synthese erhoben und den Gegensatz aufgestellt zwischen wissenschaftlichem Routinier oder Berufstechniker und dem wissenschaftlichen Menschen, er hat sozusagen einen neuen Humanismus verlangt. In den Erörterungen über die sogenannte „humanistische Fakultät" treten zwei Strömungen hervor — die eine, die im wesentlichen auf eine andere Art des Hochschulunterrichts hinzielt, eine solche, in der der Student nicht nur Aufnehmender, sondern Mitarbeiter und Schaffender ist, die andere, die ein neues Bildungsideal aufstellt und die Universität wieder in den Mittelpunkt des ganzen geistigen Lebens des Volkes stellen will durch Betonung der Einheit der Wissenschaft in Forschung und Lehre. Es ist sehr reizvoll, aus den Reden, die auf der Hansteintagung gehalten und dem umfangreichen Schrifttum zum Gedanken der humanistischen Fakultät, zu entnehmen, wie es sich hierbei um eine zwar starke Bewegung handelt, die aber doch noch voller Unklarheit und in voller Gärung ist. Die ablehnende Beurteilung, wie sie von vielen, besonders auch Hochschullehrern (Götz, Spranger, Jaeger) erfolgt ist, richtet sich zu einem großen Teil weniger gegen den Gedanken als gegen die Organisation der Bewegung. Der humanistische Geist, sagt z. B. Jaeger, ist von den Einzelwissenschaften aus zu verwirklichen, der Gedanke im engsten Kreise „zu einer Humanisierung des Betriebes, zu einer Überbrückung der Kluft zu kommen, die zwischen dem Fachstudium, dem praktisch Handeln und dem bloßen Wissen liegt", soll gepflegt werden; Spranger hält den Gedanken für eine grobe „zeitgemäße" Verirrung und meint, wenn der Geist da wäre, so sei sie überflüssig; sei er nicht da, so wäre sie unmöglich. — Es ist wohl auch kein Zweifel, daß der Gedanke einer besonderen Fakultät, in der von einer Art lebendigen Dilettantismus aus das allen Wissenschaften Gemeinsame gelehrt werden soll, keinen Beifall gefunden und daß er deswegen allgemein fallengelassen worden ist. Deswegen ist aber noch keineswegs die ganze Bewegung und die vielleicht unklare Empfindung, daß das, was wir Universität nennen, nur eine äußerliche Zusammenfassung nebeneinanderhergehender, ja förmlich durch hohe Mauern voneinander getrennter Fachschulen ist, erledigt, sondern es handelt sich um eine Lebensfrage, ob wir die äußerliche Einheit nicht zu einer wirklichen, organischen gestalten können.

Man sage nicht, daß die Einheit in der Art und dem Ziel des Hochschulunterrichts bestände. Denn das ist keineswegs der Fall; er ist auf nicht wenigen Gebieten der Sache nach reiner Elementarunterricht, auf anderen höherer Unterricht. Der Schwerpunkt liegt bei vielen in der Vorbereitung des für einen bestimmten Beruf unentbehrlichen Wissens und Fertigkeiten, bei anderen mehr in der Ausbildung des gesamten Menschen, in der Vermittlung einer wirklichen höheren Bildung. Ist es nicht möglich, wenigstens in beschränktem Maße eine Annäherung zwischen den beiden entgegengesetzten Zielen herbeizuführen? Schwierig genug wird es sein, einen Weg dazu zu finden. Uns fehlen zahlreiche Vorbedingungen dazu. Zunächst die Vorbedingungen für die Zulassung zum Hochschulstudium. Heutzutage wird für die meisten Berufe die Ablegung der Reifeprüfung an einer höheren Schule (Gymnasium, Oberrealschule, Aufbauschule) verlangt; bei der ungeheuren Menge der von diesen Schulen Abgehenden können viele Berufe Auswahl treffen; die Reichswehr, Post, Industrie, Banken nehmen nur die mit besonders guten Zeugnissen, nach Möglichkeit körperlich und geistig Auserwählte. Der Rest bleibt für das Hochschulstudium, also die Hauptmasse der gerade bis zur Reifeprüfung Durchgeschleppten. Und diese haben wieder eine ganz buntscheckige, uneinheitliche und nirgends gründliche Vorbereitung. Dieser Mangel an Einheitlichkeit geht auf der Universität weiter. Was für die angelsächsischen Studenten ein großer geistiger Vorteil ist, das Zusammenleben in den Colleges, fehlt bei uns; es gibt keinen Mittelpunkt für das studentische Leben, in dem sich die Angehörigen der verschiedenen Fakultäten und Wissenszweige täglich sehen und miteinander sprechen und somit etwas von der verschiedenen geistigen Einstellung der Fächer erfahren und sich gegenseitig befruchten. Das Zusammenleben in den studentischen Verbindungen kann das nicht ersetzen; denn abgesehen davon, daß das doch nur eine Minderheit der Studenten betrifft, sind in ihnen gewöhnlich die Verbindungsangelegenheiten so sehr Hauptsache, daß die geistigen Interessen zu kurz kommen. Die Studierenden der Heilkunde und Naturwissenschaften sind von den übrigen räumlich so getrennt, daß sie das Vorlesungsgebäude der Universität höchstens bei besonderen Gelegenheiten kennenlernen; schon äußerlich ist daher ihr Blick von dem, was der Mittelpunkt für alle sein sollte, abgewandt und von vornherein auf den Beruf gerichtet. Es ist daher kein Wunder, daß die Mehrzahl der Studenten an allen weiter ausgreifenden größeren Veranstaltungen, wo es sich um die Erörterung philosophischer, religiöser, künstlerischer oder allgemein-politischer Fragen handelt, sich nicht beteiligt, die Studentenschaft, wie Jaeger sagt, „der am schwächsten vertretene Teil des Publikums ist". Ich möchte mich aber weder ihm noch Spranger anschließen, daß man, weil das Bedürfnis bei ihnen fehlt, auch nicht den Versuch machen sollte, es bei ihnen zu wecken. Ohne einen gewissen Zwang geht es wohl bei den Massen überhaupt nicht ab. Der frühere Staat hatte den Schulzwang und die Wehrpflicht, der heutige neben dem Schulzwang den Zwang zu Leibesübungen, zu denen manche der Studenten auch kaum Bedürfnis fühlen, aber wenn sie einmal darin tätig sind, sie nicht entbehren möchten. Deswegen wäre ein gewisser Zwang für alle Studenten, sich eine Zeitlang mit anderen Dingen als der Berufsvorbildung zu beschäftigen, nur wohltätig und würde gewiß allmählich wieder zu einer gewissen Einheit führen. Natürlich nicht so, daß vorgeschrieben würde, womit sich die Studierenden der einzelnen Fächer zu beschäftigen hätten und noch viel weniger, daß es sich nur um eine organische Ausgestaltung des öffentlichen — im allgemeinen recht darniederliegenden — Vorlesungswesens handelte. (An der Berliner Universität waren im Sommerhalbjahr 1930 von 1332 Vorlesungen und Übungen 36 als für Hörer aller Fakultäten bezeichnet, darunter 27 zwei- und viersemestrige Sprach- und Kulturkurse für Auslandsstudenten!!) Aber es müßte der Studiengang in allen Fächern so eingerichtet werden, daß Zeit bliebe zur Beschäftigung mit fern vom Berufsstudium liegenden Fächern. Nicht, wie es von dem Vertreter der Medizinerfachschaft auf der Hansteintagung vorgeschlagen wurde, daß ein Tag in der Woche dafür frei bliebe. Das würde dann in der Tat nur etwas ganz oberflächliches werden. Wohl aber, daß ein bis zwei Halbjahre der Vorbildung nur den anderen Fächern gewidmet sein dürften; bei Medizinern und Naturwissenschaftlern geisteswissenschaftlichen Vorlesungen und Übungen nach Wahl, bei den Geisteswissenschaftlern allgemeinnaturwissenschaftlichen und medizinischen. Bei den Medizinern wäre es gut, wenn ein Halbjahr in die vorklinische und eins in die klinische Studienzeit fiele. Vorlesungen und Übungen aus der Fachwissenschaft dürften in diesen Halbjahren, soweit sie Zwangseinrichtungen sind, nicht angerechnet werden. Das wären in gewisser Hinsicht „Ferien vom Ich", vom Berufsmenschen, Zeiten der Besinnung und Sammlung zum wissenschaftlichen Menschen, wenn man will, im Sinne Beckers zur „Synthese". — Die Durchführung eines derartigen Planes wird natürlich im einzelnen Schwierigkeiten machen; man wird aus der Praxis lernen müssen und es werden auch dafür gewisse Ratschläge den Studierenden zu geben sein: aber er würde doch wohl davor bewahren, daß die Universität immer mehr in Fachschulen zerfiele und die auf ihnen Ausgebildeten einem trostlosen Banausentum anheimgegeben würden. Die deutsche Studentenschaft hat auch in späteren Jahren die Fragen der Hochschulbildung weiter behandelt (1924 und 25) und das Streben nach Einheitlichkeit gezeigt, sie will die Gemeinschaft der Lehrenden und Lernenden im Sinne des antiken Ideals der Akademie wieder herstellen. An allen Erörterungen haben sich die Studenten der Naturwissenschaften und Heilkunde am wenigsten beteiligt. Soll ein Anfang zur Erörterung des aufgestellten Zieles gemacht werden, so muß durch einen gewissen Zwang die Aufmerksamkeit aller Studenten darauf gelenkt werden. — Auf den Studententagen ist viel guter Wille hervorgetreten und manche Anregung gegeben worden, im ganzen aber ist es doch immer noch gärender Most und viel Unklarheit. Wohl ertönt immer der Ruf nach Zusammenfassung, nach Ausbildung der Persönlichkeit, so wenn es z. B. in einem Bericht heißt (Dr. Büscher „in Hochschulziele und Berufsbildung“. 3. deutscher Studientag. 1926. S. 52): „Die heutige Berufsbildung entbehrt der ethischen Grundlage. Sie vernachlässigt den Menschen und fördert den ‚Fachmann‘ (Routinier)“, wie das aber geschehen soll, darüber fehlen brauchbare Vorschläge, ja manche stehen geradezu im Gegensatz dazu, wie z. B. der Ruf nach Fachschaften und die Bedeutung, die man gerade diesen beilegt. Mitarbeit der Studenten kann sicherlich nicht entbehrt werden, aber eine Aufsplitterung in zahlreiche Fachschaften mag vielleicht die Berufsbildung fördern, aber niemals zu stärkerer „Synthese“ führen. Gerade auf dem entgegengesetzten Wege liegt meiner Meinung nach das Heil. — Auf einer neuen Tagung der deutschen Studentenschaft vom 3. bis 5. Januar 1931 in Marburg, an der ich selbst teilnahm und die sich mit der „Hochschulreform“ beschäftigte, wurde zweifellos mit großem Ernst und Hingabe von Studenten und Professoren gemeinsam gearbeitet und mancher Keim gepflanzt, der hoffentlich reife Früchte tragen wird. Bedenklich bleibt nur, daß, wie einmal die Verhältnisse zur Zeit in der Welt sind, in diese in erster Linie geistigen und idealen Fragen doch die leidige Politik hineinspielt.

Erfahrungen als Herausgeber und Schriftleiter. Mein Kampf gegen die Fremdwörter

Seit nunmehr über 35 Jahren gebe ich die „Ergebnisse der allgemeinen Pathologie und pathologischen Anatomie des Menschen und der Tiere“ heraus, seit 12 Jahren Virchows Archiv und seit ebensolanger Zeit das Handbuch der speziellen pathologischen Anatomie und Histologie und in allen drei Unternehmungen habe ich die alleinige Schriftleitung. Ich habe also reichliche Erfahrungen sammeln können mit Verlegern und Mitarbeitern und tiefe Blicke in die geistige und seelische Art einer großen Zahl von geistigen Arbeitern der verschiedenen Völker machen können.

Meine Erfahrungen mit den Verlegern sind fast nur gute, die mit den Mitarbeitern sehr zwiespältige. Sowohl mit dem 1917 verstorbenen Dr. h. c. Fritz Bergmann als auch Dr. h. c. Ferdinand Springer verbanden und verbinden mich freundschaftliche Beziehungen. Sie haben das ihnen geschenkte Vertrauen in reichem Maße erwidert und im allgemeinen gezeigt, daß es ihr Bestreben war und ist, die Wissenschaft zu fördern und daß sie dies in gemeinsamer Arbeit mit den Wissenschaftlern tun wollen. Ich kann nur rühmen, daß sie in großzügiger Weise, wenn sie zu einer Persönlichkeit das Vertrauen gefaßt haben, daß er mit Einsetzung seiner ganzen Kraft die übernommene Aufgabe zu erfüllen sucht, ihm fast unbedingte Gefolgschaft leisten. Das wird hinsichtlich der großen Verleger im allgemeinen von der deutschen Geisteswelt — Gelehrten, Dichtern und Künstlern — nicht genügend anerkannt. Nur zu oft hört man die Klage, daß die Verleger zu viel Geld verdienen und die schaffenden Geister für ihre Zwecke ausbeuteten. Ich halte das für sehr ungerecht. Ich stehe vielmehr auf dem Standpunkt, daß es gerade für die Geistesarbeiter vorteilhaft ist, wenn großzügige Verleger auch großen geldlichen Erfolg haben. Nur wenn das der Fall ist, ist es ihnen möglich, kulturfördernd zu wirken und geradezu ungeheure Summen in Unternehmungen zu stecken, die der Wissenschaft zugute kommen, von denen sie aber genau wissen, daß sie ihnen nur Verluste einbringen werden. Wenn einzelne große Verlagsanstalten durch Aufkaufen kleinerer Betriebe eine gewisse Vormachtsstellung erreicht haben, so kann man über den Nutzen für die Wissenschaft verschiedener Meinung sein — gewiß hat das sicher seine zwei Seiten. Aber im Grunde sind sie darin nur dem Zuge der Zeit und der ganzen wirtschaftlichen Bewegung gefolgt, über die zu urteilen kaum die besten Kenner des ganzen Wirtschaftslebens imstande sind. Sicher ist aber, daß in der Nachkriegszeit und besonders der Zeit des Währungsverfalls nur diese großen Unternehmer das Durchhalten besonders des streng wissenschaftlichen Zeitschriftenwesens ermöglicht haben.

Zwei der von mir herausgegebenen und geleiteten Werke — die Ergebnisse und das Handbuch — dienen der Zusammenfassung unseres Wissens und sind von vornherein zu dem Zwecke gegründet und in dem Sinne von mir geleitet worden, der immer mehr überhandnehmenden Zersplitterung entgegenzuarbeiten. Deswegen mußten hier besondere Richtlinien von mir aufgestellt und nicht nur die Arbeitsgebiete und zu bearbeitenden Fragen verteilt, sondern auch auf die Art der Bearbeitung von mir ein gewisser Einfluß auszuüben versucht werden. Besonders beim Handbuch war es mein Streben, nach Möglichkeit eine gewisse Einheitlichkeit in der Bearbeitungsweise zu erreichen; ein Bestreben, das in den sachverständigen kritischen Besprechungen vielleicht über Gebühr anerkannt worden ist. Ich habe dazu in dem Vorwort zum 3. Teil des 4. Bandes im Januar 1929 geschrieben: „Trotz meiner Bemühungen ist es nicht in allen Beiträgen möglich gewesen, diejenige Vollständigkeit und Einheitlichkeit der Darstellung zu erreichen, wie ich sie erstrebte und wie sie mir notwendig erscheint. Aber dieses Ziel ist vielleicht auch unerreichbar, weil Anpassungsfähigkeit an die Absichten eines anderen naturgemäß nicht bei allen Menschen die gleiche sein kann." Und ich möchte hinzufügen: bei manchen auch der Wille dazu fehlt. Es ist für viele Gelehrte äußerst unbequem, bestellte Arbeit zu liefern und besonders wird das, wenn sie zu dem Besteller in wissenschaftlichem oder persönlichem Gegensatz stehen, starke Unlustgefühle hervorrufen, und die werden verstärkt, wenn Vorschriften hinsichtlich der Bearbeitung aufgestellt werden. Das ist begreiflich, menschlich und vor allem auch — deutsch. Nicht wenige ziehen denn auch daraus die Folge, daß sie jede Beteiligung an derartigen Sammelwerken ablehnen. Vollkommen berechtigt. Aber, wenn sie ihre Mitarbeit zusagen, müßten sie sich nun auch fügen. Das ist aber leider nicht immer der Fall, sondern manche setzen sich über alles, was ihnen über die Art der Bearbeitung, über Zahl und Art der Abbildungen usw. mitgeteilt ist, großzügig hinweg. In den „Ergebnissen" sollte das, was auf den einzelnen Gebieten in einem gewissen Zeitabschnitt wirklich erreicht war, in lesbarer Weise mit möglichster Vollständigkeit und Kürze dargestellt werden. Jeder Mitarbeiter wurde noch besonders gewarnt, nicht einfache sogenannte „zusammenfassende Referate" zu liefern, in denen zeitlich geordnet ein Auszug der einzelnen Arbeiten wiedergegeben wird, sondern die wissenschaftlichen Fragen und Gegenfragen, die Wege und Irrwege sollten Gegenstand der Darstellung sein und hierhinein die einzelnen Arbeiten verwoben, ein anziehendes, wissenschaftliches „Essay" in möglichst straffer Form gegeben werden. Wie oft ist dagegen verstoßen worden und wird es heute noch!, wie oft habe ich die eingesandten Arbeiten zurückschicken müssen zur Umarbeitung und wie oft habe ich selbst noch Hand anlegen müssen, um wenigstens einigermaßen die Aufgabe erfüllt zu sehen! Und welche

Unfreundlichkeiten habe ich mir dafür bieten lassen müssen! Und welch zähen Kampf habe ich um Zahl und Art der Abbildungen beim Handbuch zu kämpfen gehabt! Ich habe mich hier bemüht, immer so großzügig und entgegenkommend zu sein wie nur möglich. Aber hier hatte ich eine doppelte Pflicht der Kritik und dem Verleger gegenüber. Es ist nun mal so, daß bei der Beurteilung von Handbüchern die Einzelarbeiten gewöhnlich gelobt, was zu tadeln ist, aber auf das Haupt des Herausgebers und Schriftleiters fällt und seine Verdienste verschwiegen werden (dieses ist übrigens in einer ganzen Anzahl von Besprechungen meines Handbuches nicht der Fall gewesen). Dem Verleger war ich aber deswegen besonders verpflichtet, weil die Abbildungen die größten Unkosten verursachen und er mir in jeder Hinsicht entgegenkam und fast blindlings meinen Vorschlägen folgte. Ich glaube, wenige wissen, welche Mühe die ehrliche, sorgfältige Prüfung macht, welche Abbildungen unentbehrlich sind und in welcher Form die Wiedergabe erfolgen soll und ein wie langwieriger Briefwechsel sich oft daran knüpft. Die Verfasser kämpfen gewöhnlich um jede einzelne Abbildung mit der Hartnäckigkeit und dem rücksichtslosen Mut, wie eine Löwin um ihr Junges und pochen auf ihre größere Sachverständigkeit und glauben ehrlich, alle für die Beigabe von Abbildungen aufgestellten Richtlinien erfüllt zu haben, und so muß sich der Herausgeber mit viel Zeitverlust und geistiger Anstrengung in das ganze behandelte Gebiet einarbeiten, falls er es nicht ebenso beherrscht wie der Verfasser, um allen Anforderungen gerecht werden zu können. Ich glaube, ich bin in dieser Hinsicht eher zu weit- als zu engherzig gewesen und habe mir deswegen auch den Vorwurf in einigen Besprechungen zugezogen, daß zu viel und zu viel farbige Abbildungen gegeben würden. Ich habe mitunter darüber gelächelt und im stillen gedacht: „Du ahnungsvoller Engel, du!, wenn du wüßtest, wie viel Mühe es gekostet hat, daß nicht noch weit mehr und noch verwickeltere Abbildungen gebracht sind.“

Im ganzen habe ich aber schließlich in dieser Hinsicht am wenigsten Ärger gehabt und doch mannigfache Unterstützung bei vielen Fachgenossen gefunden. Dagegen war es geradezu erschreckend, welche Rücksichtslosigkeit und Unpünktlichkeit sich hinsichtlich der Innehaltung der vereinbarten Ablieferungszeitpunkte der Beiträge offenbarte. Es läßt sich bekanntlich bei Sammelwerken nicht vermeiden, daß mit jedem Mitarbeiter Ablieferungszeitpunkte vereinbart werden. Sie werden im allgemeinen auf recht weite Sicht festgelegt, und Herausgeber und Verleger rechnen schon damit, daß sie nicht immer pünktlich eingehalten werden. Aber das hat natürlich seine Grenzen, da die Drucklegung einigermaßen rasch hintereinander erfolgen muß. Nun gibt es Mitarbeiter, die nicht um Monate, sondern um Jahre hinaus in Verzug bleiben, dem Herausgeber jede Möglichkeit nehmen, seine Maßnahmen zu treffen und auf Mahnungen zunächst mit erneuten Versprechungen, wann sie „ganz sicher" liefern werden, und dann überhaupt weder auf schriftliche noch telegraphische Mahnungen antworten. Ja, einzelne werden noch grob und betrachten es als eine ganz ungebührliche Zumutung, daß sie einen Zeitpunkt angeben sollen, zu denen sie sicher liefern würden — dies sei, wie mir einer der Herren mal schrieb, „bei Handbüchern nicht üblich". Es ist jeder Begriff dafür, daß übernommene Pflichten erfüllt werden müssen — schließlich um jeden Preis —, geschwunden, und es fehlt oft die Ehrlichkeit, dann wenigstens zu gestehen, daß man die Arbeit nicht bewältigen könne oder wolle. Mancher, der in der Hoffnung auf irgendein unvorhergesehenes Ereignis schreibt, daß er nun sicher in drei oder sechs Monaten liefern würde oder daß er „fieberhaft an der Fertigstellung arbeite", hat noch nicht einen Strich niedergeschrieben. Daß die Mitarbeiter eine Einheit bilden und jeder auch die Pflicht hat, die pünktlich und zuverlässig arbeitenden nicht durch Lässigkeit und Unpünktlichkeit zu schädigen, dafür fehlt es bei vielen an jedem Verständnis. Manche entschuldigen sich mit Erkrankungen, die immer wiederkehren, und ich mußte gelegentlich den Eindruck bekommen, daß epidemische, aber im wesentlichen auf meine Mitarbeiter beschränkte Erkrankungen in Deutschland herrschten. Mit Rücksicht auf die Mitarbeiter, die pünktlich geliefert hatten, mußte ich mich öfter entschließen, einen Band in zwei oder drei Teilen erscheinen zu lassen, damit nicht die schon fertigen Beiträge beim Erscheinen bereits veraltet waren oder wieder umgearbeitet werden mußten, wenn auf die Säumigen gewartet würde. Trotzdem konnte nicht verhindert werden, daß einzelne Mitarbeiter ihre Beiträge zwei-, ja selbst dreimal umarbeiten oder ergänzen mußten, weil Jahre zwischen der pünktlichen Ablieferung und dem Erscheinen verstrichen waren, während die, die nach langer Zeit endlich ihre Beiträge ablieferten, den Vorteil hatten, daß sie nach kurzer Zeit auch gedruckt wurden. Für den Herausgeber, der allen Mitarbeitern gegenüber die gleichen Pflichten hat und die ganze Verantwortung trägt, eine Quelle größter Pein und vieler Schreibereien! Einer der Herren, der fast fünf Jahre lang auf seinen Beitrag warten ließ, hatte sogar den traurigen Mut, als ihm mitgeteilt wurde, daß alle anderen Mitarbeiter des Bandes schon geliefert hätten, zu schreiben, nach seiner Kenntnis einiger der Mitarbeiter wäre es sehr gut für sie, wenn sie nochmals Gelegenheit hätten, ihre Beiträge — die er ja nicht kennen konnte — gründlich umzuarbeiten! Nach dem, was ich von Kollegen der rechtswissenschaftlichen und philosophischen Fakultät gehört habe, ist diese Untugend bei ihnen in einem derartigen Maße und Umfang nicht verbreitet.

Bei Virchows Archiv lagen und liegen die Verhältnisse ja ganz anders. Hier werden ja keine bestellten Arbeiten eingeliefert, sondern jeder, der etwas veröffentlichen will, was in die Gebiete, denen die Zeitschrift dient, hineingehört, sendet seine fertige Arbeit ein und der Schriftleiter hat die Aufgabe, die Spreu von dem Weizen zu sondern. Durch die Überflutung des wissenschaftlichen Marktes, durch die erhebliche Steigerung der Herstellungskosten in Deutschland ist es aber nötig geworden, daß die Herausgeber der wissenschaftlichen medizinischen und naturwissenschaftlichen Zeitschriften sich über gewisse Richtlinien hinsichtlich Beschaffenheit, Umfang und Form der aufzunehmenden Arbeiten, der beizugebenden Abbildungen, Kurven und Tafeln einigen mußten und diese veröffentlichten. Ich habe für Virchows Archiv noch einige Sonderbestimmungen erlassen, und sie sowohl wie die allgemeinen sind auf der Rückseite jedes Heftes abgedruckt. Jeder, der in meinem Archiv veröffentlichen will, kann also mit Leichtigkeit die Bedingungen erfahren. Aber ich erhalte nur sehr selten eine Arbeit, die ihnen ganz entspricht. Ich könnte sie daraufhin ja natürlich ablehnen, aber das wäre mit Rücksicht auf den Inhalt häufig ungerecht. Ich pflege daher zunächst die Arbeit zurückzuschicken und zu bitten, sie den Bestimmungen entsprechend zu ändern. Das hat meist keinen vollen Erfolg, nicht einmal dann, wenn ich die ersten acht bis zehn Seiten selbst geändert (gekürzt und sonstwie verbessert) und gebeten habe, den Rest dementsprechend zu ändern. Das hängt damit zusammen, daß weder die Verfasser noch die Leiter der Anstalten, aus denen die Arbeiten stammen, die in die Schreibmaschine diktierten Arbeiten genau durchlesen und Wert darauf legen, daß sie, wenn sie sich in der Öffentlichkeit zeigen, nicht ungewaschen und in schmutziger Kleidung auftreten. Man hat nicht selten den Eindruck, daß alle Beteiligten am Schluß der Arbeit einen Stoßseufzer ausstoßen: Gott sei Dank, das wäre überstanden! und sie nun so rasch wie möglich loswerden wollen.

Und es ist merkwürdig, daß die vielen Ausländer, die gerade nach dem Kriege in verstärktem Maße in angesehenen deutschen Zeitschriften zu veröffentlichen wünschen, sich alle deutschen Untugenden rasch anzueignen suchen. Auch hier versagen meist die Anstaltsleiter und halten sich nicht an die Bestimmung, daß die eingelieferten Arbeiten in „fehlerfreiem Deutsch“ abgefaßt sein sollen. Es wurde mir sogar geschrieben, es ginge doch sowohl von der persönlichen wie völkischen Eigenart des Verfassers viel verloren, wenn man hier Verbesserungen vornähme. Ich bin allerdings anderer Meinung. Man soll den deutschen Lesern nicht zumuten, ihre Muttersprache in noch ärgerer Weise mißhandelt zu sehen als es die deutschen Verfasser bereits tun. Es kann auch für Russen, andere Slawen, Japaner usw. kein Ausnahmerecht eingeführt werden, daß sie ihre Eigenart, ein und dasselbe mindestens dreimal zu sagen (Mephistopheles sagte das allerdings auch zu Faust), auch in deutschen Zeitschriften entwickeln. Darauf müssen sie verzichten, wenn sie den Ergebnissen ihrer Arbeiten, mögen sie aus deutschen oder ihren eigenen Anstalten stammen, eine größere Verbreitung verschaffen wollen. Ich wüßte nicht, daß in englischen, französischen, italienischen Zeitschriften Arbeiten von Ausländern aufgenommen würden, die nicht in tadelloser Sprache abgefaßt sind. Freilich können die Ausländer uns entgegenhalten, daß sie sich doch bemühen, den deutschen Medizinern nachzueifern und daß es nicht ihre Schuld sei, wenn das, was sie in Nachahmung von ihnen schrieben, kein Deutsch sei.

Ich komme damit auf meinen Kampf gegen die Fremdwörter und mein Bestreben, die Mitarbeiter dazu zu erziehen, daß sie statt ärztlichen Kauderwelschs gutes Deutsch schreiben. Ich habe mir damit viel Gegnerschaft, Beschimpfungen und Ärger zugezogen und auf diesem Gebiete nicht einmal immer die Unterstützung meines Verlegers gefunden. Ich werde aber trotzdem und obgleich ich dadurch sehr viel Zeit verliere und Unlustgefühle bis zum Übelwerden empfinden muß, nicht ermüden und nachlassen. Denn schließlich habe ich doch auch einige Erfolge gehabt, nicht nur, daß manche Mitarbeiter sich ernstlich bemühen, Fremdwörter nach Möglichkeit zu vermeiden und sich von üblem Zeitungsdeutsch zu befreien, ich habe sogar Briefe erhalten, in denen sich die Verfasser dafür bedanken, daß ihnen durch meine Verdeutschungen dafür die Augen geöffnet seien, wieviel besser und verständlicher man oft die

Dinge im Deutschen ausdrücken könne. Ja selbst meine Gegner erkennen grundsätzlich an, daß man sich bemühen müsse, „überflüssige" Fremdwörter zu vermeiden und sich nur darauf zu beschränken habe, die „technischen Ausdrücke" beizubehalten. In der Deutung, was „technische" oder, wie ich sage, Kunst- oder Fachausdrücke, sind sie nun freilich überaus freigebig — „kongenital" soll etwas anderes bedeuten wie „angeboren", daß man für „Pathogenese" einfach „Entstehung" sagen kann (denn es handelt sich ja um „Pathien", Erkrankungen, Leiden), für „Hämatopoiese" Blutbildung, für „kausale Genese" Entstehungsursache, für „formale Genese" Formentstehung, für „Phylogenie" und „Ontogenie" Stammes- und Keimesgeschichte usw., wird bestritten oder die Beibehaltung dieser Ausdrücke damit begründet, daß durch die Verdeutschung den Ausländern das Lesen unserer Zeitschriften erschwert würde. Das ist freilich die schlimmste Begründung, die man geben kann. Als ob Franzosen, Italiener, Engländer, Amerikaner ihr Schrifttum darauf einrichteten, ob wir es leichter verstehen oder nicht! Man kann es an sich für wünschenswert halten, für wissenschaftliche Arbeiten eine zwischenstaatliche, allgemeinverständliche Sprache einzuführen. Dann kehre man zum Lateinischen zurück. Ich glaube freilich nicht, daß das erreichbar ist. Aber dadurch, daß man in die eigene Sprache fremde Flicken setzt, erleichtert man nicht das Verständnis und es ist doch lächerlich, zu meinen, daß das Verständnis einer deutschen wissenschaftlichen Arbeit von der Beibehaltung sogenannter Fachausdrücke abhinge. Gewiß gibt es Fachausdrücke, die zwischenstaatlich sind und nicht gut verdeutscht werden können und deren Verdeutschung das Verständnis erschweren würde, weil sie in keinem Wörterbuch stehen — aber das ist doch nur eine recht geringe Zahl, und sie lasse ich auch unangetastet. Aber zahllose Wörter und Wendungen werden als Fachausdrücke angesehen, die es gar nicht sind. „Relativ", „absolut", „total" sind Ausdrücke, die beinahe in jeder Arbeit bis zur Übersättigung auftreten und doch viel besser und mit viel eigenartigerer und wechselnderer Tönung deutsch ausgedrückt werden — verhältnismäßig, bedingt, vollständig, unbedingt, ganz usw. „Intakt“ statt unverletzt, unversehrt, unberührt; „aktinische Noxe“ statt Strahlenschädlichkeit; „Partie“ statt Teil, Abschnitt; „Region“ statt Gegend, Nachbarschaft; „regionär“ benachbart, „Areal“, Bezirk, Herd; „Autor“, Verfasser, Untersucher, Forscher; „Prozeß“ Vorgang, Veränderung, „mensuell“ monatlich; „sistieren“ statt aufhören. Dann die vielen farblosen Flickworte, wie „interessant“, für das es im Deutschen zahlreiche, die Sache weit besser treffende Wörter gibt, wie anziehend, lehrreich, bemerkenswert, beachtenswert usw., und endlich Wendungen, die zeigen, daß der Verfasser sich der Bedeutung der Fremdwörter gar nicht bewußt ist, wie „aktive“ Tätigkeit, „aktive“ Arbeit, „morphologische Gestalt“, „subkutane Injektion unter die Haut“, „überlieferte Tradition“, „progressives Fortschreiten“ usw., „experimentelle Versuche“, „Elemente“ statt Bestandteile, Gebilde, „Zellelemente“, wenn nichts anderes gemeint ist, als Zellen, und nicht die Urbestandteile von Zellen; „hypothetische Annahme“, „schädliche Noxe“, „Lamellenschichten“, „lymphogene Genese“, „zellulär“ statt zellig. usw.; endlich die entsetzliche Wendung „er kam zum Exitus“ statt er starb, und das immer wiederkehrende, in ein und demselben Satz zwei- und dreimal auftretende Wort „Tumor“ statt Geschwulst, Gewächs, Neubildung oder auch Schwellung, wobei der deutsche Ausdruck jedesmal eine andere Färbung haben kann. Dazu kommen noch so entsetzliche und falsche Bildungen, wie „progressierend“ statt fortschreitend. Die Beispiele könnten verhundertfacht werden. Es ist doch beschämend, wenn Heinrich Braun, als er daran ging, in seinem Buch „Lokalanästhesie“ die Fremdwörter auszumerzen und es als „örtliche Betäubung“ zu bezeichnen, etwa 3000 Worte durch deutsche Ausdrücke leicht ersetzen konnte. Wir alle sind von Jugend an so wenig daran gewöhnt, unsere Muttersprache pfleglich und wie ein Kleinod zu behandeln, daß wir oft gar nicht wissen, wieviel Fremdwörter wir mitschleppen. Ich bin seit meinem sechzehnten Lebensjahr bestrebt gewesen, reines Deutsch zu sprechen und zu schreiben, ich bin aber doch erschrocken, wenn ich jetzt ältere Arbeiten von mir durchlese und bemerken muß, wieviel entbehrliche Fremdwörter sich noch darin finden.

Wechsler hat in seinem schönen Buch „Esprit und Geist" geschrieben: „Es geht nicht an, diese sprachliche Überfremdung, die unleugbar ist und wahrlich keine Ehre noch Zier, aus bloßer Schwäche oder Gedankenträgheit oder Eitelkeit oder sonst einem Fehler unseres Volkes abzuleiten. Alles in der Muttersprache zu können, bekundet höchste Geistes- und Seelenbildung." Ich glaube, daß bei den ärztlichen Schriftstellern doch ein großer Teil ihres Kauderwelschs auf Bequemlichkeit und Gedankenfaulheit beruht. Sie sind daran gewöhnt, oft in Gegenwart ihrer Kranken Ausdrücke zu verwenden, die von ihnen nicht verstanden werden sollen. Das mag hingehen, obgleich heutzutage auch ein großer Teil der Fachausdrücke und Redewendungen durch die Zeitungen beinahe Allgemeingut geworden ist. Aber wenn sie schreiben, so sind doch die Kranken nicht anwesend, und die Rücksicht auf sie fällt fort. Aber die meisten schreiben ja gar nicht, sondern sie lassen zunächst mal die im liederlichsten Deutsch eiligst von jungen Famulis abgefaßten Krankengeschichten, Versuchsniederschriften, Leichenbefundberichte und Angaben über gewebliche Veränderungen von ihren Schreibhilfen abschreiben und sprechen ihnen das übrige in die Schreibmaschine hinein, wobei sie alle die Untugenden und Sprachsünden, die sie tagaus, tagein im mündlichen Verkehr begehen, nicht vermeiden. Es ist ja heutzutage Sitte, daß jeder junge Hilfsarzt sich für zu gut hält, das Technische seines Faches selbst zu machen, sondern eine „technische Assistentin" und Schreibhilfe haben muß. Sind die Arbeiten auf diese Weise fertiggestellt, so werden sie meist, wie ich oben schon bemerkte, nicht mehr durchgelesen, sondern möglichst rasch zur Veröffentlichung weitergegeben. Auf diese Weise kommt es, daß nicht nur beinahe jeder Satz von vermeidbaren Fremdwörtern strotzt, sondern auch alle die Mißhandlungen der deutschen Sprache, die man im allgemeinen als „Zeitungsdeutsch“ bezeichnet, sich häufen. Daß man für das entsetzliche „letztere“ und „erstere“ einfach diese und jene sagen kann, ist nicht bekannt; daß die Verwendung von „derselbe“, „dieselbe“ usw. schwerfällig und oft genug durch er, sie, es ersetzt werden kann, ebensowenig; daß die Endung -weise nicht ein Eigenschaftswort ist, sondern zum Zeitwort gehört, „adverbiell“ ist, gerät immer mehr in Vergessenheit, und Wendungen, wie „die teilweise Erörterung“, „die ausnahmsweise Erklärung“, „das angriffsweise Vorgehen“ usw., sind gang und gäbe, aber nicht weise. Es ist richtig, daß sich die Verwendung von „teilweise“ als Eigenschaftswort wohl gelegentlich selbst bei Goethe findet (auch bei Hegel), aber „mitunter schläft selbst der gute Homer“, und die großen Geister sollen doch nicht nur in ihren Schwächen unsere Vorbilder sein. — Unser Volk hat ja doch immer eine Vorliebe für das Ausländertum gehabt, und in heutiger Zeit wird doch das Westlertum für uns in allen Dingen als hehres Beispiel empfohlen. Warum suchen wir nicht mit ihnen in ihren guten Eigenschaften zu wetteifern, in unbedingter Vaterlandsliebe und Liebe und Ehrfurcht vor unserer Sprache, die herrlich, schön und kräftig ist, wenn sie rein gehalten, aber abscheulich und widerlich, wenn sie von fremden Fetzen und Flicken durchsetzt ist? Hier können die Franzosen nachahmenswertes Beispiel sein. Karl Hillebrand schreibt von ihnen, „daß in keinem anderen Land die Gebildeten ihre Sprache in Reden und Schreiben so hoch in Ehren halten, daß ein Primaner dort gefälliger und übersichtlicher schreibt als mancher Deutsche, der sich Schriftsteller zu nennen wagt“. Und Wechsler, der wirklich kein wilder Teutscher, Hakenkreuzler oder Deutschnationaler ist, schreibt über die französische Art: „Keinen Vorwurf hört man häufiger als diesen: ‚il ne sait pas le français‘. Denn nichts wird drüben mehr verübelt als jenes gleichgültignachlässige Sudeln, das bei uns für manche, auch Hochgelehrte, soviel wie schreiben heißen soll." Und er rechtfertigt das Bestreben nach Besserung bei uns mit den Worten: „Nur wenige denken heute bei uns daran, daß Sprache Pflicht bedeutet und jeden schlichten Mann erhöht und adelt. Die Muttersprache zugleich reinigen und bereichern, ist das Geschäft der besten Köpfe."

Dabei will ich keineswegs unterschiedslos alle Fremdwörter beseitigen, denn sie können auch zur Bereicherung der Muttersprache dienen, und unter Umständen können Ausdrücke wie „enorm" und „kolossal" mehr bedeuten, als „außerordentlich" und „ungeheuerlich". Aber will man diese Wirkung erzielen, muß man diese Worte sparsam verwenden.

Ich weiß, daß es viel Mühe und Selbsterziehung kostet, um eingewurzelte Untugenden und überkommene Gewohnheiten abzulegen, und daß es nicht jedem gegeben ist, mit Erfolg an sich zu arbeiten. Aber man sollte wenigstens das Ziel anerkennen und nicht die beschimpfen und ihnen Steine in den Weg legen, die sich dafür opfern, im engsten eigenen Kreise Wandel zu schaffen. Die Herausgeber und Schriftleiter wissenschaftlicher Zeitschriften haben es in der Hand, durch rücksichtsloses Vorgehen erzieherisch zu wirken. Bei den Ärzten und besonders meinen engeren Fachgenossen habe ich bisher wenig Nachahmung, aber viel Widerstand gefunden und bin ein Prediger in der Wüste geblieben.

Beziehungen zu ausländischen Gelehrten. Auslandsreisen

Schon seit dem Beginn dieses Jahrhunderts hat man in Europa seitens der führenden Völker den geistigen Einfluß über die ganze Welt auszubreiten gesucht. Zum Teil war es von Frankreich und England ein Mittel zur Einkreisung und Niederhaltung Deutschlands, zum Teil fügte es sich in die Bestrebungen der Kolonisation ein. Auch die deutsche Politik hat sich der geistigen und wissenschaftlichen Beziehungen zu bedienen versucht, und Kaiser Wilhelm II. hat ja durch die Einrichtung der Austauschprofessuren mit Amerika den deutschen Einfluß zu festigen und zu vermehren sich bemüht. Unabhängig von derartigen Zwecken der Machtpolitik hat sich aber auch die geistige Verbundenheit der Kulturvölker im Zusammenschluß der wissenschaftlichen Akademien und zwischenstaatlichen wissenschaftlichen Zusammenkünften geäußert. Das Einflußgebiet der einzelnen Länder war verschieden — in erster Linie natürlich auf die gleichsprachigen Länder, Frankreichs auf die meisten romanischen mit Ausnahme Italiens und auf Dänemark, Deutschlands auf Schweden, Rußland, Japan, China, Ungarn, zum Teil Amerika; Englands auf Norwegen und ein Teil Ostasiens sowie Ägyptens; dabei nicht einmal gleichmäßig auf allen Wissenschaftsgebieten, so daß z. B. die deutsche Wissenschaft in Rußland, Italien, Amerika, Japan einen ganz überragenden Einfluß auf dem Gebiete der Pathologie, Frankreich aber zum Teil in Rußland einen stärkeren auf dem der Physiologie hatte. Das ist ja durchaus verständlich und hängt mit der wechselnden und auf einzelnen Gebieten verschiedenen Höchstleistung der Völker zusammen. Es ist bekannt genug, daß sich das alles mit dem Kriege und nach dem Kriege änderte, daß die Verbindungsfäden zerrissen wurden und durch die absichtliche Achtung der deutschen Wissenschaft und der der Mittelmächte ein Spalt in die zwischenstaatlichen Wissenschaftsbeziehungen gerissen wurde, indem auch die gnädig zugelassenen parteilosen (neutralen) Staaten sich den Siegerstaaten nicht unbedingt anschlossen. Es ist bemerkenswert, daß trotzdem schon wenige Jahre nach dem Kriege, zum Teil sogar unmittelbar danach, von älteren und jüngeren Gelehrten der feindlichen und, wenn auch nicht am Kriege beteiligten, so doch gegnerisch gesinnten Völker persönliche Beziehungen mit den Vertretern der deutschen Wissenschaft wieder anzuknüpfen versucht wurde. Bei manchen, weil es ihnen wirklich Herzensbedürfnis war und sie innerlich den Krieg und den Haß gegen Deutschland nicht mitgemacht hatten, bei anderen aus Eigensucht und Nützlichkeitssinn, weil sie hofften, auch von dem zerfetzten, aus tausend Wunden blutenden und verleumdeten Deutschland nicht nur geldliche, sondern auch geistige Vorteile erhalten zu können. Es ist ebenso bekannt, daß manche deutschen Wissenschaftler leider nicht immer die selbstverständliche Zurückhaltung bewahrt und in der üblichen Bedientenhaftigkeit die zögernd hingestreckte Hand der Feinde begierig und mit Verbeugungen ergriffen haben. Es war so, als könne nicht nur manches verziehen, sondern auch alles, was uns angetan, vergessen werden. Ich habe lange gezögert, wissenschaftliche Arbeiten aus den Feindstaaten in meinen Zeitschriften und Gelehrte aus ihnen als Arbeiter in mein Institut aufzunehmen, und stets unter erschwerenden Bedingungen. Aber die amtliche Welt steht ja auf einem anderen Standpunkt. In erster Linie haben ja die Franzosen eine ganz großzügige Kulturpropaganda entfaltet, mit großen Mitteln und mit dem ihnen eigenen Geschick und der ihnen nun mal eigentümlichen Anmut (Charme), sowohl in ihrer Heimat, durch gewaltige Vergünstigungen, die sie fremdvölkischen Studierenden gewähren, wie im Auslande, in Polen und besonders Nord- und Südamerika. Man hat auch bei uns den gleichen Weg beschritten und auf alle mögliche Weise für Studenten- und Professorenaustausch gewirkt und die Ausländer als Studenten an deutsche Universitäten und Hochschulen zu ziehen versucht. Der Erfolg steht nicht im richtigen Verhältnis zu den Mühen und Ausgaben. Es ist durchaus begreiflich, daß wir der französischen Kulturwerbung nicht das Gleichgewicht halten können; dazu fehlen uns die geldlichen und in gewisser Hinsicht auch die geistigen Mittel, d. h. die äußerlich feine, anziehende Art, die nun mal rasch viele Herzen gewinnt. Vorteilhaft sind die Bestrebungen nur dadurch, daß sie jungen deutschen Gelehrten die Möglichkeit verschaffen, das Ausland und ausländische Kultur kennenzulernen, und das ist gewiß wertvoll und in unserer jetzigen Lage besonders nötig. Denn die Deutschen haben es nun mal bitter nötig, aus der Kleinlichkeit und Enge des eigenen Lebens zu Hause herauszukommen und sich den Wind mal um die Nase wehen zu lassen; sonst gehen sie in dem immer mehr zunehmenden kleinlichen Gezänk des täglichen Lebens und wirtschaftlichen Nöten ganz zugrunde. Aber als politisches Werbemittel halte ich alle diese Bestrebungen für zwecklos, unfruchtbar und das dafür ausgegebene Geld für verschwendet. Gewiß, wir werden uns bei den Völkern und Einzelgelehrten, die auf gründliche systematische Ausbildung und Forschung Wert legen, denen auf die Sache mehr ankommt als auf die Form, Achtung und Verehrung erwerben, Liebe aber nicht und noch viel weniger nachhaltigen, politischen Einfluß.

Wie ich über alle diese schon unter der kaiserlichen Regierung auch von wissenschaftlichen Kreisen unterstützten Bestrebungen gedacht habe und noch denke, habe ich in meiner Kieler Universitätsrede zum Geburtstage des Kaisers am 27. Januar 1916 gezeigt und ausführlicher zu begründen versucht. Ich habe hier das Verhältnis von „Wissenschaft und Volkstum“ behandelt und betont, daß die Wissenschaft und vor allem die Naturwissenschaften in ihren Zielen und Ergebnissen zwischenstaatlich (international), in ihrer Arbeitsweise, in der Art, wie sie den Zielen zustreben, durchaus völkisch sind. Jenes ist eine Binsenwahrheit; denn die Fallgesetze und die Mendelschen Erbgesetze sind für die Engländer keine anderen als für Deutsche und Franzosen. Dieses ist es aber nicht. Als nur zwei Stände — Geistlichkeit und Ritterschaft — alleinige oder fast alleinige Träger von Wissenschaft und Kunst waren und eine einzige, jeder einzelnen der Völkermassen fremde Sprache, die lateinische, gemeinsame Sprache der Wissenschaft aller Völker war, da war tatsächlich eine weltbürgerliche Gemeinsamkeit der Wissenschaften vorhanden. Mit der Erhöhung des völkischen Bewußtseins, mit dem Eindringen höherer Bildung in weite Schichten des Volkes begann aber eine Nationalisierung der Wissenschaft, die sich darin äußerte, daß die allgemeine lateinische Gelehrtensprache der Volkssprache Platz machte. Mit dem Zeitungswesen und der sich in den letzten Jahrzehnten immer steigenden Neigung, jede und auch nur vermeintliche wissenschaftliche Entdeckung in die Tageszeitungen zu bringen, vermehrt sich die öffentliche Anteilnahme des ganzen Volkes an der wissenschaftlichen Arbeit. Die Stärkung des Volksbewußtseins, die nicht von der allgemeinen Bedeutung der wissenschaftlichen Leistung, sondern ganz allein von der wissenschaftlichen und politischen Machtstellung abhängt, drängt die weltbürgerliche Gemeinschaft der Wissenschaft zurück. Nichts beweist das besser, als die Entwicklung kurz vor und nach dem Kriege. Alle die kleinen „befreiten" Völker, die kaum eine eigene wissenschaftliche Sprache besitzen, wollen jetzt fast nur noch in ihrer eigenen Sprache wissenschaftlich veröffentlichen und halten es kaum noch für nötig, kurze Zusammenfassungen ihrer Ergebnisse in den drei oder vier Hauptkultursprachen anzufügen, und diese Sucht wird höchstens noch durch die Befürchtung, ihre Erzeugnisse ganz zu vergraben, im Zaume gehalten. Die Erlangung staatlicher Selbständigkeit und die damit zusammenhängende Zunahme des völkischen Bewußtseins wirkt auf die Wissenschaft im Sinne einer Entfremdung der Völker untereinander und läßt für weltbürgerliche Verbindungs- und Einigungsgedanken wenig Raum übrig. Es ist daher nur folgerichtig, wenn die Verkünder und Verfechter des Weltbürger- oder auch nur des Paneuropatums, wie Ostwald, mit Tatkraft und Begeisterung für Schaffung einer besonderen, gemeinsamen Gelehrtensprache eintreten, die zur Weltsprache werden und ebenso dem wissenschaftlichen Gedankenaustausch wie dem wirtschaftlichen Weltverkehr dienen soll. Je umfangreicher aber der Kreis der Teilnehmer an der wissenschaftlichen Arbeit ist, um so mehr wird die Arbeitsweise durch Lebensweise, Überlieferungen aus der Jugenderziehung und Geschichte, Organisation und bei dem Einfluß der Tagespresse durch wechselnde Modeströmungen der einzelnen Völker stark beeinflußt. Und das wird auch nicht durch die allgemeine Gleichheitsmacherei und Amerikanisierung der Völker wesentlich geändert werden, falls die Wissenschaft sich auf ihrer Höhe erhalten soll; ebensowenig werden „internationale“ und nationale „wissenschaftliche Kongresse mit internationalem Einschlag“, die ja doch oft nur Orgien der Vergnügungssucht und der Eitelkeit unter dem Deckmantel der Wissenschaft sind, etwas daran ändern. Die inneren, geschichtlich verschärften, wohl auch durch die Landschaft (geopolitisch) bedingten Wesensgegensätze der Völker werden aber auch nicht durch ernsthafte wissenschaftliche Zusammenarbeit überbrückt werden, „solange nicht Philosophie die Welt im Innersten zusammenhält“; und das wird, wenn je, wohl erst in Hunderten oder Tausenden von Jahren der Fall sein. Das spricht aber nicht dagegen, daß die Wissenschaft auch in ihren Wegen international ist und alle wesentlichen wissenschaftlichen Ergebnisse des einen Volkes auch von den anderen berücksichtigt und mitverwendet werden müssen. Freilich wird auch das von der Wesensart und den Neigungen und Abneigungen der einzelnen Völker mit abhängen. So gewissenhaft und gründlich, wie die Deutschen bisher meist die Ergebnisse fremdvölkischer Wissenschaft zu benutzen pflegten, geschieht das von Franzosen, Amerikanern und Engländern im allgemeinen nicht, und die Geschichte der Zellularpathologie und Bakteriologie ist voll von Beispielen über den Einfluß völkischer Zu- und Abneigungen, was sich besonders auch im populär-wissenschaftlichen Schrifttum bis auf den heutigen Tag zeigt. Es mag sein, daß die Logik der Tatsachen die Wissenschaften zu einer gewissen festeren Organisation im Austausch der wissenschaftlichen Ergebnisse zwingen wird — auf das Verhalten der einzelnen Völker zueinander in wirtschaftlicher und politischer Hinsicht wird das aber kaum einen Einfluß haben.

Den persönlichen Beziehungen zu den Gelehrten fremder Völker habe ich mich schon durch meine Stellung als Herausgeber und Schriftleiter nicht entziehen können und wollen. Ich habe mich auch an der Begrüßung bedeutender ausländischer Gelehrter gern beteiligt, aber doch immer möglichste Zurückhaltung bewahrt. Deshalb habe ich auch manche Anerbietungen, in Süd- und Nordamerika wissenschaftliche Vorträge zu halten, nicht angenommen, weil ich der Meinung bin, daß man dies wirksam nur dann kann, wenn man die fremde Sprache so beherrscht, daß man in ihr ebenso frei sprechen kann, wie in der Muttersprache. Für mich wenigstens, der ich durch mein ganzes Leben gewohnt war, nur frei vorzutragen, wäre das Gebundensein an ein fremdsprachliches Manuskript ein viel zu großes Hemmnis gewesen. Nur den Einladungen nach dem Osten zu den Russen und den Randstaaten bin ich gefolgt, weil ich hier ja deutsch sprechen konnte und von meinen Zuhörern auch verstanden zu werden wußte.

Zuerst war ich im September 1923 einer Einladung zur ersten Nachkriegstagung der allrussischen pathologischen Gesellschaft nach Petersburg gefolgt. Die russische pathologische Gesellschaft war 1909 ganz nach dem Muster der deutschen gegründet, und es war ein Zeichen, daß trotz der furchtbaren Verheerungen, die Krieg und blutiger Umsturz in dem Riesenreich hervorgerufen hatten, eine gewisse Beruhigung wieder erfolgt war, wenn man es wagte, die Pathologen von Sibirien bis zum Schwarzen und Kaspischen Meer und zur Ostsee zu einer gemeinsamen Tagung in der ehemaligen Hauptstadt des ermordeten Zaren zu laden. Trotzdem hatte ich große Bedenken, die Reise anzutreten, denn es waren die schlimmsten Zeiten des Währungsverfalles. Aber da sowohl Auswärtiges Amt wie Kultusministerium Wert darauf legten, daß ich hinfuhr, entschloß ich mich dazu. Nach einem eintägigen Aufenthalt in Riga kam ich am 16. September in Petersburg an, wo sowohl Geh. Rat Aschoff wie ich in dem damals noch bestehenden deutschen Alexanderkrankenhaus gastfreundliche Aufnahme fanden. Der Aufenthalt in Petersburg und in Moskau, wohin ich nach Beendigung der Tagung fuhr, war erschütternd und anregend zugleich. Petersburg, das damals noch nicht in Leningrad umbenannt war, machte den Eindruck einer völlig heruntergekommenen, teilweise zerstörten Stadt. Die prächtigen Paläste an der Newa verödet und ungepflegt, kaum eine Straße, in der nicht ausgeraubte Häuser ohne Fensterrahmen und Fußböden zu sehen waren, die während der Hunger- und Kältezeit 1920/21 von jedermann zum Heizen genommen waren, soweit die Wohnungen leer standen. Und das war vielfach der Fall, denn die Einwohnerzahl, die während des Krieges fast $2^1/_2$ Millionen erreicht hatte, war nach Umsturz und Bürgerkriegen auf beinahe $^1/_2$ Million gesunken und hatte während meiner Anwesenheit erst etwa wieder 900000 Menschen erreicht. Während vor dem Kriege nach einer mir im deutschen Generalkonsulat gemachten Angabe fast jeder zehnte Mensch in Petersburg deutschsprachig war (Reichsdeutsche und Balten zusammen etwa 200000 Menschen, für die Richtigkeit dieser Zahlen kann ich freilich nicht einstehen), weilten jetzt nur wenige Tausende deutschsprachige Menschen in der Stadt.

Das Straßenbild auch sonst traurig und schmutzig, wenig Wagenverkehr, die Menschen schlecht und unsauber angezogen, mißmutig und vergrämt, in den elektrischen Straßenbahnen Unsauberkeit auf den Sitzen und noch stärker an den damals noch fast allein tätigen Schaffnerinnen. Häuser am Newski Prospekt, die 1914 zu bauen begonnen, daher unvollendet geblieben waren, noch in demselben Zustand wie zur Zeit des Kriegsausbruches. Auffallend war ein starker Besuch der Kirchen, zum Teil selbst von Soldaten der roten Armee, und das Fehlen jeder religionsfeindlichen Aufzüge, von denen man doch gelesen hatte, und die später wieder überhand genommen haben sollen. An dem Tage meiner Ankunft auf dem Platze vor dem Winterpalais ein großes militärisches Schauspiel: Verpflichtung von 1500 in den neuen Kriegsschulen rasch ausgebildeten jungen Offizieren, von denen ein erheblicher Teil aus dem Arbeiterstande stammte. Bewunderungswürdig und in reine Luftschichten erhebend die Kunstsammlungen in der Eremitage, die noch vervollständigt waren und in denen mir liebenswürdigerweise von einem der Kustoden auch die wunderbaren Goldfunde aus dem Ural gezeigt wurden, die der Öffentlichkeit vorzuweisen von der Verwaltung noch für zu gefährlich gehalten wurde. In Moskau — ein anderes Bild. Lebhaftes, kräftig pochendes Leben, angeregt wohl mit durch eine damals stattfindende landwirtschaftliche Ausstellung aus allen Teilen der Sowjetunion, wo die Eigenart des Lebens und Treibens der zahlreichen verschiedenen ländlichen Völkerstämme des großen Reiches zu sehen war und man auf den ersten Blick an der Sauberkeit und Freundlichkeit der einfachen Häuser und dem Blumenschmuck erkannte, wo die Hand einer deutschstämmigen Hausfrau waltete. Größere Sauberkeit und Ordnung auf den Straßen, Schaufensterauslagen, unter denen besonders die von Edelsteinhändlern Eindruck machten, da sie fast so reichhaltig waren wie in Berlin Unter den Linden, und man fragte, wer denn so etwas im Sowjetstaate kaufte, mehr noch für einen Deutschen, der aus dem Lande des Währungsverfalls und des Nahrungsmittelelends kam, die Nahrungsmittelläden, die bis 12 Uhr nachts geöffnet waren und alle Feinschmeckereien vom Kaviar bis zu den herrlichsten Südfrüchten enthielten. Eigentümlich, daß in jedem dieser Läden eine gedruckte Tafel hing mit einer Überschrift, aus der ich auf Grund der neugewonnenen Kenntnis der russischen Schrift das „deutsche" Wort „Preiskurant" herausbuchstabieren konnte.

Von der Gewaltherrschaft war wenig zu merken; freilich hütete sich auch jeder, darüber zu sprechen. Der Kreml, in dem der todkranke Lenin lag, war nur durch besondere Vergünstigung zugänglich. Ein Zeichen der neuen Zeit, daß überall in öffentlichen Gebäuden die Bilder der jetzigen Machthaber und ihrer geistigen Väter aushängen mußten. Schon in Petersburg bei dem Empfangsabend zur Eröffnung der Tagung in dem Gelehrtenhaus, einem ehemaligen großfürstlichen Palast, prangte einem die Kolossalbüste von Karl Marx beim Eintreten in den Empfangsraum entgegen sowie Bilder von ihm, Karl Liebknecht, Lenin, Trotzki und Kameneff; an anderen Stellen fehlte auch Rosa Luxemburg nicht. In jedem Krankenhaus, jedem für öffentliche und amtliche Veranstaltungen bestimmten Räumen in Petersburg und Moskau fehlten diese Bilder nicht, selbst in den Räumen, in denen damals gerade eine Ausstellung „Das deutsche Buch" sich befand, waren sie vorhanden.

In wissenschaftlicher Hinsicht war begreiflicherweise vieles sehr ungleich, im ganzen aber doch in höchstem Maße bewundernswert, mit welcher Geduld, Gleichmut und Zähigkeit die russischen Fachgenossen Umsturz, Bürgerkrieg, Hungers- und Kältenot, Verlust ihrer Habe, Vermögens und Wohnungen und Unterbringung in kümmerlichste Notbehausungen ertragen und doch noch die Kraft zu wissenschaftlicher Arbeit gefunden hatten, ja sogar noch Humor aufbringen konnten. Ein älterer Assistent des pathologischen Instituts in Moskau, der mit seiner Frau zu den reichsten Personen Moskaus gehört und eine schöne Villa mit vieler Dienerschaft bewohnt hatte, im eigenen Kraftwagen nach Paris gefahren war und sich jetzt mit einer kümmerlichen Zweizimmerwohnung begnügen mußte, führte mich in das ehemals vornehmste Restaurant, das auch noch einen gewissen reichen Anstrich hatte. Gleich beim Eintritt wurde er von einem überraschend gut gekleideten Herren, der den Eindruck eines „Hoteldirektors" oder „Empfangschefs" machte, sehr freundlich, man könnte sagen, leutselig begrüßt und unterhielt sich längere Zeit in vertraulicher Art mit ihm. „Wissen Sie, wer das war?" fragte er mich dann. „Mein ehemaliger Koch, der von den Sowjets jetzt zum Leiter dieses Restaurants ernannt ist und mich jetzt höchst leutselig behandelt." — Manchem Gelehrten merkte man freilich den Kummer und die Sorge und Not an, andere hatten es ebenso wie jetzt bei uns verstanden, sich rasch auf die neue Zeit einzustellen und sie wurden natürlich, ebenso wie die erst nach dem Umsturz zu Professoren gemachten Herren, unter denen sich begreiflicherweise eine nicht kleine Anzahl von Juden befand, persönlich und in den Mitteln für ihre Arbeiten bevorzugt. Üppig war freilich ihr Einkommen auch nicht; gerade die Vertreter der theoretisch-medizinischen Fächer, mehr noch die der Geisteswissenschaften, soweit sie nicht für die Sowjets unmittelbar ausgewertet werden können, befinden sich in trauriger geldlicher Lage. Niemand von ihnen kann mit dem Gehalt leben und alle müssen sie noch ein oder zwei Nebenämter haben, um wenigstens ein bescheidenes Dasein führen zu können. Um so mehr mußte man ihre Leistungen, ihre Ausdauer, ja Begeisterung anerkennen. Es waren zu der Tagung nicht weniger als 100 Vorträge angemeldet, von denen der Hauptteil auf die Petersburger Fachgenossen — 57 — und Moskau — 21 — fiel, woneben nur noch Saratoff und Baku mit je 7 Vorträgen in Betracht kamen. Die Ausstattung der Tagung mit Demonstrationsmitteln, Mikroskopen und Projektionsapparaten, Tafeln usw. war im ganzen überraschend gut und reichhaltig;

am besten ausgestattet waren die Anstalten der militärisch-medizinischen Akademie, die, wie zur zaristischen Zeit, von der Staatsregierung bevorzugt wurde. Neben dieser gab es ja in Petersburg noch zwei medizinische Akademien, die nicht zur Universität gehörten — die eine Akademie für die ärztliche Ausbildung der Männer, die zweite für die der Frauen, die noch aufrechterhalten wurden nur mit der Maßgabe, daß jetzt an beiden Stellen weibliche und männliche Studierende zugelassen waren. Daneben gab es noch ein Institut für ärztliche Fortbildung. Leiter und Hilfskräfte dieser Anstalten sowie die der städtischen Krankenhäuser taten alles, um den Verlauf der Tagung möglichst erfolgreich zu gestalten. Es wurde mit ganz ungewöhnlicher Ausdauer und Aufmerksamkeit gearbeitet. Die Sitzungen waren dauernd bis zum 22. September, wo die Tagung nachmittags gegen 1/24 Uhr schloß, von 300—400 Teilnehmern besucht; sie begannen um 10 Uhr und dauerten mit kurzer, ungefähr viertelstündiger Unterbrechung bis 3, 1/24 Uhr nachmittags, worauf eine Mittagspause bis 6 Uhr erfolgte und dann — wieder mit einer kurzen Pause — bis 11 Uhr, einmal sogar 1/212 Uhr nachts getagt wurde. Keine Zeit wurde für gesellschaftliche Veranstaltungen, die in den westlichen Ländern oft der Hauptzweck der „wissenschaftlichen Tagungen" zu sein scheinen, verloren. Sehr trat in der Vortragsweise die Art des russischen Volkscharakters hervor, und mir wurde jetzt erst manches aus der russischen schönen Literatur ganz verständlich, die außerordentliche Neigung zu langen Reden und Wiederholungen, das slawisch Verschwommene im Gegensatz zum Preußisch-Straffen. Fast alle Vortragenden lasen fertige Niederschriften ab, und die Vorsitzenden handhabten die Bestimmungen, daß jeder Vortrag nur 20 und jede Aussprachenrede nur 5 Minuten dauern dürfe, außerordentlich milde und langmütig. Nicht wenige Vorträge dauerten eine Stunde und mancher Redner konnte in der Aussprache über 1/4 Stunde sprechen. — Ein Teil der älteren Pathologen war mir bekannt, da sie wiederholt in Berlin gewesen waren; mit den anderen wurde ich rasch bekannt. Ihnen allen merkte man an, daß sie ein inneres Bedürfnis nach Wiederanknüpfung an die deutsche Wissenschaft, ihren Geist und ihre Formen hatten. Das ging nicht nur aus Äußerlichkeiten — wie der Ernennung von Aschoff und mir zu Ehrenvorsitzenden und Ehrenmitgliedern — hervor, sondern daraus, daß sie in ihren Vorträgen in erster Linie an deutsche Arbeiten anknüpften und die mannigfachen Fragen, die sie an uns stellten.

Der ganze Aufenthalt war doch ein Erlebnis, das zu starkem Nachdenken Anlaß gab, und mir ein Bild davon schuf, wieviel reiche geistige Kräfte in dem großen Reiche vorhanden sind, wieviel doch aber auch verschüttet und vernichtet zu werden drohte durch die Erfüllung des ganzen Lebens mit politischem Geist und rücksichtsloser Gewaltherrschaft. Anders als unter der zaristischen Despotie. Das Wort, das mir ein berühmter russischer Gelehrter vor dem Kriege mal sagte, daß man in keinem Lande der Welt so angenehm und behaglich leben könne wie in Rußland, wenn man sich von Politik völlig fern hielte, gilt nicht mehr, weder für den Gelehrten, noch Beamten, noch Handarbeiter. Sie alle leben unter ständiger Bedrohung und Not, und in ihr Leben wird mit Gewalt Politik hineingetrieben.

Anders waren die Eindrücke, die ich auf meiner Rückreise erhielt, wo ich noch $1^1/_2$ Tage in Riga weilte. Der Rektor der lettischen Universität, Prof. Rubert, Professor für Augenheilkunde, ein Mann von rein deutscher Bildung und durchaus gemäßigter Lette, hatte mich schon auf der Reise nach Petersburg begrüßt und mich eingeladen, der akademischen Feier des Jahrestages der Universitätsgründung beizuwohnen. Die ganze Feier war im Grunde ebenso aufgezogen wie die deutschen, nur daß die Farbenstudenten und die Talare der Professoren fehlten. Im übrigen war es bemerkenswert, daß aus der Verlesung der Schenkungen für die Universitätsbücherei hervorging, daß die Hauptmasse von den Franzosen geschenkt war, daß aber aus der wissenschaftlichen Rede des Rektors, von der ich einiges verstehen konnte, ersichtlich war, daß die lettische Augenheilkunde so gut wie ausschließlich auf der deutschen beruht. — Die übrige Zeit war ich mit Deutsch-Balten zusammen und lernte die führenden Politiker Lettlands kennen. Mein Fachgenosse, Prof. Adelheim, bei dem ich wohnte, hatte freundlicherweise die Herren eingeladen, und so plauderten wir bis 2 Uhr nachts über alles, was sie und mich bewegte. Es blieb nicht aus, daß auch die Frage aufgeworfen wurde, ob die Balten nicht auch selber Schuld trügen an dem schweren Schicksal, das sie betroffen, und ob nicht die Politik des reinen Herrenstandpunktes gegenüber Letten und Esten verkehrt gewesen wäre, ob nicht auch frühzeitig eine großzügige Siedlungspolitik mit deutschen Bauern hätte betrieben werden und so das ganze Land hätte eingedeutscht werden können. Schmerzlich und vergeblich sind alle solche Überlegungen, namentlich wenn die Hoffnung gering ist, daß die Selbstschau und innere Einkehr für die Zukunft Früchte tragen wird. Aber es war überaus lehrreich, wie die Ansichten der einzelnen Herren, die trotz der Geschlossenheit der Balten in völkischer Hinsicht, doch gewisse Parteischattierungen vertraten, in diesem Punkte auseinandergingen — die adligen ehemaligen Großgrundbesitzer gaben zu, daß Besiedlung des Landes mit deutschen Bauern vielleicht noch bis Mitte des vorigen Jahrhunderts möglich und erfolgreich gewesen wäre, glaubten aber, daß eine andere Politik gegenüber Letten und Esten nur Schaden gestiftet und gegenüber dem Vordringen der russischen Staatsregierung undurchführbar gewesen wäre, während ein Teil der städtischen Herren — Rechtsanwälte und Tagesschriftsteller — die Meinung vertraten, daß der lettische Mittelstand, wenn man ihn früher richtig behandelt hätte, für die deutsche Herrenschicht zu gewinnen gewesen wäre. Aber diese rückschauenden Betrachtungen waren nicht geeignet, irgendwelche ernstere Spaltungen hervorzubringen zwischen den durch die

Not und furchtbare Schicksale zusammengeschweißten Männern. Was aus den Zeiten der bolschewistischen Herrschaft erzählt wurde, war furchtbar; mein Gastgeber, Prof. A., hatte selbst fast acht Monate im Gefängnis zubringen müssen und hatte wiederholt seine Erschießung erwartet, obgleich er irgendeines Vergehens sich nicht bewußt war. In welcher Weise die Großgrundbesitzer ausgeraubt, mißhandelt, verschleppt und getötet waren und fast jeder der Anwesenden mehrere Anverwandte verloren hatte, gab ein Bild von dem, was Mittel- und Westeuropa droht, wenn die Weltrevolution siegen würde. Um so eindrucksvoller und bewunderungswürdiger war die mutige Ergebenheit, mit der die Balten ihr Schicksal trugen und für ihre Sache jedes Opfer zu bringen bereit waren. Man muß sich schämen, wenn man damit das Verhalten unseres Bürgertums vergleicht. Gewiß, auch hier haben viele durch den Krieg, Umsturz und Währungsverfall eine Umwälzung aller ihrer Lebensverhältnisse erlitten, die der der Balten zu vergleichen ist, und auch hier haben Männer und Frauen mutig ihr Lebensschicksal in eigene Hand genommen — aber so geschlossen die Lasten der Kirche und Schule, ja hochschulähnlicher Einrichtungen zu tragen, um ihre eigene alte Kultur zu erhalten und dafür so hohe Opfer an Zeit, Tatkraft und Geld zu bringen wie jene, dazu haben sich reichsdeutsche Bürger und Bürgerinnen im allgemeinen nicht aufgeschwungen. Auch sie sind in den Städten in den Strudel des neuzeitigen Lebens hineingeglitten und fangen an, sich auf die neue Zeit einzustellen. — Während meines kurzen Aufenthalts in Riga war das Wetter leider so schlecht, daß ich von der schönen Stadt, die doch in der Hauptsache das Gepräge einer deutschen bewahrt hatte, wenig zu sehen bekommen konnte.

Im darauffolgenden Jahr — vom 26. August bis 7. September 1924 — brachte ich längere Zeit im Baltenlande zu. Ich war eingeladen worden, am Herderinstitut in Riga einige ärztliche Fortbildungs- und ein bis zwei öffentliche Vorträge zu halten und wenn möglich, auch noch an der deutsch-baltischen Ärztetagung in Reval teilzunehmen und dort auch zu sprechen. Meine Frau fuhr mit mir von Stettin zu Schiff dorthin, und nun konnten wir bei schönstem Wetter die Schönheiten der Natur und deutschen Kultur voll genießen. Freilich, das Straßenbild war gegenüber dem Vorjahr nicht unverändert geblieben. Man hörte weniger deutsche Laute, die Straßenschilder waren verändert und nur noch in lettischer Sprache angebracht, manche Straßen auch umbenannt, auch die Schilder der Verkaufsstätten ganz überwiegend lettisch. Natürlich sah man auch viel lettisches Militär, dessen Uniformen mehr an englisches als an französisches erinnerten. Aber alle diese Äußerlichkeiten vermochten doch nicht den Eindruck zu verwischen, daß man in einer von Deutschen geschaffenen und lange beherrschten Stadt sich befand, deren Gepräge trotz aller lettischen Schminke ein deutsches geblieben war. Meine Frau hatte noch eine besondere Überraschung dadurch, daß sie in der schönen, den Deutschen noch verbliebenen Marienkirche das Wappenschild ihrer Familie hängen sah, ein Zeichen des Verbundenseins mittel- und nordostdeutscher Rittergeschlechter.

Bei meinen Vorträgen konnte ich wieder die Ausdauer und Zähigkeit der Zuhörer bewundern, die nach des Tages Mühen und Lasten von 8 bis 10 Uhr abends mit gespannter Aufmerksamkeit meinen Ausführungen und Vorzeigungen auf ihnen zum Teil doch ungewohnten und schwierigen Gebieten folgten, ebenso die Ärzte wie die Laien. Die Ärzteschaft Rigas zeigte auch ein geschlossenes und einheitliches Bild und gab mir einen Eindruck, an den ich einige Jahre später erinnert wurde, als ich bei Vorträgen in Bremen in nähere Fühlung mit der dortigen Ärzteschaft trat, die auch einen ruhigeren, vornehmeren und deutscheren Eindruck machte als die Berliner, kurz, noch etwas von dem hanseatischen Einschlag sich bewahrt hat.

Mit fast allen meinen Bekannten vom Vorjahr traf ich wieder zusammen und erfreute mich besonders an der Unterhaltung mit dem früheren „Historiographen" der baltischen Ritterschaft v. Tobin, der zusammen mit seiner liebenswürdigen Gattin meine Frau und mich zum Nachmittagstee eingeladen hatte und geduldig wartete, als wir fast zwei Stunden zu spät kamen. Das kam so. Wir waren von dem deutschen Gesandten A. Köster zum Frühstück auf sein Landhaus am Rigaer Strand eingeladen worden und verlebten dort einige wunderschöne Stunden. Er wie seine Frau und sechs Söhne beste germanische Gestalten und Charaktere, blond, blauäugig, kräftig und hochgewachsen, offen und frei, dabei von feiner Kultur und Takt. Wir wußten, daß er Sozialdemokrat, und er, daß wir sehr an der alten Zeit hingen — nichts aber trübte den sonnigen klaren Tag, dessen Wirkung noch durch den Aufenthalt an dem herrlichen breiten Meeresstrand erhöht wurde; so trennten wir uns schwer von dieser Familie und dem Manne, den wir im besten Andenken behalten und dessen frühen Tod wir aufrichtig bedauern. Schon mit einer kleinen Verspätung fortgegangen, so daß wir den Zug nach Riga, der uns pünktlich zum Tee geführt hätte, nicht mehr erreichten, hatten wir das Mißgeschick, daß der nächste Zug mit mehr als einer halben Stunde Verspätung am Strande eintraf und auf der Fahrt nach Riga noch mehr dazu gewann und wir endlich am Bahnhof auch keine Droschke trafen und so Verspätung sich auf Verspätung häufte. Unsere Gastgeber entschuldigten uns aber in liebenswürdigster Weise und es war rührend, wie die alten Herrschaften alles taten, um es uns in ihren beschränkten zwei Zimmern — ohne Dienstmädchen — gemütlich zu machen. Sie sprachen dabei ganz abgeklärt von der früheren Zeit, wo sie bis zum Abzug der Deutschen eine Dienstwohnung von zwölf Zimmern mit reichlicher Dienerschaft im Ständehaus bewohnten, dann aber auch nicht nur die Wohnung, sondern den größten Teil ihrer Einrichtung und ihrer sonstigen Habe verloren hatten.

Meinen Rigaer Aufenthalt unterbrach ich auf einige Tage, um über Dorpat nach Reval zu fahren. Als ich morgens um

6 Uhr in D. ausstieg, wurde ich plötzlich angerufen und fand mich einem alten Berliner Schüler gegenüber; ich wurde von meinem engeren Fachgenossen Prof. Ucke empfangen, er zeigte mir Institute und die vielen geschichtlichen Stätten der alten deutschen Universität, die durch russische und nun estnische Schichten allmählich ganz verschüttet werden wird. Die ganze Stadt hat von ihrem ehemals deutschen Charakter schon sehr viel eingebüßt. — In Reval verlebte ich sehr angeregte Tage. Ich wohnte bei Prof. Zoege von Manteuffel, einem der ersten Chirurgen des russischen Zarenreiches, den inzwischen auch schon der Rasen deckt, und traf bei ihm seinen Schwiegersohn, den bekannten Hauptschriftleiter der Revaler Zeitung, Axel von R., von dem ich ebenso wie von seinem Schwiegervater viel Bemerkenswertes über die Verhältnisse am Zarenhof, das alte und neue Rußland sowie die Randstaaten hörte. Ich traf dort einen alten Bekannten vom vorjährigen Rigaer Aufenthalt, Dr. Freiherr von Engelhardt, ein Mann von vielen eigenen und tiefen Gedanken. Die Ärztetagung machte einen ausgezeichneten Eindruck und bot mir auch in wissenschaftlicher Hinsicht Neues und Anregendes. Auch einige baltische Petersburger Ärzte, die ich im Vorjahr dort kennengelernt, nahmen teil und erzählten manches von der Weiterentwicklung des Bolschewismus. Es gab zu denken, daß ein Chirurg, Prof. H., nicht ganz in die allgemeine Verurteilung der bolschewistischen Regierung einstimmte, sondern hervorhob, daß sie eine Frage gelöst hätte, die das Zarentum in vielen Jahrhunderten zu lösen unfähig gewesen wäre — nämlich das Nationalitätenproblem. — Das Wetter war so günstig, daß ich auch den besten Eindruck von der Stadt, die fast noch einen deutscheren Eindruck als Riga macht, und von dem prächtigen Hafen erhielt. — Nach Riga zurückgekehrt, hielt ich dort noch Vorträge und dann fuhren wir über Berlin nach Innsbruck, wo wir oberhalb davon auf der sogenannten Hungerburg noch blieben und an der Versammlung der deutschen Naturforscher und

Ärzte teilnahmen. Vom äußersten Norden und Osten nach dem tiefsten Süden des deutschen Vaterlandes. In Riga und Reval auf einem von deutschem Blut getränkten, aber für das deutsche Volk wohl für immer verlorenen Boden, in Innsbruck in herrlichster Natur auf zwar nicht zum Deutschen Reich gehörigen, aber doch ganz deutschem Gebiet, von dem doch aber der Blick schon fällt auf das geraubte Südtirol, dessen Kultur und Sprache aufs äußerste bedroht ist. Es gibt viele Deutsche, denen das die Seele nicht zerschneidet. Uns beiden trübte es den Genuß und bereitete uns traurige Stunden. Denn wohin wir blicken, nach Ost und West, nach Nord und Süd, überall sehen wir, wieweit deutsche Kultur und Macht gereicht, wieviel Segen die Deutschen über andere Völker ausgestreut und wie mit der Zeit die landschaftlich und kulturell schönsten und wertvollsten Teile den Händen des deutschen Volkes entglitten, je mehr die sogenannte Zivilisation fortschritt. Man muß an Wunder und an einen unzerstörbaren Kern im deutschen Volke glauben, um die Hoffnung auf eine bessere Zukunft nicht ganz aufzugeben.

Noch einmal hatte ich Gelegenheit, das bolschewistische Rußland zu besuchen. Seit dem Jahre 1923 wurde ich zu jeder Tagung der allrussischen pathologischen Gesellschaft eingeladen, hatte aber keine große Neigung zu den in den nächsten Jahren in Moskau, Kiew und Charkow stattfindenden Tagungen zu reisen oder war durch irgendwelche Umstände verhindert. Für die vom 1. bis 6. Juni in Baku am Kaspischen Meer stattfindenden Tagung erhielt ich aber so dringende Einladungen, und vom Auswärtigen Amt in Berlin wurde Wert darauf gelegt, die Beziehungen mit den russischen Kollegen weiterzupflegen, daß ich mich entschloß, hinzureisen. Mich zog es auch an, mich durch den Augenschein davon zu überzeugen, inwieweit die in den Tageszeitungen verbreiteten Nachrichten über die Zustände in Sowjetrußland wahr seien oder nicht, und einen Vergleich zu ziehen mit dem, was ich 1923 gesehen.

Meine Frau, die anfangs sehr gegen die Reise gewesen, entschloß sich schließlich, mich zu begleiten und wir beabsichtigten über das Schwarze Meer, Konstantinopel und Griechenland zurückzufahren. Am 26. Mai abends reisten wir über Warschau nach Moskau, wo wir zunächst fast zwei Tage blieben und von Professor Dr. Abrikossoff und seiner Assistentin Frau Dr. Herzenberg empfangen wurden, die uns von meiner ersten russischen Reise und mehrfachen Besuchen in Berlin bekannt waren. Schon auf der Fahrt vom Bahnhof zum Gasthof bot sich ein Bild dar, das eindrucksvoll die herrschende Not vor Augen brachte. Überall sah man vor Lebensmittelgeschäften, Zigarren- und Zigarettenläden lange Reihen von Männern und Frauen stehen, die geduldig, aber mit mißmutigen Gesichtern warteten, bis sie in die Verkaufsstätten hineingelassen wurden und auf ihre Karten, wenn das Glück gut war, erhielten, was sie begehrten. Bekleidungs- und Wäschegeschäfte waren vielfach noch geschlossen, vor anderen schon geöffneten sah man ebenfalls die Menschenschlangen stehen, die uns von Kriegs- und Nachkriegszeit in wenig angenehmer Erinnerung waren. Auf den Straßen ein hastiges Treiben und Drängen, die Straßenbahnen in noch viel höherem Maße überfüllt als in Berlin zur schlimmsten Zeit, überall Staub und Schmutz und keine Spur von „Verkehrshygiene". Der Gasthof, in dem wir wohnen sollten, das „Grandhotel", befand sich, wie man in Rußland auch jetzt noch sagt, in „Remonte" (Erneuerung) und ebenso der Platz, an dem es liegt. In dem ganzen Hause überall die Anzeichen vergangener Pracht und Unsauberkeit, die einer deutschen Hausfrau das Gruseln lehren konnten, von meiner lebhaft angeregten Frau aber, wie auch auf der ganzen weiteren Reise alles Ungemach und alle Anstrengungen mit bewunderungswürdigem Humor und Geduld ertragen wurden.

Der kurze Aufenthalt in Moskau war überaus lehrreich und zeigte den Niedergang seit 1923 in eindrucksvollster Weise. Von wissenschaftlichen Anstalten sah ich mir genauer nur das

Obuchinstitut für Erforschung und Bekämpfung der Gewerbekrankheiten an, das gut, aber keineswegs glänzend eingerichtet ist. Von den Sehenswürdigkeiten besuchten wir vor allem den Kreml und die Tretjakoffsche Gemäldesammlung, beides mir von früher her bekannt. In beiden hatten wir gut deutsch sprechende Führerinnen, die sich bemühten, uns die Sowjetherrschaft im günstigsten und die Zarenherrschaft auch in Hinsicht auf Ordnung der Sammlungen im schwärzesten Lichte erscheinen zu lassen. Die Tretjakoffsammlung hatte sich seit 1923 nicht unwesentlich verändert, namentlich war ihr auch ein kleines Revolutionsmuseum — es gibt noch ein besonderes, weit vollständigeres in Moskau — angegliedert worden. In ihr fanden zahlreiche Führungen statt — teils von Kindern und Halberwachsenen, teils von jüngeren und älteren Handarbeitern und -arbeiterinnen. Wir konnten beobachten, wie diese Führungen nach Art eines Lehrganges erfolgten und die Kinder und Halberwachsenen von der Führerin — wir sahen nur solche — sozusagen „überhört" wurden. Die Aufmerksamkeit und Empfänglichkeit der Arbeiter und Arbeiterinnen war sehr verschieden, einige folgten mit gespannter Aufmerksamkeit, viele paßten überhaupt nicht auf, sahen sich überall um oder blickten stumpfsinnig oder gelangweilt vor sich her. Die Erklärungen der Führerinnen bezogen sich teils auf die Art der Malerei und die Künstler, teils auf den Inhalt der Gemälde, und es wurde keine Gelegenheit versäumt, um bei Bildern geschichtlicher oder gesellschaftlicher Art, bei Bildnissen von Staatsmännern, Beamten, Gelehrten usw. politische Ausführungen zu machen und die Verworfenheit der vor dem Umsturz herrschenden Klassen in den schwärzesten Farben zu schildern. In der Revolutionsabteilung war besonders bemerkenswert, daß in systematischer Anordnung alle Unruhen von den Kosakenaufständen im 18. Jahrhundert über die Dekabristenverschwörung und die nihilistischen Bewegungen des 19. Jahrhunderts bis zu den Umsturzereignissen von 1905 und 1917 in organischen Zusammenhang gebracht wurden.

An einem Abend waren wir von einigen russischen Kollegen zu einem Essen in unserm Gasthof eingeladen. Ich erwähne es, weil es uns Gelegenheit gab, auch auf diesem Gebiet den Unterschied und die Verschlechterung seit 1923 festzustellen. Die Speisefolge entsprach freilich der eines Gasthofs allerersten Ranges in Westeuropa, aber Material — mit Ausnahme des Kaviars — und Zubereitung waren minderwertig. Dieser Eindruck zunehmenden Verfalls und Elendes grinste uns aus allen Ecken und Enden entgegen, aus den Gesichtern der Menschen, aus dem Antlitz der Häuser und Geschäfte. Viele Schaufenster, die leer waren oder nur eine Büste von Lenin und Stalin enthielten oder in denen unglaublich minderwertige Dinge ausgestellt waren; viele Bettler, auch an einzelnen Stellen ausgedehnter Straßenhandel, sogar von minderwertigen Leckereien, die ohne Schutz vor Straßenstaub und Schmutz feilgeboten und gekauft wurden. Überhaupt, wo wir auch später noch in Rußland hinkamen und auf den Eisenbahnen, keine Spur von praktischer Gesundheitspflege, obgleich theoretisch die „Hygiene" nicht nur ein bevorzugtes Arbeitsgebiet, sondern sogar systematisch in mannigfache Unterabteilungen gesondert ist, wie Arbeits-, Erziehungs-, Gewerbe-, Verkehrs-, soziale und experimentelle Hygiene. Welch großer Wert theoretisch auf die Gesundheitspflege im Sowjetstaate gelegt wird, geht auch daraus hervor, daß die Lehrgänge für die Medizinstudierenden jetzt von vornherein in zwei verschiedene geteilt sind — in einen therapeutischen und einen sozialhygienischen, also von vornherein zwei verschiedene Gruppen von Ärzten ausgebildet werden.

Die Propagandaarbeit der Führerinnen erstreckte sich auch auf uns und sie versuchten uns klarzumachen, daß die in Westeuropa verbreiteten Nachrichten über grausame Verfolgung der Kirche und ihrer Vertreter unwahr seien. Daß Kirchen niedergerissen und zerstört würden, konnten sie freilich nicht leugnen, denn wir sahen es ja, aber sie erklärten es teils damit, daß einige Kirchen „Verkehrshindernisse" gewesen oder daß es überhaupt zu viele Kirchen gäbe — denn die Jugend wolle keine Religion mehr, der „liebe Gott" habe sie enttäuscht; alles aber geschehe „freiwillig", ohne Zwang und nach „vorheriger Abstimmung". Was unter dieser Abstimmung und Freiwilligkeit zu verstehen ist, erfuhren wir später in Baku, wo wir hörten, daß vor der Zerstörung einer mit einem Krankenhause verbundenen Kirche eine Liste umgelaufen sei, in der namentlich abgestimmt werden sollte, wer für und wer gegen die Niederreißung sei. Die wenigen, die den Mut gehabt hätten, dagegen zu stimmen, seien dann zu dem Verwaltungsdirektor des Krankenhauses — der kommunistischen „Zelle" — gerufen worden, der sie von ihrer Meinung abzubringen versuchte, als dies nicht gelungen, sie aber, ohne ärztliche Mitwirkung und ohne Rücksicht auf ihre Krankheit, aus dem Krankenhause entlassen habe.

Wie auch alles, was über die allgemeine Peinigung der Geistlichen erzählt ist — ich sehe ab von den besonders grausamen Einzelfällen —, vollständig den Tatsachen entspricht, geht auch daraus hervor, daß die Geistlichen weder Lebensmittelkarten noch sonstige Karten für rationierte Kaufgegenstände erhalten, sondern auf die Unterstützung mitleidiger Menschen angewiesen sind, da sie die ungeheuer hohen Preise für alles, was im Privat- oder Schleichhandel zu haben ist, nicht bezahlen können und glatt verhungern könnten. Ein Kollege aus Leningrad teilte uns mit, daß er und sein Hund zwar Lebensmittelkarten erhielten, sein Vater, der Geistlicher ist, aber nicht.

Auch von der Schönheit der Stadt und den kulturellen und zivilisatorischen Fortschritten suchten uns die Führerinnen zu überzeugen. Als eine Führerin meine Frau fragte, ob Berlin wohl eine schöne und fortgeschrittene Stadt sei, antwortete sie, die Berlin nicht liebt: seitdem ich Moskau gesehen, sage ich, eine wunderbar schöne, reine und fortgeschrittene Stadt.

Bei unserer Abreise bot sich uns auf dem Bahnhof noch ein eigenartiges Bild, das zu dem gewöhnlichen gehören soll und das wir bei der Ankunft wohl übersehen hatten. In den Vorhallen saßen und lagen viele Hunderte von Frauen, Männern und Kindern, nicht wenige in zerlumpter Kleidung mit Gepäckstücken, auf Stufen und Boden meist mit gleichgültigem und stumpfsinnigem Gesichtsausdruck. Wie uns gesagt wurde, waren es Arbeiter und Landleute, die von Moskau abreisen wollten, und viele Stunden, ja Tage warteten, bis ein Zug sie mitnähme.

Auf unserer Fahrt nach Baku waltete insofern ein Unstern, als dort zu gleicher Zeit ein kommunistischer Parteitag begann und viele kommunistische Parteihäupter dazu von Moskau dorthin (und später auch nach Tiflis) fuhren und die meisten Plätze in dem einzigen internationalen Schlafwagen des nur dreimal in der Woche nach Baku—Tiflis gehenden sogenannten „Kurierzuges" für sich belegt hatten. So hatten wir, trotz aller Bemühungen unserer russischen Freunde, keine Plätze mehr für ihn erhalten und mußten uns mit solchen im sogenannten „weichen Wagen" begnügen.

Das war keine Kleinigkeit — denn die Fahrt dauerte von Donnerstag nachmittag 2 Uhr bis Sonnabend nacht gegen 12 Uhr und die Abteile waren für westeuropäische Begriffe einfach unmöglich, entbehrten jeder Sauberkeit und boten nicht nur Platz für Menschen, sondern für sehr viel mehr Ungeziefer. Blieben wir auch allein und konnten auch die Sitze in der Nacht, ähnlich wie in unseren Schlafwagen, zu einer Art Betten umgewandelt werden, so war doch die Möglichkeit zum Ausruhen infolge der Härte und Schmalheit des Lagers und der sehr lebhaften Tätigkeit des Ungeziefers äußerst beschränkt. Dazu kam, daß trotz der geringen Geschwindigkeit des Zuges solche Massen von Staub in die Wagen hineinflogen, daß sie uns an unsere Fahrt durch die Wüste von Kairo nach Assuan erinnerten und die in unserem Wagen vorhandenen Wascheinrichtungen alles — auch an Wasser — zu wünschen übrigließen und Handtücher dort nicht vorhanden waren (übrigens auch nicht in den sonst sehr gut ausgestatteten internationalen Schlafwagen). Auch die Verpflegung im Speisewagen war für den, der sich nicht an russische Kohlsuppe gewöhnen konnte und bei den Fleischgerichten, soweit sie vorhanden waren, die zum Zerkauen nötige Muskelarbeit nicht als Vergnügen empfand, wenig erfreulich und, wenn nicht meine Frau vorsorglicherweise einige Lebensmittel aus Berlin mitgenommen hätte, so hätten wir wohl auch etwas Hungersnot gelitten. Ein Glück war es noch, daß die Hitze nicht so stark war, wie sie um diese Jahreszeit in der Ukraine und noch südlicheren Teilen zu sein pflegt. So brauchten wir wenigstens nicht an Durst zu leiden, da Tee stets und in guter Beschaffenheit zu haben war. Erst am Vormittag des dritten Tages sollten wir zu eines Westeuropäers würdigen Verhältnissen kommen. Beim Frühstück im Speisewagen trafen wir Professor N. Anitschkoff aus Leningrad, der in der Nacht in Mineraly-Wodi in unsern Zug eingestiegen und ein dort leergewordenes Abteil im internationalen Schlafwagen erhalten hatte und uns nicht nur zu sich einlud, sondern uns von seinen vorsorglich mitgenommenen, von seiner japanischen Reise stammenden Handtüchern zur Verfügung stellte, so daß wir uns endlich gründlichst waschen und von allem Schmutz und Staub befreien, auch endlich mal wieder gründlich Mund spülen und Zähne reinigen konnten (denn in den Waschabteilungen des Wagens waren Gläser nicht vorhanden und das, was wir bei uns hatten, war nur unvollkommen dazu zu gebrauchen).

Im übrigen war die Fahrt in vieler Hinsicht anregend und lehrreich. Schon die landschaftliche Verschiedenheit und Mannigfaltigkeit, Fahrt durch einen Teil der Ukraine, deren Felder uns schwer enttäuschten, da sie auffallend schlecht bestellt waren, dann am Asowschen Meer vorbei bei Rostow. Die breiten Ströme und weiten Steppen, die großen menschenleeren und an bewohnten Orten überaus armen Strecken boten ein anschauliches Bild von der Größe und Weite des ganzen Reiches und der dadurch bedingten Eigenart seiner Bewohner. An vielen Haltestellen sahen wir Scharen von zerlumpten und übermäßig verschmutzten Kindern im Alter von etwa 6—12 Jahren, manche Jungen, die eine derartige schwarze Dreckschicht an ihrem Körper hatten, daß man sie von weitem für Neger halten konnte. Wir waren schon in Moskau vor diesem Gesindel gewarnt worden, weil sie oft während der Haltezeiten der Züge sich in die Abteile schleichen und stehlen sollen. Aber man kann es diesen armen elternlosen oder von den Eltern verlassenen Geschöpfen nicht verdenken, wenn sie nicht imstande sind, sich in so früher Jugend ehrlich durchs Leben zu schlagen und des Lebens Notdurft nehmen, wo sie es nur können.

Waren die Eindrücke auf der Bahnfahrt in vieler Hinsicht ungünstige gewesen, so sollten wir bei der Ankunft in Baku entschädigt werden. Hier bot sich auf dem Bahnhof ein überaus lebhaftes und buntes Bild. Professor Schirokogoroff, der Vorsitzende der allrussischen pathologischen Gesellschaft und Vertreter des Fachs an der Universität Baku, hatte es sich nicht nehmen lassen, trotz der späten Stunde uns mit männlichen und weiblichen Studenten zu empfangen, die sommerlich in helle Gewänder gekleidet uns mit Freudenrufen begrüßten. Die sehr anmutige und liebreizende Tochter von Professor Sch. überreichte meiner Frau einen riesengroßen Rosenstrauß, dann ging es in den zu diesem Zwecke besonders geöffneten Prachtwarteraum des Bahnhofs, wo noch viele hübsche, teils der deutschen, teils der französischen Sprache mächtige Studentinnen sich um uns scharten, um unsere Handkoffer zu dem kleinen Phaethon zu tragen, mit dem wir dann in wilder Jagd durch warme Sommernacht in den Gasthof „Neues Europa" fuhren. Hier freilich erlosch sofort wieder das freundliche Bild, und die graue Öde und Ärmlichkeit des neuen Rußlands umgab uns. Alle guten Zimmer waren von den zum kommunistischen Parteitag herbeigeeilten Genossen besetzt und, trotzdem Professor Sch. sich bemüht hatte, ein gutes Zimmer für uns freihalten zü lassen, gelang es erst nach manchem Hin und Her Unterkunft für uns zu schaffen in einem Zimmer, in das erst ein zweites Bett hineingeschafft werden mußte, einem Zimmer ohne Fenstervorhänge und mit zerbrochenen Scheiben, wackligen Stühlen und Schränken. Hier wurden wir auch wieder von der seltsamen Einrichtung des einzigen vorhandenen Waschtisches in Erstaunen gesetzt, in dessen Waschbecken man größere Wassermengen nicht hineinlassen konnte, weil es nur in „homöopathischen Dosen" aus der Leitungsröhre heraus und sofort wieder ablief, weil ein Verschluß am Ablauf nicht vorhanden war. Auch mußten wir gleich die Erfahrung machen, wie berechtigt die von einem Deutschen geprägte Bezeichnung Rußlands als „Land ohne Nachtgeschirre" ist.

Vom nächsten Tage an mußten wir anfangen, uns mit einer anderen Besonderheit der Russen abzufinden — nämlich der geradezu ungeheuerlichen Unpünktlichkeit. Professor Schirokogoroff hatte uns gesagt, daß der Präsident der Republik Aserbeidschan uns seinen Kraftwagen am Sonntag von $^{1}/_{2}$12 Uhr an zur Verfügung stellen wolle. Als er um $^{1}/_{2}$2 Uhr noch nicht eingetroffen war, gingen wir zunächst ins Reisebüro, um die Fahrkarten nach Tiflis und Batum und für den Dampfer nach Konstantinopel zu bestellen und trafen dann endlich nach 2 Uhr den Regierungskraftwagen — nebenbei bemerkt ein ungewöhnlich eleganter Wagen — vor dem Gasthof haltend an. Wir fuhren, von einem Dolmetscher begleitet, zunächst nach der neuen Bohrstadt mit tausenden von Bohrtürmen und sahen auch Bohrungen mit an, da es ja eine Sonntagsruhe in Sowjetrußland nicht mehr gibt. Dann ging es noch nach der alten Bohrstadt durch mehrere sehr ärmlich und verfallen aussehende Viertel, auf die wir von unserem Begleiter nicht aufmerksam gemacht wurden, während er durch die Viertel mit neuen Arbeiterwohnungen und Arbeiterkasinos langsam fahren ließ und uns die Vorzüglichkeit dieser Einrichtungen pries. Diese kleinen luftigen Häuser machten allerdings einen recht freundlichen Eindruck; wir sollten später, als wir auf eigene Faust herumwanderten, von Arbeiterwohnungen und -kasinos einen ganz anderen Eindruck bekommen. Um $^1/_2$7 Uhr waren wir wieder im Gasthof, um uns zu der Eröffnungssitzung der Tagung zurechtzumachen. Sie sollte im Arbeitertheater um 7 Uhr erfolgen und wir erschienen auch pünktlich, aber es sollte bis $^3/_4$9 Uhr dauern, bis die Sitzung eröffnet wurde.

Und hier zeigte sich der Wandel der Zeiten in eindruckvollster Weise. Die Tagung im September 1923 in Petersburg war sowohl in der feierlichen Eröffnungssitzung wie im weiteren Verlauf im wesentlichen nach dem Muster westeuropäischer wissenschaftlicher Sitzungen verlaufen. Schon die späteren Tagungen sollten, wie mir erzählt war, einen anderen politisierten Anstrich erhalten haben. Aber, was ich jetzt erlebte, übertraf doch alle meine Erwartungen.

Auf der Bühne des Theaters sah man zunächst die Büste Lenins umgeben von drei Revolutionsfahnen — der von 1905 und den beiden von 1917. — An einem langen Tisch saß in der Mitte ein mir unbekannter sehr dicker Herr und am äußersten (vom Zuschauerraum aus gesehen) linken Ende der Vorsitzende der pathologischen Gesellschaft, Professor Schirokogoroff, neben dem links das Rednerpult sich befand. Der dicke Herr, wie mir nun gesagt wurde, der Präsident der Republik, ein bolschewistischer Türke, erhob sich und eröffnete die Tagung mit einer langen politischen Rede. Er setzte auseinander, daß die zaristische Regierung dem Volke nur Steuern, Kriege und Hungersnot gebracht und es in Unwissenheit und Unbildung gehalten habe, während der bolschewistische Staat Frieden, Freiheit, Sicherheit und Bildung brächte. Bis 1932, sagte er, würde das Analphabetentum in der Sowjetunion verschwunden sein. Eine gute Beleuchtung für die Sicherheit, die in der Sowjetunion herrscht, bildete die Tatsache, daß der Kurierzug Moskau—Baku, der zwei Tage vor uns fuhr, in der Nähe von Derbent von Gebirgsräubern überfallen, vier Menschen getötet und vollkommen ausgeraubt war, ebenso daß uns dringend abgeraten wurde, unsere Absicht, die Fahrt nach Tiflis über die grusinische Heerstraße im Kraftwagen zu machen, auszuführen, da selbst militärische Begleitung uns nicht vor einem Überfall durch Räuberbanden schützen würde.

Nach dieser Rede bestieg ein junger Mann die Rednerbühne, stellte sich als einer der Führer der kommunistischen Partei vor und sagte, nun müssen wir das Ehrenpräsidium wählen und ich schlage folgende Personen dafür vor: die Liste fing an mit Stalin, es folgten sämtliche bolschewistischen Größen Moskaus; worauf die von Baku kamen. Nach jedem Namen klatschte die Versammlung mehr oder weniger begeistert Beifall und zum Schluß fragte der Präsident, ob jemand dagegen sei, worauf er, da kein Widerspruch erfolgte, die einstimmige Annahme der Vorschläge feststellte. Darauf schlug derselbe Kommunist das „geschäftsführende Präsidium" vor, an dessen Spitze Schirokogoroff — erst jetzt wurde seiner Anwesenheit gedacht — und ich marschierten und eine große Anzahl der anwesenden Pathologen folgte; auch hier wieder Beifall und Feststellung der einstimmigen Annahme. Darauf kamen noch eine große Anzahl von Begrüßungsansprachen — darunter auch solche von der kommunistischen Partei Bakus und Allrußlands — und es wurde eine Ergebenheitsdrahtung an die Sowjets nach Moskau gerichtet. Die geschäftsführenden Präsidenten mußten auf der Bühne an dem Vorstandstisch Platz nehmen und ich erhielt den Ehrenplatz neben dem Präsidenten der Republik.

An diesem Abend kam es nicht zu irgendwelchen an wissenschaftlichen Tagungen üblichen Handlungen (nicht einmal rein geschäftlichen). Es folgten verschiedene Musikvorträge, darunter besonders eigenartig, wenn auch nicht gerade reizvoll, solche eines nationalen Orchesters, dessen Musik auf in Westeuropa nicht üblichen Instrumenten sich weniger durch Melodik als durch mitunter geradezu wilde Rhythmik auszeichnete, woran wir Westeuropäer jetzt ja auch genügend gewöhnt sind. Schließlich fanden noch nationale Tänze statt. — Aber damit war, trotzdem es inzwischen nach Mitternacht geworden, die Veranstaltung noch nicht beendet. Jetzt zog die ganze Versammlung, die zum größten Teil aus Nichtmitgliedern der allrussischen pathologischen Gesellschaft und Nichtfachleuten bestand, zur Universität, wo in der Aula ein gesellschaftliches Zusammensein stattfand, bei dem es unendlich viele Butterbrote, viel Kaviar, Torten, Tee und Narsan (ein Sprudel), aber keine alkoholischen Getränke gab. Das Fest war für jedermann aus dem Volke und es war wieder ein recht lebhaftes und buntes Bild, belebt durch die zahlreichen, sommerlich gekleideten überaus angeregten Studenten und Studentinnen, die sich während der ganzen Tagung an allem beteiligten. Man hatte nun auch Gelegenheit, sich mit den russischen Fachgenossen aus Leningrad, Moskau, Kiew, Charkow, Baku usw., unter denen sich alte Bekannte und auch einige Schüler von mir befanden, zu unterhalten. Um 2 Uhr kehrten wir dann, einigermaßen erschöpft, in unser Prachtzimmer zurück.

Am nächsten Morgen begann die eigentlich wissenschaftliche Tagung. Ohne auf Einzelheiten einzugehen, möchte ich bemerken, daß sie auf einem viel geringeren Stand sich bewegte als die im Jahre 1923 in Petersburg, sowohl hinsichtlich des wissenschaftlichen Inhalts wie der technischen Wiedergabe. Nur in einer Hinsicht war ein, wenn man will, Fortschritt von ungewöhnlichem Ausmaße festzustellen. Während damals in Petersburg fast alle Vortragenden die Vorträge ablasen und sich sogar in der Aussprache an Niedergeschriebenes hielten, sprachen jetzt fast alle frei, meist sehr gewandt und mit einer für Mitteleuropäer fast unbegreiflichen Zungenfertigkeit. Ein wirklicher Fortschritt war es, daß wenigstens unter einigen Vorsitzenden — besonders Anitschkoff — eine sehr straffe Zucht gehalten und die Bestimmungen der Geschäftsordnung hinsichtlich Dauer der Vorträge und Aussprachebemerkungen streng durchgeführt und dadurch uferloses Gerede — wie es seinerzeit in Petersburg an der Tagesordnung gewesen — vermieden wurde. Ich selbst hielt einen Vortrag, der von Dr. Okuneff, der schon vor sechs Jahren mein Dolmetscher gewesen und den ich als Wissenschaftler wie als Mensch gleich hochschätze, mit großer Gewandtheit aus dem Stegreif ins russische übersetzt wurde. Die Sitzungen dauerten wieder außerordentlich lange, bis in den späten Abend hinein und wiederum war die Ausdauer und die Spannkraft zu bewundern, mit der die zahlreichen Teilnehmer — männliche und weibliche — allen Vorträgen und Aussprachen folgten. Für mich waren die Sitzungen recht anstrengend, da jedermann etwas von mir wollte und namentlich in den Pausen sehr viele mikroskopische Präparate zur Begutachtung vorgelegt wurden. Dazwischen mußte ich mich für Zeitungen lichtbilden und von Zeitungsschriftleitern über meine Eindrücke im Sowjetrußland und besonders Baku befragen lassen. Die Lichtbilder kamen alle in die Zeitungen, von dem, was ich gesagt hatte, aber nur, was eine bolschewistische Vorzensur für zulässig hielt.

Den Höhepunkt der Tagung bildete der vierte Tag, ein Mittwoch, an dem gegen Abend ein Nichtpathologe, Dr. Genetz (Charkow) einen Vortrag über den „Marxismus in der Medizin" bzw. „Dialektik und Medizin" hielt, von dem ich hier, weil er für die Einstellung bolschewistischer Ärzte überaus kennzeichnend ist, einiges wiedergebe. Die jetzige Krisis in der Medizin, sagte er, käme daher, daß unter den Ärzten entweder der mechanistische Materialismus oder der Idealismus in dieser oder jener Form oder der kleinbürgerliche Eklektizismus die herrschende Anschauung sei. Dies zeige sich in der immer noch herrschenden Zellularpathologie mit ihren vitalistischen und teleologischen Bestandteilen, deren schlimmste Blüten in Aschoffs „defensiver Entzündung" gipfelten. Der Ausweg aus dieser Krisis würde von der westeuropäischen Wissenschaft in der Rückkehr zur idealistischen Philosophie gesehen, während in Wirklichkeit nur die Philosophie des Marxismus, des dialektischen Materialismus Rettung bringen könne. Es war sehr bemerkenswert, daß in dem Vortrag, in dem es an Ausfällen gegen anwesende russische Pathologen, wie Anitschkoff, Tschistowitsch u. a. nicht fehlte, neben dem Namen Karl Marx, auch recht häufig der von Hegel vorkam, der überhaupt eine Art Säulenheiliger der bolschewistischen Wissenschaft geworden ist. Ich mußte mir lange überlegen, wie das käme, denn, daß Marx selbst von Hegel ausgegangen ist, konnte der alleinige Grund dafür nicht sein. Allmählich und gerade durch diesen Vortrag wurde mir klar, daß Hegels dialektische Methode die geistige Brücke darstelle, daß sein kühnes Unterfangen, den ganzen Welt- und Wissenschaftsinhalt unabhängig von der Erfahrung mit dialektischer Logik zu entwickeln, auch dem politischen Bolschewismus es angetan habe.

In der Aussprache wurde von einigen, übrigens unbekannten Herren der dialektische Materialismus gepriesen und Professor Lauda (Saratow) höhnte ein wenig über die anwesenden Größen der russischen Pathologie, die trotz der gegen sie gerichteten Angriffe nicht das Wort ergriffen hätten und forderte sie auf, von der Jugend, deren Lehrer sie seien, und die sich mit dem ihr eigenen Feuereifer den neuen Gedanken hingegeben hätten, zu lernen. Im Schlußwort glaubte dann der Vortragende feststellen zu dürfen, daß seine Gedanken und Leitsätze einstimmige Billigung gefunden hätten.

Nun hatte mich der Vorsitzende Professor Sch. gebeten, an diesem Abend, der der letzte meiner Anwesenheit war, einige Abschiedsworte zu sprechen. Ich ergriff diese Gelegenheit, um mich auch über die „Krisis" in der Medizin zu äußern. Nachdem ich für die überaus freundliche Aufnahme gedankt und meine Bewunderung über die Ausdauer und Begeisterung, mit der namentlich die studierende Jugend der Tagung gefolgt sei, ausgesprochen, sagte ich, Krisis in der Medizin sei nichts Gefährliches und es sei nur ein Zeichen des Stillstandes, wenn nicht mindestens alle 50 Jahre eine solche Krisis stattfände. Das käme daher, daß die medizinische Wissenschaft keine reine Naturwissenschaft sei und nicht sein könne. Wenn sich die Jugend neuen Anschauungen mit Leidenschaft hingäbe, so sei das gut und ihr Vorrecht. Sie sollten aber nicht glauben, daß wir Alten, als wir jung waren, nicht auch von neuen Idealen leidenschaftlich erfüllt gewesen wären. Aber das Leben hätte uns gezeigt, daß Ideale unerfüllbar seien und immer noch das Schillerwort gälte

„Schnell fertig ist die Jugend mit dem Wort,
Doch hart im Raume stoßen sich die Sachen."

In der Wissenschaft käme es nicht auf den Inhalt der Ideale an, sondern auf die leidenschaftliche Hingabe an die Sache und den unbestechlichen Trieb zur Wahrheit. Wirkliche Wissenschaft könne daher nur dort gedeihen, wo ihre Priester frei seien von äußerem Zwang und in ihrem Forschungsdrang nicht behindert würden, gleichviel ob das die Kirche oder eine politische Partei sei. Ich wünschte daher der Jugend zum Abschied, daß unter ihnen recht viele seien, die echten Bekennermut besäßen und schließlich allen Gewalten zum Trotz sich das Wort zu eigen machten „und sie bewegt sich doch".

Es war nichts Besonderes, daß diesen Worten, obgleich doch nur ein Teil der Zuhörer sie wirklich verstanden hatte, ein stürmischer Beifall und Jubel folgte — denn Klatschen und Rufen machte augenscheinlich der akademischen Jugend sehr viel Spaß. Aber es war dem Vorsitzenden, Professor Sch., sichtlich unangenehm, daß aus der Versammlung die Rufe ertönten „übersetzen"; er suchte dies zunächst auch dadurch zu vermeiden, daß er sagte, Abschiedsworte, die ja immer freundlich seien, brauche man doch nicht zu übersetzen. Als aber aus der Versammlung gerufen wurde, „er hat doch über die Krisis in der Medizin gesprochen und das wollen wir hören", mußte er dem Wunsche nachgeben und gab — sozusagen in usum delphini — meine Worte unter Fortlassung der bedenklichsten Stellen wieder, so daß die Zeitungen ungefähr das Gegenteil von dem, was ich gesagt, am nächsten Morgen ihren Lesern berichten konnten. Daß aber doch tatsächlich in weiten Kreisen meine Ausführungen verstanden worden waren und Eindruck gemacht hatten, ergibt sich aus einer — natürlich einstimmig — in der Schlußsitzung der Tagung gefaßten Entschließung, in der es hieß, daß der Kongreß die Überlegenheit der dialektisch-materialistischen Methode für erwiesen hielte, daß es keine absolute Wissenschaft gäbe, jede von der herrschenden Klasse abhängig sei und die reine, nur auf sich gestellte Wissenschaft, „wie sie Lubarsch und andere" verträten, eben doch auch eine klassengebundne Wissenschaft sei, „die Wissenschaft im Sinne der Bourgeoisie".

Die Leistungen der von der „dialektisch-materialistischen Methode" erfüllten Herren zeigten nun freilich nichts von dieser Überlegenheit, besonders waren die Vorträge über Gewerbekrankheiten, vor allem die in der Naphthaindustrie auftretenden, ungewöhnlich schwach und leer. Auch bei diesen Leistungen befestigte sich der Eindruck, den man überall im Sowjetrußland erhält, wenn man mit möglichst kritischem Blick alles und nicht nur das, was man sehen soll, betrachtet — furchtbare Zerstörung und kaum Anfänge eines Neubaus.

Wir haben trotz möglichst starker Teilnahme an den Sitzungen in Baku noch vieles andere gesehen. Zum Dienstag, den 3. Juni, war uns wieder der Regierungskraftwagen um 10 Uhr in Aussicht gestellt; nachdem wir stundenlang auf ihn vergeblich gewartet, besichtigten wir zunächst unter Führung eines gut deutsch sprechenden Nervenarztes, Dr. J., einige Moscheen, das alte Schloß des Chan und die dazugehörige Moschee, den Jungfrauenturm und einige Arbeiterkasinos, die sehr kümmerlich ausgestattet waren und in denen die Besucher teils teilnahmslos oder schlafend herumsaßen, teils sich mit Karten- oder anderen Spielen beschäftigten. Dann machten wir Besuche beim Präsidenten der Republik und dem Volkskommissar des Gesundheitswesens, einem naiven und angenehm aussehenden

Herren, der uns ein in russischer Schrift, aber türkischer Sprache abgefaßtes kleines Büchelchen über die gesundheitlichen Einrichtungen Bakus überreichte mit einer — natürlich mit roter Tinte geschriebenen — eigenhändigen Widmung. — Um 4 Uhr waren wir zum Mittagessen bei einem Kollegen eingeladen und hatten Gelegenheit zu sehen, unter welchen trostlosen Wohnungs- und wirtschaftlichen Verhältnissen die dortigen Herren zu leiden haben. — Danach machten wir noch einen Spaziergang zu den Anlagen und der Badeanstalt, wo wir das Volkstreiben beobachten konnten und den Eindruck gewannen, als ob hier — fern von dem Mittelpunkt der Gewaltherrschaft — eine etwas bessere und freiere Stimmung herrschte als in Moskau.

Am nächsten Vormittag stand uns wieder der Regierungskraftwagen, der ausnahmsweise ziemlich pünktlich eintraf, zur Verfügung, und wir benutzten den Vormittag, um durch die schwarze Stadt an den 43 Kilometer entfernten Strand zu fahren. Auf meistens sehr schlechten Wegen, auf denen wir vielen zweirädrigen mit Türken besetzten Karren begegneten, die ihre Habe in schöne Teppiche eingepackt hatten. Auf der Fahrt in der Nähe des Strandes sahen wir manche schöne Gärten mit Weinstöcken und Blumen, zu denen verfallene Villen gehörten, alles ungepflegt einen traurigen Eindruck machend. Der schöne Strand menschenleer, keine Spur eines Badelebens, obgleich doch der heiße Juni zum erfrischenden Bade einlud. Überall Spuren ehemaligen Reichtums und Zivilisation, aber alles verlassen und öde wie an einem verwunschenen Ort. Alle die einstigen reichen Besitzer, auch Amerikaner, Schweden, Deutsche, waren ja ihres Besitzes beraubt und vertrieben worden, und die Verstaatlichung der Naphthaanlagen hatte den neuen Herren noch keine Zeit übriggelassen, die früheren schönen Anlagen zu erhalten und für das Gemeinwohl zu verwerten. Im übrigen kann man sich ja sehr wohl denken, daß der Übergang der gesamten Anlagen für die Naphthagewinnung in eine Hand vorteilhaft sein kann gegenüber der Bewirtschaftung durch miteinander im Wettkampf liegende Private. Ob das wirklich schon erreicht ist, kann ich nicht beurteilen und die Ansichten von Russen und Deutschen, die ich darüber befragte, waren geteilt.

Nach unserer Rückkehr von der heißen und staubigen Fahrt waren wir zum Essen bei Professor Schirokogoroff, der im pathologischen Institut Dienstwohnung hat, die uns als eine Wohnung von seltner Pracht gerühmt war. Sie bestand nur aus zwei großen, hohen Zimmern mit einer Veranda. Wir aßen auf dieser und konnten uns mit den anwesenden Kollegen einigermaßen frei, wenn auch mit aller Vorsicht, unterhalten. Wir erfuhren wieder, unter welchem geistigen, moralischen und körperlichen Druck auch die Gelehrten leben und namentlich die aus der alten Zeit, die die Sowjetregierung vorläufig noch nicht entbehren zu können glaubt. Selbst ein der kommunistischen Partei angehöriger Professor hatte mir bei einem Besuch in Berlin darüber geklagt, daß die Regierung sich nicht damit begnüge, von den Professoren Enthaltung von jeder gegnerischen Meinungsäußerung zu verlangen, sondern auch in ihren Vorlesungen von ihnen Werbearbeit (Propaganda) — etwa im Sinne der marxistisch-dialektischen Methode — erwarte und geradezu anbefehle. Das wurde nun allgemein bestätigt. Besonders wurde auch geklagt über die überlegte Zerstörung der Familie, die sich nicht auf die Anordnungen für die Handarbeiter beschränke, sondern auch auf die geistig arbeitenden Kreise ausgedehnt würde. An sich führt ja die wirtschaftliche Not auch bei uns in fast allen Kreisen zu einer Lockerung des Familienlebens, unterstützt noch durch die übertriebenen Sportbetätigungen, weil in viel höherem Umfange als früher Vater, Mutter und Kinder erwerbstätig sind und sich in den Wochentagen fast nie die ganze Familie bei den Mahlzeiten vollzählig zusammenfinden kann; aber Sonn- und Feiertage geben doch immer noch die Möglichkeit dazu. Im Sowjetstaat, der keine Sonn- und Feiertage (mit Ausnahme der

Revolutionsfeiertage) mehr kennt, sondern nur jeden fünften Tag dienstfrei läßt, ist es aber so eingerichtet, daß die dienstfreien Tage der einzelnen Familienmitglieder niemals zusammenfallen und nach Möglichkeit wird noch dafür gesorgt, daß die Familie auch räumlich getrennt wird.

Am Abend verließen wir dann, auf die Bahn begleitet von Professor Schirokogoroff, Anitschkoff, Dr. Okuneff und Dr. Hamperl und einer munteren Studentin, Baku. Auch hier störte uns die russische Unpünktlichkeit — der Zug traf statt vor 12 Uhr etwas nach 1/23 Uhr nachts ein. Da ein kommunistischer Parteitag auch in Tiflis am nächsten Tage begann, so war der internationale Schlafwagen wieder voll besetzt. Hohe Regierungsbeamte aus Baku hatten uns zwar entgegenkommenderweise ihre Plätze abgetreten — aber es waren welche in einem Abteil zu vier Personen und in ihm lagen schon zwei recht wohlbeleibte Genossen, die alles mit ihren Gepäckstücken belegt hatten, und es war natürlich für meine Frau nicht angenehm, die Nacht in einem Abteil mit zwei fremden Männern zu verbringen. Aber es ging ja nicht anders und man kennt im heutigen Rußland keine Trennung der Geschlechter in den Schlafwagen, wie wir ja schon auf der Reise nach Moskau erfahren hatten. Übrigens waren die beiden Genossen außerordentlich geduldig und höflich, schalten auch nicht, aus dem Schlaf geweckt, über die Langsamkeit des Schaffners, bei dem es fast eine halbe Stunde dauerte, bis er die Betten für uns zurechtgemacht hatte. Auch auf der weiteren Reise zeichneten sich unsere Mitreisenden durch Entgegenkommen und Höflichkeit aus.

Die Reise nach Tiflis war sehr reizvoll, wenn auch ungewöhnlich heiß. In Baku, wo man uns Temperaturen von über 50° C in Aussicht gestellt hatte, war es meist durchaus erträglich gewesen, nur ausnahmsweise waren 30° überschritten worden; jetzt wurde es aber, trotzdem wir in das Kaukasusgebirge hineinfuhren, immer heißer und die Zugverspätung nahm zu, so daß wir mit etwa 4 1/2stündiger Verspätung erst gegen $^3/_4$6 Uhr in Tiflis eintrafen, empfangen von dem Kanzler des deutschen Generalkonsulats und mehreren Professoren der dortigen Universität, die uns in unseren Gasthof „Palasthotel" begleiteten, wo wir allerdings nichts palastähnliches, aber wenigstens ein gemeinsames Handtuch vorfanden. Tiflis ist herrlich gelegen, macht einen ganz orientalischen Eindruck und bot am Abend, als wir bei dem Vizekonsul von Saucken einen ganz westeuropäischen Abend verlebten, von der Veranda des deutschen Konsulats in seinem terrassenförmigen Aufbau und mit seinen vielen Lichtern einen geradezu märchenhaft zauberischen Anblick. — Am nächsten Tage ruhte sich meine Frau etwas aus und ich besichtigte die Universität, einige wissenschaftliche medizinische Anstalten, von denen das normalanatomische Institut einen ausgezeichneten, für den Unterricht vorzüglich organisierten Eindruck machte, das neue große Tuberkulosekrankenhaus und das ehemalige deutsche Krankenhaus, das erst seit etwa einem halben Jahr in den Besitz des Georgischen roten Kreuzes übergegangen war. — Das Tuberkulosekrankenhaus, das zwar vollkommen fertiggestellt und eingerichtet war, aber erst in den nächsten Tagen belegt werden sollte, ist mit großer Üppigkeit und allen Errungenschaften neuzeitlicher Gesundheitspflege und Behandlungsmaßnahmen ausgestattet, frei und gesund gelegen und übertrifft wohl die meisten ähnlichen Anstalten Westeuropas. An der Vorderseite sind die Namen vieler um die Tuberkuloseforschung und -bekämpfung verdienter Forscher — ganz überwiegend Deutsche — in goldenen Buchstaben angebracht und in einer Vorhalle findet man ihre Bilder. Die Auswahl ist etwas einseitig und mit durch die persönlichen Beziehungen des Leiters der Anstalt bedingt — Namen wie Klenke und Klebs, Brehmer fehlen, und andere auch solcher deutscher Ärzte, deren Verdienste zum mindesten nicht grundlegender Natur sind, sind vorhanden.

Das ehemalige deutsche Krankenhaus ist gegen früher wenig verändert. Ich traf dort auch, wie fast überall, ehemalige Schüler von mir, die mir alles genau zeigten, so daß ich das ganze auch in Betrieb sehen konnte. Im ganzen war die Sauberkeit genügend, wenn auch der Eindruck nicht annähernd so freundlich war wie in deutschen Roten-Kreuz-Krankenanstalten und vor allem das weibliche Pflegepersonal keinen angenehmen Eindruck machte. Im übrigen war aber das Straßenbild in Tiflis das freundlichste, das wir im Sowjetlande erhielten. Zwar sah man auch hier gelegentlich einen großen, leeren, mit wüsten Trümmerhaufen bedeckten Platz — Überreste zerstörter Kirchen, aber man sah doch viel mehr fröhliche Gesichter, muntere Kinder, die auf Plätzen spielten und Fremde zusammen mit Erwachsenen neugierig umstanden. Der ganze Menschenschlag der Georgier machte einen weit besseren Eindruck als die vorwiegend türkische Bevölkerung Bakus und die aus vielen Teilen des großen Reiches zusammengewürfelte Moskaus. Man sah auch hier keine Menschenschlangen vor den Geschäften stehen, obgleich auch hier wenig zu haben war. Trotz der Bemühungen eines sehr angesehenen Arztes war es in Tiflis ebensowenig möglich, einen als so wichtig für uns erkannten Gegenstand, wie ein Handtuch, zu kaufen wie in Baku; so etwas gab es in keinem Laden. Und nur der Freundlichkeit des Herrn von Saucken, der uns ein wunderschönes Handtuch lieh, haben wir es zu verdanken, daß wir reingewaschen in Batum ankamen. Eine Einladung der Universität zu einem Bankett mußte ich ebenso wie in Baku eine des Präsidenten der Republik, wenn auch aus anderen Gründen, ablehnen. Zum Mittag hatten wir bereits eine Einladung des deutschen Konsuls angenommen und am Abend mußten wir abreisen. Die Herren ließen es sich aber doch nicht nehmen, uns kurz vor der Abreise im „Palasthotel" aufzusuchen und uns mit kaukasischem Wein und Kaviar zu bewirten und dann im Kraftwagen zur Bahn zu fahren.

Zum erstenmal seit unserer Abreise von Berlin hatten wir in Rußland ein Schlafwagenabteil für uns erhalten, das sauber und ungezieferfrei und gute Wascheinrichtungen enthielt. Der Zug ging ziemlich pünktlich ab und kam auch ohne wesentliche Verspätung an. Unterwegs, gegen Morgen, kamen wir in eine wunderschöne Gegend, die trotz des Gewitterregens, dem wir auch am letzten Tage in Tiflis ausgesetzt gewesen waren, in heller Beleuchtung erschien. Besonders schön der botanische Garten in der Nähe von Batum, in dessen Umgebung wir auch in unregelmäßigen Abständen Haufen von Kurden in kümmerlichen Zelten lagern sahen.

In Batum wurden wir von einem Vertreter des deutschen Generalkonsulats mit der Nachricht empfangen, daß der Dampfer des „Lloyd Triestino", der mittags nach Konstantinopel fahren sollte, noch nicht eingetroffen sei und wahrscheinlich erst am nächsten Tage kommen würde. Das warf unsere Reisepläne etwas über den Haufen, gab uns aber Gelegenheit, auch Batum etwas näher kennenzulernen; eine elende kleine Stadt von über 60000 Einwohner, die in zaristischer Zeit ein sehr wichtiger Handelshafen gewesen, jetzt aber den Eindruck äußerster Ärmlichkeit machte. So war auch das einer Deutschen gehörige „Hotel Jalta", in dem wir untergebracht wurden, eine ziemlich jammervolle Herberge. Trotz des tropischen Regens, der an diesem Tage herrschte, wurden wir von Herrn S., dem Konsulatsvertreter, in Stadt und Umgebung herumgefahren und erhielten schon einen Begriff von der Üppigkeit der Landschaft, die sich uns am nächsten Tage bei prächtigem Sonnenschein in ihrer ganzen Herrlichkeit zeigte. Wir machten nochmals eine Fahrt in die Berge mit üppigster Pflanzenwelt und Teeanpflanzungen bis zu dem herrlichen botanischen Garten. Alles erinnerte an die schönsten Teil der Riviera, nur daß hier alles frei wachsende Natur war, der durch Menschenkunst nicht nachgeholfen schien. So schön die Natur, so sehr drängte sich uns hier die Erbärmlichkeit der Menschen auf. Was uns unsere deutsche Wirtin von ihren und vieler ihrer Bekannten Nöte erzählte, war furchtbar. Kurz vor der Abfahrt mit dem italienischen Dampfer am Spätnachmittag lernten wir noch einen Herrn kennen, der verhärmt und abgerissen, fast verhungert aussah, und im Gespräch — er sprach sehr gut französisch und leidlich deutsch — sich als ein hochgebildeter Mann erwies, und der auf meine Frage, welchen Beruf er früher gehabt, sich als früherer Präsident des höchsten Gerichtshofes in Riga vorstellte, jetzt aber kaum wußte, wovon er leben sollte. So waren die letzten Eindrücke — auch hinsichtlich der Pünktlichkeit — derartige, daß wir doch befriedigt waren, dem Bolschewistenlande den Rücken kehren zu können. Freilich noch nicht ganz, denn der Dampfer führte uns zunächst noch nach Noworossisck, nordwestlich von Batum, wo wir ein und einen halben Tag und zwei Nächte verweilen mußten, weil der Dampfer große Mengen von Pfeffer, Sonnenblumenkernen und gesalzenen Fischen einladen mußte und die Russen dies mit großer Unpünktlichkeit und Gemächlichkeit bewerkstelligten. Erst in der zweiten Nacht um 2 Uhr war alles beendet, und wir hätten früh morgens abfahren können, wenn nicht die russischen Behörden anstatt so früh wie möglich, erst nach 10 Uhr an Bord gekommen und ihre Geschäfte auch mit tunlichster Gemütsruhe abgewickelt hätten.

Noworossisck liegt langgestreckt sehr schön auf den Bergen aufgebaut; am Hafendamm (Kai) sah man weithin ein Bronzestandbild von Lenin auf Sockel von rotem Granit oder Marmor weithin leuchten. Die Strandstraße, wie alle Straßen am russischen Gestade des Schwarzen Meeres nach einem Deckoffizier, der 1905 auf dem Panzerkreuzer „Potemkin" die Meuterer geführt und später erschossen worden war, „Leutnant-Schmidt-Straße" geheißen, war recht belebt. — Das Schwarze Meer zeigte sich mit Ausnahme des ersten Nachmittags und Abends, wo es kühl und regnerisch war, sehr gastfreundlich; es war die sämtlichen Tage sonnig und warm, fast wolkenloser, blauer Himmel, und das Meer ruhig und smaragdgrün. Nachdem wir noch in Samsun an der kleinasiatischen Küste angelegt, kamen wir am sechsten Tage abends in Konstantinopel (Galata) an und gelangten mit einigen Schwierigkeiten in das archäologische Institut, wo uns durch das Auswärtige Amt Wohnung verschafft war.

Die Einfahrt in den Bosporus, die wir noch bei Tageslicht genießen konnten, bietet bewundernswerte Blicke. Über unseren Aufenthalt in Konstantinopel will ich nicht weiter berichten; wir konnten während des zehntägigen Aufenthalts die meisten Sehenswürdigkeiten und die herrlichen Blicke bei schönstem und nicht zu heißem Wetter genießen, wobei uns alles teils durch Mitglieder der medizinischen Fakultät, teils durch Herren und Damen des Instituts und der Botschaft erleichtert wurde. Enttäuschend wirkte ja das Straßenbild, weil durch die Verordnungen der jungtürkischen Regierung die türkischen Trachten fast vollkommen verschwunden sind und nur der von früh morgens bis spät abends andauernde ohrenbetäubende Lärm der Ausrufer und Kraftwagen daran erinnert, daß man im Orient ist. Ein zweitägiger Ausflug nach Brussa am bithynischen Olymp in Kleinasien zeigte uns ein mannigfaltiges und echt türkisches Bild, und erfrischte uns auch durch die prachtvolle Lage und reinere Luft, so daß wir uns von den Anstregungen des Stadtlebens recht erholen konnten. Auf der Rückfahrt nach Konstantinopel konnten wir nun auch noch die Einfahrt in den Bosporus vom Marmarameer aus bewundern.

Am 24. Juni spät abends fuhren wir wieder mit einem italienischen Dampfer nach dem Piräus, vorbei an Gallilopi, wo der Feindverband ein Denkmal für die bei den Kämpfen im Weltkrieg Gefallenen errichtet hat. Durch den herrlichen Archipel hindurch, bis wir am 26., früh 6 Uhr, in Piräus eintrafen, empfangen von Prof. Catsaras, der etwa $1^1/_2$ Jahr bei mir in Berlin gearbeitet hatte.

Die Eindrücke, die wir in Athen und Umgebung von Kunst und Natur und schließlich bei der Kraftwagenfahrt über den Parnaß und in Delphi erhielten, zu beschreiben, reicht meine Feder nicht aus. Der achttägige Aufenthalt in Griechenland hinterließ in uns nur den Wunsch, das herrliche Land möglichst bald wieder auf längere Zeit und gründlicher kennenlernen zu können. Am 3. Juli nachmittags verließen wir Delphi und kamen auf sehr reizvoller Fahrt durch Serbien und eintägigem Aufenthalt in Budapest, wo wir bei unerträglicher Hitze die schöne Stadt, geführt von freundlichen Fachgenossen, bewunderten und am 7. Juli wieder in Berlin eintrafen.

Trotz der Anstrengungen bedeutete diese Reise für uns einen großen Gewinn für Lebensauffassung und -anschauung. In Sowjetrußland hatten wir den ungeheuren, innerhalb von $6^1/_2$ Jahren erfolgten Verfall gesehen, die Knebelung und Aushungerung eines großen Volkes auf Grund einer mit schonungslosester Folgerichtigkeit durchgeführten Idee zugunsten materieller Glückseligkeit der übrigbleibenden und von dem rücksichtslosen Vernichtungswillen verschonten Volksteile. Dabei hatten wir bei der aufstrebenden Jugend einen gewissen begeisternden Schwung anerkennen müssen, der vielleicht die größte Gewähr für die Aufrechterhaltung der Bolschewistenherrschaft gibt. Auch in der Türkei war eine anders geartete Zwangsherrschaft aufgefallen, die mit allen Überlieferungen der Vergangenheit bewußt gebrochen hatte und damit auch bei der Jugend weitgehende Zustimmung fand.

Von da aus waren wir nach dem Lande gekommen, in dem jeder Stein, jede Landschaft auf die große Vergangenheit zurückweist, auf eine sich noch immer wieder von neuem auswirkende und die Welt erfüllende Vergangenheit, deren Schönheit und Großartigkeit der Leistungen in Kunst und Wissenschaft durch ein verhältnismäßig kleines Volk die Bewunderung aller Kulturvölker immer wieder hervorruft.

Und nun kamen wir wieder in unsere Heimat, in der ein von schwersten Schicksalen betroffenes Volk nach Wiederaufstieg und Befreiung ringt und die völkischen Leidenschaften in schwerem Kampfe miteinander liegen, während eine Regierung diese geistige und seelische Bewegung mit äußeren Machtmitteln niederzuhalten und zu vernichten sich bestrebt. Hier sehen wir jetzt die Jugend trotzdem von immer bestimmterem und festerem Willen zur Selbsterhaltung entschlossen, tief erfüllt von dem Bewußtsein einer geschichtlichen Aufgabe, alle Folgen auf sich zu nehmen und allen äußeren Gewalten zu trotzen.

Was wir auf unserer Reise erlebt, zwang uns mehr denn je auf Seite dieser Jugend.

Politische Tätigkeit und meine Stellung zum Judentum

Sehr frühzeitig erwachte meine Anteilnahme an der Politik. Mannigfache äußere Umstände trugen dazu bei. Das ungeheure Erlebnis des siebziger Krieges mit dem einheitlichen Jubel eines großen Volkes und dem dadurch bedingten Stolz, diesem Volke angehören zu dürfen. Die besondere Zusammensetzung des Schülerkreises am kgl. Wilhelmsgymnasium, wo die Söhne von Staatsmännern, Reichs- und Landtagsabgeordneten, Feldherren, Gelehrten usw. zu Hause von soviel politischem Handeln hörten, daß sie unwillkürlich davon etwas in die Schule mitbrachten. Schon als 14—15jähriger konnte ich nicht genug von der Tagespolitik zu hören und zu sehen bekommen, und verschaffte mir durch die Söhne des Ministers von Schelling wiederholt Eingang zu guten Tribünen des Reichs- und Landtages, wenn die Verhandlungen in die Schulferien fielen. Ich verschlang die Geschichtswerke Rankes, Häußers, Taines, Macaulays über die französische und englische Revolution, die ich in der Bücherei meines Vaters fand, und die ich mir heimlich zu verschaffen wußte, da er — mit Recht — diesen Lesestoff als noch nicht geeignet für mich ansah und außerdem bemerkte, daß diese Betätigung meinem Fortkommen in der Schule nicht gerade förderlich war. Sehr eingehend vertiefte ich mich in die deutschen Verfassungskämpfe, die Geschichte der achtundvierziger Bewegung, und las begierig die stenographischen Berichte aus der Zeit des preußischen Verfassungsstreits von 1862 bis 1866, die im Besitz meines Vaters waren. Lebhaftesten Anteil nahm ich an der Ende der siebziger Jahre entstehenden christlich-sozialen Bewegung Stöckers und besuchte als Siebzehn- und Achtzehnjähriger Versammlungen, in denen neben Stöcker, Eugen Richter und Sozialdemokraten wie Most und andere sprachen. — Auch zu Hause wurde viel über Politik gesprochen; mein Vater war nationalliberal, der Mann meiner ältesten Schwester, ein Sohn eines seinerzeit sehr bekannten Freihändlers und Statistikers Dr. Otto Hübner, unentwegter Fortschrittler, so daß beide häufig in politischen Streit gerieten. — Ich war selbstverständlich radikal mit stark sozialistischer Färbung, aber doch nicht, wie es im Anfang von Bismarcks „Gedanken und Erinnerungen" heißt, als normales Produkt des humanistischen Gymnasiums Republikaner, wohl aber erfüllt von der Überzeugung, daß durch Einführung des parlamentarischen Systems ein Strom von Wohlfahrt und Glückseligkeit über Reich und Volk sich ergießen würde. Je mehr von der Obersekunda an meine Leidenschaft für Geschichte durch die für Philosophie verdrängt wurde, um so mehr nahm auch meine Beschäftigung mit der Tagespolitik ab. Freilich wurde sie in den ersten Studienhalbjahren in Leipzig wieder angestachelt, wo die gesamte Studentenschaft von den Fragen des Antisemitismus und — Spiritismus in starke Aufregung versetzt war. Als Burschenschafter habe ich mich am wenigsten um Politik gekümmert, die damals bei den meisten Burschenschaften gar keine Rolle mehr spielte, und je mehr ich mich mit Naturwissenschaften und theoretischer Medizin beschäftigte, um so konservativer wurde ich, und wurde schließlich durch meine eigene wissenschaftliche Arbeit immer mehr von der Beschäftigung mit der Tagespolitik, soweit es sich nicht um ganz große Fragen handelte, abgelenkt.

War schon an und für sich seit frühester Jugend meine Grundstimmung die einer begeisterten Liebe für das Preußentum und die großen Preußenkönige, so wurde sie noch verstärkt durch meinen mehrfachen längeren Aufenthalt im Ausland, in Italien und der Schweiz, wo ich westlichen Parlamentarismus und fortgeschrittene Demokratie aus eigenster Anschauung kennenlernte und die letzten Reste einer Hinneigung zu parlamentarischer und demokratischer Verfassung von mir abstreifte. In dieser Stimmung traf mich und die meisten in Zürich lebenden Reichsdeutschen die Nachricht von der am 20. März 1890 erfolgten Entlassung Bismarcks. — Ich glaube nicht, daß sich viele der jetzt lebenden Menschen eine Vorstellung davon machen können, wie sie auf uns wirkte — es ist nicht genug ausgedrückt, wenn man sagt, wir kamen uns wie vor den Kopf geschlagen vor. Es war weit mehr, mehr noch als das Erleben eines Erdbebens oder einer Sturmflut, denn das sind bekannte Naturereignisse, mit denen man immer rechnen muß; es war, als ob Naturgesetze durchbrochen, sozusagen der Himmel eingestürzt war. — Fern von dem Mittelpunkt des Reiches hatte man wohl in den Zeitungen von Unstimmigkeiten und Krisengerüchten gelesen, aber die Möglichkeit, daß Bismarck anders als durch Naturgewalten aus seiner Stellung würde beseitigt werden können, für ausgeschlossen angesehen. Noch heute, wo ich das niederschreibe, zittere ich in Erinnerung an diese Tage vor Aufregung, obgleich ich doch inzwischen Entsetzlicheres erlebt habe. — In unserem engeren Freundeskreis, Privatdozent A. Fick und Walter Felix — Hanau war viel kühler und v. Monakow als Russe, wenn auch ganz zum deutschen Kulturkreis gehörig, politisch gleichgültig — war noch kaum eine gewisse Erholung und Beruhigung eingetreten, als die Nachricht von dem Zanzibarvertrag mit England in uns hineinplatzte. Innerlich erregt, wie wir waren, beschlossen wir unter Führung von Fick einen Aufruf an das deutsche Volk zu richten, sich diesem, einem Olmütz gleichenden Vertrage zu widersetzen, und erließen einen solchen — ohne Namensunterschrift — in einer Anzahl großer Zeitungen des südlichen und westlichen Deutschlands (Augsburger Allgemeine, Frankfurter, Kölnische Zeitung u. a.) unter der Überschrift „Deutschland, wach auf!" am 24. Juni 1890. Er hatte keinen Erfolg; trotzdem gingen wir weiter und erließen am 15. Juli 1890 einen zweiten Aufruf, in dem wir zur Gründung eines „Alldeutschen Verbandes" aufforderten. Der Aufruf war unterzeichnet:

Dr. W. Felix aus Leipzig,
Dr. A. Fick aus Marburg a. d. L.
Dr. O. Lubarsch aus Berlin,
Albert Müller aus Friedberg.

Gleichzeitig setzten wir uns unter Hinzuziehung anderer Reichsdeutscher zusammen und entwarfen Satzungen, waren uns aber darüber einig, daß die Leitung dieses Verbandes nicht im deutschen Ausland sein könnte, sondern im Deutschen Reich sein müsse. Unter den vielen Zustimmungsschreiben, die wir auf diesen zweiten Aufruf erhielten, befand sich auch eines von Dr. Alb. Hugenberg, der nach Verabredung mit A. Fick die weiteren Schritte zu tun übernahm, und so kam es am 28. September 1890 zur Gründung des Alldeutschen Verbandes in Deutschland. Und so gehöre ich denn zu den Frevlern, die diesen „staatsgefährlichen und verbrecherischen" Verband ins Leben gerufen haben. Es ist eigentümlich, daß keiner der Gründer jemals eine führende Rolle in diesem Verbande gespielt hat. Fick, der von vornherein die Seele unseres Vorgehens war, ist zwar auch im Vorstand und Hauptausschuß bis zuletzt tätig gewesen, aber wenig in die Öffentlichkeit getreten und hat wohl auch überragenden Einfluß nie gehabt. Er war nach Familienüberlieferung und innerer Überzeugung entschiedener (süddeutscher) Demokrat, der über „preußische Junker" ungerechter urteilen konnte, als mancher der jetzigen ausgesprochenen Republikaner, aber glühender und leidenschaftlicher Vaterlandsfreund, für den die Verbindung mit Menschen, denen nicht die Größe des deutschen Vaterlandes und Volkstums in erster Linie stand, eine Unmöglichkeit war. Felix, der bis zu seinem vor kurzem erfolgten Tode in Zürich blieb, ist nie hervorgetreten, und ich habe bald die Mitgliedschaft aufgegeben — durch Zufälligkeit — und sie nachher nicht wieder erneuert, weil mir manches an dem öffentlichen Wirken des Verbandes und eines Teiles seiner Führer nicht günstig für die Erreichung ihrer Ziele erschien. — Wer die Geschichte des Alldeutschen Verbandes von Otto Bonhard (1920) durchliest, wird wahrscheinlich zu seinem Erstaunen erkennen, wie viele äußerst gemäßigte Männer im Vorstand lange Zeit gewesen sind und wie niemals vom Verbande die Eroberungs- und Angriffspläne verfolgt worden sind, die ihm untergeschoben worden sind und noch werden. Es sind Entgleisungen vorgekommen, wie sie in keinem Verbande fehlen, aber die Ziele des Verbandes als solche sind ganz andere gewesen und in der Hauptsache wohl dieselben geblieben, die uns bei der Gründung vorschwebten. Wir wollten in ihm ein Gegengewicht schaffen gegen die sprunghafte, auf äußere Augenblickserfolge hinzielende Politik des Kaisers, und wir wollten alle Bestrebungen zusammenfassen und stützen, die Deutschland einen gleichberechtigten Platz an der Sonne zu verschaffen bezweckten. Gerade, nachdem wir Bismarck verloren, das größte Kapitel an Ansehen und Vertrauen, das Deutschland besaß, schien es nötig, etwas, was auch nicht gleich, aber doch mächtig genug war, zum Ersatz zu erhalten, und das sollte der unerschöpfliche Lebenswille des deutschen Volkes sein, der ihm aber erst selbst zum Bewußtsein gebracht und gestärkt werden müßte. Unser Ziel war es, das Volk vom rein materialistischen Streben auf Ideale wieder hinzulenken und zu tatkräftiger Anteilnahme vor allem an der äußeren Politik zu erziehen. Es bedurfte schon des Mangels an Tatkraft, Mut und Fähigkeit, auf der Seele des Volkes zu spielen, die den Nachfolgern Bismarcks in immer steigendem Maße eigen war, um aus diesem Alldeutschen Verbande den schwarzen Mann werden zu lassen, der er für alle Gegner des Bismarckschen Reiches, mochten sie innerhalb oder außerhalb dessen Grenzen vorhanden sein, immer mehr wurde. Hätten die Regierungen und die Parteien des Reichstages — ich nehme keine aus — auf die

Warnungen des Verbandes gehört und seine Bestrebungen, anstatt sie zu bekämpfen, unterstützt, so wäre uns das ungeheure Unglück erspart geblieben, das uns und unsere Nachkommen getroffen hat. Aber man hatte weder dem Ausland noch der demokratischen Opposition gegenüber den Mut zu sagen, daß man manche Übertreibungen des Verbandes mißbillige, im übrigen aber sein Dasein und seine Bestrebungen, Deutschlands Machtstellung zu sichern und alles Deutschtum zusammenzufassen, nur begrüße und fördern würde. Fast die ganze Welt hat die Bestrebungen der italienischen Irredentisten, die Gier Frankreichs nach Wiedervereinigung mit den „elsaß-lothringischen Brüdern" für berechtigt gehalten und unterstützt, warum sollte Deutschland nicht das gleiche Recht für seine sehr viel bescheideneren Wünsche in Anspruch nehmen dürfen? Aber wenn die deutsche Regierung und Volksvertretung selbst dem entgegentrat, wie sollte da das Ausland dazu kommen, eine Gleichberechtigung zuzugestehen, die gar nicht tatkräftig verlangt wurde? Daß wir durch unsere geographische Lage und unsere nach allen Seiten hin ungeschützten Grenzen mehr als irgendein anderes Volk gezwungen und verpflichtet waren, uns militärisch so stark zu machen, wie überhaupt nur möglich, hat selbst ein Mann wie Lloyd George noch im ersten Jahrzehnt dieses Jahrhunderts anerkannt. Aber der Führer der Zentrumspartei und spätere Reichskanzler Freiherr (später Graf) von Hertling erklärte noch 1913 bei Beratung des Notopfers von etwa einer Milliarde Reichsmark, dies wäre nun das letzte, was für militärische Ausgaben bewilligt werden könnte, mehr würde das deutsche Volk nicht ertragen können. Und wie groß und reich wäre es heute, wenn es damals selbst das Doppelte von einer Milliarde bewilligt hätte! Es kann nicht wundernehmen, daß im Auslande noch weniger Verständnis für unsere Lage vorhanden war, wenn es im eigenen Lande daran fehlte. Und doch konnte man dort noch eher überzeugen. Ich habe von höheren holländischen, italienischen und schweizerischen Offizieren vor dem Kriege die Meinung vertreten gehört, daß man es wohl verstehen könne, daß uns Weltherrschaftsgelüste zugemutet würden, wenn wir neben dem stärksten und besten Landheer nun auch noch die stärkste Flotte zu schaffen uns bemühten. Setzte man ihnen zahlenmäßig auseinander, daß wir weder die stärkste Landmacht (Rußland hatte ja ein weit größeres Heer) seien, noch die stärkste Seemacht zu werden anstrebten, wohl aber eine Flotte haben müßten, die der vereinigten russischen und französischen zum mindesten gewachsen sei, fand man Verständnis. Diese Gesichtspunkte immer wieder in der deutschen und ausländischen Presse zu betonen, hat man versäumt, und die Bestrebungen des Alldeutschen Verbandes, auch nach dieser Richtung zu wirken, eher bekämpft als gefördert. Diese Verteidigung des Alldeutschen Verbandes schien mir als einem der beiden noch lebenden Begründer nötig.

Nachdem ich wieder in Deutschland war, seit 1891 habe ich eine politische Tätigkeit überhaupt nicht ausgeübt; ich habe mich keiner politischen Partei in der Weise angeschlossen, daß ich eingeschriebenes Mitglied von ihr wurde. Ich habe meine staatsbürgerlichen Pflichten so ausgeübt, daß ich mich bei allen Wahlen beteiligte, aber je nach den besonderen Verhältnissen meines Aufenthaltsortes verschieden wählte. Bei den Landtagswahlen in Preußen habe ich niemals einen Konservativen gewählt, weil ich es nicht für richtig hielt, deren Machtstellung noch zu stärken, bei den Reichstagswahlen niemals einen Freisinnigen, sondern hier stets nationalliberal oder auch mal konservativ. Ich schreibe das, um zu beweisen, daß ich durchaus kein so verbohrter „Reaktionär" gewesen oder noch bin, als den mich die Linkspresse, wenn sie sich mit mir beschäftigt, hinstellt. Für mich war die Parteipolitik stets Nebensache und das nationale und soziale Ziel die Hauptsache. Wenn ich mich nach dem Umsturz einer bestimmten Partei angeschlossen und in ihr nach

Kräften gewirkt habe, so geschah das sicherlich nicht, weil ich etwa in allen Punkten mit den Zielen und Wegen dieser Partei einverstanden gewesen oder noch wäre, sondern weil sie die war und ist, die meinen Auffassungen über das, was zum Wohle des gesamten deutschen Volkes nötig ist, am meisten entsprach. — Ich habe schon während des Krieges, was ich vorher nie getan, in der Tagespresse Aufsätze verfaßt (z. B. im Roten Tag, Rhein.-westfäl. Zeitung usw.), weil es mir nötig erschien, auch die Stimme von Nichtpolitikern ertönen zu lassen; ich bin auch der Vaterlandspartei und dem „unabhängigen Ausschuß für einen deutschen Frieden" beigetreten, aber auch nicht, weil ich etwa jeder Einzelheit in den Forderungen dieser Vereinigungen beigestimmt hätte, sondern im Gegenteil, um die Reihen derjenigen zu stärken, die den übertriebenen Forderungen nicht geneigt waren. Ich habe stets betont, daß man den Namen „Bismarck" nicht nur im Munde führen dürfe, sondern versuchen solle, in seinem Geiste zu handeln und daran zu denken, daß er stets eine große Abneigung hatte, fremde Volksstämme in das deutsche Reich aufzunehmen, daß er nur, was militärisch unbedingt nötig schien, einverleibte und immer an das zukünftige Verhältnis zu den derzeitigen Feinden dachte. Diese Gesichtspunkte sind ja leider von vielen Seiten — auch solchen, die jetzt zur Republik halten — nicht genügend berücksichtigt worden. Ich habe ferner oft genug versucht, wo ich Beziehungen zu konservativen Kreisen hatte, ihnen klarzumachen, daß ihr Verhalten in der Wahlrechtsfrage unklug, nicht vaterländisch und während des Krieges fast verbrecherisch sei, da man in derartigen Notzeiten nicht ein eiterndes Geschwür am eigenen Körper ertragen könne und dauernd offenlassen dürfe.

Ich bin dann nun allerdings nach dem Umsturz sofort der deutschnationalen Partei beigetreten, habe bei den Wahlen zu den verfassungsgebenden Körperschaften im Januar 1919 wiederholt für sie öffentlich gesprochen und bin erst zweiter, dann erster Vorsitzender des berufsständischen Reichsausschusses deutschnationaler Hochschullehrer geworden und habe weder vor meinen Mitarbeitern und Institutsangestellten, noch den Studenten, noch dem Ministerium aus dieser meiner politischen Überzeugung Hehl gemacht. Aber es ist eine geradezu fratzenhafte Übertreibung und Unwahrheit, wenn die sozialistischen Monatshefte von mir behaupteten, ich sei derjenige Berliner Hochschullehrer, der es am wenigsten verstanden habe, in seiner Dozententätigkeit politische Animosität nicht mitsprechen zu lassen. Ich habe wohl hier und da im Anschluß an allgemeine Erörterungen über das Wesen krankhafter Vorgänge auch allgemeine Folgerungen gezogen, daß sowohl in Einzelkörpern wie in der ganzen Natur weder Gleichheit noch Frieden herrsche und daß das Wesen des Lebens im Kampfe der Teile bestände und die Anwendung auf Demokratie und Pazifismus daraus gezogen, ohne jede parteipolitische Hinweise und „Animosität". Ich habe auch in der Zeit, als uns zugemutet werden sollte, den 9. November zu „feiern", gesagt, daß man es verstehen könne, wenn an dem Tage die Vorlesungen ausfielen, um jedem die Gelegenheit zu geben, frei von den täglichen Beschäftigungen über die Bedeutung dieses Tages, den ich als einen „dies aterrimus" bezeichnete, nachzudenken. Und ich habe auch sonst vor Assistenten und Instituts- und Leichengehilfen aus wissenschaftlichen Erörterungen Folgerungen auf das praktische und politische Leben gezogen. Wer sein Lehramt so auffaßt wie ich und es in der Verbreitung von Fachkenntnissen nicht erschöpft sieht, sondern sich verpflichtet fühlt, die ihm anvertrauten Schüler — mögen sie nun Studenten oder selbständigere Mitarbeiter sein — zu erziehen und allgemein menschlich zu beeinflussen, wird hierin nichts Besonderes und noch viel weniger etwas Unberechtigtes finden. Daß ich den Umsturz als Unglück betrachte und dem daraus entstandenen Staat mit leidenschaftlicher Abneigung gegenüberstehe, das habe ich in meinen Vorlesungen nie gezeigt, aber es ist natürlich sowohl den Studenten wie meiner näheren Umgebung ebensowenig verborgen geblieben, wie etwa die Stellung Rud. Virchows zum alten Staat verborgen blieb. — Man hat es mir auch zum Vorwurf gemacht, daß ich den Vorsitz der deutschnationalen Hochschullehrervereinigung übernommen und überhaupt von vornherein mich an ihrer Gründung stark beteiligt habe. In der Sitzung vom 22. März 1919 wurden allerdings auch aus dem Kreise der eingeladenen Hochschullehrer Bedenken gegen die Bildung einer derartigen akademischen Vereinigung geltend gemacht, weil dadurch ein gewisser Zwiespalt in die Reihen der Hochschullehrer getragen werden könne. Man kann selbstverständlich über eine berufsständische Gliederung politischer Parteien sehr verschiedener Meinung sein und es ist durchaus zweifelhaft, ob sie sich für die deutschnationale Partei sehr bewährt hat. Aber ich bin der Meinung, daß sie gerade für Hochschullehrer, die mehr noch als andere Deutsche die Neigung haben, jeder für sich eine eigene Partei zu sein und von der Beteiligung am politischen Leben durch viele Unlustgefühle leicht abgehalten werden, besonders nötig ist. Ich habe die Überzeugung, daß ohne eine derartige Vereinigung in den Hochschullehrerkreisen eine noch viel größere Gleichgültigkeit und Schicksalsergebenheit herrschen würde, als es leider schon jetzt der Fall ist. Auch war es besonders wichtig, in einer Partei, die sich zu einem großen Teil aus Kreisen zusammensetzte, die dem geistigen Leben an den Hochschulen bis dahin gleichgültig oder wenig freundlich gegenübergestanden hatten, auf diese Weise Einfluß zu gewinnen. Weswegen gleich in der ersten Sitzung Roethe zum ersten und ich zum zweiten Vorsitzenden vorgeschlagen wurden, kann ich nicht sagen — vielleicht weil man uns eine besondere Regsamkeit zutraute. Ich habe mit Roethe sehr einträchtig zusammengewirkt und ihn, als er sich als Rektor von den Geschäften als Vorsitzender zurückzog, bis zu seinem Tode vertreten und bin dann sein Nachfolger geworden. Wir haben wiederholt versucht, teils mäßigend, teils anfeuernd auf die Partei einzuwirken und ihnen auch manche Anregung für ihr gesamtes Kulturprogramm gegeben. Im gleichen Sinne wirkten ja auch Eduard Meyer und Karl Holl, mit denen und ihren Frauen wir bald in freundschaftliche Beziehungen traten. Beides Männer, die nicht nur große Gelehrte, sondern auch Persönlichkeiten von ungewöhnlicher Reinheit und Güte waren.

Weswegen man mir die Teilnahme an der deutschnationalen Bewegung so übelnahm, liegt im übrigen auf der Hand — weil man in ihr eine antisemitische Partei sah und sieht und es in den Kreisen der Demokratie und den in ihr tonangebenden Zeitungen als einen sittlichen Makel betrachtet, „antisemitisch" zu sein und doppelt dies bei einem als Juden geborenen verurteilt, dem man die Ehrlichkeit der Überzeugung in dieser Hinsicht abstreitet.

Man sollte kaum glauben können, daß diese Vorwürfe in ehrlicher Überzeugung erhoben würden, wenn man nicht wüßte, daß mit wenigen Ausnahmen das großstädtische Judentum jede Besonnenheit und jedes ruhige Urteil verliert, sobald auch nur die Bezeichnung „Ostjude" fällt oder überhaupt irgend etwas am Judentum ausgesetzt wird. Dann erfolgt sofort ein Sturm sittlicher Entrüstung, und wenn gar ein geborener Jude es ist, so wirft man ihm Renegatentum vor; — unter Renegat versteht man bekanntlich einen Menschen, der abschwört und verfolgt, was er früher gepriesen, wobei immer der laute oder stille Vorwurf mitschwingt, daß dies aus unlauteren Beweggründen geschieht. — Woher wissen die Kreise, die mir Renegatentum vorwerfen, daß ich — immer vorausgesetzt, daß ich jetzt „antisemitisch" sei — jemals das Judentum gepriesen oder auch nur verteidigt hätte? Und haben die Kreise, von denen aus die Befehdung meiner Person nicht etwa erst seit der Kutiskerangelegenheit, sondern seit 1919 erfolgt, auch nur einen Schimmer von Recht, Renegaten zu schmähen, während sie doch den früheren kommandierenden General von Deimling und den Generalmajor Freiherrn von Hoverbeck, gen. v. Schoenaich, in den Himmel erheben und ihnen einflußreiche Stellen anvertrauen. Männer, die ein ganzes langes Leben dem Kriegerberuf sich hingegeben und alle äußeren Ehren und Vorteile dieses Berufes und der Monarchie angenommen haben und jetzt von der Republik dasselbe anzunehmen sich bemühen? Der Ministerialrat Goslar hat in seinem Aufsatz im jüdischen Familienblatt geschrieben, daß ich der antisemitischen Handlung nicht fähig gewesen wäre, wenn auch nur ein Abglanz jüdischer Jugendeindrücke, jüdischer Lehre und Ethik von mir aufgenommen worden wäre. Alle jüdischen Eindrücke, die ich in meiner Jugend empfangen, waren vorwiegend ungünstige, wenn ich von Vater, Mutter und Großmutter absehe. Gerade in den Kreisen, von denen mein Vater sich fernhielt, zum Teil naher jüdischer Verwandtschaft, habe ich frühzeitig die Unduldsamkeit, Überheblichkeit[1], Prahlsucht und Verachtung des arbeitsamen christlich-deutschen Mittelstandes, besonders des Handwerkerstandes, verabscheuen gelernt[2]; jüdisches Wissen, besonders jüdische Lehre und Ethik habe ich in der Jugend nie in mich aufgenommen, alle großen mich begeisternden Eindrücke habe ich vom deutsch-preußischen christlichen Wesen empfangen, aus der deutschen Geschichte und ihren griechisch-römischen aber nicht orientalischen Grundlagen gelernt und mich an ihnen begeistert; nicht Abraham oder Moses, nicht einmal die Makkabäer sind meine Helden gewesen, sondern die der deutschen Sagen und Heldengedichte, Luther, die Hohenstaufer Kaiser,

[1] Selbst ein so geistvoller, vornehmer und hochkultivierter Mann wie Rathenau ist nicht ganz frei davon und neigt dazu, die Leistungen des jüdischen Volkes zu über- und die des deutschen Volkes zu unterschätzen. Nach ihm hat das jüdische Volk trotz seiner Kleinheit „die größte Zahl weltbestimmender Genialitäten aller Nationen überhaupt erzeugt" (Gesammelte Schriften Bd. 5, S. 406.), während im deutschen Volk „seit hundert Jahren schöpferische Gedanken nicht mehr entstanden sind"! (Ebenda S. 274.)

[2] Sehr bemerkenswert ist ja in dieser Hinsicht, was Winnig über die Stellung von K. Marx zu dem sozialistisch-kommunistischen Vorläufer, den Schneidergesellen Weitling, schreibt, den er voller Hohn über sein „Geschwätz" und „Liebessabbelei", ablehnte.

der große Kurfürst und Friedrich der Große, aus deutschen Dicht- und Kunstwerken habe ich Begeisterung gesogen, die mich nie verlassen hat, an der deutschen und preußischen Vergangenheit habe ich mit allen Fasern meines leidenschaftlichen Herzens gehangen und hänge ich noch, und aus christlichen Beamten- und adligen Kreisen habe ich etwas gelernt, was auch mir einst gefehlt und unseren jüdischen Mitbürgern meist fehlt, wahre „Ehrfurcht". Ich weiß genau, daß das auch in jüdischen Kreisen zu finden ist, freilich am ehesten in kleinen Städten und Dörfern, am wenigsten in Berlin und anderen Großstädten. Ich habe als dreizehn- und vierzehnjähriger Knabe Briefe an einen älteren, malerisch und dichterisch begabten Vetter und etwa zwei bis drei Jahre später an Richard Semon[1] geschrieben, in denen ich mit Feuer, Leidenschaft und Ungerechtigkeit mich gegen das Judentum austobte. Ich habe also, seit ich denken und fühlen konnte, mit keiner Faser meiner Seele zu dem, was jüdisch ist, gehört, und es gibt daher keinen lächerlicheren Vorwurf gegen mich als den des Renegatentums.

Im übrigen gibt es nur zwei Vorwürfe, die man „Renegaten" mit Recht machen darf, wenn sie nämlich ihren Glaubens- oder Parteiwechsel aus unedlen, eigensüchtigen Beweggründen vornehmen oder in der *öffentlichen* Vertretung ihres neuen Glaubens oder Ansicht den Takt gegenüber der früheren vermissen lassen. Ich habe auch niemals gehört, daß von jüdischer

---

[1] Das Berl. Tagebl. hat in seinem kleinen Aufsatz vom 5. 1. 28 „Abschied von Prof. Lubarsch" u. a. geschrieben: „. . . er hat in seiner Schrift: ‚Zur Frage der Hochschulreform', antisemitische Tendenzen erkennen lassen, die bei ihm besonders grotesk wirkten. Dieser Eindruck wird verstärkt durch die Einleitung, die er zu Richard Semons Buch über ‚Bewußtseinsvorgang und Gehirnprozeß" geschrieben hat." Das Berl. Tagebl. scheint also zu meinen, ich hätte dem Judentum zuliebe in einer kurzen Lebensbeschreibung R. W. Semons einen so wichtigen Schritt wie seinen Übertritt zum Christentum entweder verheimlichen oder seine Beweggründe fälschen sollen — denn was ich darüber ohne Hinzufügung eigener Meinung geschrieben, stammt wörtlich aus einigen von ihm an mich gerichteten Briefen.

Seite die Juden verunglimpft werden, die aus äußeren Gründen zum Christentum übergetreten sind, sich aber nach wie vor zum Judentum rechnen oder durch ihr ganzes Auftreten erkennen lassen, daß sie ihm nicht irgendwie unfreundlich gegenüberstehen. Sie werden, wenn sie irgendeine hervorragende Stellung im Staats- oder Geistesleben erreicht haben, von dem Judentum für sich in Anspruch genommen und in den sogenannten jüdischen Zeitungen ebenso gepriesen wie ungetaufte Juden. Es ist sehr bemerkenswert, daß Judentum und Rassenantisemitismus sich eigentlich völlig einig darin sind, daß ein als Jude geborener niemals davon loskommen kann. Der ganze Unterschied zwischen ihnen besteht darin, daß jenes das als einen großen Vorzug, dieser es als eine fluchwürdige Eigenschaft betrachtet.

Für mich trifft nichts von dem, was ich oben vom Renegatentum gesagt habe, zu. Ich habe niemals innerlich zum Judentum gehört, habe mich, so früh wie möglich, auch äußerlich von ihm geschieden, habe nicht aus unedlen Beweggründen die Religion gewechselt und bin niemals öffentlich gegen das Judentum aufgetreten. Der Haß, der, wie ich weiß, aus gewissen akademischen und ärztlichen Kreisen gegen mich geschürt ist, knüpft an eine kleine Anmerkung an, die ich in meiner Schrift „Zur Frage der Hochschulreform" gemacht habe und die das „Berliner Tageblatt" im Sinne hat, wenn sie von den „antisemitischen Tendenzen" dieser Schrift spricht. Da heißt es (S. 44):

„Von jüdischer Seite wird den Fakultäten besonders vorgehalten, daß seit Ende der siebziger Jahre des vorigen Jahrhunderts, also seit dem Einsetzen einer starken antisemitischen Bewegung, kein ungetaufter Jude mehr zum ordentlichen Professor vorgeschlagen worden wäre, besonders in der medizinischen Fakultät. Das ist zwar nicht ganz richtig, würde aber immerhin noch nicht allzuviel beweisen, da erst der Nachweis geführt werden müßte, daß die übergangenen jüdischen Dozenten in jeder Hinsicht geeigneter waren als die erwählten Christen. Im übrigen hat hier oft auch die Befürchtung mitgespielt, daß bei dem starken Zusammengehörigkeitsgefühl der Juden die

Berufung eines bald solcher zahlreicher anderer nach sich ziehen würde. Was wir heute hinsichtlich der Besetzung hoher Staatsämter erleben, dürfte eine derartige Befürchtung als nicht ganz unberechtigt erscheinen lassen."

Ich glaube, kein sachlich Urteilender wird darin auch nur einen Schatten „antisemitischer Tendenzen" erblicken können; jeder Satz — vielleicht mit Ausnahme des letzten — beschränkt sich auf Feststellung von Tatsachen. Denn erstens sind verschiedene ungetaufte Juden nach 1878 zu ordentlichen Professoren an preußische und andere deutsche Universitäten berufen worden. Zweitens beweist die Tatsache, daß es verhältnismäßig wenige waren, noch längst nicht, daß sie deswegen nicht berufen wurden, weil sie Juden waren. Drittens kann doch kein ehrlicher Mensch leugnen, daß die Juden ein sehr starkes Zusammengehörigkeitsgefühl besitzen und, wo sie die Macht in Händen haben, diese stark ausnützen; sie selbst pflegen das als eine rühmenswerte Stammeseigenschaft zu betrachten. Viertens kann zahlenmäßig nachgewiesen werden, daß nach dem Umsturz unverhältnismäßig viele Juden in hohe Staatsstellen gelangten. — Zur Frage der Besetzung ordentlicher Hochschulprofessuren ist folgendes zu bemerken. Es ist gar nicht zu bestreiten, daß die Vorschläge durch die Fakultäten nicht immer rein sachlich und vor allem nicht unter ausschließlicher Berücksichtigung der wissenschaftlichen Leistungen gemacht werden und daß bei dem Übergehen dieses oder jenes jüdischen Universitätslehrers auch sogenannte „antisemitische" Gefühle mitgespielt haben. Aber bei den vier Medizinern, die gewöhnlich als besonders packende Beispiele hierfür genannt werden und die ich bei meiner Bemerkung besonders im Auge hatte, liegen die Dinge recht verwickelt. Die vier Herren, die immer wieder aufmarschieren, sind Paul Ehrlich, Carl Weigert, Hirschberg und Oppenheim. Über die wissenschaftliche Bedeutung Ehrlichs braucht kein Wort verloren zu werden; sie ist ja auch durch äußere Ehrungen — Wilhelmsorden, Verleihung des Titels „Exzellenz", der nicht einmal Virchow oder Helmholtz zuteil wurde.

ordentlicher Honorarprofessor in Göttingen — genügend anerkannt worden. Aber er konnte sowohl seinem Fach, wie vor allem seiner besonderen Art nach bei dem Freiwerden irgendeines Ordinariats überhaupt nicht in Frage kommen — er war zwar an einer medizinischen Klinik als Vorstand des Laboratoriums angestellt, aber er war weder als Arzt, noch als Klinikslеiter auch nur denkbar, er war ebensowenig ein Hygieniker, und er war ein unmöglicher akademischer Lehrer. Sein Vetter, Carl Weigert, schrieb mir im Jahre 1897: „Darf ich Ihnen für Ihre ‚Ergebnisse' einen Aufsatz über Immunitätslehre zuschicken, in dem ich versucht habe, die Ehrlichsche Theorie aus dem Ehrlichschen ins Deutsche zu übersetzen?" — Es ist ein besonders großes Verdienst Althoffs gewesen, daß er eine für Ehrlichs Eigenart passende Stellung mit reichen Mitteln geschaffen und es ist ein besonders törichtes Vorurteil, zu meinen, daß jeder hervorragende Wissenschaftler seine Tätigkeit nur im Rahmen eines Hochschulordinariats ausüben könnte. Bei Weigert liegen die Dinge etwas anders, er ist wiederholt auf Vorschlagslisten deutscher und deutschsprachiger Universitäten gewesen — aber da man bekanntlich eine Stelle nicht mit mehr als einem besetzen kann, ist er nicht berufen worden. Er hat auch, wie es ja manchen Menschen geht, kein „Glück" gehabt. Als 1880 E. Ziegler von Zürich nach Tübingen berufen wurde, war die Züricher Fakultät sich einig, daß an erster Stelle Weigert auf die Liste kommen müsse und sie war entsprechend fertiggestellt, als im letzten Augenblick durch Ed. Klebs Notlage Ziegler sich bewogen fühlte, für seinen alten Lehrer einzutreten, dessen Ruf damals auch noch weit größer war, als der Weigerts. Ich bin überzeugt, Weigerts Schicksal wäre auch kein anderes gewesen, wenn er getaufter Jude gewesen wäre; denn er war kein guter Lehrer und ein noch weit schlechterer Institutsleiter — wenigstens in seiner Frankfurter Zeit — und es wäre weder für ihn, noch für das von ihm geleitete Institut, noch für die Studenten ein Glück gewesen, wenn ihm die Lasten einer ordentlichen Professur übertragen worden wären. — Der Augenkliniker Hirschberg aus der Schule Albr. von Graefes, war zweifellos ein tüchtiger Augenarzt, guter und anregender Lehrer, aber keineswegs überragend, so daß er bei Berufungen irgendwie in erster Linie hätte stehen müssen — er hatte Sprachbegabung, beschäftigte sich mit Geschichte der Medizin, verstand gut Griechisch und wohl auch arabisch, war aber im übrigen ein Großsprecher und Bildungsprotz, der auch manchem Juden stark mißfiel. Selbst bei Oppenheim ist ein sachlicher Grund dafür vorhanden, daß er keine ordentliche Professur bekam, denn es gab für Nervenheilkunde allein keine Ordinariate und von der Irrenheilkunde hatte er sich bald sehr stark entfernt. Sonst wäre er allerdings sehr geeignet gewesen; denn er überragte sicher viele seiner Mitbewerber erheblich, war ungemein zuverlässig und gediegen und, soviel ich weiß, auch von angenehmem Wesen; bei ihm ist es wirklich möglich, daß sein Judentum ein gewisses Hindernis mit war; aber sicher ist es auch nicht; ich habe nichts genaues aus zuverlässigen Quellen erfahren können. Aber das wäre das einzige, was man gegen meine Bemerkung vielleicht einwenden könnte. Albern ist es natürlich, wenn eine jüdische Zeitschrift, deren Namen ich nicht mehr weiß, aus der mir aber bald nach dem Erscheinen meiner Schrift ein Ausschnitt zugeschickt wurde, die Frage stellte, warum ich selbst denn nicht vor meinem Übertritt ordentlicher Professor geworden wäre; albern deswegen, weil ich noch nicht die ärztliche Staatsprüfung abgelegt hatte, als ich übertrat und es meines Wissens selbst bei den genialsten Männern, wie Virchow, Helmholtz, Rob. Koch, Joh. Müller und anderen nicht vorgekommen ist, daß sie ordentliche Professoren wurden, bevor sie selbständige Gelehrte geworden waren.

Es waren besondere Umstände, weswegen ich trotz meiner gesamten Einstellung nicht früher übertrat. Als meine ältere Schwester ihrer Heirat wegen zur evangelischen Kirche sich bekannte, wollte ich — damals 18 Jahre alt — es auch tun und mein Vater war sehr damit einverstanden. Aber ich hatte Gewissensbedenken, das apostolische Glaubensbekenntnis abzulegen, weil ich an einen Teil der Sätze nicht glauben konnte und glaubte. Ich wandte mich an zwei Pfarrer verschiedener Richtungen — an den liberalen Prediger Köllreuter, bei dem meine Schwester getauft war, und Ad. Stöcker, die beide, wenn auch mit sehr verschiedener Begründung, meine Bedenken zu zerstreuen suchten. Trotzdem konnte ich meine Bedenken nicht überwinden, sondern trat erst über, als ich durch den Pfarrer Kalthoff erfuhr, daß in seiner Gemeinde die Ablegung des apostolischen Glaubensbekenntnisses nicht erforderlich sei. — Vielleicht werden daraus auch meine Gegner ersehen, wie ernst es mir mit dem Übertritt war und nicht äußerliche Gründe mich dazu veranlaßten[1].

Ich habe dann noch einmal öffentlich eine Äußerung getan, die aber augenscheinlich den gegnerischen Zeitungen entgangen ist, mir aber sonst als schweres Verbrechen angerechnet worden wäre. In einer Wahlrede, in der Wahlbewegung zur sogenannten Nationalversammlung Januar 1919 in der Hochschule für Musik, sagte ich im Anschluß an einen Zwischenruf: wenn es erlaubt ist, alles, was uns teuer war, Königtum, Heer und Flotte, Adel und Offiziere zu beschimpfen, so kann doch das Judentum nicht verlangen, allein „sacrosanct"

---

[1] Ein so eigenartiger und selbständiger Denker, wie W. Rathenau hat bekanntlich mehrfach zu der Frage der Übertritte der Juden zum Christentum Stellung genommen und ebenfalls, das, was mich so lange vom Übertritt abhielt, als einen Haupthinderungsgrund bezeichnet, daneben aber noch, daß mit dem Übertritt äußere Vorteile verbunden waren, die gerade feinfühlige Natur zurückhalten mußten. Das ist zuzugeben. Auch ich habe es immer für etwas widersinniges gehalten, wenn man demselben Menschen, den man noch kurz vorher als der jüdischen Religionsgemeinschaft angehörig, für unfähig hielt, Korpsstudent, Reserveoffizier, Regierungsassessor usw. zu werden, dies zubilligte, sobald er sich rein äußerlich zur christlichen Kirche bekannt hatte. Der Fehler lag darin, daß man dies als das einzige und noch dazu zuverlässige Merkmal der Lösung vom Judentum ansah.

zu sein. — Auch von diesem Satz kann ich kein Wort zurücknehmen.

Ich habe oben von Briefen gesprochen, in denen ich als dreizehn- bis vierzehnjähriger Knabe mich gegen das Judentum austobte. Was mich dazu veranlaßte, war der Gegensatz, den ich so oft bei Juden fand zu allem, was mir teuer war, was ich als eigentlichen Kern deutschen Wesens und deutscher Größe erkannt zu haben glaubte. Es waren nicht Empfindungen, wie sie die Großmutter Lord Beaconfields bewegt haben, von der es in dessen Lebensbeschreibung von André Maurois heißt: „Außerhalb der Geschäfte kam Mr. Disraeli (der Großvater) nie mit seinen Glaubensgenossen zusammen, nicht aus Berechnung, aber seine Frau hielt sie fern. Wäre sie eine Christin gewesen, hätten ihr Vermögen, ihre Schönheit ihr die beste gesellschaftliche Stellung gesichert. Es machte sie rasend, daß sie als Jüdin geboren war und durch ihre Verheiratung einen fast symbolischen Namen trug."

Es sind mir natürlich auf der Schule auch nicht Enttäuschungen erspart geblieben und Beleidigungen zugefügt worden, wegen meiner Abstammung und Aussehens; da ich aber stets unangenehm und tatkräftig darauf antwortete, ließ man mich bald in Frieden und achtete mich; so daß ich auch mit den verschiedensten christlichen, auch adligen Mitschülern Freundschaft schloß. Die tatkräftige Entladung befreite mich auch von Unlustgefühlen, und verhinderte jede Verbitterung. Dazu kam, daß sich frühzeitig bei mir starke Selbstkritik entwickelte und ich bei jeder mir zustoßenden Unannehmlichkeit auch fragte, wieweit ich Schuld daran sei.

Man wird vielleicht nach allem, was ich von meiner Gesinnung in der Jugend geschrieben habe, finden, daß der mir gemachte Vorwurf des Antisemitismus doch nicht unberechtigt sei und daß jemand, der von solchen Gefühlen beherrscht wurde, sie auch nicht ganz wird haben verbergen können. Es kommt eben darauf an, was unter Antisemitismus verstanden wird.

Wenn jeder, der die Bezeichnung „Ostjude" gebraucht oder wer es für berechtigt hält, abzuwägen, ob die Vorteile oder die Nachteile für das deutsche Volk vom Judentum größer sind oder überhaupt nur anerkennt, daß es eine „Judenfrage" gibt, ein Antisemit ist, dann wird es wohl wenige Menschen in Deutschland geben, die nicht Antisemiten sind. Selbst W. Hellpach[1], der sich die größte Mühe gibt, die Unterschiede zwischen Juden und Germanen zu verwischen oder als bedeutungslos hinzustellen, schreibt: „Die Juden sollten nicht die Torheit begehen, zu bestreiten, daß sie eine ethnisch besondere Gruppe sind, ein ‚Stamm', sagen wir einmal, den mancherlei Psychisches und Physisches von den deutschen Stämmen unterscheidet." Und der Zionismus und die Inanspruchnahme aller jüdisch geborenen für das Judentum beweist wohl am besten, daß die Juden innerlich selbst nicht daran zweifeln, sondern es nur aus irgendwelchen Gründen für zweckmäßig halten, es zu bestreiten. Wird aber diese Tatsache anerkannt, so ergibt sich doch naturgemäß die Frage, wie dieser fremdartige „Stamm" am vorteilhaftesten für beide Teile in den Wirtsstamm eingegliedert werden kann. — Eine Frage, die mich frühzeitig beschäftigt hat und die ich für meine Person zielbewußt zu lösen versucht habe. Doch davon später.

Von jüdischer Seite wird es im allgemeinen so dargestellt, daß der Antisemitismus folgende Wurzeln habe — religiöse Gegensätze, rassische Überheblichkeit, politische Rückständigkeit und kleinlicher Neid auf die geldliche und geistige Überlegenheit der Juden und daß bei den übrigen Kulturvölkern es deswegen keinen Antisemitismus gäbe, weil sie freiheitlicher gesinnt, poli-

[1] Hellpach: Politische Prognose für Deutschland, S. 374. S. Fischer 1928. Ein zweifellos sehr lehrreiches und von dem Bestreben nach Sachlichkeit erfülltes Buch, das aber schon in seiner Widmung (Friedrich dem Großen, Stein, Bismarck, Friedr. Naumann, Friedr. Ebert und Hugo Preuß) an ein Buch Hans von Gagerns, des Vaters von Heinrich und Friedr. v. G., erinnert, der seine Sittengeschichte, Napoleon, Erzherzog Karl v. Österreich, Friedrich Wilhelm III. und Stein widmete.

tisch fortgeschrittener und weniger neidisch seien. Die Auffassung, daß hauptsächlich Neid auf die bessere geldliche Lage der Juden Quelle der Judenfeindlichkeit sei, kommt ja besonders gut zum Ausdruck in dem Ausspruch Bebels, daß der Antisemitismus der Sozialismus der Dummen sei.

Es kann gar nicht scharf genug der Sage entgegengetreten werden, daß Abneigung und Feindschaft gegen Juden und Judentum nur bei den Deutschen und bei diesen hauptsächlich bei Junkern, Offizieren und Konservativen aller Art vorhanden sei. Hellpach rühmt, daß England nicht bloß jüdische Menschen in seinen politischen Adel aufgenommen und damit die Anwartschaft auf die höchsten Herrschaftsämter gegeben, sondern damit zweimal in einem halben Jahrhundert auch Ernst gemacht habe (Disraeli und Rufus Isaacs)[1]. Aber er könnte aus der Lebensbeschreibung Disraelis entnehmen, wie stark in England bis weit in die zweite Hälfte des vorigen Jahrhunderts die Abneigung gegen die Juden war. Um 1840 heißt es dort, daß es „ein schweres Hindernis war, als Jude geboren zu sein". Als Disraeli auf einer Reise durch Spanien nach Gibraltar kam und dort in den englischen Offizierskreisen verkehrte, hörten die Offiziere bald auf, „diesen verdammten, renomistischen kleinen Juden" einzuladen. Als die konservative Opposition im Unterhause von Bentink und Disraeli geführt wurde, sprach man von einer Führung durch „Jude und Jockey". Als später Disraeli Minister geworden und sein Verhältnis zur Königin Viktoria ein sehr freundschaftliches wurde, bezeichnete Glad-

[1] Ich weiß nicht, ob Hellpach nicht mehr hätte nennen können, aber das weiß ich, daß aus der gleichen Zeit in Preußen viel mehr genannt werden können. Ich sehe ab von dem Theologen Neander, dessen Einfluß auf die praktische evangel. Theologie in Preußen ein ungemein großer und nachhaltiger war, und dem Schöpfer des Programms der konservativen Partei, den Rechtslehrer Stahl, aber ich möchte doch die Minister Friedberg, Friedenthal, Leonhardt und den Reichsgerichtspräsidenten Simson nennen, sowie den späteren Kolonialdirektor Kayser, der von Bismarck selbst ins auswärtige Amt gezogen wurde, obgleich er sogar Vetter eines sozialdemokratischen Abgeordneten war.

stone, der liberale, von unseren Demokraten so hochgepriesene Mann „die Vertraulichkeit des Thrones mit einem hebräischen Jongleur als einen unerhörten Skandal". Unbekannt ist es wohl auch unsern Demokraten, daß noch lange im 19. Jahrhundert die Wahl eines ungetauften Juden zum Parlament, wenn auch nicht gerade verboten, so doch praktisch unmöglich war, da das Gesetz den Eid, der beim Eintritt ins Parlament von jedem Abgeordneten abgelegt werden mußte, auf den wahren Christenglauben verlangte. Erst als Lionel of Rotschild von der Londoner City ins Unterhaus gewählt war, wurde die Bestimmung beseitigt, aber die ganze konservative Partei mit Ausnahme des „Juden und des Jockeys" (Disraeli und Bentink) stimmte gegen die Aufhebung. Es ist bekannt genug, daß es auch heute noch genügend Kreise in London und anderen Teilen Großbritanniens gibt, die sich gesellschaftlich den Juden verschließen[1]. — Daß auch in Frankreich in nicht wenigen Kreisen eine judenfeindliche Grundstimmung noch um die Wende des Jahrhunderts vorhanden war, beweist doch nichts besser als die ganze Dreyfußangelegenheit. Und daß ebenso in den „freien" Vereinigten Staaten von Nordamerika judenfeindliche Bestrebungen und Stimmungen verbreitet sind, kann man aus dem kleinen Buch Eduard Meyers (1916) entnehmen. — Und wie steht es denn mit unseren eigenen vortrefflichen, völlig vorurteilsfreien Liberalen und Demokraten? Als ich im Frühjahr 1884 mich in den Ferien in Berlin aufhielt, damals gerade die deutsch-freisinnige Partei gegründet war, traf ich auf der Straße meinen Bundesbruder, Justizrat Schmitz aus Elberfeld, der — ich weiß nicht ob damals

[1] In dieser Hinsicht sind einige Bemerkungen recht lehrreich, die sich in dem Buch Sidney Lees über König Eduard VII. finden. Da heißt es (S. 54): „Es wurde damals vielfach kritisiert, daß in des Königs Freundeskreis die Juden vorherrschen" und S. 55: „Er (Ed. VII.) ist sehr geschickt, ist aber immer von einer Schar von Juden und einem Kreis von Turfleuten umgeben. Er hat dieselbe Vorliebe für Luxus, Vergnügen und Komfort wie die Semiten".

schon — fortschrittlicher Landtagsabgeordneter war. Er forderte mich auf, mit ihm zum Frühschoppen zu kommen, wo eine Anzahl seiner Parteigenossen sein würden. Ich tat es und es war bemerkenswert, mit welcher Hemmungslosigkeit besonders der spätere erste Vizepräsident des Reichstags, Reinhold Schmidt aus Elberfeld, fortschrittlicher Abgeordneter, über verschiedene Persönlichkeiten sprach. Einen Rechtsanwalt F., der auf dem großen Bankett der neuen Partei eine Rede gehalten, bezeichnete er als „richtigen Berliner Judenjungen" und von einem sozialdemokratischen Abgeordneten K. sagte er: „Dieser Mann vereinigt in sich drei Eigenschaften, von denen jede einzelne schon Übelkeiten bei mir hervorruft: erstens ist er Jude, zweitens Sozialdemokrat und drittens Sachse." Es ist mir wiederholt von Personen, die enge Fühlung zu sozialdemokratischen und kommunistischen Kreisen haben, berichtet worden, daß dort heute alles eher als eine judenfreundliche Stimmung herrscht. Daß dies auch schon früher der Fall gewesen, geht aus August Winnigs Buch „Vom Proletariat zum Arbeitertum" hervor, wo er (S. 184) über die Verhältnisse in der sozialdemokratischen Partei in den Jahren 1890—93 schreibt: „Ihr (der Juden) Vordringen ist so stark, daß sich eine antisemitische Stimmung in der Partei bildet, der die Parteiführung entgegentreten zu müssen glaubt. . . . Von Singer wird ein Ausspruch berichtet, wenn es so weiter gehe, werde er, (der selbst Jude war) noch Antisemit werden." Hellpach führt ja selbst an, daß ernste Juden davon sprechen, daß es in Deutschland kaum Menschen gäbe, die nicht eine Abneigung gegen die Juden haben.

Es ist also eine unbestreitbare Tatsache, daß zu allen Zeiten — seit Vernichtung selbständiger jüdischer Reiche — und in allen Ländern und Völkern sowie in allen Kreisen der gebildeten und ungebildeten Bevölkerung[1] eine ausgeprägte Abneigung

[1] Als ich im Sommer 1882 in Heidelberg als Einjährig-Freiwilliger diente, war ein Oberleutnant der Reserve eingezogen, der eine Zeitlang unsere Kompagnie führte, ein dunkelhaariger und dunkeläugiger, aber zweifellos

gegen Juden und Judentum geherrscht hat und noch herrscht; wäre es nicht richtiger, als diese Tatsache zu bestreiten oder als ein Zeichen sittlichen Tiefstandes zu bezeichnen, nach den Ursachen zu forschen?

Es kann zugegeben werden, daß diese weit verbreitete Abneigung in Deutschland besonders stark ist (wenn auch längst nicht so stark wie in Rußland, Polen und den Balkanländern, vor allem Rumänien), aber wäre es auch hier nicht angebracht, zunächst mal recht leidenschaftslos nach der Ursache zu forschen?

Ich will versuchen beide Fragen zu erörtern. Lagarde, der manches Ungerechte und Übertriebene in der Judenfrage, aber auch mit das Schönste über den Einfluß indogermanisch-deutscher Kultur auf den einzelnen Juden geschrieben, hat einen Hauptgrund darin gesehen, daß die Juden nicht eine Religionsgenossenschaft, sondern eine Nation ausmachen, und daß sie zum mindesten ein besonderer Stamm sind, hat ja selbst der Demokrat Willy Hellpach zugegeben. Aber das allein genügt nicht, auch nicht, daß sie, wie Th. Mommsen gesagt, von jeher die Dekomposition gefördert haben. Denn man könnte dem entgegenhalten, was Disraeli in einer Unterhausrede mal ausgeführt und Rathenau stark betont hat, daß sie „ihrem Wesen nach eine konservative Rasse sind und nur durch die ihnen zuteil werdende Behandlung den Parteien der Revolution und Unordnung entgegengetrieben würden". Die Hauptsache scheint mir, daß sie als Gesamtheit stets vor allen anderen etwas voraushaben wollen, d. h. einerseits alle staatsbürgerlichen Rechte in mindestens gleichem Maße, wie

---

nicht einen Tropfen jüdischen Blutes enthaltender Philologe, der mitunter etwas übertrieben den strammen Preußen herausbiß. Die Mannschaft, die den aktiven blonden Oberleutnant E., der mitunter die Kompagnie bis zum Umfallen zwiebelte, geradezu liebte, schimpfte auf den Reserveoberleutnant in maßlosester Weise und nannte ihn nur „den niederträchtigsten Judenlümmel". — Das waren doch wirklich keine Konservative, Aristokraten oder Oberlehrer und Universitätsprofessoren!

die Nicht-Juden, genießen, gleichzeitig aber ein besonderes Eigenleben als ein mit der gesamten Judenschaft der Welt verbundenes Volk führen wollen[1]. „Es ist zweifellos nicht statthaft", sagt Lagarde, „daß in irgendeiner Nation eine andere Nation bestehe" und ganz besonders dann nicht, wenn zwischen beiden „Nationen" die größten Unterschiede in körperlicher und geistiger Hinsicht, in Lebensgewohnheiten und Überlieferungen bestehen." Das wird doch aber auch von Hellpach nicht geleugnet, wenn er auch die körperlichen und geistigen Unterschiede als verhältnismäßig unbedeutend hinzustellen sucht.

Ernsthaft kann doch sicher nicht bestritten werden, daß das Zusammengehörigkeitsgefühl unter den Juden etwas ganz anderes, wie ein religionsgemeinschaftliches oder gesellschaftliches, sondern ein ausgesprochen völkisches und dabei internationales (zwischenstaatliches) ist. Darauf beruht doch die Zionistenbewegung, die sich doch keineswegs auf die Ostjuden allein erstreckt, sondern die Juden der ganzen Erde umfaßt. Wenn ferner die nicht mehr zur jüdischen Religionsgemeinschaft gehörigen (ausgetretenen oder getauften) Juden als zum Judentum gehörig angesehen werden, ja dies geradezu von ihnen verlangt und die Ablehnung als ein sittlicher Makel gekennzeichnet und verfolgt wird, so ist das geradezu eine vollständige Anerkennung desjenigen Standpunkts, der zum Rassenantisemitismus führt: Kein geringerer als Disraeli, einer der be-

[1] Das schließt nicht aus, daß auch rassenbewußte Juden als einzelne sich in das Wirtsvolk vollkommen einleben. Disraeli ist also kein Gegenbeispiel gegen meine Ansicht, obgleich er in seinen Romanen, die zum größten Teil vor der Zeit seines politischen Aufstiegs liegen, ausgesprochenster Rassenjude ist und im Christentum höchstens den Gipfel der jüdischen Religion sieht. In seinen Romanen herrscht eben das Gefühl und Vergeltungsgefühl („ressentiment") vor, während er als Politiker, vom scharfen Verstand und Einbildungskraft (Phantasie) geleitet, sich zum reinen Engländer durcharbeitet und nur noch die Größe und Macht des Volkes im Auge hat, in dem seine Vorfahren seit zwei Jahrhunderten lebten.

wundertsten Juden des 19. Jahrhunderts, hat ja selbst das Wort geprägt: „Rasse ist alles". Man kann vom naturwissenschaftlichen Standpunkt aus sagen, daß dies bis zu einem gewissen Grade selbstverständlich ist und daß auch eine noch so echte und tiefe innerliche Abkehr eines Abkömmlings rein jüdischer Eltern die Rasseneigentümlichkeit nicht verwischt oder austilgen kann, weil sie sich in jeder Körperzelle, in jeder seelischen Eigenschaft, jeder wertvollen oder minderwertigen Beschaffenheit ausprägt. Auf diese Frage gehe ich nachher noch näher ein, hier genügt es festzustellen, daß der Anspruch der Juden, wenn sie in einer anderen Volksgemeinschaft seit mehr oder weniger langer Zeit leben, als gleichartige und in jeder Hinsicht gleichberechtigte Glieder ohne weiteres anerkannt zu werden — ich möchte sagen —, rein logisch als unberechtigt angesehen werden muß.

So etwas geht höchstens dort, wo ganz besonders eigenartige Verhältnisse dadurch vorliegen, daß der fremde Stamm geschlossen für sich in dem Wirtsvolk lebt und vor allem keine Vorrechte beansprucht, wie es mit den Siebenbürger Sachsen in Ungarn und den Wolgadeutschen im zaristischen Rußland war und mit deutschen Kolonien in Südamerika noch ist. Wo aber der fremdartige oder sagen wir auch nur andersgeartete Volksbestandteil in großen Städten zerstreut unter der Hauptbevölkerung lebt, müssen sich die Reibungsflächen vermehren. Je mehr sie nun aber dort, wo sie zerstreut wohnen, größere und auffallende Gruppen bilden, um so mehr werden sie störend in die Augen fallen, zumal wenn sie sich von der übrigen Bevölkerung durch körperliche und geistige Eigenschaften und ihr Gebaren unterscheiden. Das alles ist ja — mit besonderer Anwendung auf die großstädtischen deutschen Juden — anschaulich von Hellpach geschildert worden.

Das erklärt aber auch den verschiedenen Grad des „Antisemitismus" in den einzelnen Ländern. Einen je geringeren Hundertsatz die Juden ausmachen, je weniger sie in Haufen auftreten, je weniger sie sich körperlich und geistig von der übrigen Bevölkerung unterscheiden, um so geringer wird die Abneigung gegen sie sein. Das alles macht schon verständlich, warum bei den Romanen die Judenfrage überhaupt keine Rolle spielt — schon deren geringe Zahl trägt dazu bei, mehr aber noch, daß sie sich äußerlich nicht selten so wenig von der übrigen Bevölkerung unterscheiden, daß auch genaue Kenner kaum mit Sicherheit z. B. in Süditalien die Diagnose auf einen „ebreo" zu stellen vermögen. Es erklärt auch die starke Hinneigung vieler deutscher Juden zu den Franzosen, besonders den Parisern, weil sie auch in geistiger Hinsicht — im Vorwiegen der Verstandesschärfe, Neigung zu Witz und feingeschliffenen Redewendungen — mehr Gemeinsames mit diesen haben als mit vielen Deutschen. Auch der Umstand, daß im südlichen Deutschland die Judenabneigung etwas geringer zu sein pflegt (freilich mit starken, ländliche Bezirke betreffenden Ausnahmen), mag mehr auf die geringeren körperlichen Unterschiede als auf die „demokratischere" Wesensart der Süddeutschen zurückzuführen sein.

Aber das alles erklärt nicht, warum in den angelsächsischen Ländern, deren Bevölkerung doch körperlich sich im allgemeinen weit stärker von der jüdischen unterscheidet als die deutsche, und auch geistig und seelisch mannigfache Gegensätze aufweist, eine eigentliche antisemitische Bewegung nicht hat aufkommen können. Ist also nicht vielleicht doch die Bosheit der bisher in Deutschland herrschenden Stände, die „fluchwürdige alte Regierung" daran Schuld? Man kann die Frage schon deswegen verneinen, weil sowohl die preußischen Könige wie der Adel[1] sich im allgemeinen — Ausnahmen sind natürlich vorgekommen — gegenüber den Juden viel wohlwollender und sachlicher ver-

[1] Das beweisen nicht nur die verhältnismäßig nicht seltenen und keineswegs nur aus Geldrücksichten zustande gekommenen Mischehen zwischen Adligen und Jüdinnen (seltener zwischen adligen Damen und Juden), sondern auch Aussprüche Bismarcks, der derartige Mischehen als vorteilhaft ansah und von ihnen die halbe Flasche Sekt erhoffte, die er jedem Deutschen im Blute wünschte.

halten haben als der Bürgerstand, sowohl der höhere wie der mittlere und der Bauernstand, und es ja Tatsache ist, daß die „Emanzipation" der Juden in den deutschen „Republiken" (freien Städten) weit später erreicht wurde als in den Fürstentümern. In der „demokratischen" Schweiz konnte ja im Sonderbundfrieden (1847) nicht einmal die allgemeine Emanzipation der Juden durchgesetzt werden, als sie im „reaktionären" Preußen längst bestand.

Das Wesentliche ist und bleibt, daß in Deutschland eine Aufsaugung der Juden durch die Deutschen nicht erfolgen konnte infolge des dauernden Nachströmens der Ostjuden. Wie gerade diese sich zu allen Zeiten besonders störend bemerkbar gemacht haben, geht z. B. auch daraus hervor, daß als gegen Ende des 17. Jahrhunderts die 1290 aus England vertriebenen Juden wieder zugelassen wurden und in London eine kleine aus spanischen und portugiesischen Juden bestehende Gemeinde bildeten, sie die durch den Kosakenaufstand nach Westen gedrängten polnischen und litauischen Juden verachteten und die Gemeinde sich weigerte, „so rohes Volk in ihre Synagoge aufzunehmen"[1]. Hellpach gibt zwar zu, daß „der Ostjude zunächst Fremdartiges und Kulturwidriges mit sich bringt", aber er stellt dem gegenüber, „daß er auch eine unerhörte, ungebrochene Vitalität besitzt, eine geistige Regsamkeit und Bemühtheit und dazu eine unblasierte, unsnobistische Schlichtheit der Sitten und Lebensansprüche, die ihn oft vorteilhaft vom wohllebigen saturierten Altjuden unterscheidet", und er fährt fort: „Wenn wir das jüdische Element überhaupt als ein geistiges Ferment bewerten, dessen gärende Kraft uns vor manchen Gefahren der nordgermanischen Wesensart zu bewahren die Sendung hat, so dürften wir die östliche Auffrischung dieser Familien keinesfalls unterbinden."

Das ist nun freilich eine Schilderung des Ostjudentums, die dessen wohl auch vorhandenen guten Seiten in hohem Maße übertreibt und die schlechten, wertlosen, ja gesellschaftswidrigen

[1] A. Maurois: Benjamin Disraeli.

(asozialen) in vielleicht noch höherem Maße mildert. Es ist eine mehr als „euphemistische" Ausdrucksweise, wenn nur von „kulturwidrigen" Eigenschaften der Ostjuden gesprochen wird. Es ist doch kein Zweifel, daß ein großer Teil des Verbrechertums sich aus den Ostjuden ergänzt und daß vor allem Taschendiebe, Wechselfälscher, Betrüger usw. aus ihren Reihen kommen. Die „ungeheure, ungebrochene Vitalität", von der Hellpach spricht, äußert sich doch in erster Linie zuungunsten aller anderen und in einer Rücksichtslosigkeit hinsichtlich der Wege, auf denen man es „zu etwas bringen" kann, und Mißachtung alles dessen, was für anständig und erlaubt gehalten wird. Daß es daneben auch unter den Ostjuden Personen gibt, die sich durch Schlichtheit der Sitten und Anspruchslosigkeit auszeichnen, kann ruhig zugegeben werden — sehr groß wird ihre Zahl nicht sein. Bemerkenswert ist in dieser Hinsicht, daß in Aufsätzen, die im Sommer 1930 in der Neuen Züricher Zeitung aus Anlaß des dort tagenden Zionistenkongresses standen, darauf hingewiesen wurde, daß die jüdische Kolonisation in Palästina auch dadurch auf Schwierigkeiten stieße, daß diese Kolonisten sehr viel anspruchsvoller seien als die Araber und Theater, Konzerte, Zeitungen und Büchereien verlangten, Bedürfnisse, die den Arabern kaum bekannt wären. Zum mindesten gehen solche Ostjuden in der Menge der anderen unter, ungefähr so, wie eine so ehrwürdige Gestalt, wie sie Wilamowitz in seinen Erinnerungen in dem Herrn Michel Levy oder Gustav Freytag in der des Bernhard Ehrenthal schildert, zu den Seltenheiten gehört und derartige Juden nicht den Haupttypen entsprechen[1]. Es ist sicher überaus ungerecht, wenn man lediglich die ehrgeizigen, aufdringlichen, von keinen Gewissensbedenken beschwerten Juden als die einzigen Vertreter jüdischen Wesens ansehen will — es

[1] Unter den sogenannten „Hofjuden" märkischer und pommerscher Rittergüter mögen namentlich in den vierziger bis siebziger Jahren des vorigen Jahrhunderts solche ehrliche und dankbare Persönlichkeiten nicht selten gewesen sein. Bismarck erwähnt auch einen solchen.

gibt in allen Schichten der Juden bescheidene, zurückhaltende, überaus feinfühlige Menschen, die ihre Person ebenso hinter die Sache zurückstellen und sich aufopfern können wie der beste Germane, aber sie treten nicht an die Oberfläche, weil sie sich in ihrer Stammesgemeinschaft fremd und einsam und von den meisten Stammes- und Glaubensgenossen abgestoßen fühlen und deren Schicksal tragisch ist, weil sie oft sich auch von den Deutschen, denen ihre Liebe gilt, zurückgestoßen fühlen.

Mir erscheint nichts verfehlter als diese Tatsachen vertuschen zu wollen und zu verkennen, daß nicht die sittlich besten Bestandteile, sondern die ehrgeizigsten und gewissenlosesten es sind, die nach ein bis zwei Geschlechterfolgen in den Ärzte- und Rechtsanwaltsstand und nach dem Umsturz wohl auch in den der höheren Beamtenschaft eindringen und den ganzen Stand zum mindesten — nicht heben. Für Deutschland ist der Standpunkt der unentwegten Juden ebenso gefährlich wie der der Rassenantisemiten, weil jene meinen, es brauche nichts geändert zu werden, weil die jüdischen Eigenschaften nicht schädlich seien, und diese, es könne nichts geändert werden, weil die Juden eine von Grund aus verderbte Rasse seien und es keine Möglichkeit gäbe, etwas zu bessern.

Diese Ansicht wird leider von manchen ehrlichen, aber doch mehr dilettierenden Rassen- und Erblichkeitstheoretikern unterstützt, die gerade Grundtatsachen der Erblichkeitsforschung vernachlässigen. Wenn ich oben davon gesprochen habe, daß sich bei jedem reinen Judenstämmling die Eigenart der Vorfahren in jeder Körperzelle, in jeder Eigenschaft, möge sie wertvoll oder minderwertig sein, äußere, so ist das nur sehr bedingt richtig — in der Anlage gewiß; aber, ob die ererbte Anlage und welche zur Entwicklung gelangt, in die Erscheinung tritt oder wie es in der Fachsprache ausgedrückt wird, ob der Genotypus zum Phänotypus wird, das hängt von den äußeren Einflüssen ab, unter denen die Entwicklung erfolgt. Eine Unzahl von Beobachtungen und Versuchen hat das immer wieder bestätigt, sowohl für körperliche wie geistige Eigenschaften, auch daß ererbte körperliche Anlagen, wenn nicht die äußeren Entwicklungseinflüsse da sind, völlig verkümmern können und endlich wissen wir sogar, daß plötzlich ganz neue, noch niemals in der Ahnenreihe beobachtete Eigenschaften, gleichsam als Neuschöpfungen bei einem Einzelwesen auftreten können — sogenannte Mutationen —. Wäre dem nicht so, so könnten wir Menschen ja nichts besseres tun als die Hände in den Schoß legen und alles als schicksalsmäßig sich abspielend betrachten und Erziehung, deren Ziel doch ist, gute — oder wie ich es sachlicher ausdrücken will —, die Gemeinschaft fördernde Anlagen zu stärken und gemeinschaftswidrige zu unterdrücken, wäre ein aussichtsloses Unternehmen.

Es ist also durchaus nicht gleichgültig für die Entwicklung der menschlichen Eigenschaften, in welcher Umwelt die einzelnen aufwachsen und welche Einflüsse dauernd auf sie einwirken. Natürlich es gibt geborene Verbrecher, geborene „asoziale" Menschen und Untersuchungen an Insassen von Strafanstalten haben gezeigt, daß unter dort vorhandenen eineiigen Zwillingen fast alle zu Verbrechern geworden waren ohne Rücksicht auf die ihnen zuteil gewordene Erziehung und Lebensschicksale. Aber selbst da waren Ausnahmen vorhanden und es kommt auf die Stärke der Anlagen und der äußeren Reize an. Aber sieht man von solchen äußersten Fällen ab, so zeigt sich doch immer wieder die Bedeutung der Umwelt. Herr Goslar, der den Iwan Kutisker in Schutz nimmt, schreibt von den Ostjuden, daß sie „seit Hunderten von Jahren, aber zum mindesten seit der Zeit der Kosakenkriege in einem dauernden Kriegszustande entsetzlichster Art leben", und daß durch „das Zertrümmern der Wirtschaftsbasis des Gebietes, in dem sie lebten, durch die furchtbaren Kriegsschicksale ihre Notlage ins Riesenhafte gewachsen" sei, „daß Verfehlungen einzelner Elemente ... doch wirtschaftlich und psychologisch verständlich seien". Ist auch das Gerede von den „Verfehlungen einzelner Elemente" eine starke Beschönigung, so ist doch das Zugeständnis von einem seit Jahrhunderten währenden, zur Züchtung schlechter Eigenschaften geeigneten Lebenszustand ungemein wichtig. Wenn, wie Herr Goslar schreibt, „fünf Jahre Krieg genügt haben, um unzählige üble Schmarotzerpflanzen und Schädlinge in dem Lande der vormals musterhaftesten Ordnung, in Deutschland, aufsprießen zu lassen", ist es da nicht Irrsinn oder Verbrechen, in solchen Zeitpunkten Menschenmassen einströmen zu lassen, die seit Jahrhunderten unter derartigen Verhältnissen leben, die nach Goslar selbst gesittete und bis dahin an Hemmungen gewöhnte Menschen zu Schädlingen umzuwandeln imstande sind? Es ist doch kein Zufall, daß in Deutschland der Antisemitismus seine Höhepunkte erreichte nach den zwei letzten großen Kriegen, mit denen, wie nach jedem Krieg die Moral der Massen erschüttert ist, und in verstärktem Maße die Ostjuden einströmten und sich zunächst in wirtschaftlicher Hinsicht, dann aber auch auf fast allen anderen Gebieten außerordentlich störend und schädigend bemerkbar machten. Wenn schon nach einigen Jahren oder wenig mehr als einem Jahrzehnt diese minderwertigen Massen zunächst in alle freien Berufe einströmen, ist es da erstaunlich, daß sie ihre Anschauungen über das, was erlaubt ist, mitbringen und hemmungslos nur von den Trieben beherrscht werden, vorwärtszukommen? Und da sie noch lange mit ihren zurückgebliebenen Verwandten, Stammes- und Glaubensgenossen in innerlicher Verbindung bleiben, wirkt die andersgeartete Umwelt, wenn sie nicht von ganz besonderer Stärke ist, nicht dämpfend und läuternd auf sie ein. Wenn in viele akademisch vorgebildete Stände, besonders der Ärzte- und Rechtsanwaltschaft übelster Geschäftsgeist eingezogen ist, wenn selbst die Wissenschaft von derartigem hemmungslosen Geschäftsgeist in den deutschen Großstädten, besonders Wien und Berlin, nicht freigeblieben ist, so trifft die Hauptschuld die Ostjuden. Natürlich sind die Deutschen dabei nicht schuldlos — es ist ein Unglück, daß auch manche gute jüdische Eigenschaft gerade für die besondere Art des deutschen Volkes nicht günstig ist —, ihr scharfer, klarer Verstand, ihre Neigung zur Kritik unterstützt die unselige Neigung der Deutschen zur Nörgelei, zur Zersplitterung und Kleinlichkeit und das Streben der Juden nach „Bildung" sowie ihre, meist übertriebene Hochachtung vor der „Wissenschaft" befördert die bei vielen Deutschen vorhandene Neigung zu akademischem Hochmut.

Aber das nicht allein — wenn Lagarde so schön schreibt: „Sind so leuchtend wahrhaftig, so warmer Liebe voll, so ruhig besonnen, so emporatmend zu der großen Heimat droben, wie wir sein können, tragen wir das Herz in den Augen — es wäre nicht gut, wenn unter dem tauben Gesteine, unter dem verschüttet die Judenseele ächzt, sie uns nicht spüren, von sich selbst nicht frei, nicht unser werden sollte.... Meint ihr wirklich, daß wenn Deutschland solcher Menschen voll wäre, nicht auch Israel anbeten, nicht seinen Adonai, der uns ein Götze ist, sondern unsern Gott anbeten würde?... In dem Maße, in welchem wir Wir werden, werden die Juden aufhören Juden zu sein", so ist das — wenigstens in den Welt- und Großstädten, den Hauptberührungspunkten zwischen Juden und Nichtjuden — nicht der Fall, längst nicht mehr der Fall und hat im Zeitalter Wilhelms II. immer mehr in erschreckender Weise abgenommen. Es war anders unter dem alten König und Kaiser; ein Abglanz seiner Schlichtheit und Reinheit, seiner echten Frömmigkeit und seines unerschütterlichen Pflichtbewußtseins fiel auf das ganze Volk. Offizierkorps und Beamtentum begnügten sich, ihre Pflicht zu tun und eine bevorzugte Stellung einzunehmen, aber wetteiferten nicht mit reichen Kaufleuten und Industriellen in glänzender und üppiger Lebensführung und selbst bei diesen war eine gewisse vornehme Einfachheit die Regel. Das ging auch auf die jüdische Bevölkerung über, die im allgemeinen in Eintracht mit ihren christlichen Mitbürgern lebte. Jüdische Schüler des kgl. Wilhelmsgymnasiums, die, wie z. B. ich, längere Zeit am christlichen Religionsunterricht teilnahmen, merkten überhaupt lange nicht, daß sie durch irgend etwas von den übrigen Schülern getrennt waren und verletzende Äußerungen von Mitschülern und Lehrern kamen kaum vor. Das wurde erst anders, als nach dem siebziger Krieg die Gründerzeit hereinbrach und das Eindringen der Ostjuden erfolgte. Es ist ganz gleichgültig, ob an den Schwindelunternehmungen auch echte christliche Germanen beteiligt waren, für die Öffentlichkeit wurden sie getragen von den Juden. Und damit begann die antisemitische Bewegung.

Sie hat sicher — auch als noch mehr die Stöckersche Form vorherrschte und noch nicht der Rassen-Radauantisemitismus sich vordrängte — mehr Schaden als Nutzen gestiftet, schon weil sie rein negativ war und kein wirklich erreichbares politisches Ziel hatte; sie stärkte, wie das immer in solchen Fällen zu sein pflegt, das Zusammengehörigkeitsgefühl der Juden und drängte sie zu einem festeren Block zusammen, sie drängte die sich nach Aufsaugung ins Deutschtum Sehnenden zurück und brachte die lauten, rassebewußten Bestandteile in den Vordergrund. In den sechziger und Anfang der siebziger Jahre gab es kaum irgendwo in Deutschland einen jüdischen Nationalstolz und es wäre damals ein vergebliches Beginnen gewesen, jüdische farbentragende Studentenverbindungen ins Leben rufen zu wollen. Je mehr Studentenverbände an den deutschen Hochschulen infolge der antisemitischen Bewegung es ablehnten, Juden aufzunehmen, um so mehr wurde der Boden für eine derartige ungesunde und schädliche Erscheinung gedüngt. Wir hatten in Deutschland schon genug an der konfessionellen Spaltung unter den Christen und hätten es daher vermeiden sollen, noch eine neue hinzuzufügen und den Angleichungsvorgang zwischen Christen und Juden zu unterbrechen. So verständlich seelisch und politisch berechtigt die Bewegungen gewesen sind und sind, die sich gegen Vorherrschaft und Auswüchse des Judentums richteten, so verfehlt und abstoßend sind sie größtenteils in ihren Wegen und Maßnahmen gewesen. Sie haben auch das Deutschtum geschädigt, weil sie ebenso wie beim Judentum nicht die besten, sondern auch manche unlautere und rohe Personen in den Vordergrund brachten und die feinen und vornehmen Naturen zurückstießen. So wie sich in den achtziger Jahren und später ein Geschäftssozialismus ausbildete, so auch ein Geschäftsantisemitismus. Es war einer der vielen Fehler, die die konservative Partei in der Vorkriegszeit begangen hat, daß sie eine Zeitlang mit dem Antisemitismus liebäugelte und versuchte, mit ihm politische Geschäfte zu machen, es aber nicht einmal verstand, ihm greifbare, durchführbare und für beide Teile vorteilhafte Ziele zu geben. — Die deutschnationale Partei war im Beginn ihrer Tätigkeit in derselben Gefahr, hat sie aber überwunden. Wie wenig ich den Vorwurf des Antisemitismus im landläufigen Sinne verdiene, mag man daraus entnehmen, daß ich zusammen mit Roethe und anderen Berliner Hochschullehrern alle Ansätze zum ausgesprochenen Antisemitismus und besonders eine beantragte Bestimmung, Juden und Judenstämmlinge von der Aufnahme in die Partei auszuschließen, mit Erfolg bekämpft habe. Daß die Partei als solche die Vorherrschaft und die Auswüchse des Judentums zu bekämpfen erklärte und dies in ihr Programm aufnahm, entsprach nicht nur unseren eigenen Ansichten, sondern war etwas, was von jedem Juden, der es mit dem Deutschwerden ehrlich meint, unterschrieben werden konnte.

Fasse ich zusammen, so ist das, was ich bekämpft habe und noch bekämpfe, das Judentum, als eine geschlossene, sich stets einig und besonders geartet fühlende und trotzdem auf völlige staatliche und gesellschaftliche Gleichberechtigung Anspruch erhebende Gemeinschaft, die ein Aufgehen in das deutsche Volkstum überhaupt nicht will. Und ich sehe oder glaube zu sehen, daß dieses Sonderleben und diese Sonderansprüche nicht eher aufhören werden, als bis einerseits die Grenzen gegen Osten vollständig und so fest wie denkbar geschlossen und somit ein Nachströmen unkultivierter und für das deutsche Volkstum verderblicher Juden verhindert und andererseits eine Verschmelzung und Aufsaugung ermöglicht wird. Jetzt leben wir in einem Zustand, der im Grunde überall als unerträglich empfunden wird und der dem gleicht, in dem Herkules sich befand, als er gegen die lernäische Schlange kämpfte, der jeder abgeschlagene Kopf gleich wieder nachwuchs. Als einziges Mittel zur Verschmelzung das „connubium" zu betrachten, wie Hellpach es will, geht nicht an. Sicher ist es ein wichtiges Mittel und wird in der Regel auch dazu führen, daß der jüdische Teil auch die christliche Religion annimmt, was ich für unbedingt nötig halte, weil erst dadurch die vollkommene Trennung vom Judentum herbeigeführt werden kann. Aber als alleiniges Mittel müßte es versagen, weil binnen kurzem der alte Zustand durch das Nachströmen der Ostjuden wiederhergestellt sein würde. Wären vor 50—60 Jahren die Grenzen geschlossen worden, so hätten wir auch in Deutschland keine Judenfrage mehr und es gäbe vermutlich auch keinen Rassenantisemitismus. Dieser sträubt sich natürlich gegen die von mir empfohlene Lösung ebenso stark wie der größte Teil der Juden, weil er der Überzeugung ist, daß jede Mischrasse minderwertig ist und die Vermischung mit Juden eine besonders große Verschlechterung der germanischen Rasse zur Folge hat. Daß es in der ganzen Welt so gut wie nirgends mehr reine Rassen gibt und daß besonders die sogenannte germanische Rasse höchstens noch in den nordwestlichsten Teilen des deutschen Reiches vorhanden, im übrigen aber das deutsche Volk eine der stärksten Mischrassen ist, die es gibt, ist zwar eine feststehende und durch die Geschichte des deutschen Volkes bedingte Tatsache, wird aber naturgemäß so einseitig eingestellte Menschen, wie die Rassenantisemiten, auch wenn sie noch so ehrlich sind oder gerade, weil es ihre ehrlichste innere Überzeugung ist, nicht erschüttern. Männer, wie Lagarde, die so oft gerade von den Rassenantisemiten für sich in Anspruch genommen werden, haben aber auf entgegengesetztem Standpunkt, vielleicht sogar in fast zu weitgehender

Weise gestanden. Ihm war es klar, daß das Judentum als ein fremder Bestandteil im deutschen Volke verschwinden müsse und daß dazu sowohl der jüdische wie der deutsche Teil etwas Besonderes zu tun habe. „Niemand", schrieb er, „vermag sich dem Einflusse eines im völligen Ernste von allen Seiten auf ihn eindringenden Lebens zu entziehen. Sind die Juden in Deutschland zur Zeit noch ein fremder Körper, so beweist dieser Umstand, daß das Leben Deutschlands nicht energisch und nicht ernst genug ist: dann hat aber die Nation die Pflicht, diesem sehr erheblichen Mangel abzuhelfen. Jeder uns lästige Jude ist ein schwerer Vorwurf gegen die Echtheit und Wahrhaftigkeit unseres Deutschtums." Ich weiß wohl: gegen jeden dieser Sätze kann man dieses oder jenes Bedenken äußern und ich weiß, daß das, was der edle Lagarde gedacht und selbst getan hat, jedem dem Judentum innerlich und echt Entfremdeten mit Herz und Hand entgegenzukommen, für die Mehrzahl der Deutschen leider nicht ganz zutrifft — das sind kleinliche Nebensächlichkeiten. Die Hauptsache ist, daß ein Mann, der ein echter Christ und Deutscher war und tief und gründlich über die Judenfrage nachgedacht hat, die Schuld auf beiden Seiten sah und sie im Grunde nur auf dem Wege für lösbar gehalten hat, den ich gelebt habe.

Ernsthaft kann doch nicht gut bestritten werden, daß es weite Kreise im ungebildeten und gebildeten Judentum gibt, die gar nicht Deutsche sein *wollen*. In den Satzungen des Kartells jüdischer Verbindungen an den Universitäten (K. J. V.) heißt es, daß er „seine Mitglieder zu Männern erziehen will, die in dem Bewußtsein der nationalen Einheit der jüdischen Gemeinschaft entschlossen sind, für eine der Vergangenheit des Judentums würdige Erneuerung des jüdischen Volkstums einzutreten". Und in dem kleinen seit 1906 bestehenden „Bund jüdischer Akademiker" ist von Deutschtum ebensowenig die Rede wie beim Kartell, sondern nur davon, daß er Persönlichkeiten erziehen will, „die den Geist des überlieferten Religionsgesetzes in Leben und Lehre verwirklichen". Lediglich bei der vielleicht zahlreichsten Gruppe des jüdischen Studententums, dem „Kartell-Convent (K. C.), der Verbindungen deutscher Studenten jüdischen Glaubens“ ist neben der Erziehung der Mitglieder „zu selbstbewußten Juden“ auch von der Pflege deutsch-vaterländischer Gesinnung die Rede, was gut und ehrlich gemeint, aber mit der Erziehung zu „selbstbewußten Juden“ nicht leicht vereinbar ist.

Mir war es frühzeitig ein unumstößlicher Glaubenssatz geworden, daß ich nur durch die Heirat mit einer Christin mein Ziel der vollkommenen Eindeutschung erreichen und eine Familie gründen könnte, die der Anfang eines neuen, von jüdischen Einflüssen ganz freien Stammes sein sollte. Es war daher mehr als ein persönlicher Verlust, als mir zwei Söhne in frühester Jugend und der dritte und beste auf der Höhe kriegerischer Erfolge entrissen wurden. Es war die Vernichtung meines Lebenszieles und damit eine Erschütterung, die nie zu verwinden war und die ich mit Worten nicht schildern will. Fromme Juden werden vielleicht finden, daß es der gerechte Zorn des Herrn war, der mich für meine Abtrünnigkeit geschlagen, andere können meine Absichten für falsch und verfehlt halten, niemand aber hat das Recht, an dem Ernst und der Echtheit meiner Gesinnung zu zweifeln und mir andere als lautere Beweggründe zuzuschreiben.

Von meinem Übertritt zum Christentum habe ich irgendwelche Vorteile weder jemals erwartet noch gehabt. Wenn etwas von dem, was Lagarde 1884 geschrieben hat, unrichtig ist, so ist es der Satz, daß einem dem Judentum Entfremdeten „alle wirklich deutschen Herzen freudig und dauernd warm entgegenschlagen“ oder es gibt nur sehr wenig „wirklich deutsche Herzen“. In der katholischen Christenheit ist es zwar, gemäß dessen Weltklugheit, üblich, daß ein getaufter Jude, mögen seine Beweggründe auch noch so äußerliche sein, nach Kräften gefördert und ihm nie zum Bewußtsein gebracht wird, daß man ihn nicht als ganz voll ansieht. Bei den evangelischen Deutschen ist ziemlich das Gegenteil der Fall; man läßt ihn fühlen, daß man andere als äußere Beweggründe gar nicht für möglich hält und behandelt ihn — Ausnahmen kommen natürlich vor — amtlich und gesellschaftlich als „Christen zweiter Klasse", der sicher sein kann, daß man ihn hinter seinem Rücken als „der Jude" bezeichnet. Wieweit das schon in verhältnismäßig normalen Zeiten ging und auch auf Halb- und Vierteljuden ausgedehnt wurde, ergibt sich z. B. daraus, daß ein Gardeoffizier, Sohn eines hohen adligen Staatsbeamten, dessen Mutter jüdisches Blut in ihren Adern gehabt haben soll, obgleich er recht beliebt war, doch im Regiment im allgemeinen als „der Jude" bezeichnet wurde. — Ich kann auch nicht finden, daß es ein Zeichen eines großen Vorteils ist, wenn ich etwa 30 Jahre nach meinem Übertritt ordentlicher Professor wurde. Und auf der anderen Seite bin ich eigentlich überall, wo Juden mächtig waren, von ihnen recht schlecht behandelt worden — schon in Posen und besonders in Berlin. Es ist doch bemerkenswert und ein typisches Zeichen jüdischer Unduldsamkeit, daß als der Vorstand der Berliner medizinischen Gesellschaft den Wunsch hatte, mich als stellvertretenden Vorsitzenden zur Wahl zu stellen, ein Abgesandter jüdischer Ärzte erklärte, sie wären 800 jüdische Ärzte in der Gesellschaft und sie würden es zu verhindern wissen, daß ich gewählt würde.

Ich habe mich durch alle diese Dinge nicht beeinflussen lassen und noch weniger mein Verhalten zu den einzelnen Juden davon abhängig gemacht. Ich habe in Posen, Düsseldorf und Berlin Juden als planmäßige Hilfsarbeiter angestellt, wenn ich sie für geeignet hielt, und sie genau ebenso gefördert, wie Christen, selbst wenn sie mir in ihrem ganzen Wesen nicht zusagten. Mir ist natürlich das Gegenteil vorgeworfen worden, ebenso wie ich von jüdischer Seite Drohbriefe erhalten habe, weil es bekannt sei, daß ich jeden Juden in der Staatsprüfung durchfallen ließe, obgleich nicht selten die Mehrzahl derer, die bestanden hatten, Juden waren und ich nie etwas von dem Glaubensbekenntnis der Prüflinge gewußt habe und auch nicht jedem ansehen konnte, ob er Jude war und noch viel weniger, ob er zur jüdischen Religionsgemeinschaft gehörte.

Noch viel weniger ist natürlich meine jetzige politische Stellung und meine ganze Auffassung über die staatlichen Verhältnisse seit dem Umsturz dadurch beeinflußt worden. Lagarde hat zwar den scheinbar widerspruchsvollen Satz geprägt, „nur Antiliberale sind wirkliche Judenfreunde", aber mein Antiliberalismus entstammt anderen Quellen.

Ich habe die Beschäftigung mit Politik stets als eine sehr ernste, aber sehr unangenehme Pflicht empfunden, eine Angelegenheit, die freilich mit Zunahme unseres Unglücks eine immer dringendere Pflicht für jedermann wurde. Eine um so dringlichere Pflicht, als gerade das Bürgertum in der Vorkriegszeit dadurch eine schwere Schuld auf sich geladen hat, als es gar nicht um die Seele des Arbeiters gerungen hat. Ich weiß, daß es nicht wenige Gelehrte und besonders Hochschullehrer gibt, die es für kein Unglück halten, wenn die Professoren sich nicht an der Politik beteiligen. Der von mir hochverehrte Kollege Ad. Erman schreibt in seinen Lebenserinnerungen dazu zustimmend: „Mir und anderen hat es im Gegenteil immer scheinen wollen, daß die Professoren gut tun, bei dem zu bleiben, was sie wirklich verstehen und wozu sie berufen sind." Das war vielleicht früher berechtigt, heute halte ich es nicht mehr für erlaubt. Natürlich mit Unterschieden, je nach Veranlagung und Neigung der Persönlichkeit und selbstverständlich in dem Maße, wie es mit dem Hauptberuf, von dem der Professor etwas „wirklich versteht", vereinbar ist. Besteht auch in der Regel das politische Handeln des einzelnen Staatsbürgers nur in der Teilnahme an den Wahlen, in der Abgabe seiner Stimme und allenfalls noch in der Beeinflussung seiner näheren Umgebung durch Beispiel und Reden, so ist es doch eben ein Handeln, und politisches Handeln ist nicht gerade die Stärke von Gelehrten, denn die Politik ist, wie Bismarck so oft gesagt hat, eine Kunst und keine Wissenschaft. Für mich konnte, nachdem ich in Berlin war, noch das Wort „vestigia terrent" hinzukommen, denn mein großer Vorgänger Virchow hatte sich in der Politik wirklich nicht mit Ruhm bedeckt. Ich habe auch immer an das gedacht, was Bismarck über den „Urwähler Hödur, der die Tragweite der Dinge nicht beurteilen kann", gesagt hat und mich gefragt, ob ich nicht auch solch ein Urwähler Hödur sei. Aber auf der andern Seite habe ich mir gesagt, daß in einer Zeit, in der jeder noch so unreife und kenntnislose zwanzigjährige Bursche und jedes noch so alberne zwanzigjährige Mädel das Recht hat, durch die Teilnahme an der Wahl ihre Stimme in die Wagschale zu werfen und jeder noch so einseitig als Partei-, Gewerkschafts- oder Krankenkassenbeamter ausgebildete Mensch in noch so verantwortungsschwere Staatsstellen berufen werden kann und vielfach wird, manche einst sehr berechtigte Hemmungen fortfallen müssen. Auch gilt das Bismarckwort doch in der Hauptsache nur für das politische Handeln, das rasche Entscheidungen verlangt. Wer in der bescheidenen Stellung eines Wählers oder selbst Führers kleiner Parteigruppen am politischen Leben teilnimmt, kommt nie in diese Verlegenheit; er erfüllt seine Pflicht, wenn er sich über Fragen, über die er in der Öffentlichkeit spricht oder schreibt, mit derselben Gewissenhaftigkeit unterrichtet oder zu unterrichten sucht und sich immer wieder in seinem Urteil in derselben Weise prüft, die er in seinen amtlichen oder geschäftlichen Angelegenheiten bei der Fassung von Entschlüssen anwendet. Ich bin der Meinung, daß für diese politische Tätigkeit ein an scharfes Beobachten und Denken gewöhnter, gewissenhafter Gelehrter, der genug Selbstbeurteilung besitzt, um unterscheiden zu können, wo sein Urteil ein sachverständiges und wo ein laienhaftes ist, besser geeignet ist, als die Angehörigen vieler anderer Berufe, zumal sein Beruf ihn in der Regel dazu erzogen hat, ganz allgemein die persönlichen Belange hinter denen der Allgemeinheit zurückzustellen.

Von diesen Gesichtspunkten habe ich mich leiten lassen und politische Tätigkeit ausgeübt. Daß ich dabei zu einer immer stärkeren und, ich muß allerdings sagen, immer leidenschaftlicheren Ablehnung der Art und Weise der inneren und auswärtigen Politik, wie sie von den seit Jahrzehnten herrschenden Parteien betrieben wird, gekommen bin, ist nicht meine Schuld. Ich sage sehr bewußt, seit „Jahrzehnten“ herrschenden oder wenigstens maßgebenden Parteien. Denn es ist eine arge Irreführung, wenn die Meuterei vom November 1918 als Revolution oder Umsturz bezeichnet wird. Schon unter der kaiserlichen Regierung hatten die Parteien der „Weimarer“ und „großen Koalition“ den entscheidenden parlamentarischen Einfluß und gewannen ihn auch außerhalb des Reichstages in zunehmendem Maße, während die Einwirkung der Konservativen oder gar Alldeutschen immer geringer wurde und während des Krieges nur noch in Preußen einige Bedeutung behielt. Die Lobpreisungen, die fast alle Zeitungen der Zentrums- und demokratischen Parteien zur 25. Regierungsjubelfeier des Kaisers im Juni 1913 brachten, waren keineswegs geheuchelt, sie waren ernst gemeint, denn, wenn sie auch dies oder das an ihm auszusetzen hatten, im Grunde waren sie ganz mit ihm einverstanden und betrachteten ihn, wie man jetzt sagen würde, als den „Exponenten“ ihrer Ansichten und Wünsche. Das Ziel der reichen und wohlhabenden Juden war keineswegs die demokratische Republik, sondern ein glanzvolles Kaiserreich, in dem ihre Söhne — ungetauft oder getauft — ebenso Gardekavallerieoffiziere, Regierungsassessoren und Gesandtschaftsattachés werden könnten, wie solche vom alten oder neuen Adel oder der Industrie, und es schien auf dem besten Wege dazu zu sein. Es liegen genügend Zeugnisse aus den Jahren 1917 und 1918 dafür vor, daß selbst die Sozialdemokratie verhältnismäßig zufrieden mit dem Kaiser war und es steht fest, daß noch kurz vor dem 9. November Scheidemann „hoffte“, um die Abdankung des Kaisers herumzukommen. Wenn die radikalen Blätter der bürgerlichen Demokratie zuerst den Ruf „Abdankung des Kaisers“ erschallen ließen, so geschah das, weil sie in ihrer — vielleicht durch zwischenstaatliche Verbindungen genährten — Verblendung hofften, dadurch einen erträglichen Frieden zu erhalten und für die Schmach, einen vom Feinde aufgezwungenen Systemwechsel vorzunehmen, kein Gefühl hatten. Die Meuterei vom 9. November war angesichts des Feindes ein Verbrechen, aber sie konnte nur gelingen, weil schon längst unter dem Kaiserreich alles unsicher geworden und die Bahnen eingeschlagen waren, die nachher weiter beschritten wurden und nicht mehr verlassen worden sind. Deswegen ist es so besonders minderwertig, daß gerade diese Parteien, die an der rein materiellen Einstellung, an dem Hervorkehren der Berufsinteressen, der Amerikanisierung unseres Lebens mindestens ebensoviel Schuld tragen, wie der Kaiser und die alte Regierung, ihn und die alte Zeit nicht genug mit Schmutz bewerfen können. Alles, was man an den alten Führern tadeln kann, alle Fehler, die sie begangen haben, hat die republikanische Führerschaft in verstärktem Maße gemacht — Mangel an Festigkeit, Abneigung, den Dingen in ihrer wahren Gestalt ins Auge zu sehen („Vogelstraußpolitik"), Bekämpfung geistiger Bewegungen mit schärfsten Zwangsmaßregeln (Republikschutzgesetz), Sucht, möglichst bei allem dabei zu sein, was bei unserer Machtlosigkeit geradezu grotesk ist, und Nachlaufen hinter unseren Feinden. Man kann dem Kaiser vielleicht vorwerfen, daß er einem Trugbild nachjagte, als er immer wieder den Versuch machte, das französische Volk und seine Regierung zu versöhnen. Aber haben die ein Recht dazu, ihm das vorzuwerfen, die genau von dem gleichen Trugbild nur unter viel ungünstigeren äußeren Umständen besessen sind? Kein einsichtiger Mensch wird glauben, daß die Männer, die nach dem sogenannten Umsturz an der Spitze des Staates gestanden und die Macht in Händen gehabt haben, bewußt zu ungunsten unseres Volkes gehandelt haben, selbst die nicht, die in ihrem Privatleben wenig reinlich waren — so einfach spielen sich die Dinge in der menschlichen Seele nicht ab und zielbewußte Bösewichter gibt es hauptsächlich in Theaterstücken oder Dickensschen Romanen, aber daß sie so gehandelt haben, als ob ihnen alles mehr am Herzen läge, als Würde, Ehre und Vorteil des deutschen Volkes, das wird wahrscheinlich eine spätere sachliche Geschichtsforschung feststellen müssen. Wenn unser Volk, man muß wohl sagen, in drei große feindliche Lager geschieden ist, so sind es nicht die Fragen der Monarchie, der demokratischen und der sozialistisch-kommunistischen Republik, die die Scheidung allein bedingen — Verfassungsfragen sind schließlich, wie alle Gesetze, nicht das entscheidende, sondern der Geist, in denen sie gehandhabt werden; es kann unter allen Verfassungen demokratisch, liberal oder diktatorisch regiert werden, wie die Geschichte aller Staaten und der unmittelbaren Gegenwart gezeigt hat. Wenn ich, wie vielleicht die meisten Deutschen, der monarchischen Verfassung trotz mancher mit ihr gemachter schlechter Erfahrungen den Vorzug gebe, so geschieht es, weil sie mir für das deutsche Volk gerade der beste Rahmen zu sein scheint, innerhalb dessen es seine guten Eigenschaften entwickeln kann, und eine Verfassung, wie die Weimarer, geradezu tötlich erscheint, die geeignet ist, die schlechtesten Eigenschaften der Deutschen geradezu großzuzüchten. Die Schöpfer der Weimarer Verfassung sind gewiß von der Absicht erfüllt gewesen, die denkbar beste Staatsverfassung zu schaffen, nur haben sie leider vergessen, die Frage aufzuwerfen, ob sie für die Eigenart des deutschen Volkes passe. Sie richteten ihren Blick nach dem Westen und waren anstatt von Stolz von Minderwertigkeitsgefühlen erfüllt. Und trotz allem Schlamm, Schmutz und Unrat, den die Bewegung von Ende 1918 an die Oberfläche befördert hat, hat das deutsche Volk allen Grund stolz zu sein, denn es hat weit mehr geleistet, als irgendein anderes der am Kriege beteiligten Völker an körperlicher, geistiger und seelischer Widerstandskraft, mehr vielleicht, als jemals ein Volk in der Geschichte auch an Vertrauen und Treue. Der Krieg hat seine edelsten und besten Eigenschaften gestärkt und erst, als die Friedenssirenentöne seine Ohren erreichten, brachen die minderwertigen hervor. Die so laut gepriesene neue Zeit hat ihm aber bisher nur gebracht Würdelosigkeit, Unaufrichtigkeit, Selbstbetrug, Engherzigkeit und Unduldsamkeit. Ist denn nicht schon das ewige Gerede von Demokratie an sich halb bewußter, halb unbewußter Betrug, sozusagen der größte Schwindel aller Zeiten? Wenn Max Weber das Wesen der Demokratie darin sieht, daß das Volk das Recht und die Gelegenheit hat, sich die Besten zu Führern zu wählen, dann aber „das Maul zu halten hat", ist das nicht doppelter Betrug? Sind nicht alle unsere Parteien nichts anderes als in erster Linie Vertretungen bestimmter Berufs- oder Standesinteressen? Das mag dem Geiste unserer Zeit und unserer Notlage entsprechen. Aber ist es deswegen nicht um so notwendiger, die eigentliche Regierung, die Verwaltung und Ausführung der Gesetze dem Getriebe der Parteien zu entziehen und sie nicht in die Hände ihrer Ausschüsse zu legen? Und bleibt nicht ein durch die Parteien auf sieben Jahre gewählter Reichspräsident, auch wenn er noch so große Machtvollkommenheiten besitzt, in der Regel immer von ihnen abhängig, abhängiger jedenfalls als ein erblicher Monarch, der wirklich ausgleichende Gerechtigkeit ausüben kann. Wie steht es denn mit der Unabhängigkeit des nordamerikanischen Präsidenten, dessen Machtvollkommenheiten größere sind, als die der meisten Fürsten? Ist er nicht der Gefangene oder wenigstens „Exponent" der Wallstreet? Und wie steht es bei uns mit den Regierungen? Haben die rücksichtslosesten sozialdemokratischen Minister jemals den Mut gehabt, sich den eigensüchtigen Bestrebungen der parlamentarischen Führer ihrer eigenen Partei entgegenzustemmen oder auch nur offen auszusprechen, daß die sozialdemokratische Partei, nachdem sie die Regierungsgewalt erobert, auch Pflichten gegen die Allgemeinheit hat?

Man wird sagen, daß besonders über die auswärtige Politik niemand ein Urteil fällen dürfe, dem nicht alle die geheimen Fäden und alle Unterlagen bekannt seien. Das ist an sich richtig und würde bedeuten, daß das „Volk" über diese für es lebenswichtigste Angelegenheit nicht mitzureden habe. Aber es kann ein Urteil gewinnen, aus der Voraussicht, die die Regierenden gezeigt. Wenn aber eine Regierung, wie die seit dem Umsturz maßgebenden, nicht nur keine Voraussicht bewiesen, sondern in unbegreiflicher Verblendung auch die Warnungen Andersdenkender in den Wind geschlagen und ungefähr in allen Dingen geirrt hat, so wird man wohl berechtigt sein, ihr jedes Vertrauen zu versagen.

Die auswärtige Politik wird damit verteidigt, daß wir als völlig ohnmächtiger Staat nichts anderes tun könnten, als die uns aufgezwungenen Lasten zu tragen. Aber ertönt nicht aus denselben Mündern die Behauptung, daß wir wieder eine Großmacht seien? Und ist Erfüllungspolitik gleichbedeutend mit Verständigungspolitik und Politik der Würdelosigkeit? Selbst wenn man zugeben wollte, daß uns — rebus sic stantibus — nichts anderes übrig bliebe, als die Diktate unserer Feinde zu erfüllen, wäre damit noch nicht die Notwendigkeit einer „Verständigung" und „Versöhnung" bewiesen. Ist es nicht vielmehr Volksbetrug, unsere Feinde, die noch genau so unsere Feinde sind, wie immer, als Freunde zu bezeichnen und von einer Verständigung mit ihnen zu sprechen? Schon 1864 und 1866 hat Bismarck davon gesprochen, daß kein Mensch und keine Macht in Europa uns unsere Erfolge gönne. Das Gerede, daß wir uns durch unser Verhalten vor und während des Weltkrieges die Feindschaft der ganzen Welt zugezogen hätten, ist ebenso unwahr, wie das, daß wir durch Annahme der „freiesten Verfassung der Welt" uns beliebt machen könnten. Frankreich treibt — und das dürfen wir „Nationalisten" ihm am wenigsten übelnehmen — eine Politik der dreifachen Sicherung — Sicherung durch großartigste militärische und geldliche Rüstung und Grenzbefestigungen, Sicherung durch militärische und seelische Entwaffnung Deutschlands (daher sein Pazifismus für uns), Sicherung durch Bündnisse gegen uns im Osten, Süden und Westen. Es wird nicht viel Menschen in der Welt außer in Deutschland geben, die glauben, daß Lokarnovertrag, Kellogpakt und ähnliches von irgendeinem der vertragschließenden Teile außer von uns auch nur einen Augenblick länger gehalten werden wird, als wie er zu seinem Vorteil zu sein scheint. Wenn heute oder morgen wir, die wir keinem unserer Nachbarn gegenüber die genügenden Verteidigungsmittel besitzen, aus irgendeinem Grunde überfallen würden, es gäbe vielleicht da und dort in der Welt einige Entrüstungsstimmen, aber kein Finger würde sich zu unseren Gunsten rühren und nach kurzer Zeit würde die ganze Welt wieder glauben, daß wir die Herausforderer gewesen. Anstatt, daß unser Volk in trügerischer Sicherheit von unserer Regierung gewiegt wird, sollte ihm gesagt werden, daß wir höchstens von der Gnade und gegenseitigen Eifersucht der anderen Mächte und vielleicht noch von der Furcht vor einer Revolution im eigenen Lande leben, aber sonst nach wie vor ihnen auf Gnade und Ungnade ausgeliefert sind. Das sind nicht nur Befürchtungen eines Schwarzsehers, sondern das sind Ergebnisse kühlen Nachdenkens, wenn man nicht auf ferne Trugbilder, sondern auf geschichtliche Tatsachen und Erfahrungen der Gegenwart sein Urteil aufbaut. Wo sind bis zur neusten Zeit andere als feindselige Handlungen von einem unserer vielen Feinde gegen uns ausgeübt worden und es ist dabei gänzlich Nebensache, ob diese von Beschimpfungen oder von honigsüßen Redensarten begleitet waren. Ist nicht, wo wir irgend etwas unternahmen, was zu unserm Vorteil schien, sofort von Frankreich oder England oder beiden zusammen ein Gegenschlag erfolgt? Tatsächlich gründet sich jeder der uns auferlegten Tribute auf die Schuldlüge und es ist im günstigsten Falle Selbstbetrug, wenn behauptet wird, Verträge, die sich auf die Schuldlüge gründen, würden von unserer Regierung nicht unterschrieben worden sein. Da ist es doch ehrlicher, wenn der Vorsitzende der Zentrumsfraktion auch den Youngplan als Diktat und nicht als Vertrag bezeichnete. „Vergebens“, schreibt Friedjung, „sucht man in der Weltgeschichte den Sieg des Sittengesetzes; ohne

Rücksicht darauf stirbt das Altersschwache ab, während die Kraft sich durchsetzt und Herrscherin wird. Siechtum ist unmoralisch und wird mit dem Tode bestraft; der Starke trägt den Preis davon. Das ist die aus der Menschengeschichte, wie aus dem Leben der Natur sich ergebende Lehre". Dem nicht auf irgend eine Partei Eingeschworenen und nicht an den Pazifismus der anderen Glaubenden und auch nur auf den Bestand unserer jetzigen Grenzen Bedachten wird es unbegreiflich sein, wie die verantwortlichen Leiter unserer Politik auch nur eine Minute ruhigen Schlafes finden können. Nicht nur wegen der dauernden Bedrohung unseres Daseins durch vor allem unsere östlichen Feinde, sondern auch wegen der Abnahme unserer Wehrhaftigkeit durch die Abwanderung der Landbevölkerung in die Großstädte.

Für ein Volk bedeutet aber Zunahme des Großstädtertums und Sehnsucht der Landbevölkerung nach den Städten Siechtum und zunehmende Schwächung der Urkraft. Gelingt es uns nicht, diese beiden Grundübel zu beseitigen und die bodenständigen Kräfte zu stärken, so werden wir selbst dann zugrunde gehen, wenn es uns durch ein Wunder gelingen sollte, die Fesseln des Versailler Vertrages abzustreifen, und wenn wir eine Regierung erhalten sollten, die nur das eine große Ziel im Auge hätte, alle im Volke nach Befreiung von den äußeren Feinden strebenden Kräfte zu stärken. Was hätte eine solche Regierung aus der Volksbewegung gegen den Youngplan machen und wie hätte sie diese Karte im Spiele gegen die Feinde verwerten können! Stattdessen hat sie umgekehrt Bestimmungen in den Youngplan hineingebracht oder wenigstens deren Aufnahme geduldet, die das Zustandekommen einer derartigen Regierung möglichst unmöglich machen sollen. Nicht deswegen sind ich und manche andere dem Reichsausschuß für das Volksbegehren gegen den Youngplan beigetreten, weil sie glaubten, jede der Bestimmungen in ihren Wirkungen sachverständig beurteilen zu können — das kann ja wohl nicht einmal der beste Finanzsachverständige — sondern um endlich einmal ein gewaltiges Aufbäumen des gesamten Volkes gegen die Unterbindung unserer Lebensmöglichkeiten herbeizuführen und den Kampf um unsere Daseinsberechtigung — eine Gleichberechtigung, von der unsere Minister und herrschenden Parteien reden, ist uns seit dem 16. Jahrhundert von keiner der Großmächte jemals zugestanden worden — zu entfachen. Auch das Verhalten gegenüber der nationalsozialistischen Bewegung ist nur vom einseitigen Parteistandpunkt, aber nicht vom vaterländischen aus verständlich. Denn in ihr ringt gerade unsere Zukunft um Abschüttlung eines Jochs und Überfremdung. Und es ist deswegen — gleichviel ob man das bedauert — eine Notwendigkeit, daß in ihr auch die Arbeiterbewegung sich von der Überfremdung durch die jüdischen, entgleisten, bürgerlichen „Intellektuellen" losmachen will und deshalb antisemitisch ist.

Kann man es Menschen, die die Dinge sehen, wie sie sind, und nicht, wie sie vorgetäuscht werden, verdenken, wenn sie dem Regierungssystem, der Fahne und der Verfassung, die das alles beschert hat, keine freundlichen Gefühle entgegenbringen und es nicht für angebracht halten, die Weimarer Verfassung zu feiern? Bismarck sagte am 2. April 1848 im preußischen Landtag bei der Beratung über eine Dankadresse an den König für die Gewährung der Verfassung: „Die Vergangenheit ist begraben und ich bedaure es schmerzlicher als viele von Ihnen, daß keine menschliche Macht imstande ist, sie wieder zu erwecken, nachdem die Krone selbst die Erde auf ihren Sarg geworfen hat. Aber wenn ich dies, durch die Gewalt der Umstände gezwungen, akzeptiere, so kann ich doch nicht aus meiner Wirksamkeit aus dem vereinigten Landtage mit der Lüge scheiden, daß ich für das danken und mich freuen soll über das, was ich mindestens für einen irrtümlichen Weg halten muß. Wenn es wirklich gelingt, auf dem neuen Wege, der jetzt eingeschlagen ist, ein einiges deutsches Vaterland, einen glücklichen oder auch nur gesetzmäßig geordneten Zustand zu erlangen, dann wird der Augenblick gekommen sein, wo ich dem Urheber der neuen Ordnung der Dinge meinen Dank aussprechen muß."

Die Worte passen auf unsere Zeit bis in jede Einzelheit. Sollte es sich herausstellen, daß es auf dem neuen Wege, dem Wege, den viel mehr Deutsche, als es bei den Wahlen in die Erscheinung tritt, für einen verhängnisvollen halten, trotz alledem gelingt, wieder ein großes, mächtiges und nicht mehr in seinem Dasein von allen Seiten bedrohtes Reich und ein einiges glückliches deutsches Volk zu schaffen, so werden die, die jetzt beiseite stehen, die ersten sein, die den Urhebern danken und an den Feiern teilnehmen werden.

Wissenschaft und Weltanschauung

Wenn man sein ganzes Leben sich einer Wissenschaft gewidmet hat, so hat man ein Recht, am Schluß zu fragen, was denn diese Tätigkeit dem ganzen Menschen gegeben und wie sie auf die Weltanschauung und die Gestaltung des Weltbildes gewirkt hat. Freilich muß man sich zunächst darüber klar sein, was Wissenschaft und was Weltanschauung ist. Denn darüber gehen doch die Ansichten auseinander. Besonders ist der Wissenschaftsbegriff bei den Natur- und Geisteswissenschaftlern nicht derselbe und es ist vielleicht ganz anziehend, sich zu vergegenwärtigen, wie verschieden der Begriff der Wissenschaft gefaßt worden ist.

Virchow hat in seinem wiederholt bereits herangezogenen Aufsatz sich scharf gegen die „absolute Wissenschaft", die Wissenschaft um ihrer selbst willen ausgesprochen; sie sei immer um des Menschen willen da, selbst wenn sie kein anderes Ziel hätte, als das Wissensbedürfnis des Menschen zu befriedigen[1]. Helmholtz[2] sieht das Wesen der Wissenschaft in der Auffindung gesetzmäßiger Zusammenhänge und Ursachen. Ostwald bezeichnet als Wissenschaft die systematische, auf möglichst einfache und übersichtliche Formen gebrachte Erfahrung, deren allgemeinste Aufgabe es sei, vorauszusagen[3], indem sie „allgemein die gegenseitige Abhängigkeit oder Aufeinanderfolge der Ereignisse aller Art feststellt[4]." In der Begriffsbestimmung der Geisteswissenschaftler tritt die Festlegung der Gesetzmäßig-

---

[1] Virchows Arch. 1, 7.

[2] Über das Verhältnis der Naturwissenschaften zur Gesamtheit der Wissenschaften. Akademische Festrede Heidelberg, 22. November 1862. Vortrag und Rede 1, 129.

[3] Zur Theorie der Wissenschaft in „die Forderung des Tages", S. 96.

[4] Kunst und Wissenschaft. Ebenda, S. 365.

keit und gegenseitigen Abhängigkeit zum mindesten nicht immer so klar hervor. Dilthey z. B. schreibt: „Unter Wissenschaft versteht der Sprachgebrauch einen Inbegriff von Sätzen, dessen Elemente Begriffe, d. h. vollkommen bestimmt im ganzen Denkzusammenhang konstant und allgemeingültig, dessen Verbindungen begründet, in dem endlich die Teile zum Zweck der Mitteilung zu einem Ganzen verbunden sind, weil entweder ein Bestandteil der Wirklichkeit durch diese Verbindung von Sätzen in seiner Vollständigkeit gedacht oder ein Zweig der menschlichen Tätigkeit durch sie geregelt wird[1]." Kant hat in seiner Logik eine Begriffsbestimmung der Wissenschaft ebensowenig gegeben wie Wundt in der seinigen; aber bei beiden ist deutlich, daß als Aufgabe der Wissenschaft gesehen wird, die Erkennung der gesetzmäßigen oder regelmäßigen Zusammenhänge der Einzelerscheinungen (Kant: „Die ganze Natur überhaupt ist eigentlich nichts anderes, als ein Zusammenhang von Erscheinungen nach Regeln") festzustellen. Von älteren Philosophen hat namentlich Bacon von Verulam, der ja ebenso Naturforscher wie Philosoph war, die Wissenschaft in der Hauptsache ebenso gekennzeichnet wie Ostwald. Nicht nur, daß Wissen Macht sei (scientia et potentia humana in idem coincident), betont er, sondern auch, daß sie zu neuen Erfindungen und neuen Handlungen führen solle (modi inveniendi aut designationes novorum operum). Auch Aristoteles hatte schon als Wesen der Wissenschaft angegeben, daß sie auf das Warum, auf die Gründe ausginge. Die neueste Philosophie beschäftigt sich freilich ganz vorwiegend mit einer Kritik des Wissenschaftsbegriffs oder der Wissenschaftstheorie, wobei aber auch Übereinstimmungen mit den naturwissenschaftlichen Begriffsbestimmungen hervortreten, so wenn A. Comte schreibt („Savoir pour prévoir") oder Laas allerdings unter Fortlassung eines Zieles oder Erfolges schreibt „Wissenschaft ist Wahrnehmung". Wie mannigfaltig die Begriffsbestimmungen sind, kann man aus

[1] Einleitung in die Geisteswissenschaften 1, 4. Teubner 1922.

der Zusammenstellung im Wörterbuch der philosophischen Begriffe von Rud. Eisler sehen (Bd. 3 S. 617). Eigenartig ist der Standpunkt der Franzosen. Der Mathematiker H. Poincaré sieht in der Wissenschaft ein System von Beziehungen und Bergson und Boutroux üben scharfe Kritik, ebenso wie Duhem an dem, was die Naturforscher als Wesen der Wissenschaft betrachten, die Feststellung der gesetzmäßigen Zusammenhänge. Besonders Duhem betont die Relativität der Gesetze. „Jedes physikalische Gesetz ist nur ein angenähertes Gesetz." Boutroux geht soweit, von einem Zusammenbruch der Wissenschaft zu sprechen und ihren Geltungswert auf die „unteren Regionen" zu beschränken; sie könne nur die Erscheinungen und nicht deren Wesen erfassen. Auch Max Weber schränkt die Bedeutung der Wissenschaften stark ein; ihr Gebiet sei das der Tatsachenfeststellung und richte sich auf das Erfahrbare, könne aber nicht zu einer Bewertung der Dinge kommen. Etwas anders ist Harnacks[1] Stellung, der schreibt, „Wissenschaft ist die Erkenntnis des Wirklichen zu zweckvollem Handeln" und vier Stufen wirklicher Erkenntnis unterscheidet — die sammelnde und ordnende, die mechanistisch-physikalische, die ursächliche und die bewertende philosophische, der er aber den Charakter als Wissenschaft abspricht. Seine Begriffsbestimmung steht also der naturwissenschaftlichen wieder recht nahe, während die Begriffsbestimmung von Kriegk „Wahrheits- und Wirklichkeitserkenntnis" von Zweck und Erfolg absieht und zudem eine nähere Bestimmung der Begriffe „Wahrheit und Wirklichkeit" erfordert[2], aber dafür sehr stark die „sittlichen Werte" betont

[1] „Stufen der Erkenntnis" in „Aus der Werkstatt des Vollendeten", S. 202.

[2] Kriegk: Erziehungsphilosophie. Hdb. d. Philosoph. Abt. III S. 101 „Die Wissenschaft ist hervorgegangen aus dem Streben nach unbedingter Wahrheit und Wahrhaftigkeit, nach Gerechtigkeit gegen Nahes und Fernes, gegen Mensch und Natur, gegen Völker und Zeiten. Die Wissenschaft selbst ist Ergebnis und zugleich Verkörperung dieser Werte, die nicht nur für sich selbst stehende Erkenntniswerte, sondern wesentlich auch sittliche Werte des Menschentums sind."

und sich am meisten von der naturwissenschaftlichen Begriffsbestimmung entfernt.

Schon aus dieser Zusammenstellung ergibt sich, daß der Einfluß der Wissenschaften und vor allem einer einzelnen Wissenschaft auf die Weltanschauung, weniger freilich auf die Gestaltung des Weltbildes nur ein sehr bedingter sein kann. Es wird, wie mir scheint, nicht immer scharf unterschieden zwischen Weltanschauung und Weltbild. Jene ist die Tätigkeit des Schauens, die zum Weltbild führt; sie ist also abhängig von den körperlichen und geistigen Augen, mit denen man die Welt anschaut. Sie beeinflußt daher beim einzelnen bereits die Wissenschaft, ja die Wahl des Wissenschaftsgebiets. Dieses ist dagegen das Bild, das sich der Wissenschaftler von der Welt schafft und das sich mit den sogenannten Naturgesetzen und denen des geistigen Lebens vertragen und auch die Grundsätze der Geschichte und der Ethik in sich einfügen muß. Es ist also in hohem Maße von den Ergebnissen der Wissenschaft abhängig, eine Folge davon; die Weltanschauung dagegen das Ursprüngliche, das für die Wissenschaft richtunggebend sein kann, freilich auch im weiteren Verlauf von ihr beeinflußt und umgestaltet wird. Denn es ist ja nicht richtig, daß die Wissenschaft „voraussetzungslos" und „frei" ist. Sie soll frei sein von äußeren Mächten und aufgezwungenen Voraussetzungen; aber sie ist abhängig von der Anlage, den Einflüssen der Umwelt und auch dem, zum mindesten unbewußten Willen des Forschers, und es sollte jeder einzelne sich dessen bewußt sein und in steter Selbstprüfung daran arbeiten, diesen „Voluntarismus" nach Möglichkeit auszuschalten. In den oben angegebenen Begriffsbestimmungen der Wissenschaft von Ostwald, Virchow u. a. tritt meiner Meinung nach dieser Voluntarismus bereits zutage; sie sehen die Welt mit anderen Augen an wie die Philosophen, und sind daher gezwungen (unbewußter Wille), ihrer Begriffsbestimmung ein praktisches Ziel zu geben.

Noch mehr fast war die Weltanschauung voraus bestimmt, bei denen, die seit der Mitte des vorigen Jahrhunderts sich den

Naturwissenschaften und theoretischen Medizin aus eigenem Antrieb und Leidenschaft widmeten. Sie waren im wesentlichen beeinflußt durch die mechanistisch-materialistische Richtung, die Entwicklungslehre in der Form der Darwinschen Theorie und durch Fr. Langes Geschichte des Materialismus, von der selbst J. Reinke sagt, daß er eine Zeitlang in ihrem Banne gestanden habe[1]. Was er dann über die Naturforscher sagt und die bei ihnen auch herrschende Parteileidenschaft, beweist am besten, daß auch sie oder zum mindesten viele von ihnen mit vorgefaßten Meinungen und getrübten Augen die Welt betrachten. Natürlich in sehr verschiedenem Grade je nach der Eigenart der Persönlichkeit, ein Dogmatiker, wie Haeckel, in viel höherem Maße, als eine klassisch-abgeklärte Natur, wie Helmholtz, oder ein Skeptiker, wie Virchow.

Mir und meinen naturwissenschaftlich gerichteten Freunden ging es natürlich nicht anders. Freilich den Materialismus von L. Büchner und Karl Vogt hatten wir bereits überwunden, aber der Darwinismus schien uns eine sichere Theorie, die nur noch an einigen Stellen gefestigt und durch Auffindung einiger „missing links" (verlorener Zwischenglieder) gesichert werden müsse. Und gerade der Suche danach galt das Streben. Aber, wer nicht von der Richtigkeit der Theorie überzeugt war (wir sagten nicht, wer nicht daran glaubte), der galt uns als ein ganz veralteter Mensch. Und zu F. Langes Geschichte des Materialismus, aus dem in der Tat viele ihre einzigen philosophischen Kenntnisse schöpften, kam noch ein Buch, das der Verfasser später selbst, als Jugendsünde bezeichnet hat, W. Wundts Vorlesungen über Menschen- und Tierseele. Hier schien uns der Schlüssel zu einer wahren Psychologie auch des Menschen zu liegen, der Weg beschritten, der in der Morphologie und somatischen Biologie zu so großen Erfolgen geführt hatte, der des Vergleichs des Fortschreitens vom Einfachen (Primitiven) zum Verwickeltsten. Und war die Anziehungskraft, die der letzte Satz

[1] Die Welt als Tat, S. 10. Berlin 1899.

der Virchowschen Zellularpathologie auf mich ausgeübt hatte, daß sich im kleinsten am deutlichsten das Gesetz zeige, nicht dadurch zu erklären, daß bereits der Entwicklungs- und Fortschrittsgedanke mich ganz gefangen genommen hatte?

Es war noch etwas anderes, was vor allem den Erfolg der Darwinschen Theorie in weiten Kreisen erklärte. Hier war es scheinbar gelungen, das Haupträtsel der Welt, ihre Zweckmäßigkeit, „natürlich", vielleicht sogar „mechanisch" zu erklären. Freilich mit der „anthropozentrischen Teleologie", der Betrachtungsweise, die die ganze Welt als nur für den Menschen bestehend ansah und jedes Ding und Erscheinung von dem Standpunkt betrachtete, welchen Nutzen sie für den Menschen hätten, konnte man leicht fertig werden. Aber die „immanente Zweckmäßigkeit", d. h. das Angepaßtsein des Organischen an seine Leistungen, die Übereinstimmung zwischen Bau und Leistung, das Zusammenarbeiten der einzelnen Teile, die Selbstausgleichsvorrichtungen, mit einem Wort, der Kosmos, die Ordnung, die gleichmäßig das Weltganze und seine Teile aufwies, sie galt es zu erklären und es schien bisher, als ob es nicht möglich sei, diese doch nun einmal nicht hinwegzudeutenden Beobachtungen, ohne Zuhilfenahme eines bewußt handelnden, vernünftigen, vorausschauenden Wesens zu erklären. Nicht nur, daß dieser Vorstellung doch auch nur der Vergleich mit einem ins ungeheuerliche gesteigerten menschlichen Geiste zugrunde lag[1], machte ihr viele Geister und Köpfe abgeneigt, sondern auch, daß mit ihr die Vorstellung eines irgendwie geformten irgendwo, aber doch wohl außerhalb der Welt, seinen Sitz habenden Wesens verknüpft zu sein schien. Dazu kam, daß doch bei einem nicht unerheblichen Teil der

[1] Besonders begründet findet man dies bei Reinke (Welt als Tat, S. 286), der die Organismen mit Maschinen vergleicht und aus der größeren Vollkommenheit jener auf eine vollkommene Vernunft des Organismenschöpfers schließt. „Darum ist die kosmische Vernunft mindestens so hoch über der menschlichen erhaben, wie die erbliche Organisation eines Tieres über einer Maschine steht."

Gymnasialjugend der gebildeten Stände die geschichtlichen Grundlagen des alten und neuen Testaments erschüttert waren; David Straußs Leben Jesu und der alte und der neue Glaube waren verbreitet. Auf derartig vorbereitete junge Menschen traf jetzt nun der Versuch Darwins, die immanente Zweckmäßigkeit ohne Zuhilfenahme einer ordnenden Hand und eines sie lenkenden Willens, durch einige wenige große Grundsätze, wie Anpassung, natürliche Zuchtwahl, Auslese im Kampf ums Dasein und Liebe (geschlechtliche Zuchtwahl) zu erklären. War es ein Wunder, daß das von vielen als eine Art Befreiung empfunden und die Lehre ohne allzu scharfe Kritik angenommen und von ihr aus, bevor man selbständige eigene Forschung begonnen hatte, die Welt und seine Teile angeschaut wurden? Das soll nicht irgendwie die oft leidenschaftliche Überheblichkeit entschuldigen, mit der gerade die deutsche darwinistisch-haeckelsche Schule auftrat und jeden Widerspruch verächtlich zurückwies, wohl aber die suggestive Kraft, mit der sie auf weite Kreise wirkte. Dabei wurde ganz übersehen, daß Darwin selbst die Frage, wie denn die Fähigkeit zur zweckmäßigen Anpassung in die organische Welt hineingelangt sei, gar nicht beantwortet hat, und ob nicht seine Erklärungsgrundsätze nur allenfalls zum Verständnis einer Verstärkung vorhandener „zweckmäßiger" und Ausmerzung „unzweckmäßiger" Anlagen genügten, nicht aber deren Entstehung. Diese Überlegung fehlte und so kam es, daß eine ganze Generation von Forschern willensmäßig darauf eingestellt war, die Welt so anzuschauen, daß sie mechanisch erklärt werden müsse. Und sie gingen dabei von einem zweiten unbewiesenen Grundsatz aus, der seine Stütze fand in den Forschungen eines zweiten Engländers, Lyells geologischen und paläontologischen Untersuchungen. Hier wurde mehr noch als früher mit ungeheuren Zeiträumen gerechnet und die Veränderungen der Erdschichten und der in ihnen vorhandenen Lebewelt mit Zuhilfenahme der gewaltigen Zeiträume zu erklären versucht. Man nahm danach an, daß durch Vervielfachung und Zusammensetzung von Gleichartigem Ungleichartiges entstehen könne und wurde deswegen mit der Annahme von Millionen Jahren überaus freigiebig. Es genügte vielfach die allereinfachsten Anfänge einer Erscheinung in frühesten Vorzeiten erkannt zu haben, um daraus mit Annahme unbegrenzt langer Zeiträume einen, wenn vielleicht auch noch nicht lückenlos erkannten Entwicklungsgang zum Vollendeten als erwiesen und nun die Entstehung als „erklärt" zu betrachten. Haeckels Stammbäume der ganzen Lebewelt, an die doch viele von uns ernsthaft glaubten, sind ein Musterbeispiel dafür. Und dabei merkte man oft nicht, daß man noch tief in anthropomorphistischen Vorurteilen saß und nicht nur im Sinne des „als ob", sondern tatsächlich rein körperliche Lebensäußerungen von Lebewesen und ihrer Teile auf Grund der eigenen seelischen Erfahrung deutete. Geschieht das feuilletonistisch-dichterisch, wie bei dem Verbreiter des Haeckelismus im Volk, Boelsche, oder in phantasievoller Weise, wie bei Oswald Spengler, wenn er von der Sprache der Infusorien spricht, so mag das hingehen, wenn man von der bedenklichen Seite der Wirkung solcher Darstellungen absieht.

Aber in der Wissenschaft geht das nicht an, wenn man sich nicht darüber klar ist, daß man hiermit die tatsächlichen Unterlagen verläßt und sich auf das Gebiet der Annahmen und Spekulationen begibt, von denen man vielleicht zu einem Neuland sicherer Tatsachen kommen kann. Diese Weltanschauung, die die Forschungsarbeit der Mehrzahl der heutigen Naturforscher immer noch bestimmt, ist keineswegs überwunden. Nicht nur die experimentell arbeitenden Morphologen, wie Roux, Herbst, Speman und andere, sind überzeugte Mechanisten, sondern mehr noch die Physiker und Chemiker, besonders auch die Kolloidchemiker, denen der Weisheit letzter Schluß doch in Maß und Zahl zu beruhen scheint und die exakte Wissenschaft erst dort beginnt, wo die Ergebnisse sich in mathematischen Formeln ausdrücken lassen. Ja selbst mancher, der als Neovitalist bezeichnet wird oder sich selbst als solchen bezeichnet, ist davon überzeugt, daß auch die Lebenserscheinungen letzten Endes auf einfachen physikalisch-chemischen Vorgängen beruhen, und Heinemann hat gewiß recht, wenn er unter den überzeugten Mechanisten auch Helmholtz, Lotze, Nägeli, Virchow, Ostwald[1] und Roux anführt (ob auch Fechner, Schleiden und Schwann mit gleichem Recht, ist mir allerdings sehr zweifelhaft). Virchow, der als „Neovitalist" bezeichnet wird, weil er 1854 wieder von „Lebenskraft" sprach und 1859 den Satz prägte, daß „die Erscheinungen des Lebens sich nicht einfach als eine Manifestation der den Stoffen inhärenten Naturkräfte begreifen ließen", der sogar des „Mystizismus" und von Ricker der Metaphysik beschuldigt wird, hat doch im Grund nur in der Organisation der physikalisch-chemischen „Kräfte" das Wesen des Lebendigen gesehen. Er schreibt, „daß das Leben sich nur in konkreter Form zu äußern vermag, daß es an gewisse Herde von Substanz gebunden ist. Aber innerhalb dieses Herdes ist es die mechanische Substanz, welche wirkt, und zwar nach chemischen und physikalischen Gesetzen wirkt." Das kommt doch darauf hinaus, daß der Unterschied zwischen Organischem und Anorganischem lediglich in der Gebundenheit der physikalisch-chemischen Kräfte liegt, die sie in der Form der Zelle erhalten haben. Daher auch seine Auffassung, daß die nichtzelligen Bestandteile des Körpers nicht „lebendig" seien. Wird jetzt auch die überragende Bedeutung der Zelle als „Elementarorganismus" bestritten und auch den nichtzelligen Bestandteilen des Körpers „Leben" zuerkannt, so geht doch immer noch ein Hauptbestreben der mechanistisch-monistisch eingestellten Forscher dahin, Zellen

[1] Ostwald hat zwar in seiner Rede über die Überwindung des wissenschaftlichen Materialismus davon gesprochen, daß es ein vergebliches Unternehmen sei, die bekannten physikalischen Erscheinungen mechanisch zu deuten und dementsprechend noch viel unmöglicher die viel verwickelteren des organischen Lebens. Aber er setzt doch nun an die Stelle der Materie die Energie, die auch nach ihm mechanisch wirkt. Und ob Energie für den Menschen ohne Materie vorstellbar ist, ist zu bezweifeln.

künstlich herzustellen oder wenigstens die Kluft zwischen anorganischen und organischen durch allerlei Übergänge auszufüllen. Am geistvollsten ist dies wohl durchgeführt bei dem Berliner Psychologen Köhler, der das, was er Gestaltungsprinzip, immanentes Ordnungsprinzip oder Kausalharmonie nennt, auch im Anorganischen findet und damit den Gegensatz zwischen Mechanismus und Vitalismus zu beseitigen sucht, indem er in beiden Selbstausgleichseinrichtungen erblickt mit dem Ziele auf einen bestimmten Ruhe- (stationären) Zustand. Diese Lehre ist für den Biologen und besonders den Pathologen deswegen so bemerkenswert, weil die Betonung eines Bestrebens zum stationären, zu einem Gleichgewichtszustand auch ihren Anschauungen zugrunde liegt. Wenn ich z. B. Krankheit „als Störung des vitalen Gleichgewichts" und damit Krankheitsheilung als Wiederherstellung des vitalen Gleichgewichts bezeichnet und den Selbstausgleichseinrichtungen eine besondere Bedeutung immer beigemessen habe, so bezog sich das freilich im wesentlichen auf die Hauptträger des Lebens, die Zellen; nach Köhler könnte es nun aber ebensosehr auf die nichtzelligen, für Virchow nicht lebendigen Teile bezogen werden. Freilich kann ich nicht finden, daß durch die Lehre das Zweckmäßige in der Natur und besonders des Organischen „erklärt" wird. Schon wenn von einem immanenten Ordnungsprinzip mit der Neigung zum Übergang in einen stationären Zustand gesprochen wird, ist von vornherein etwas hineingelegt, was sich mir von der „Zielstrebigkeit" von Baers oder selbst Drieschs Entelechie nicht so stark zu unterscheiden scheint.

Es ist sehr reizvoll, zu betrachten, in wie verschiedenem Sinne der Vergleich der Lebewesen mit Maschinen verwendet wird — vom „l'homme machine" La Mettries bis zu Reinkes „Welt als Tat". Während La Mettrie und die Materialisten aus dem Maschinenvergleich auf die Seelenlosigkeit schließen, benutzt ihn Reinke u. a. zum Beweis eines persönlichen Gottes. Wie wir aus der Betrachtung einer zweckmäßig gebauten Maschine auf einen planvoll vorgehenden Maschinenbaumeister schlössen, müßten wir auch aus der Zweckmäßigkeit des Organischen und der ganzen Welt auf einen bewußt handelnden Schöpfer schließen und damit auch auf einen außerhalb der Welt daseienden, so wie ja auch der Maschinenbauer nicht in der Maschine anwesend wäre (aber doch mittelbar seine Erfindungsgabe!). Deswegen sind die bekannten entwicklungsmechanischen Versuche besonders von Driesch so bedeutungsvoll gewesen, weil sie dem Vergleich mit der Maschine, der Maschinen- oder Mosaiktheorie des Lebens ein Ende bereitet haben. Wenn aus Teilstücken der lebendigen Masse, aus frühsten Entwicklungsstufen von Tieren wieder ganze Tiere, vollständige Lebewesen hervorgehen können, wenn geteilte Zellen im wesentlichen immer wieder gleichartige Zellen erzeugen, so liegt hierin ein grundsätzlicher Unterschied gegenüber Maschinen, denn bei ihnen kann niemals aus den Teilen wieder das Ganze entstehen und das ist fast ein größerer Unterschied als durch die Selbstausgleichseinrichtungen von Störungen, die man zum Teil künstlich auch bei Maschinen anbringen kann. Daß mit dieser Ablehnung der Maschinentheorie der ganzen Entwicklungslehre, vor allem dem Darwinismus und Lamarckismus, der Boden nicht entzogen wird, ist hier nicht zu erörtern.

Sehr viel wichtiger und auch von sehr viel größerer Bedeutung für die Pathologie ist aber nun die von Driesch in seiner Philosophie des Organischen entwickelte Auffassung, daß das wesentlichste Merkmal des Organischen die Ganzheitsbezogenheit und die Ganzheit nicht gleich der Summe seiner Teile sei. Denn hier kommt die Geistesrichtung zum Ausdruck, die sich in Gegenwirkung zu der in die feinsten Einzelheiten hineingehenden Forschung entwickelt hat und die in der neuzeitlichen Psychologie als „Kategorie der Totalität“ bezeichnet wird, in dem Sinne, daß die Teile allseitig von dem Ganzen beherrscht werden. Diese Anschauung hat gerade in der praktischen Medizin als eine gesunde Gegenwirkung gegen die übertriebene Spezialisierung großen Einfluß — wenigstens auf dem Papier — gewonnen und einen besonderen Niederschlag und theoretische Begründung in dem anregenden aber durch die ungeheure Menge von zum Teil neugeschaffenen fremdsprachlichen Kunstausdrücken und Fremdwörtern schwer lesbaren Buch von Fr. Kraus über die Pathologie der Person (Syzyziologie) gefunden. Es ist jetzt geradezu ein Schlagwort geworden, daß es nicht darauf ankäme, den erkrankten Teil zu behandeln, sondern „die ganze Person" oder wie es lange vor den jetzigen Heroldsrufern E. Schweninger ausgedrückt hat, nicht die Krankheit, sondern den kranken Menschen. Diese Richtung bekämpft natürlich auch die Zellularpathologie, in der von Virchow noch nach dem Muster Morgagnis ein sedes morborum, ein Sitz der Krankheiten angenommen und allerdings das Ganze als Summe seiner Teile aufgefaßt wurde — freilich war dieser „Sedes" oder „Ens morbi" meist mehr in einem figürlichen Sinn gemeint, wie überhaupt in der Pathologie die ja an sich über den Antropomorphismus nie hinauskommende Sprache besonders anthropomorphistisch ist und mit Vergleichen und „als ob" Betrachtungen aus dem menschlichen Leben nur so herumgeworfen wird. Driesch will nur in der anorganischen Welt Mechanismus und in dieser eine Summierung der Einzelheiten anerkennen, während der Organismus mehr als zusammengesetzte Einheit, etwas neues, herrschendes, eine Ganzheit sei, die sich der Zellen nach Bedürfnis bediene. Dieser Ganzheitsbegriff, der jetzt in Natur- und Geisteswissenschaften eine so große Rolle spielt, ist freilich ein wandelbarer und scheint mir in der Psychologie eine ganz andere Bedeutung zu haben, als bei Driesch, bleibt aber überall eine Abstraktion, eine angenommene, gedachte Wirklichkeit und ist nicht leicht „morphologisch" vorstellbar, weil das Einzelwesen in seiner besonderen Gestalt nicht dasselbe ist wie das Ganze.

Wenn in der Naturphilosophie und besonders in der seit Mitte des vorigen Jahrhunderts herrschenden auch der Monismus überragende Bedeutung gewann und z. B. Ostwald, der den Materialismus mit seinem Energiebegriff überwunden haben will, entschiedenster Monist ist, so scheint mir mit der Ganzheitslehre, so wie sie auch grade dem Pathologen sich darstellt, eher ein Dualismus vereinbar, ein ordnendes, zielstrebiges Etwas, was durch die ganze Welt hindurchgeht und auf Zusammenklang (Harmonie) hindrängt und die einzelnen Teile, die doch in dem Ganzen ein Eigenleben führen und auf das Ganze zurückwirken. Die Rolle der Zellen im Körper ist eine doppelte; Einzelarbeit und Zusammenarbeit. Möglichkeit eines vom Ganzen unabhängigen Lebens, wie die Ergebnisse der Zellauspflanzung beweisen, tatsächlich aber in ein Ganzes eingeordnetes und auf dieses wieder zurückwirkendes Leben und damit auch ein Widerstreit zwischen Zweckmäßigkeit und Unzweckmäßigkeit. So wenig der Entwicklungsgedanke damit erledigt ist, daß seine besondere Ausgestaltung in der Darwinschen und Lamarkschen oder Weismannschen Form sich als nicht völlig ausreichend erwiesen hat, so wenig wird sich auch für den Biologen und Krankheitsforscher das Hinstreben zu einer Ordnung und Harmonie, also zu einer höheren Zweckmäßigkeit verkennen lassen, die auch dadurch nicht erschüttert wird, daß gerade in dem, was wir Krankheit nennen, Vorgänge auftreten, die, auf das Ganze bezogen, unzweckmäßig erscheinen, während sie im Hinblick auf die Teile zweckmäßig sein können. In der Krankheit handelt es sich um eine Erhebung der Teile gegen das Ganze; die Fähigkeit der Zellen zum unabhängigen, nicht Ganzheit bezogenen Leben erwacht, die Zellen „wollen" sich nicht mehr vom „Ganzen" nach dessen Belieben verwenden lassen und durch diesen Aufstand der kleinen Leute, des Proletariats, kommt es zu einer Störung des Zusammenklangs, der sich in der Krankheit äußert, die, wenn der Aufstand sich auf kleine Bezirke beschränkt, ohne Hilfe des Ganzen (der „Zentralgewalt") ausgeglichen werden kann. Wird der Aufruhr allgemein, so muß das Ganze eingreifen, siegt es, so ist die Gesundheit wiederhergestellt, unterliegt es, so erfolgt der Tod des Ganzen, der Person. Das sind Bilder ausgesprochen anthropomorphischer Art, die bei der Einzelforschung vollkommen ins Unterbewußtsein zurücktreten müssen, und ich selbst habe besonders scharf getrennt Beobachtung und Deutung, möglichst sachliche Feststellung, dessen was ist, und Bewertung. Will sich aber der Forscher von seinem eigenen Forschungsgebiet aus ein Weltbild schaffen, so wird er nicht umhin können, die Vorgänge in den Teilen mit denen in der Ganzheit zu vergleichen und so wird doch wieder Virchows Wort, daß sich im Einfachen und Kleinen das Gesetz offenbart (wenn vielleicht auch nicht am deutlichsten), zu Recht bestehen. Auch in der Zelle sehen wir eine Zusammensetzung aus vielen kleinen Teilen, die in ihr zu einem Ganzen vereinigt sind, wie in „der Person" die Zellen; auch in ihr sehen wir ein Zusammenarbeiten der Teile zu einem Zusammenklang, durch den allein das Leben aufrechterhalten wird, während ein Selbständigwerden von ihnen zum Zerfall dieser Einheit führt.

Es läge nahe, diese Gedankengänge auf staatliche Verhältnisse anzuwenden und ich habe es in meiner Lehrtätigkeit getan; es liegt ebenso nahe, sie auf die Stellung des einzelnen zu den letzten Fragen, zur Religion, in Beziehung zu bringen. Ich glaube gezeigt zu haben, daß die Entwicklung der Wissenschaft in den 50 Jahren, in denen ich sie erlebt habe, den Weg gegangen ist, daß sie von einer überheblichen Sicherheit des Verstandes und der Überzeugung, alle Welträtsel mit ihren Methoden lösen zu können, zurückgekommen und immer bescheidener geworden ist, trotzdem sie im Einzelnen ungeheure Fortschritte zur Exaktheit gerade auch in der Biologie gemacht hat. Wie sich der einzelne das, was Weltvernunft genannt werden kann und was in und außerhalb der Natur wirksam ist, vorstellt, das wird von seiner Veranlagung, den auf ihn wirksam gewordenen äußeren Einflüssen, Erziehung und Erlebnissen abhängen. Dem Naturforscher, der den Wandel der „Naturgesetze", die neuen Entdeckungen des Unsichtbaren in anorganischer (Strahlen) und organischer Natur (Unterbewußtsein) erlebt und die Bezweiflung unbedingter Kausalität durch die neueste Physik und Chemie erfahren hat, wird vor seiner Gottähnlichkeit bange und er wird sich der „Relativität" des Weltbildes, das ihm seine eigene Wissenschaft liefern kann, immer stärker bewußt werden und er wird nicht mehr den Mut aufbringen können, dazu beizutragen, feste Weltbilder anderer, mögen sie ihm noch so niedrigstehend erscheinen, zu zerstören. Gerade dem wirklich innerlich Frommen wird nichts den Glauben erschüttern und vor allem nichts ersetzen können. Je mehr die Wissenschaft selbst auf „Glauben" angewiesen ist und in ihr in den verschiedenen Zeiten Voraussetzungen wirksam sind, die von späteren Zeiten als „Köhlerglauben" verlacht werden, um so weniger darf sie die Hand dazu bieten, die eigenen wechselnden Ergebnisse, ohne Rücksicht auf die Wirkung auf die Massen, vorzeitig ins „Volk" zu werfen. Notwendigerweise wird die Folge nicht innere Erhebung und Erleuchtung, sondern Zerstörung und Zerrissenheit sein, die sich freilich in Übersteigerung des Selbstgefühls und im Austoben aller Triebe kundgibt. Nichts ist ein größeres Verbrechen, als dem einzelnen die Grundlagen inneren Friedens zu nehmen und eine Glückseligkeit zu zerstören, die selbst dem, der sich ein neues Weltbild mühsam erarbeitet hat, keinen Ersatz für seinen fröhlichen Kinderglauben und Vertrauen geben kann. Beschäftigung mit Wissenschaft und Kunst sind doch nur „Surrogate", d. h. unvollkommene Ersatzmittel dafür. Auch das „Dogma" von der Erkennbarkeit und Begreiflichkeit der Natur ist doch nur ein Glaubenssatz, eine Voraussetzung, die bis zu einem gewissen Grade für den Forscher unentbehrlich, aber doch bedingt und begrenzt ist. Zunächst gibt es keine unbedingte Begreiflichkeit, sie ist an unsere Menschlichkeit gebunden und in ihr bleibt auch der Mensch das Maß aller Dinge. Ist die Geschichte der Wissenschaften auch nicht nur eine Geschichte der Irrtümer, wie gelegentlich Skeptiker behauptet haben, so erweist sie doch sicher die Abhängigkeit der Weltbilder von dem wechselnden Zustand und Inhalt der Einzelwissenschaften. Nicht mal, ob es einen wirklichen geistigen und sittlichen Fortschritt der Menschheit gibt, dürfte sicher sein und erstaunlich, um eine wie geringe Anzahl von Grundgedanken die Philosophie aller Zeiten kreist, wenn jene auch in immer neuen Formen und verwickelteren Verbindungen auftauchen. Auch in ihr herrscht Vernunft und Glauben, auch hier ist eine Zwiespältigkeit, wie sie in der Gegenüberstellung von Gott und Welt von Erforschlichen und Unerforschlichen zutage tritt. Zu glauben, daß alles erforschbar ist, ist kein für den Forscher notwendiger Antrieb, sondern nur daß es immer noch Unerforschtes gibt, auch wenn es die Wissenschaft scheinbar noch so weit gebracht hat. Immer noch wird Goethes Wort gelten, daß das schönste Glück des denkenden Menschen ist: „das Erforschliche erforscht zu haben und das Unerforschliche ruhig zu verehren". Das soll keineswegs eine völlige Zustimmung zu der „Ignorabimusrede" Du Bois-Reymonds sein und verhindert nicht, daß man sich auf den gleichen Standpunkt stellt, wie Hilbert in seiner Königsberger Rede über „Naturerkennen und Logik", daß es für die Naturwissenschaft kein „Ignorabimus" gäbe und „wir wissen müssen und werden". Aber eine ganz andere Frage ist es, ob es nicht für den Menschen sich immer wieder aufdrängende Fragen gibt, die einer naturwissenschaftlichen Lösung nicht zugänglich sind, wie etwa das „Leib-Seele-problem" und ob nicht auch in der Naturwissenschaft mit der Lösung von Fragen immer neue Fragen auftauchen, ja ganze neue Fragengebiete sichtbar werden, so daß, wie Nernst sagt, auch der erfolgreiche Naturforscher dem mit der lernäischen Schlange kämpfenden Herkules gleicht, der immer neue Köpfe nach Abschlagen eines Kopfes nachwachsen. Immer mehr wird dann die Erkenntnis zunehmen, daß zum mindesten in der organischen Welt kaum eine Frage rein mechanistisch gelöst, „erklärt" werden kann, sondern ein „metaphysischer Rest" übrigbleibt, ein „Erdenrest zu tragen peinlich".

Namenverzeichnis

Druck von C. G. Röder A.-G., Leipzig